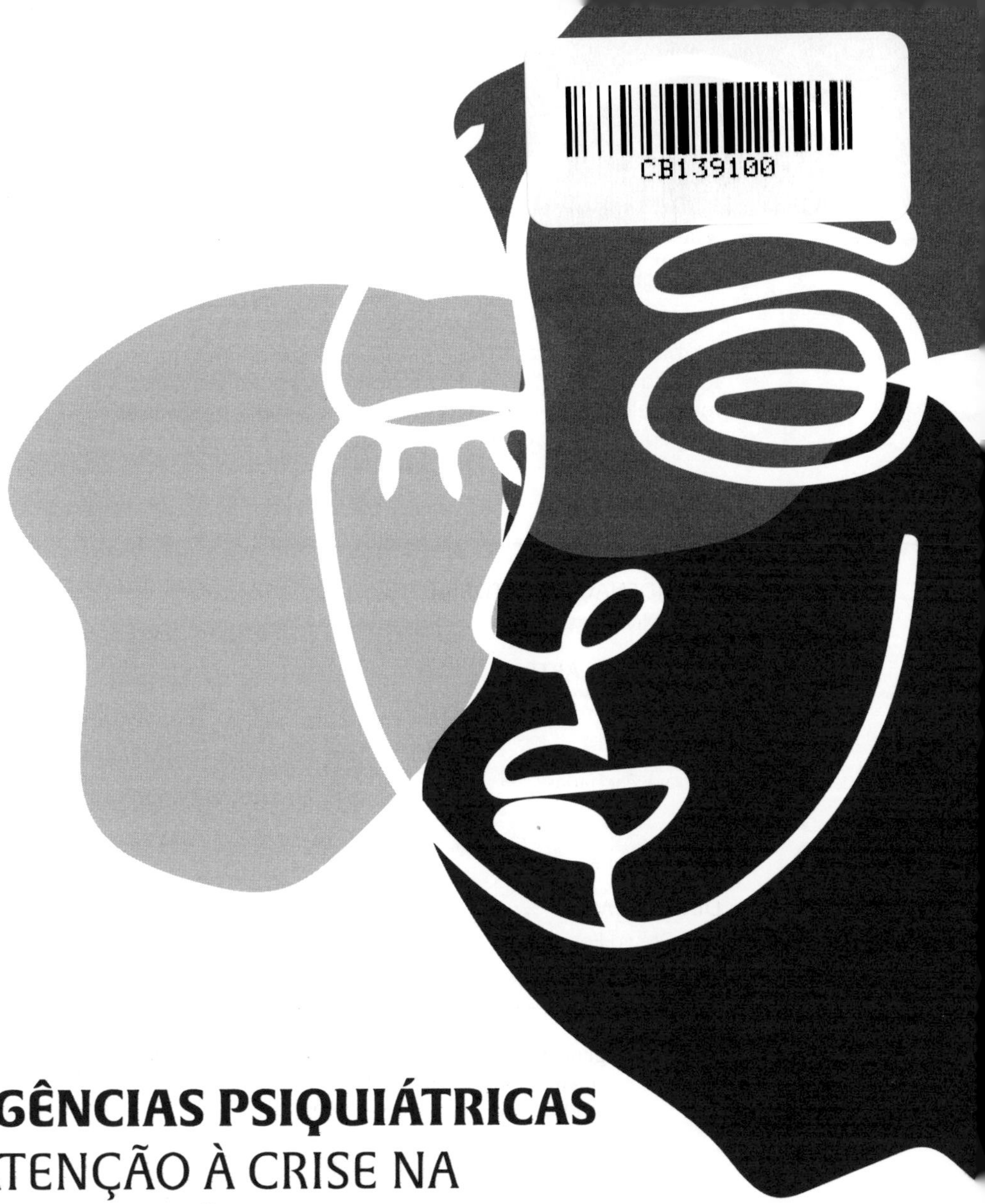

URGÊNCIAS PSIQUIÁTRICAS
& ATENÇÃO À CRISE NA REDE DE SAÚDE MENTAL

Rafael Miranda de Oliveira
ORGANIZAÇÃO

Artesã

Urgências psiquiátricas
& atenção à crise na rede de saúde mental

DIRETOR
Alcebino Santana

COORDENAÇÃO EDITORIAL
Karol Oliveira

DIREÇÃO DE ARTE
Tiago Rabello

REVISÃO
Débora Zacharias

CAPA
Karol Oliveira

DIAGRAMAÇÃO
Luís Otávio Ferreira

U75 Urgências psiquiátricas & atenção à crise na rede de saúde mental / organizador : Rafael Miranda de Oliveira. – Belo Horizonte : Artesã, 2022.
488 p. ; 23 cm.
ISBN: 978-65-86140-90-3

1. Psiquiatria. 2. Emergências médicas. 3. Saúde mental. 4. Intervenção na crise. I. Oliveira, Rafael Miranda de.
CDU 616.89

Catalogação: Aline M. Sima CRB-6/2645

IMPRESSO NO BRASIL
Printed in Brazil

(31)2511-2040 (31)99403-2227
www.artesaeditora.com.br
Rua Rio Pomba 455, Carlos Prates - Cep: 30720-290 | Belo Horizonte - MG
/artesaeditora

Aos meus pais, pela urgência da vida.
À Gabriela pela parcimônia...
... À Laura e Júlia pela espera

TEMÁTICAS ESPECÍFICAS

Sou composta por urgências:
minhas alegrias são intensas;
minhas tristezas, absolutas.
Entupo-me de ausências,
Esvazio-me de excessos.
Eu não caibo no estreito,
eu só vivo nos extremos.

(Sou composta por urgências; Clarice Lispector)

PREFÁCIO

JULIANA MOTTA

Uma questão fundamental está formulada para todos os técnicos que trabalham nos dispositivos ofertados pela rede de saúde mental: para que a instituição? Essa pergunta não depende do lugar onde esse trabalhador está alocado, seja na porta de entrada em hospitais, seja na internação ou nos serviços substitutivos.

A instituição tem a função primária de acolher o usuário, colocá-lo em abrigo, à distância, assisti-lo. Ela existe para uma necessidade social de lidar com fenômenos clínicos, exemplificados nas passagens ao ato, em certos quadros agudos psicóticos e quadros graves de depauperamento físico advindo de surtos alucinatórios e de usos abusivos de substâncias.

Zenoni (2000) ressalta duas funções constitutivas da prática institucional: a função social e a função terapêutica, uma fazendo limite à outra; a função social como limite à função terapêutica e vice-versa. Sem o limite da função social a instituição corre o risco de se transformar em um lugar de alienação, de experimento. Por outro lado, sem o limite da função terapêutica, a instituição corre o risco de ser suprimida em seu trabalho clínico.

A partir da demonstração dessas duas funções que constituem o discurso institucional, é interessante pensar que a articulação entre elas produz uma necessidade social de resposta institucional à clínica. O trabalho clínico, às vezes, exige uma estrutura coletiva de resposta e o acolhimento institucional não está limitado no tempo e nem a uma pessoa.

É um trabalho feito por muitos, no qual a articulação entre o Um-fundador e os múltiplos ao trabalho vai se denominar instituição, segundo Ciaccia (1999). Essa nomeação estará fundada a partir da construção clínica cotidiana das equipes. Ou seja, o trabalho clínico é que nomeia a instituição e não a instituição que nomeia o caso. Para cada caso, uma instituição nova se constrói. A meu ver, o acolhimento se torna prioritário nesta lógica de trabalho.

O acolher, a clínica da recepção constitui um lugar de retificação e de reinvenção de trabalho. O ato clínico da recepção convoca todos os elementos da clínica do psíquico que se apresentam como demandas daquele que sofre, os recursos dos profissionais que recebem essa demanda, a natureza do que se deve dar como resposta, implicando o aspecto de tamponamento ou abertura da dimensão subjetiva do adoecimento mental. Também está em jogo a natureza e a especificidade da instituição, os recursos da rede como um todo, os limites e armadilhas do aparato psiquiátrico. Acrescentamos a todo esse conjunto de condições do trabalho institucional, os recursos e características específicas de cada território sanitário.

Um ponto fundamental de orientação para um projeto clínico-institucional se apresenta: recepção não é triagem. A triagem sustenta um discurso segregador, amparado em critérios administrativos, nos quais se filtra quem pode e quem não pode ser atendido. A recepção se inscrever furando essa mestria feroz, ela se coloca a partir de uma "necessidade" de receber. Um imperativo ético sustentando o dispositivo do acolhimento.

A partir do imperativo categórico de receber a demanda, um ato clínico se constitui: a recepção é também um tratamento. O tratamento está em jogo nesse encontro de quem demanda e é escutado. Não se pode esquecer que o tratamento propriamente dito deve acontecer fora de um dispositivo de acolhimento institucional, mas ele se inicia ali. Todo ato de recepção implica um trabalho clínico e, a partir desse ato, recolhe os efeitos de subjetivação, cria condições para que o sujeito apareça.

Assim, um projeto clínico-institucional, sustentado no significante do acolhimento, da recepção, de uma porta de entrada que opera pela escuta, produz efeitos em um certo modo de fazer e pensar a psiquiatria. Essa prática clínica interpela o funcionamento meramente farmacológico, que caracteriza as urgências como serviços medicalizados e medicalizantes, produzindo um limite indutor da farmacodependência e da cronificação.

Não se pode falar de um trabalho clínico e ético em um contexto em que a pobreza do discurso manicomial se encontra assentado. Uma prática clínica deve operar no sentido contrário ao da exclusão; uma prática que possa produzir um coletivo de grande expressividade, constituído pela articulação de diversas singularidades entre si, na qual o sujeito possa sustentar a sua diferença sem precisar ser excluído do social, possibilitando a diferença enquanto tal: fazê-la caber. Uma prática na qual se deve manter uma interlocução interdisciplinar entre grupos de trabalho de dentro e de fora do hospital, na qual se deve manter atenção às novidades que as diversas categorias profissionais trazem ao debate e que devem se integrar a uma elaboração técnica rigorosa e articulada com o pensamento contemporâneo.

Desta maneira, no período de 2015 a 2019, ocupando o cargo de Direção Clínica, iniciou-se a discussão da proposta de um projeto clínico para o IRS (Instituto Raul Soares – FHEMIG), assentada em uma pergunta fundamental: qual é a vocação clínica desta instituição e como podemos transmiti-la aos nossos parceiros de trabalho da rede de atenção psicossocial? Essa é uma questão que toca diretamente em uma posição ética, uma ética clínica e, se falarmos de clínica no trabalho público, esse mesmo significante está enlaçado ao significante cidadania. Ali, onde o singular do sujeito aparece e é acolhido, a cidadania se faz. Assim, temos como objetivo primordial do nosso projeto restituir à instituição a sua função clínica e social de forma articulada, sem separação.

É preciso colocar no centro do trabalho institucional o ato da palavra, mais precisamente, o ato que cria a palavra. Segundo Viganò (1999), a proposta é repensar o lugar da palavra a partir de um diagnóstico de um discurso transclínico que diz respeito à posição subjetiva diante da castração e centrado sobre a letra do gozo.

Assim, a pergunta retorna: para que serve a instituição? De que instituição nós estamos falando?

Falamos assim de uma posição adotada pelo IRS que, através dos vários espaços de linguagem como sessões clínicas, reuniões de equipe, encontro dos colegiados, reuniões gerais, assembleias de pacientes e técnicos, seminários teórico-clínicos e apresentação de pacientes, disparam modificações nas condições da massa institucional, operando mudanças dos discursos, operando a passagem da lógica da segregação à saída do um a um, restaurando o Outro da palavra e mudando o instituído.

Citando Zenoni (2000, p. 19):

> "[...] é a psicose que nos ensina sobre a estrutura e que nos ensina sobre as soluções que ela mesma encontra para fazer face a uma falta central do próprio simbólico. É na escola da psicose que nos colocamos para aprender como praticar".

Assim nos colocamos em uma posição de aprendizagem em relação à clínica, posição que dispara efeitos na instituição desde a porta de entrada, nas equipes de internação, até no trabalho administrativo, posição que faz girar os discursos e que modula a ferocidade do Discurso do Mestre institucional. De uma posição tradicional de instituição que tudo sabe sobre o sofrimento psíquico, constituindo-se dessa maneira em um Outro erotômano, a uma posição de sujeito suposto não-saber.

Esta foi a nossa proposta de trabalho: a palavra no centro da instituição, a clínica como a única razão para estarmos nessa prosta de um projeto clínico-institucional. Que sejam vários os discursos, mas que estejam em torno do vazio que o caso clínico inaugura. Momento precioso, delicado, no qual técnicos e funcionários silenciam a partir de uma transferência no trabalho clínico. Nessa subversão institucional, nessa operação que causa uma descontinuidade no discurso burocrático das regras, normas e protocolos do serviço, algo novo surge a partir da palavra do paciente, causando um giro nos discursos que constituem a operação lógica do trabalho cotidiano.

Assim, caracterizado enquanto Hospital de Ensino, o IRS se coloca disposto a aprender com o caso clínico; disposto, a partir do ensinamento de

Lacan, a tocar o sujeito em cada paciente. A orientação é que a instituição é que deve caber no caso clínico, não o contrário.

Mas não podemos falar da clínica sem falar do laço social. Nosso ofício é resgatar esse laço do sujeito em relação ao Outro e, dentro dessa lógica, a instituição também deve trabalhar nessa direção, na direção de um trabalho em rede. O trabalho em rede, em primeiro lugar, deve estar assentado em uma organização do serviço na perspectiva da rede, ou seja, mantendo-se estruturado para que seus trabalhadores e os demais trabalhadores que participam da rede psicossocial possam ir de um lugar ao outro, de uma instituição à outra, de um operador a outro.

A organização social vai se caracterizar por recursos pré-dispostos, ou seja, existe uma política, um legislador ou um gestor que já determina previamente, de uma maneira quase automática, por onde as pessoas devem passar e que tais pessoas sejam selecionadas a partir seus atos, seus comportamentos. Assim, essa rede social vai funcionar como um conjunto de trilhos, recebendo as pessoas pelos seus sintomas em pontos de recepção já pré-estabelecidos. Essa é uma rede que trabalha de uma maneira segregatória, rica em pontos de concentração, paradoxal, com múltiplos lugares que recebem um portador de um sintoma específico, por exemplo, o toxicômano, a anoréxica, o alcoolista etc. Esse tipo de organização de processo de recepção vai produzir no sujeito que procura ajuda um efeito de identificação social.

Carlo Viganò (1999) defende outra lógica do sujeito circular na rede, pois essa propriamente como tal, não é boa, nem má, não possui intenções, mas identifica e segrega. A mudança de direção opera quando se considera que quem dá a direção do percurso é o próprio sujeito. O que está em jogo é uma transferência que vai permitir que um sintoma vai ser tratado na rede como uma escolha, como um ato do sujeito e trabalhado a partir da construção do caso clínico.

É na perspectiva do trabalho em rede e pela aposta do caso deslizando por ela que compreendemos o IRS como um lugar de passagem, pontual, ligeiro, acolhedor, mas sem causar aderência, sem se concentrar em si mesmo e sem se autorreferenciar, mantendo-se em um movimento constante de esvaziamento, fazendo da sua porta de entrada uma porta giratória. O nosso orientador para o projeto institucional do IRS é a palavra e a nossa causa, o laço com o território, com a rede, com a cidade, para a vida do sujeito falante.

E a partir dessa orientação clínico-institucional, e sustentando seu lugar de formação enquanto Hospital de Ensino, produziu-se um seminário de fundamental importância para a comunidade hospitalar, para a Rede de Saúde Mental e para as várias universidades e faculdades: Urgências Psiquiátricas e Atenção à Crise na Rede de saúde Mental.

Rafael Miranda, preceptor da nossa Residência de Psiquiatria, organiza uma discussão sistematizada mensalmente, múltipla, bricolada de vários discursos, ofertando a todos os técnicos ouvintes a possibilidade de construir no seu particular um saber sobre a sua posição de recepção a quem demanda uma escuta em um serviço de urgência. A proposta deste seminário na sua forma de organização é uma qualificação constituída de uma escuta para além da avaliação diagnóstica apressada. A recepção em si já é terapêutica, um ato terapêutico. Faz-se um convite ao sujeito a dirigir sua atenção para sua implicação naquilo que se queixa e o convida a se interessar pela dimensão subjetiva daquilo que o acomete.

A partir dessa atividade, na qual mensalmente no reunirmos em uma conversa vibrante e animada pelas questões e impasses produzidos, extraiu-se essa muito bem-vinda publicação, com textos apontando para as mais diversas linhas teórico-clínicas, mas sempre em torno da importância da Clínica da Recepção. Uma produção fruto de uma orientação de um Projeto Clínico Assistencial do IRS.

Ressalto aqui a importância desse registro e desejo a todos que o utilizem nos mais diversos espaços e lugares onde for possível fazê-lo caber.

REFERÊNCIAS

DI CIACCIA, A. Da fundação por Um à prática feita por muitos. *Curinga/Escola Brasileira de Psicanálise*, Belo Horizonte, v. 13, p. 60-65, set. 1999.

VIGANÒ, C. (1999). A construção do caso clínico em saúde mental. *Curinga*, Belo Horizonte: EBP-MG, v. 13, p. 50-59, 1999.

ZENONI, A. Qual instituição para o sujeito psicótico. *Abrecampos – Instituto Raul Soares – FHEMIG*, v. 1, 2000.

APRESENTAÇÃO — DO ACOLHIMENTO À CRISE À CLÍNICA DA URGÊNCIA[1]

RAFAEL MIRANDA DE OLIVEIRA

Ao discorrer sobre a urgência em seus aspectos clínico-teóricos e político-assistenciais, faz-se necessário, em primeiro lugar, localizar parte dessa problemática num recorte macropolítico. Responsáveis por profundas mudanças na estrutura social, as transformações socioculturais ocorridas nas últimas décadas não se isentaram de suscitar impactos na saúde dos indivíduos e de seu coletivo.

Imersos numa condição histórica pós-moderna, qualificada pelo incontornável, seja pelo irrepresentável da cultura ou pela dissolução das ideias, a ausência de balizas parece, cada vez mais, ter como efeito a dissolução do sujeito e seu *desbussolamento*.

Somado a isso, o aumento da desigualdade, da violência e do desemprego revelam-se fatores sociais condicionantes de adoecimento psíquico.

Nesse contexto pós-moderno e pós-industrial, o racionalismo científico revelou-se incapaz de dar conta das complexidades que a própria modernidade moldou e, cada vez mais, as configurações contemporâneas do sofrimento subjetivo, tais como a anorexia, bulimia, automutilações, toxicomanias e ideação suicida, estão presentes e prementes como demanda endereçada à atenção em saúde.

Diante de tal conjuntura, a busca por respostas tem sido um desafio para o campo assistencial e, nesse contexto, os sinais de uma crise da saúde pública são cada vez mais visíveis. Apesar de sua vocação, as estruturas sanitárias parecem incapazes de responder ao complexo cenário epidemiológico, político e sociocultural que se instalou no final do século. Nesse cenário, os atribulados e por vezes precarizados serviços de urgências, configuram-se como termômetros da problemática e de suas dimensões.

---

1 Texto apresentado no Seminário de Conexão do Programa de Residência Multiprofissional em Saúde Mental do Instituto Raul Soares – FHEMIG, em 04 de novembro de 2020.

Todavia, as transformações que se instalam na sociedade contemporânea também acabam por transformar suas respostas em saúde. Referendado no avanço científico e tecnológico, o sofrimento subjetivo cada vez mais passa a ser enquadrado no recorte da causalidade biológica e na busca por respostas imediatas. Como resultante dessa perspectiva, observa-se a tendência contemporânea em ocasionar uma excessiva medicalização do mal-estar social.

Contudo, seja pela demanda em aplacar o mal-estar subjetivo posto em nossa condição de seres viventes ou pelo recorte da iminência de agravos que integra a definição de urgências no campo da saúde, o trabalho nos prontos atendimentos cada vez mais passa a ser atravessado pelo irrepresentável da crise e por sua coordenada discursiva imediatista, podendo, em algumas circunstâncias, resultar na desestruturação do indivíduo e de sua rede social.

Ao levar em conta tais aspectos, a atenção às crises tem sido apontada como um elemento decisivo e estratégico em saúde pública para a organização da assistência em saúde mental. No Brasil, muito se avançou em relação à implementação do Sistema Único de Saúde (SUS) e seus dispositivos de atenção à crise centrados no conceito de redes de atenção integralizadas, com diferentes níveis de complexidade. Nesse contexto organizacional, foi instituída a Rede de Atenção Psicossocial (RAPS) como tentativa de integralizar e articular a assistência psicossocial nos diferentes pontos de atenção que compõem o SUS.

Contudo, apesar da expansão da rede assistencial e do maior repertório e acessibilidade aos psicofármacos, a desestabilização e agudização dos transtornos psiquiátricos maiores é de elevada prevalência em nosso meio. O manejo de situações agudas, tais como agitação psicomotora e comportamento suicida, é praticado em diferentes contextos assistenciais, tendo o pronto atendimento geral como primeira instância para seu atendimento. Fato esse que faz com que os profissionais da equipe de saúde emergencista estejam na linha de frente nos cuidados para com pacientes psiquiátricos em crise. Por outro lado, para além da construção de uma assistência em rede, cada vez mais torna-se necessário refletir o lugar da clínica nesses espaços. Pensar o sujeito e a coletividade no campo assistencial deve levar em consideração não apenas uma articulação da rede social e de assistência, mas também a inscrição da clínica da subjetividade nesses espaços, de modo a levar em conta a invenção de cada sujeito e seu laço transferencial.

Ademais, parte dos serviços de atenção ás urgências vivem uma atual crise, alvo de constantes críticas, parte, em virtude de uma precarização dos processos de trabalho, alta demanda, falta de recursos estruturais e humanos, bem como falta de estratégias de formação de suas equipes.

Dito isso, passamos a discutir a urgência a partir de suas apresentações clínicas.

Praticada em diferentes contextos assistenciais, a eclosão da crise e seu manejo costumam suceder em diferentes espaços, entre eles a atenção básica, o pronto atendimento geral, o Serviço de Atendimento Móvel de Urgência (SAMU), os Centros de Atenção Psicossociais (CAPS), o hospital geral e a urgência psiquiátrica.

Se por um lado a dimensão da crise costuma externar-se sem uma geografia estabelecida, sua apresentação também não possui uma temporalidade determinada.

Apesar de definida como uma condição manifesta aguda, ou uma mudança repentina do "estado", o que se faz premente para um sujeito poderá não servir para outro como baliza. No campo biomédico, o conceito de urgência e emergência está assentado num recorte temporal específico e que tem na iminência de agravos à saúde um ponto definidor. Portando, uma situação de urgência e emergência médica é definida como a ocorrência imprevista de agravo à saúde com risco potencial de vida, cujo portador necessita de assistência imediata. Da mesma forma, a urgência psiquiátrica é definida, pela maior parte dos autores, como uma situação psicopatologicamente determinada, havendo risco iminente de agravos ao sujeito ou terceiros. Agora, uma vez que os médicos fizeram sua parte, de que urgência tratamos? Já não há mais urgência?

Nesse ponto, parece-me que o prisma temporal não se apresenta como um referencial de relevo. Concernida por uma temporalidade particular do sujeito, a crise é compreendida como uma dimensão virtual e transitória, donde surge como manifestação contingente de uma insuportabilidade cuja urgência não coincide temporalmente com os fatos que a produzem. Da mesma maneira, sua resposta não é da mesma ordem do imediato, uma vez que necessita de elaboração para sua conclusão. Trataremos disso mais adiante.

Ainda no que se refere às distintas formas de apresentação, do ponto de vista psicopatológico e nosológico, a crise se manifesta sem uma morfologia determinada. Destacada de um enquadramento nosológico, a crise não se define como um sintoma, mas como uma experiência, cuja expressão não apresenta um enquadramento. Do ponto de vista fenomenológico, pode-se tratar de um ataque de pânico, a desestabilização ou o desencadeamento de uma psicose, a aparição de ideação suicida ou outros sintomas, como angústia e fobia. É certo que os serviços de urgência são mais frequentados por alguns tipos de formas patológicas, geralmente situações limite capazes de produzir agravos, ou situações permeadas por condutas violentes, tal como a desestabilização de quadros psicóticos graves e estados de intoxicação aguda. Contudo, uma diversidade de situações clínicas, consideradas de menor risco de agravos, também fazem parte do espectro das urgências; entre elas podemos citar os diversos estados neuróticos, dissociativos, reações agudas ao stress, estados de ansiedade paroxística, dentre outros. Um fato a ser ilustrado é que, muitas vezes, esses estados de urgências subjetivas de menor risco de agravos apresentam dificuldades de serem acolhidos e inscritos nos dispositivos de urgências em saúde mental, tradicionalmente habitados pela psicose. Boa parte dessa demanda se dirige aos prontos atendimentos gerais, que muitas vezes se encontram desprovidos de equipes de saúde mental e demarcados por uma contratransferência negativa em relação a esse perfil de pacientes.

De toda forma, diante das diversidades clínicas da crise, duas modalidades de apresentação merecem ser analisadas. O *acting-out* e a passagem ao ato.

Se por um lado o ato falho fixa uma determinação inconsciente na figura de atos sintomáticos interpretáveis, tal qual esquecimentos e repetições, o *acting-out* indica a existência de algo que se furta a cadeia associativa para deixar-se mostrar. Tido como um ato enquadrado em uma determinada encenação, cuja função é mostrar e isolar um objeto, o *acting-out* é dirigido ao outro e, portanto, ocorre numa relação de transferência. Seja por meio de uma tentativa de autoextermínio, ou por um episódio de descontrole emocional, o *acting-out* é um ato no qual o sujeito se faz ser reconhecido, precisamente diante do Outro surdo, que não ouve, e a quem se quer "contar". Podemos dizer que o *acting-out* é um comportamento sustentado pelo sujeito e que se dirige ao Outro na forma de uma chamada na qual aponta sem saber para aquele objeto irrepresentável da dimensão da fala. Em última instância, constitui numa demanda endereçada ao Outro sob a forma de uma convocatória. Nesse momento da urgência subjetiva, trata-se de acolher e ouvir o sujeito como ato que o possibilite a operacionalizar aquilo que é da ordem do insuportável, de modo que passe pela via da palavra e não da ação.

A outra modalidade é a passagem ao ato, cuja resposta não é endereçada ao Outro e, portanto, não passa pela via da demanda e da transferência. O ato não é interpretável, pois não há sujeito que receba tal intervenção como um endereçamento. Essa modalidade foi chamada por Lacan de passagem ao ato e, de acordo com a tradição psiquiátrica, é entendida como uma conduta imotivada, contraponto de uma estrutura clássica de resposta sintomática passível de ser interpretada à luz do desejo inconsciente.

Tida como uma solução de curto-circuito, o sujeito evade da cena, na qual o discurso com o laço social é deixado de lado. Aqui o sujeito se aliena, resultando num ato sem qualquer endereçamento ao Outro social. Diante da ruptura da cadeia significante, a palavra não alcança uma simbolização. Não há o que dizer, tendo a dimensão concreta do ato como única via de minorar o sofrimento. Essa quebra do discurso revela aquilo que é insuportável e sem mediação para o sujeito, o que o leva a passagem ao ato, podendo colocar o sujeito e os outros em risco. São formas de passagem ao ato a automutilação, a heteroagressão e a tentativa suicida. Aqui o dispositivo de acolhimento da urgência subjetiva, assim como a intervenção psiquiátrica, devem mediar aquilo que é da ordem do insuportável, numa medida que seja possível minorar o sofrimento e sustentar a aposta no compromisso do sujeito com seu padecimento, de modo a suscitar enigmas suficientes para que ele se inscreva numa demanda de tratamento.

Por fim, trataremos das modalidades de aparição da urgência vinculadas à demanda de tratamento. Entendemos o acolhimento da urgência como um dispositivo de acolhimento do sujeito em crise levado à instituição a partir de demandas variáveis. Em boa parte dos casos, a urgência se produz como resultado de uma demanda do sujeito diante de uma situação limite. Na maioria das vezes, a situação de urgência subjetiva como causalidade é o que convoca o sujeito a um pedido de ajuda. A angústia, em suas diferentes configurações manifestas, em boa parte, instala aquilo que se faz premente enquanto demanda por uma intervenção terapêutica. Nessa direção, a prática do acolhimento é um momento mister para a entrada do sujeito no tratamento.

Contudo, aqui é importante fazer uma distinção entre o paciente que procura o serviço de urgência por sua própria vontade e o paciente que é levado por uma demanda que não é sua, mas de terceiros, tal como familiares, amigos ou força da lei. No último caso, o paciente não se apresenta, mas é apresentado por um discurso jurídico.

Diante desse fato, é importante nos perguntarmos se não estamos diante de um caso clínico, pois o discurso da lei não pode sobrepor o discurso da clínica. É certo que em alguns casos a intervenção da lei se efetiva como último recurso, contudo, é importante estarmos certos de que tenha se esgotado as demais possibilidades.

De toda forma, diante da demanda de terceiros, como responder? A questão que aqui se coloca não é simples, mas sua resposta está no campo do sujeito. Por vezes a dimensão do sofrimento está apresentada, porém, recusada pelo sujeito. Da mesma forma, a dimensão do sofrimento poderá estar no campo daquele que o traz. Esse é um dado importante e a entrada no tratamento poderá se dar de diferentes formas. Muitas das vezes a intervenção no âmbito da urgência poderá ser uma intervenção sistêmica. Poderá a entrada do sujeito ao tratamento se dar a partir de uma intervenção para com Outro que o encaminha.

Mencionadas as diferentes formas de apresentação da crise, encaminho para algumas considerações no que diz respeito ao seu manejo.

Ao considerar o discurso psiquiátrico e o recurso psicofarmacológico como medida diante das situações de crise, é importante sinalizar que sua intervenção não deve ser lida como um obstáculo ao tratamento do subjetivo. A intervenção psiquiátrica pela via psicofarmacológica não deve ser tomada como ponto final, mas sim como ponto de basta diante daquilo que se apresenta como insuportável ao sujeito, de maneira que possibilite ao sujeito um redimensionamento de sua condição.

Se num primeiro momento a intervenção psiquiátrica busca mediar aquilo que está no campo do limite, sua articulação como ato da escuta, ao introduzir a dimensão subjetiva, acolhendo e implicando o sujeito diante daquilo que se coloca como um insuportável, poderá orientar o caso para uma abertura ao tratamento. Tanto a "operação farmacológica" quanto a clínica do acolhimento deverão, no recorte da urgência, favorecer as condições de um trabalho clínico que possibilite a entrada do sujeito ao tratamento. Para tal, é importante reconhecer quem é o sujeito e pra que veio, de modo que o "fato da urgência", enquanto demanda localizada no sintoma, não recubra por completo o espaço da subjetividade. Independente da categoria profissional que acolhe, é importante atender a urgência sem legitimá-la. Atender sem legitimar supõe não responder ao sujeito de prontidão com base num saber prévio e definitivo, mas sim, permitir ao sujeito interrogar-se sobre seus sintomas, possibilitando um espaço em aberto de construção.

Em sua maior parte, a urgência se apresenta como demanda de cessamento do mal-estar e retorno a um estado anterior, à revelia dos fatos producentes. O termo crise traz em si a dimensão daquilo que é da ordem do traumático que abala o sujeito. Contudo, a partir de sua origem do grego *krísis*, também significa decisão. Portanto, para além da concepção de restituição de um estado de homeostase anterior, a dimensão da crise se coloca como um ponto de redimensionamento, necessitando ao sujeito um tempo de elaboração para, então, concluir.

Em suas diferentes facetas, sejam elas sociais, econômicas, biomédicas, ou psíquicas, o trabalho da urgência deve, em sua dimensão subjetiva, permitir ao sujeito localizar, pela via discursiva, algo que está posto enquanto elemento de ruptura. Para tal, torna-se necessário aos dispositivos clínico-institucionais dispor de ferramentas de acolhimento e escuta que possam ajudar a mediar aquilo que se apresenta como inassimilável e insuportável ao sujeito.

Por fim, concluo com o registro de nossa experiência na construção de um projeto clínico-institucional implementado na urgência do Instituto Raul Soares (IRS).

Foi diante dos impasses da clínica da urgência que, na ocasião, ocupando a função de coordenador da urgência do IRS, em parceria com a gestão clínico-assistencial conduzida por Juliana Motta, tomamos a decisão de refletir acerca dos modelos assistenciais de atenção às urgências e implantar linhas de cuidado para o acolhimento da crise no IRS a partir de diferentes matrizes teóricas, objetivando a construção de um projeto clínico-institucional.

Diversos foram os desafios dessa empreitada e as mudanças que foram possíveis de serem implementadas não se deram sem grandes resistências. Balizas para a estruturação e implementação de linhas de cuidados delinearam-se a partir de três eixos tomados como diretrizes: 1- linhas de cuidado com base em práticas orientadas por evidências clínicas; 2- linhas de cuidado em acordo com princípios e práticas das políticas públicas e diretrizes do SUS; 3- linhas de cuidado em acordo com o conceito de urgências subjetivas, tomando a orientação psicanalítica como instrumento capaz de fazer caber a singularidade no interior da instituição.

Diversos encontros, reuniões, colegiados e simpósios foram propostos como tentativa de pensar a crise e suas dimensões clínico-teórica e político-assistenciais. Resultante desse processo foi a construção de um seminário mensal no Instituto Raul Soares, ao longo dos anos de 2017 e 2018, e que resultou na publicação do livro *Urgências Psiquiátricas e atenção à crise na Rede de Saúde Mental*.

Algumas das mudanças resultantes desse transcurso foram a reestruturação dos processos de trabalho da porta de entrada do serviço de urgência e a implementação do acolhimento e de linhas de cuidados com base em equipes multiprofissionais.

Foram estabelecidas como medidas, diante da fragmentação do processo de trabalho, a implementação de equipe horizontal multiprofissional atuando em articulação com a equipe médica de plantão; bem como a efetivação de reunião clínica diária com toda equipe assistencial da urgência para construção do projeto terapêutico de forma coletiva e em articulação com o dispositivo territorial de procedência de cada paciente.

Em paralelo com as mudanças no processo de trabalho da porta de entrada do hospital, tomou-se como medida a ampliação da lógica assistencial da urgência para o interior da instituição. Foi proposto como plano de ação o redimensionando uma enfermaria tradicional para Centro de Acolhimento à Crise (CAC). Foram orientadores clínico-assistenciais para a efetivação do dispositivo: a prática com base no conceito de microequipes; a organização de planos assistenciais em articulação com os serviços territoriais; intervenções de ambientação e o delineamento de um plano assistencial com ênfase no acolhimento à crise e na internação de curta permanência.

Contraponto a um plano de trabalho tradicional baseado exclusivamente nas especificidades, o projeto terapêutico passou a ser estruturado com base em microequipes ligadas ao paciente e compostas por um médico psiquiatra, um técnico de referência da equipe multiprofissional e um técnico de enfermagem. As linhas de cuidado com base no projeto terapêutico individualizado eram discutidas em microequipes e semanalmente atualizadas em reunião geral da unidade, ocasião em que todas as microequipes estavam presentes, de modo a discutir o particular do caso em articulação com o processo de trabalho da unidade.

A ideia de microequipes, com a inclusão do técnico de enfermagem, buscou uma ruptura com base em linhas de cuidado setorizadas por campo de atuações, tais como administração da medicação e aferição de dados vitais, de modo a inserir o profissional na construção de um cuidado individualizado e no compartilhamento da construção do projeto terapêutico.

Para além de uma adaptação de modelos sedimentados em outros dispositivos assistenciais, a proposta aqui apresentada consolidou-se a partir de uma construção coletiva no interior da prática cotidiana, buscando inserir a dimensão da clínica dentro do dispositivo institucional. Ao vivenciar e refletir as limitações da equipe de enfermagem frente aos aspectos protocolares inerentes à profissão, na tentativa de incluir os técnicos como agentes ativos do objetivo terapêutico, buscou-se como estratégia realizar as reuniões de microequipes diariamente dentro do posto de enfermagem. Desse modo, foi possível estabelecer uma rotina em conjunto com a enfermagem, ao mesmo tempo em que se instituía uma capacitação de toda equipe. Resultante do trabalho em conjunto com a enfermagem, foi a elaboração de uma planilha de cuidados individualizados para cada paciente, que incluía diretrizes assistenciais, assim como um plano de estratificação de risco.

Outros dispositivos clínicos inseridos e redimensionados no processo de trabalho da unidade foram a assembleia de pacientes e roda de conversa com pacientes. Ambas eram tidas como um espaço de fala dentro da instituição, porém, com diferentes destinações. A assembleia tinha como proposta discutir o cotidiano institucional de modo a incluir o paciente e dar uma destinação às suas demandas. A roda de conversa, que foi proposta e conduzida na ocasião pelo Dr. Sérgio de Campos, buscava construir um espaço de descontração e compartilhamento de experiência, dando um tratamento individual a partir do coletivo.

Por fim, intervenções de ambientação consolidaram-se como uma diretriz em consonância com as oficinas terapêuticas propostas. Na ocasião, pacientes, funcionários e alunos participaram de oficinas que buscavam uma reformulação e humanização do espaço da enfermaria. Foram desdobramentos das oficinas o redimensionamento do refeitório como sala de estar e de oficina, incluindo sofás, televisão, estante com livros e revistas, jogos de tabuleiros e diversos materiais disponíveis para oficinas. O corredor da unidade transformou-se numa galeria onde eram expostos os trabalhos de pintura dos pacientes. Um mural de fotografias sobre o cotidiano da unidade também ficava exposto. Grafites, assim como um novo tratamento de pintura de diferentes tonalidades, foi executado na unidade por alunos e voluntários.

Como conclusão da experiência aqui retratada, ao tomar a clínica da urgência como uma diretriz assistencial, numa certa medida, foi possível operar a lógica do acolhimento à crise como mediador frente a inércia institucional e sua racionalidade anacrônica. Nesse contexto, o trabalho clínico se sustentou para além da lógica de rede administrativa em saúde mental, tendo a rede clínica de cada sujeito e seus apontamentos como direção do tratamento.

Dois anos após a realização dos seminários, nos quais os processos de trabalho foram colocados em pauta de forma coletiva e em articulação com as políticas públicas, vivenciamos um novo momento. Imersos em uma pandemia de proporção mundial, presenciamos uma crise da política, da economia e da saúde pública.

Diante desse cenário complexo, um redimensionamento local das estruturas assistenciais em saúde mental é proposto. Para alguns tido como avanços e para outros como retrocessos, o fato é que o debate parece se estabelecer de forma simplista e anacrônica, reativando o entrechoque de antagônicas concepções político-assistenciais. Compelidos ao limiar de uma etapa singular de nossa história, o momento parece exigir como resposta uma capacidade de reinvenção. Do discurso científico, burocrático-administrativo e corporativista, devemos preservar uma distância suficiente para não tornar a clínica protocolar, engessada ou reducionista. Da ideologia devemos manter uma capacidade dialética suficiente para que não torne a clínica uma racionalidade obtusa. Da antipsiquiatria, devemos preservar o seu valor crítico, de modo a avançarmos a partir dela, no sentido de construir uma clínica para além do binômio exclusão-inclusão.

REFERÊNCIAS

BARRETO, F. P. Ensaios de psicanálise e saúde mental. In: *Ensaios de psicanálise e saúde mental*. 2010. p. 334-334.

ALKMIM, W. (Org.). *Carlos Viganò: Novas Conferências*. Belo Horizonte: Scriptum Livros, 2012.

CENTRO DE ESTUDOS GALBA VELLOSO. A reforma, a clínica e a instituição hoje. *Dialética. A revista do Centro de Estudos Galba Velloso*. Belo Horizonte, CEGV, V.2, 2016.

TEIXEIRA, F. R.; COUTO, L. F. D. Sessão clínica, 17 de abril de 2018. Hospital de Ensino Instituto Raul Soares. Residência Médica em Psiquiatria. Fundação Hospitalar do Estado de Minas Gerais, 2018.

CONCEITOS GERAIS E INTRODUTÓRIOS

01. PRINCÍPIOS GERAIS DA ATENÇÃO ÀS URGÊNCIAS PSIQUIÁTRICAS

RAFAEL MIRANDA DE OLIVEIRA

Apesar da expansão da rede assistencial e do maior repertório e acessibilidade aos psicofármacos, a desestabilização e agudização dos transtornos psiquiátricos maiores é de elevada prevalência em nosso meio. O manejo de situações agudas, tais como agitação psicomotora e comportamento suicida é praticado em diferentes contextos assistenciais, entre eles, a atenção básica, o pronto atendimento geral, Serviço de Atendimento Móvel de Urgência (SAMU), Centros de Atenção Psicossociais (CAPS) e urgências psiquiátricas (BARROS; TUNG; MARI, 2010; MAVROGIORGOU; BRÜNE; JUCKEL, 2011; LOFCHY; BOYLES; DELWO, 2015).

A frequência das emergências psiquiátricas em contextos fora da assistência em saúde mental é pouco documentada, entretanto, uma parcela considerável dos casos tem o pronto atendimento geral como primeira instância para seu atendimento. Esse fato faz da equipe de saúde emergencista, profissionais que atuam na linha de frente em relação aos cuidados para com pacientes psiquiátricos em crise. Por outro lado, o crescente reconhecimento de especificidades no atendimento ao paciente psiquiátrico em crise tem apontado para a orientação de que esse perfil de atendimento deva desenvolver-se preferencialmente em ambiente planejado e com equipe de saúde mental treinada. Um orientador aos dispositivos de atenção à crise desprovidos de equipes de saúde mental é justamente a organização da assistência em rede com fluxos assistenciais que incluam serviços de saúde mental como retaguarda. (BARROS; TUNG; MARI, 2010; MAVROGIORGOU; BRÜNE; JUCKEL, 2011; LOFCHY; BOYLES; DELWO, 2015; SUS, 2015).

A atenção à crise tem sido apontada como elemento decisivo e estratégico em saúde pública para a organização da assistência em saúde mental. No Brasil, muito se avançou em relação à implementação do Sistema Único de Saúde (SUS) e seus dispositivos de atenção à crise. Nesse contexto organizacional, foi instituída a Rede de Atenção Psicossocial (RAPS) como tentativa de integralizar e articular a assistência em saúde mental nos diferentes pontos de atenção que compõem o SUS. São princípios do trabalho em rede ampliar o acesso à atenção psicossocial da população por meio de ações e serviços de saúde articulados em níveis crescentes de complexidade. Nesse cenário, os dispositivos de urgências e emergências passam a compor a rede territorial de atenção psicossocial (SUS, 2015; ZEFERINO; RODRIGUES; ASSIS, 2015).

DEFINIÇÃO DO CONCEITO DE CRISE, URGÊNCIA E EMERGÊNCIA PSIQUIÁTRICA

A definição em saúde mental do conceito de crise, urgência e emergência, pode assumir sentidos diversos, ou mesmo se sobrepor. A tentativa de precisão terminológica por alguns autores tem o intuito de circunscrever e estratificar situações clínicas específicas. Para outros, tais definições são formas reducionistas de compreender o fenômeno (SOUZA, 2008; ZEFERINO; RODRIGUES; ASSIS, 2015).

A palavra crise tem um conceito polissêmico, podendo referenciar-se à diferentes matrizes teóricas. Na medicina do século XVIII seu uso fazia alusão aos desajustes da homeostase orgânica. No contexto da medicina mental, o termo fazia referência às desordens das faculdades psíquicas que se davam na forma de "ataques". Com a introdução das dimensões subjetiva e social, o conceito psicopatológico de crise foi ampliado, produzindo um novo significado ao privilegiar noções de transformação e reorganização psíquica em contraponto à concepção anterior de uma homeostase precedente, a ser reestabelecida (SOUZA, sem data; EY; BERNARD; BRISSET, 1981; SOUZA, 2008; ZEFERINO; RODRIGUES; ASSIS, 2015).

No campo biomédico, o conceito de urgência é definido como a ocorrência imprevista de agravo à saúde, com ou sem risco potencial de vida, cujo portador necessita de assistência imediata. Emergência, por sua vez, é a constatação de agravos à saúde que impliquem em risco iminente de vida ou sofrimento intenso, exigindo, portanto, o tratamento imediato (SOUZA, sem data; SOUZA, 2008; ZEFERINO; RODRIGUES; ASSIS, 2015).

De acordo com a Associação Psiquiátrica Americana (APA), Emergência Psiquiátrica é definida como um distúrbio agudo do pensamento, humor, comportamento ou relacionamento social que requer intervenção imediata. Circunstâncias em que o comportamento ou condição de um indivíduo é percebido por um terceiro como tendo o potencial de rapidamente derivar num resultado catastrófico, e os recursos para lidar com a situação não estão disponíveis, também são definidas como uma Emergência Psiquiátrica. (MAGDALENA, 1972; APA, 2002; ALLEN et al., 2005; SOUZA, 2008; ZEFERINO; RODRIGUES; ASSIS, 2015).

Apesar das diferentes definições, os conceitos de Crise, Urgências e Emergências Psiquiátricas, guardam a relação comum de um sofrimento psíquico com recorte temporal de caráter recente. O termo Emergências Psiquiátricas, na maioria dos autores, é reservado para definir situações com agravantes que exijam atendimento imediato a fim de evitar graves danos à saúde do indivíduo ou terceiros (MAGDALENA, 1972; ALLEN et al., 2005).

Alguns autores propõem o conceito de crise, de forma ampliada, a partir de três dimensões:

1. Dimensão clínica e psicopatológica: nesse contexto são considerados os determinantes psicopatológicos e sua incidência sobre o sujeito, o comprometimento da crítica e a iminência de passagem ao ato.
2. Dimensão social e assistencial: leva em consideração a rede de apoio do paciente incluindo família, vizinhança, trabalho, assim como o acesso à rede de atenção à saúde de seu território.
3. Dimensão subjetiva: leva em consideração a posição do sujeito diante das diferentes variáveis que compõem a crise.

A partir dessa concepção dimensional, configura-se uma situação extremada de crise a presença de sintomatologia psiquiátrica grave acompanhada de ruptura ou ausência de laços sociais e recusa de tratamento. Por outro lado, apesar do caráter psicopatológico descritivo, uma situação de crise pode ser qualificada de modo diferente por vir acompanhada de uma boa rede de suporte e por responder de forma positiva ao manejo clínico. Por vezes, o desamparo, a perplexidade, a ruptura dos laços sociais e a falência do diálogo poderão ser elementos clínicos mais danoso do que a sintomatologia em si (SOUZA, sem data; SOUZA, 2008; ZEFERINO; RODRIGUES; ASSIS, 2015).

OBJETIVOS DO ATENDIMENTO ÀS EMERGÊNCIAS PSIQUIÁTRICAS

Uma vez definidas as Emergências Psiquiátricas como situações não eletivas de natureza psicopatológica que exijam intervenção imediata diante do risco de agravos ao paciente ou terceiros, acompanhadas de comprometimento da crítica e um suporte frágil, são objetivos primordiais do atendimento de emergência:

1. Estabilização do quadro com foco nos riscos de agravos ou passagem ao ato.
2. Exclusão de causas orgânicas.
3. Levantamento das principais hipóteses diagnósticas.
4. Avaliação da rede de apoio e encaminhamentos e articulação com a rede de atenção psicossocial.

A estabilização do paciente com ênfase nos riscos de agravos e a busca por um transtorno mental orgânico são os princípios fundamentais de um atendimento de emergência psiquiátrica. Levando em consideração suas especificidades, o gerenciamento dos casos pode ser dividido, de forma didática, em dois tempos clínicos principais:

TEMPO CLÍNICO 1:

1. Identificação dos riscos iminentes de agravos.
2. Identificação do sintoma alvo.
3. Estabilização do quadro.
4. Exclusão de causas orgânicas.
5. Diagnóstico sindrômico.

TEMPO CLÍNICO 2:

1. Observação e ampliação da investigação.
2. Avaliação da rede de apoio
3. Articulação com a rede de assistência.
4. Conclusão e encaminhamentos.

1. ESTABILIZAÇÃO DO QUADRO DE EMERGÊNCIA PSIQUIÁTRICA: AVALIANDO RISCOS ENVOLVIDOS E IDENTIFICANDO O SINTOMA ALVO

O primeiro trabalho, se tratando de uma Emergência Psiquiátrica, é o de identificar os potenciais riscos de agravos envolvidos e estabilizar o quadro de iminência de passagem ao ato. Comportamento suicida, automutilações e comportamento violento são alguns dos potenciais agravos que colocam em risco a integridade física do sujeito ou de terceiros. Constatados os riscos envolvidos, o passo seguinte será a estabilização do quadro clínico. Nessa circunstância, a intervenção medicamentosa deverá ser orientada com base no sintoma alvo e no diagnóstico sindrômico, até que o diagnóstico definitivo seja esclarecido. Em geral, o sintoma alvo corresponde ao caráter psicopatológico predominante e condicionante da apresentação clínica. A abordagem farmacológica nessa circunstância deverá objetivar a tranquilização máxima com mínima sedação. A utilização de diferentes classes farmacológicas e sedação plena incorre na perda de parâmetros avaliativos, afetando a definição posterior de condutas específicas (BRIDGES, 1974; KAPLAN; SADOCK, 1995; CHANMUGAN; TRIPLET, KELEN, 2013).

2. EXCLUINDO CAUSAS ORGÂNICAS

De forma simultânea à identificação dos riscos envolvidos e estabilização do quadro clínico, a exclusão de causa orgânica subjacente é um princípio diretriz do atendimento às Emergências Psiquiátricas. O clínico deve sempre levar em conta que sintomas psiquiátricos poderão ser manifestação de uma condição clínica outra que não primariamente psiquiátrica. Sintomas psiquiátricos estão presentes no curso de diversas patologias sistêmicas ou neurológicas, assim como em condições de intoxicações ou abstinência por substâncias de abuso. Por conseguinte, um exame clínico e neurológico completo é indispensável aos atendimentos de condições psicopatológicas agudas (KAPLAN; SADOCK, 1995; MAVROGIORGOU; BRÜNE; JUCKEL, 2011; QUEVEDO; CARVALHO, 2014). Maiores informações nos capítulos *Avaliação clínica e complementar nas urgências psiquiátricas* e *Avaliação neurológica nas urgências psiquiátricas*.

Para o profissional emergencista, o enfoque na exclusão de uma condição secundária ou orgânica se faz premissa em virtude de seus potenciais riscos adjacentes e da necessidade de medidas específicas. Por outro lado, a afirmação de uma condição psicopatológica funcional ou primariamente psiquiátrica, somente será concluída, por meio do diagnóstico de exclusão. A Tab. 1 a seguir discrimina algumas das principais características ao exame clínico que levam à suspeição de causalidade orgânica ou secundária. A Tab. 2 apresenta algumas características diferenciais ao exame do estado mental entre psicoses orgânicas e psicoses funcionais. A Tab. 3 apresenta algumas condições neurológicas ou sistêmicas que comumente evoluem com sinais ou sintomas psiquiátricos (MAVROGIORGOU; BRÜNE; JUCKEL, 2011; QUEVEDO; CARVALHO, 2014).

Tabela 1 – Características clínicas que indicam suspeita de organicidade

Características que indicam suspeita de organicidade na história clínica.	• Primeiro episódio • Início agudo • Idade avançada • Sintomas flutuantes • Doença ou lesão orgânica atual • História de abuso de substâncias • História de trauma recente • História de episódio convulsivo recente • História prévia de queixas neurológicas • História de comorbidades diversas • Persistência de sintomas na vigência de tratamento adequado
Características que indicam suspeita de organicidade ao exame físico.	• Alterações de dados vitais • Estado geral comprometido • Presença de fácies típicas • Alterações da marcha • Sinais de traumatismo craniano • Presença de achados adventícios ao exame físico geral • Presença de sinais neurológicos
Características que indicam suspeita de organicidade ao exame do estado mental	• Alteração de nível da consciência • Desorientação temporal e espacial • Hipoprosexia • Déficits mnêmicos • Déficits da linguagem • Déficit cognitivo difuso • Presença de alucinações não auditivas

Fonte: Tabela elaborada pelo autor.

Tabela 2 – Diagnóstico diferencial entre psicoses orgânicas e psicoses funcionais

Característica	Psicoses Orgânicas (confusionais)	Psicoses Funcionais
Início	Agudo	Insidioso.
Faixa etária	Tardio	Adulto jovem.
Curso	Flutuante	Progressivo com agudizações.
Prejuízos	Prejuízo cognitivo	Afetivo, cognitivo e da personalidade.
Nível de consciência	Prejudicado	Sem alteração.
Atenção	Prejudicada	Pode estar prejudicada.
Memória	Prejudicada	Geralmente preservada.
Orientação	Desorientação no tempo e no espaço	Geralmente preservada.
Alucinações	Alucinações não auditivas	Predominância de alucinações auditivas.
Delírio	Fragmentado e polimorfo	Em geral temático e elaborado.

Fonte: Adaptada de DALGALARRONDO, 2008, p. 373.

Tabela 3 – Condições neurológicas ou sistêmicas que evoluem com sinais ou sintomas psiquiátricos.

<table>
<tr><td colspan="2">DOENÇAS NEUROLÓGICAS</td><td>• Neurossífilis
• Meningite
• Neurocisticercose
• Toxoplasmose
• HIV
• Traumatismo craniano
• Tumores cerebrais
• Doença cerebrovascular
• Encefalopatia hepática
• Doença de Huntington
• Doença de Parkinson</td></tr>
<tr><td rowspan="6">DOENÇAS SISTÊMICAS</td><td>Endocrinológicas</td><td>• Hipertireoidismo
• Hipotireoidismo
• Doença de Cushing
• Insulinoma
• Feocromocitoma</td></tr>
<tr><td>Doenças metabólicas e eletrolíticas</td><td>• Hipoglicemia
• Hipóxia
• Desequilíbrio eletrolítico
• Encefalopatia hepática
• Uremia</td></tr>
<tr><td>Doenças autoimunes e inflamatórias</td><td>• Lúpus Eritematoso sistêmico
• Doença de Hashimoto</td></tr>
<tr><td>Doenças infecciosas</td><td>• Síndrome da Imunodeficiência Adquirida (SIDA-HIV)
• Sífilis
• Sepse</td></tr>
<tr><td>Doenças neoplásicas</td><td>• Síndrome paraneoplásica
• Tumor cerebral</td></tr>
<tr><td>Doenças vitamínicas</td><td>• Deficiência de B12
• Wernicke-Korsakoff</td></tr>
</table>

Fonte: Tabela elaborada pelo autor.

3. O DIAGNÓSTICO NA URGÊNCIA: AVENTANDO HIPÓTESES SINDRÔMICAS

O atendimento de uma Emergência Psiquiátrica, pelo menos em seu primeiro tempo clínico, caracteriza-se por ser essencialmente uma avaliação transversal. O resultado disso é que, nessa circunstância, o raciocínio clínico opera-se com base na análise dos principais complexos sintomáticos, configurando hipóteses diagnósticas sindrômicas. A Tab. 4 apresenta as principais síndromes psicopatológicas com base em complexos sintomáticos (MAGDALENA, 1972; RUND; HUTZLER, 1988).

Em situações de emergência, um diagnóstico definitivo poderá satisfazer-se num momento posterior, ao longo propedêutica clínica subsequente. A priori, o diagnóstico psiquiátrico é observacional, sendo assim, a medida expectante e a utilização de recursos terapêuticos de forma pontual são princípios de uma prática adequada no setor de urgências, a fim de não precipitar condutas e mascarar o quadro clínico. Boa parte dos casos, salvo aqueles com um histórico prévio consolidado, terão seu diagnóstico definitivo mantido em aberto (BRIDGES, 1974; HYMAN; TESAR, 1994).

Tabela 4 – Principais síndromes psicopatológicas

Síndromes	Complexos sintomáticos	Entidades clínicas
Estados delirante-alucinatórios.	Delírios Alucinações Desorganização do pensamento Desorganização do comportamento	• Psicoses induzidas por substâncias. • Psicoses organocerebrais. • Psicoses secundárias às patologias sistêmicas. • Esquizofrenia. • Transtorno delirante persistente. • Transtorno Esquizoafetivo. • Transtorno Afetivo Bipolar.
Estados de excitação ou agitação psicomotora.	Excitabilidade Inquietação ou agitação motora Hostilidade Comportamento violento	• Catatonia. • Intoxicações exógenas. • Abstinências. • *Delirium*. • Demências. • Transtornos do desenvolvimento. • Esquizofrenia. • Transtorno afetivo bipolar. • Agitação histérica.
Estados maniformes.	Taquipsiquismo Logorreia Elação do humor Loquacidade Hipertimia Excitabilidade Inquietação motora Hiperbulia Desinibição Megalomania	• Transtornos do espectro bipolar. • Intoxicações por substâncias psicoestimulantes. • Síndrome serotoninérgica. • Síndrome neuroléptica maligna. • Tempestade tireoidiana. • Crise adrenérgica. • Estados confusionais.
Estados depressivos com ou sem ideação suicida.	Humor deprimido Apatia Anedonia Hipobulia Fatigabilidade Lentificação psicomotora Sintomas vegetativos	• Síndromes depressivas. • Intoxicação por benzodiazepínicos. • Impregnação neuroléptica. • Psicose com predomínio de sintomas negativos. • Hipotireoidismo. • Doenças consumptivas.

Síndromes	Complexos sintomáticos	Entidades clínicas
Estados confusionais.	Rebaixamento da consciência. Desorganização do pensamento. Desorientação têmporo-espacial. Hipoprosexia. Alucinações não auditivas. Alteração de dados vitais. Presença de sinais clínicos e neurológicos.	• Intoxicações exógenas. • Estados de abstinência. • Hipóxia. • Alterações metabólicas e hidroeletrolíticas. • Transtornos secundários a uma condição médica sistêmica. • Transtornos secundários a uma condição neurológica.
Estados emocionais instáveis e psicorreativos	Ansiedade paroxística. Labilidade emocional. Manifestações somáticas. Sintomas conversivos. Estreitamento da consciência. Inquietude subjetiva. Automutilações.	• Reações histéricas. • Estados dissociativos. • Estados conversivos. • Transtornos somatoformes. • Transtornos de ansiedade. • Quadros fóbico-ansiosos. • Transtornos de personalidade.

Fonte: Tabela elaborada pelo autor.

4. AMPLIAÇÃO DA INVESTIGAÇÃO, AVALIAÇÃO DA REDE DE APOIO, ARTICULAÇÃO COM A REDE ASSISTENCIAL E ENCAMINHAMENTOS.

Assim que estabilizado o quadro com o manejo dos riscos imediatos e excluídas condições orgânicas, o clínico deverá ampliar sua investigação dando seguimento à propedêutica, a fim de concluir as próximas etapas do tratamento. Compreender os contextos psicodinâmicos e psicossociais envolvidos é de extrema importância no contexto da urgência. Para apreendermos a dimensão da clínica do sujeito, necessário se faz tomar a palavra não apenas no registro da doença ou da demanda assistencial, mas como índice de sua condição subjetiva. A clínica da urgência subjetiva surge enquanto experiência singular de radicalização, na qual a experiência dolorosa se apresenta também como possibilidade de elaboração e tomada de decisão. Nesse sentido, a crise se impõe como experiência na qual o sujeito é colocado diante de questões insustentáveis, não encontrando recursos psíquicos para lidar de outra forma. Nesse contexto, a crise é um momento oportuno para a compreensão, elaboração e articulação das diferentes dimensões que a constituem.

O diagnóstico psicossocial e da rede de apoio se faz premissa para a compreensão do contexto da crise e tomadas de decisão. As interações sociais se constituem enquanto laços de apoio, assumindo papel fundamental na linha de cuidados e muitas de suas variáveis se apresentam como fatores protetores ou producentes e agravantes da condição clínica. A rede de apoio ou protetora é composta por diferentes instrumentos ou dispositivos como família, amigos, rede sociais, escola, trabalho, emprego, igreja, serviço de saúde, assistência social, entre outros.

A articulação com a rede de assistência territorial, o contato com as referências assistenciais, o manejo de aspectos psicossociais e a avaliação dos riscos envolvidos são parâmetros decisórios para o diagnóstico amplificado e tomada de decisões. O encaminhamento adequado para continuidade do tratamento deverá pautar-se nas necessidades, individualidades do paciente e nos riscos envolvidos, levando em consideração os diferentes níveis de complexidade dos dispositivos de assistência em saúde mental (RUND; HUTZLER, 1988; BROWN; SCOTT; PULLEN, 1990; ZEFERINO; RODRIGUES; ASSIS, 2015). Maiores informações encontram-se no capítulo *Pós crise: transferências de cuidados e construção do projeto terapêutico nos serviços de atenção à crise*.

AVALIAÇÃO E GESTÃO CLÍNICA NAS EMERGÊNCIAS PSIQUIÁTRICAS

Antes de avançar para o exame propriamente dito do paciente, alguns princípios que norteiam a avaliação e gestão clínica nas Emergências Psiquiátricas deverão ser desenvolvidos, entre eles:

- Segurança do paciente e dos demais envolvidos.
- Ambiência e estrutura de avaliação.
- Acolhimento do paciente e dos familiares.
- Triagem.

1. SEGURANÇA DO PACIENTE E DE TERCEIROS

O primeiro dado a ser avaliado em uma situação de Emergência Psiquiátrica, diz respeito à segurança do paciente e da equipe assistencial. O avaliador deve, antes de iniciar qualquer procedimento, levar em consideração a segurança dos envolvidos na cena assistencial. Situações extremas como agitação psicomotora e comportamento suicida poderão demandar intervenção imediata e estruturada. A avaliação cuidadosa da cena assistencial e prevenção dos riscos é a melhor garantia contra ocorrências indesejáveis. As Tab. 5 e 6 apresentam, respectivamente, estratégias de avaliação e prevenção dos riscos e sinais iminentes de violência (BRIDGES, 1974; KAPLAN; SADOCK, 1995; MAVROGIORGOU; BRÜNE; JUCKEL, 2011; CHANMUGAN; TRIPLET, KELEN, 2013; NHS, 2016; RCEM, 2017.

Tabela 5 – Estratégias para avaliação e prevenção de riscos

Estratégias gerais para avaliação e prevenção de riscos	• Acesso aos dados clínicos do paciente antes da entrevista.
	• Atentar aos riscos de violência iminente.
	• Informar à equipe assistencial e de segurança sobre os riscos envolvidos.
	• Solicitar a presença da equipe assistencial e do serviço de segurança.
	• Manter certa distância ao se apresentar ao paciente.
	• Iniciar a abordagem verbal se oferecendo no auxílio ao paciente.
	• Reconhecer e acolher as demandas do paciente.
	• Faça perguntas claras e diretas e aguarde o paciente se manifestar.
	• Evitar movimentos bruscos, questionamentos ou perguntas imperativas.
	• Não emitir qualquer juízo de valor.
	• Esteja atendo às suas expressões e linguagem corporal.
	• Mantenha-se cordial e dirija-se ao paciente sem elevar o tom de voz.
	• Oriente o paciente sobre as normas institucionais e a não aceitação da violência.
	• Se necessário, coloque limites de maneira objetiva, porém, acolhedora.
	• Se necessário, solicite o afastamento dos acompanhantes.
	• Ofereça a escuta ao paciente e medicações quando necessário.
	• Mantenha a equipe em alerta e sob seu comando diante da necessidade de contenção.
	• Informe ao paciente sobre os procedimentos a serem utilizados, caso necessário.
Medidas institucionais para avaliação e prevenção do risco de violência	• Inclusão de serviço de triagem, a fim de priorizar as demandas emergenciais.
	• Espaço físico privativo com os meios adequados de segurança para avaliação do paciente.
	• Ambiente adequado para a contenção do paciente, quando necessário.
	• Implementação de núcleo de risco e segurança do paciente.
	• Implementação na rotina de protocolos e monitoramento de eventos adversos.
	• Treinamento contínuo da equipe assistencial.
	• Ambiente de observação clínica adequado, com a garantia de visibilidade integral e permanente.
	• Passagens de plantão entre a equipe ampliada com *checklist* operacional com ênfase nos cuidados e prevenção de risco.
	• Implementação de protocolos e rotinas para a contenção física, quando necessária.

Fonte: Tabela laborada pelo autor.

Tabela 6 – Sinais iminentes de violência

História prévia de violência.
Atitude hostil, iracunda, desinibida ou ameaçadora.
Atitude esquiva ou paranoide.
Ideação persecutória ou autorreferente.
Inquietação ou agitação psicomotora.
Sinais de intoxicação por álcool ou outras drogas.
Paciente portando algum objeto passível de agressão.
Paciente com característica de precária contenção dos impulsos.
Ausência total de crítica.

Fonte: Adaptado de KAPLAN e SADOCK, 1995; p.18.

2. AMBIÊNCIA, ESTRUTURA DE AVALIAÇÃO E ACOLHIMENTO DO PACIENTE E FAMILIARES.

É aconselhável que o paciente psiquiátrico em situação de crise seja assistido em local adequado, tranquilo e com garantia de privacidade. Nem sempre os serviços de urgência possuem ambiência adequada e equipe treinada para o acolhimento e manejo das Emergências Psiquiátricas. É importante que o cenário de avaliação esteja projetado visando a segurança do paciente e do avaliador. Para isso, sugere-se salas de entrevista equipadas com câmeras de segurança, ausência de objetos que possam ser utilizados como arma, móveis devidamente projetados e fixados, alarmes de emergência e portas de fácil acesso. Leitos de observação ampliados são ideais para pacientes que não necessitam de internação hospitalar completa, porém, demandam um tempo de observação maior. Salas de espera tumultuadas e ausência de ambientes privativos poderão agravar a situação de crise. Triagem com fluxos prioritários de atendimento, elaboração de protocolos e treinamento das equipes para o manejo das situações de crise são medidas que ajudam a minorar as adversidades (HYMAN; TESAR, 1994; MAVROGIORGOU; BRÜNE; JUCKEL, 2011; CHANMUGAN; TRIPLET, KELEN, 2013; NHS, 2016; RCEM, 2017).

O paciente deve ser atendido, na medida do possível, sozinho e em ambiente privativo. Em situações com risco de violência, o profissional deverá solicitar a presença de um outro profissional e manter a equipe assistencial e de segurança em alerta. Em situações extremas, poderá não ser possível conduzir o paciente ao consultório para um atendimento privativo. Nessa circunstância, a abordagem clínica deverá ocorrer na cena, contudo, é importante sempre atentar para a segurança dos envolvidos. Busque tratar o usuário como primeiro interlocutor e garanta ao máximo sua privacidade e de seus familiares. Convocar demais membros da equipe assistencial, incluindo o serviço de apoio em segurança em geral, é uma medida apaziguadora (RUND; HUTZLER, 1988 ACEP, 2014).

A presença dos familiares e acompanhantes pode ser um fator agravante ou apaziguador da situação clínica. Em algumas ocasiões os acompanhantes apresentam-se impaciente, exaltados e até mesmo agressivos. Nessas situações, busque priorizar a demanda do paciente e designar um integrante da equipe assistencial para a abordagem do acompanhante. O atendimento em conjunto nesses casos poderá intensificar a situação de crise (RUND; HUTZLER, 1988 ACEP, 2014).

3. A TRIAGEM NOS SERVIÇOS DE URGÊNCIAS

Um sistema de triagem nos serviços de atenção à crise poderá ser efetivo para a classificação em termos de prioridade de atendimento, detecção precoce de disfunções orgânicas e prevenção dos riscos. Parte dos serviços de atenção em saúde mental possuem protocolos de acolhimento que incluem a avaliação da equipe de enfermagem como primeira instância. As prioridades diferenciam de acordo com a organização de cada serviço, contudo, a aferição de dados vitais e avaliação breve das condições clínicas basais tende a ser um orientador geral. Algumas das propostas dos serviços de triagem são: acolher o paciente, definir as prioridades de atendimento, identificar os riscos envolvidos e orientar o paciente e familiares acerca do funcionamento institucional. Alguns dispositivos oferecem panfletos com orientações gerais sobre o serviço e sua função assistencial (MAGDALENA, 1972; MAVROGIORGOU; BRÜNE; JUCKEL, 2011; CHANMUGAN; TRIPLET, KELEN, 2013; NHS, 2016).

A AVALIAÇÃO DO PACIENTE NA EMERGÊNCIA PSIQUIÁTRICA

Condições psiquiátricas agudas, geralmente, são difíceis de serem exploradas por uma série de circunstâncias, entre elas, a falta de clareza, o comprometimento da crítica e a não colaboração do paciente. Por outro lado, o contexto da crise é de peculiar importância por explicitar seus elementos psicopatológicos e psicossociais de forma saliente, assim como por estabelecer a tendência de redefinições do contexto subjetivo e social, apontando para novas perspectivas de manejo (BRIDGES, 1974; CHANMUGAN; TRIPLET, KELEN, 2013; QUEVEDO; CARVALHO, 2014; NHS, 2016).

De toda forma, a avaliação adequada do paciente numa situação de emergência psiquiátrica requer informações sobre os seguintes itens:

1. Entrevista clínica.
2. Observação sumária do estado clínico e comportamental.
3. Exame físico.
4. Exame neurológico.
5. Exame psiquiátrico.
6. Avaliação complementar.
7. Observação clínica e coleta de dados com terceiros.

1. A ENTREVISTA COM O PACIENTE

A entrevista psiquiátrica demanda técnica, tempo e disponibilidade para uma escuta atenciosa. A Tab. 7 apresenta um roteiro com as principais dimensões a serem analisadas numa entrevista psiquiátrica. Situações de emergência, num primeiro momento, poderão exigir do avaliador uma entrevista direcionada, a fim de identificar as principais condições agravantes envolvidas. A Tab. 8 apresenta alguns dos principais itens a serem explorados nessa condição (MAGDALENA, 1972; KAPLAN; HYMAN; TESAR, 1994; SADOCK, 1995).

O primeiro contato com o paciente é crucial para se estabelecer uma relação positiva. Algumas medidas que possam facilitar a aproximação e o vínculo para com o paciente são descritas na Tab. 9 (HYMAN; TESAR, 1994; KAPLAN; SADOCK, 1995).

A coleta de informações com acompanhantes, familiares, órgãos encaminhadores e dispositivos assistenciais pelos quais o paciente possa ter sido assistido são de extrema importância. O simples contato telefônico com a rede assistencial territorial e o acionamento de suas referências de tratamento poderá ser uma informação preciosa para o esclarecimento diagnóstico e tomada de condutas. A Tab. 10 descreve algumas das fontes de informações possíveis de serem acionadas em situações de emergência (MAVROGIORGOU; BRÜNE; JUCKEL, 2011).

Tabela 7 – Entrevista psiquiátrica

História da doença atual
Apresentação clínica, descritores de tempo, intensidade, duração, fatores condicionantes ou desencadeadores, fatores psicossociais envolvidos, sintomas vegetativos, sintomas assessórios, grau de disfuncionalidade, incidência sobre o comportamento do paciente, riscos envolvidos.
História pessoal e social
Detalhes do desenvolvimento neuropsicomotor, histórico laboral, condições de vida, história sexual, história legal.
História familiar
Histórico de transtornos psiquiátricos (incluindo abuso de substâncias) na família, suicídios transtornos neurológicos ou outros transtornos somáticos que possam ocorrer com manifestações psiquiátricas.
História psiquiátrica prévia
Transtornos da infância e adolescência, distúrbios de aprendizagem, diagnósticos prévios, comorbidades psiquiátricas, sintomas pré-mórbidos, primeiro episódio, fatores desencadeantes ou desestabilizadores, internações anteriores, inserção em serviços de saúde mental, histórico farmacológico e outras modalidades de tratamento, história de autolesões ou tentativas de autoextermínio.
História de uso de substância
História de transtorno por uso de substâncias de abuso, sintomas de abstinência, repercussões clínicas do uso (físicas, mentais, sociais, financeiras e legais), desenvolvimento de sintomas secundários (psicóticos, amnésticos).
História médica e cirúrgica passada
Diagnósticos atuais, diagnósticos prévios, história de internações, procedimentos cirúrgicos, traumas, alergias, doenças infecciosas, doenças sexualmente transmissíveis.
Revisão de sistemas
Revisão sumária de todos os sistemas físicos.

Fonte: Tabela elaborada pelo autor.

Tabela 8 – Entrevista direcionada para atendimentos de Emergência Psiquiátrica

Qual foi o motivo ou natureza da admissão?
Qual o contexto clínico da admissão (voluntário, involuntário, compulsório, contido, sedado)?
Como o paciente se apresentava antes da admissão?
O paciente veio acompanhado?
Qual foi o órgão encaminhador (relatório de encaminhamento)?
O paciente tem outras passagens pelo serviço?
Trata-se de um primeiro episódio?
O quadro desenvolveu-se de forma aguda ou insidiosa?
História de sintomas pré-mórbidos ou prodrômicos?
O paciente faz ou fez algum tratamento psiquiátrico anterior?
O paciente está inserido ou esteve em algum serviço de atenção em saúde mental?

O paciente está em uso de alguma medicação?
O paciente faz uso de alguma substância de abuso?
O paciente tem alguma doença clínica atual?
História de sintomas ou doenças neurológicas?
História de traumatismo craniano, doença sexualmente transmissível, doenças infectocontagiosas ou cirurgias?
Alguma doença prevalente na família?
História de alergia ou evento adverso à alguma medicação?
Risco de gestação?
História de ideação ou tentativas de autoextermínio?
História de eventos adversos ou fatores de risco?
Qual o suporte familiar e social?

Fonte: Tabela elaborada pelo autor.

Tabela 9 – Preparação para a entrevista com o paciente

Inicie a entrevista se apresentando.
Em seguida, pergunte ao paciente em que pode ajudá-lo.
Mantenha o paciente como principal interlocutor.
Responda a todas as perguntas de forma suave, simples e honesta.
Seja calmo e empático.
Mantenha as mãos visíveis.
Mantenha a porta aberta.
Fique ao lado do paciente e pelo menos a um braço de distância.
Use linguagem corporal não ameaçadora.
Quando convocado para dar respostas, utilize declarações reflexivas em vez de avaliações ou julgamentos.
Estabeleça orientações claras, incluindo dizer ao paciente que tipo de comportamento é esperado dele no contexto institucional.
Se necessário sinalize ao paciente que medidas restritivas poderão ser utilizadas

Fonte: Tabela elaborada pelo autor.

Tabela 10 – Fontes de informações

Fontes de informações
Registros psiquiátricos ou arquivos médicos.
Serviço de referência territorial em saúde mental (CAPS - Cersam)
Referência técnica ou médico assistente.
Atenção básica, Programa da saúde da família.
Serviço da assistência social – unidades de albergamento, Cras, Creas.
Serviços de atenção à população de rua.
Unidade ou dispositivo encaminhador.
Lideranças comunitárias.
Administrativo e apoio à admissão.
Familiares, responsável ou acompanhantes.

Fonte: Tabela elaborada pelo autor.

2. O EXAME FÍSICO

Em virtude das circunstâncias do atendimento de uma emergência psiquiátrica, nem sempre um exame físico completo será possível de ser executado, contudo, um exame físico geral e neurológico sumário deverá fazer parte de toda avaliação. Em geral, transtornos psiquiátricos não apresentam alterações ao exame físico, contudo, um sintoma psiquiátrico poderá ser a primeira manifestação de uma doença sistêmica ou neurológica, bem como de uma intoxicação ou abstinência por substâncias. Sendo assim, em situações de emergência, o exame físico tem como principal medida a exclusão de possíveis causas orgânicas subjacentes. A Tab. 11 lista algumas das alterações ao exame físico de patologias que podem cursar com sintomas psiquiátricos (KAPLAN; SADOCK, 1995; MAVROGIORGOU; BRÜNE; JUCKEL, 2011; CHANMUGAN; TRIPLET, KELEN, 2013; ACEP, 2014; QUEVEDO; CARVALHO, 2014; LOFCHY; BOYLES; DELWO, 2015).

Realizar um exame físico no setor de emergência em pacientes com queixas psiquiátricas poderá ser um desafio. Alguns pacientes se sentirão perseguidos, vitimizados ou mesmo erotômanos com tal medida. Procure realizar o exame de forma segmentar, sem despir por completo o paciente. Se possível, procure realizar o exame na presença de um acompanhante (MAGDALENA, 1972; KAPLAN; SADOCK, 1995; APA, 2002; RCEM, 2017). Maiores informações encontram-se desenvolvidas nos capítulos "*Avaliação clínica e complementar nas urgências psiquiátricas*" e "*Avaliação neurológica nas urgências psiquiátricas*".

Tabela 11 – Alterações ao exame físico de patologias que podem evoluir com sinais e sintomas psiquiátricos

Exame	Alterações	Condições clínicas
Inspeção geral	Estado geral, fácies típicas, sinais de traumatismo craniano, sinais de agressão, escoriações, cicatrizes, lesões de pele, sinais sugestivos de abuso de substâncias psicoativas, hálito etílico, hálito amoniacal, sudorese, sinais de desidratação, desnutrição, icterícia, cianose, anemia.	Cushing, hipotireoidismo, hipertireoidismo, acromegalia, TCE, dermatopatias, lues e outras vasculites, SIDA, DSTs, Insuficiência hepáticas, avitaminoses, entre outros.
Dados Vitais	Pulso, temperatura axilar, pressão arterial, frequência cardíaca e respiratória.	Patologias em geral.
Avaliação das extremidades	Alterações da perfusão.	Vasculopatias.
Cabeça e pescoço	Presença de bócio endêmico, alopecia, oftalmopatias, madarose, alterações pupilares, glossite e queilite carencial, rash macular lúpico, rigidez de nuca.	Hipotireoidismo, vasculites, neuropatias, avitaminoses, anemias, intoxicação ou abstinência de medicamentos, Lúpus eritematoso sistêmico, meningites.
Ausculta cardíaca	Alteração do ritmo e sopros.	Cardiopatias.
Ausculta pulmonar	Alteração do murmúrio e sons adventícios.	Pneumopatias.
Exame abdominal	Ascite, presença de cicatrizes, massas ou tumorações, dor à palpação, alterações na hepatimetria, alterações nos ruídos hidroaéreos.	Hepatopatias, pancreatopatia, neoplasia do trato gastrointestinal.
Exame neurológico	Alterações da fala, marcha, motricidade, sensibilidade, pares cranianos, reflexos profundos e coordenação motora.	Neuropatias em geral

Fonte: Tabela elaborada pelo autor.

3. AVALIAÇÃO COMPLEMENTAR

O uso rotineiro de exames complementares para todo paciente com queixas psiquiátricas não é um consenso. Diante da necessidade de excluir causas orgânicas agudas, exames complementares tendem a ser solicitados com uma maior frequência nos setores de urgências do que em situações eletivas. Contudo, a orientação é de que exames complementares devam ser solicitados de acordo com a história e apresentação clínica individual. Exames metabólicos, ionograma, glicemia, hemograma e teste de gravidez tendem a ser solicitados na rotina admissional. Teste toxicológico poderá ser útil em situações específicas. Sorologias, VHS e dosagem de vitamina B12, geralmente são solicitados na vigência de queixas neurológicas, reumatológicas ou na suspeita de doenças sexualmente transmissíveis. Exames de imagem, como tomografia computadorizada de crânio, são indicadas especialmente na presença de mudanças bruscas do quadro de base ou na vigência de sintomas indicativos de organicidades como o rebaixamento da consciência, presença de sintomas neurológicos ou quadros de início tardio (KAPLAN; SADOCK, 1995; CHANMUGAN; TRIPLET, KELEN, 2013; ACEP, 2014). Maiores detalhes encontram-se desenvolvidos no capítulo "*Avaliação clínica e complementar nas urgências psiquiátricas*".

Tabela 12 – Exames complementares na urgência psiquiátrica

Hemograma	• Anemia macrocítica – deficiência de vitamina B12 / folato, abuso de álcool. • Anemia microcítica – deficiência de ferro. • Anemia normocítica – sangramento agudo ou doença inflamatória crônica. • Leucocitose – infecção aguda, neurolépticos. • Leucopenia – doença avançada pelo HIV, supressão imunológica, leucemia, Carbamazepina, Clozapina. • Plaquetopenia – efeito colateral de Valproato ou Carbamazepina, trombocitopenia autoimune.
Metabólicos	• Creatinina elevada – insuficiência renal. • Hiponatremia – pode ser causada por ISRS, principalmente em idosos. • Hipernatremia – desidratação, insuficiência renal. • Hipopotassemia – risco de arritmia; pode ser devido ao uso de diuréticos, bulimia, diarreia. • Hiperpotassemia – risco de arritmia; pode ser devido a insuficiência renal. • Bicarbonato baixo – acidose; ingestão de aspirina.
Enzimas hepáticas	• TGO e TGP elevadas – abuso de álcool, hepatopatias, insuficiência hepática.
	• A infecção do trato urinário pode ser causa de *delirium* em pacientes idosos.
TSH	• Elevado – hipotireoidismo, podendo ser causa de sintomas depressivos e alterações cognitivas • Baixo – hipertireoidismo podendo ser causa de sintomas maníacos, ansiosos e agitação.
	• B12 baixo – pode ser causa de sintomas neurológicos motores, cognitivos e comportamentais. • Folato baixo – pode ser causa de sintomas depressivos e eventos tromboembólicos.
Sorologia para sífilis	• Quando positivo pode ser causa de sintomas afetivos, cognitivos e psicóticos.
Exame toxicológico	• Diagnóstico diferencial em situações de alterações comportamentais.
Tomografia computadorizada de Crânio	• Utilizada para descartar condições neurológicas estruturais, especialmente em psicoses de início recente, sem história prévia e acompanhada por sinais de suspeita de organicidade.
Eletroencefalograma	• Pode auxiliar no diagnóstico diferencial em situações de psicose aguda e história de epilepsia.
Punção lombar	• Indicado em situações de alteração do estado mental, acompanhado de febre e sinais meníngeos, suspeita de sífilis terciária e outras condições neurológicas.

Fonte: Tabela elaborada pelo autor.

4. O EXAME DO ESTADO MENTAL

O exame do estado mental é parte essencial da avaliação psiquiátrica. Sua aplicação inicia-se logo no primeiro contato com o paciente, muita das vezes ainda na sala de espera. A avaliação do estado mental deverá abordar as principais funções psíquicas conforme a Tab. 13. Em situações de emergência, um exame direcionado poderá ser necessário. Nessa circunstância, orienta-se a aplicação do exame a partir da seguinte hierarquia de análise:

a. Consciência
b. Inspeção geral, aparência, atitude e comportamento.
c. Pensamento, incluindo avaliação de ideação suicida.

A. CONSCIÊNCIA

Com o intuito de identificar causa orgânicas subjacentes, em situações de Emergência Psiquiátrica, o estudo da consciência deverá ser o primeiro parâmetro a ser avaliado ao exame do estado mental. Em geral, quadros psiquiátricos primários ou funcionais cursam com preservação do nível da consciência. Ao contrário, transtornos mentais orgânicos, em especial aqueles de evolução aguda, costumam evoluir com rebaixamento do nível da consciência (KAPLAN; SADOCK, 1995, DALGALARRONDO, 2008; CHANMUGAN; TRIPLET, KELEN, 2013; ACEP, 2014).

Alterações de nível da consciência são facilmente identificáveis em seus polos extremos, contudo, estados intermediários ou transitórios nem sempre são de fácil avaliação. Nessas circunstâncias, seu reconhecimento poderá ser feito de forma indireta por meio de outras funções psíquicas, tais como atenção, orientação e memória. Quadros leves são caracterizados por atenuados graus de hipoprosexia, desorientação e déficits mnêmicos. Quadros intensos, em geral, acabam por afetar de forma grosseira as demais funções psíquicas produzindo alterações perceptivas, ideativas, tímicas e do ajuizamento (DALGALARRONDO, 2008; ACEP, 2014).

B. INSPEÇÃO GERAL, APARÊNCIA, ATITUDE E COMPORTAMENTO.

De forma simultânea à avaliação da consciência, ainda no primeiro contato com o paciente, a inspeção do estado geral e o estudo da aparência, atitude e comportamento poderão revelar informações importantes acerca do quadro clínico basal.

Como em toda avaliação, o exame inicia-se com a inspeção geral a fim de identificar dados que, por meio da ectoscopia, possam direcionar o raciocínio clínico às suas bases causais. Tal medida é de especial importância em situações de urgência com o propósito de identificar sinais sugestivos de organicidade. Sinais de agressão física, cicatrizes, traumatismos cranianos, indícios de abuso de substâncias e sinais neurológicos ou signos que remetam às condições patológicas de base deverão ser analisados com particularidade (DALGALARRONDO, 2008; ACEP, 2014; QUEVEDO; CARVALHO, 2014).

No estudo da aparência, o observador deve atentar-se para as vestes, o autocuidado, sinais de negligência física, acessórios, pertences, dentre outros. A aparência poderá refletir as condições clínicas do paciente e sua capacidade de autocuidado e crítica. Indícios de negligência como desnutrição, lesões corporais e higiene precária poderão sinalizar comprometimento do autocuidado e vulnerabilidade física, dentre outras informações (HYMAN; TESAR, 1994; DALGALARRONDO, 2008; ACEP, 2014).

A atitude do paciente para com o examinador poderá revelar importantes informações acerca de seu quadro clínico, entre elas, a iminência de violência e seu julgamento crítico. Inadequação, desinibição, animosidade ou iracúndia poderão sinalizar um quadro de mania. Postura evasiva ou esquiva acompanham estados paranoides. Teatralidade e manifestações carregas de dramaticidade estão presentes em estados histriônicos (KAPLAN; SADOCK, 1995; DALGALARRONDO, 2008; ACEP, 2014).

Um exame sumário do comportamento e da atividade psicomotora também poderá revelar importantes informações clínicas. A presença de maneirismos, postura alucinatória, comportamento bizarro ou estereotipado são indicativos de um quadro psicótico de base. Negativismo, flexibilidade cerácea, rompantes de agitação, dentre outros, poderão indicar uma síndrome catatônica. Agitação psicomotora está presente no contexto de diferentes quadros clínicos. Postura parkinsoniana, tremores de extremidades, movimentos orofaciais, inquietude motora e rigidez muscular poderão ser sinais adversos do uso de neurolépticos. Alterações da marcha e do comportamento motor poderão significar uma condição neurológica de base (KAPLAN; SADOCK, 1995; APA, 2002; DALGALARRONDO, 2008; NHS, 2016).

C. PENSAMENTO, INCLUINDO IDEAÇÃO SUICIDA.

A avaliação da estrutura do pensamento logo de início poderá sinalizar alguma condição clínica de base. Pensamento confusional, incoerente, desagregado e acompanhado de turvação da consciência é um forte indício de estados confusionais agudos. Pensamento sem coesão, com alteração das associações ideativas e preservação da consciência poderá indicar um quadro psicótico funcional. Pensamento deficitário, concreto e arcaico está presente nos transtornos do desenvolvimento. Já o pensamento demencial caracteriza-se por um comprometimento cognitivo global. A afetação do pensamento lógico-formal, com prejuízo no juízo de realidade, é um indício do comprometimento da crítica e do julgamento, podendo colocar o paciente em situação de risco. Presença ou persistência de ideação suicida é um dado clínico a ser avaliado de forma rotineira nos atendimentos emergenciais (TINTINALLI; PEACOCK, 1994; KAPLAN; SADOCK, 1995; DALGALARRONDO, 2008; CHANMUGAN; TRIPLET, KELEN, 2013).

A Tab. 14 apresenta de forma sumária os principais dados a serem analisados numa avaliação de urgência.

Tabela 13 - Exame básico do estado mental

I. Descrição geral	• Aparência • Atitude em frente ao examinador • Comportamento motor
II. Sensório e cognição	• Consciência • Atenção • Orientação • Memória
III. Linguagem	• Alterações neurológicas e funcionais
IV. Humor e afeto	• Humor ou estado de ânimo • Reação e ressonância afetiva
V. Pensamento	• Curso • Forma • Conteúdo
VI . Sensopercepção	• Alucinações em suas diferentes modalidades
VII . Julgamento e *insight*	• Juízo de realidade • Crítica de morbidade

Fonte: Tabela elaborada pelo autor.

Tabela 14 - Avaliação física e do estado mental na emergência psiquiátrica

Alteração da consciência?
Presença de sinais patológicos de uma doença de base à inspeção geral?
Presença de sinais ou sintomas neurológicos?
Presença de sinais ou sintomas de intoxicação exógena ou abstinência?
Aparência com indícios de patologia psiquiátrica de base?
Alterações do comportamento presentes?
Apresenta alterações da motricidade?
Alterações do pensamento sugestivas de psicopatologia de base?
Presença de ideação suicida?

Fonte: Tabela elaborada pelo autor.

CONDUTAS EM EMERGÊNCIAS PSIQUIÁTRICAS

PSICOFARMACOLOGIA NAS URGÊNCIAS PSIQUIÁTRICAS

A abordagem psicofarmacológica nas urgências psiquiátricas visa a redução dos sintomas agudos, com o intuito de estabilizar o quadro clínico, em especial os riscos de agravos envolvidos. Nesse contexto, a intervenção farmacológica se estabelece primordialmente por meio do sintoma-alvo, objetivando a tranquilização rápida, de modo a evitar a sedação plena do paciente. A minoração dos sintomas proporciona uma redução do sofrimento do paciente e, por conseguinte, uma melhor abordagem por parte da equipe. Os principais sintomas agudos manejados no *setting* da urgência são: agitação, ansiedade, agressividade, sintomas psicóticos e estados de abstinência (ANDRADE, 1970; NORDSTROM et al., 2010; HARA, C.; MURAD; ROCHA, 2017).

O manejo dos psicofármacos requer um conhecimento prévio acerca de seus aspectos farmacocinéticos e farmacodinâmicos, tais como o tempo para o início e duração da ação, efeitos colaterais, interações medicamentosas e vias de administração. São também princípios gerais para sua utilização a formulação diagnóstica, a identificação do sintoma-alvo, o reconhecimento de comorbidades e da situação clínica do paciente. A Tab. 15 apresenta alguns princípios gerais para a utilização dos psicofármacos no contexto da urgência (MURAD; ROCHA, 2017).

Caso o paciente se encontre colaborativo, a via de administração oral deve ser preferencialmente utilizada por ser menos invasiva e por reduzir o risco de eventos adversos. Em situações em que não há cooperação por parte do paciente, a via intramuscular poderá ser necessária. Em situações excepcionais, a via parenteral poderá ser escolha (NORDSTROM et al., 2010; MURAD; ROCHA, 2017).

Antipsicóticos e benzodiazepínicos são os psicofármacos mais comumente utilizados em situações de urgência. O Haloperidol, dada sua disponibilidade na rede pública, é o antipsicótico mais utilizado para o manejo de condições psiquiátricas agudas. Seu uso é relativamente seguro e, quando associado à Prometazina, não se verificou diferenças significativas com relação aos efeitos colaterais de modo geral, tendo efeito protetivo com relação à distonia aguda (NORDSTROM et al., 2010; MURAD; ROCHA, 2017).

Após administração da medicação, a observação constante do paciente e o monitoramento de seus parâmetros clínicos se faz necessária.

Tabela 15 – Princípios gerais da utilização dos psicofármacos no contexto da urgência

Risco-benefício	• Avaliação dos riscos e benefícios do uso do psicofármaco diante das condições clínicas gerais do paciente.
Uso prévio de psicofármacos	• História psicofarmacológica. • História de efeitos adversos aos psicofármacos. • Resposta anterior aos medicamentos.
Distúrbios médicos ou psiquiátricos concomitantes e condições especiais	• Condições médicas comórbidas. • Condições psiquiátricas comórbidas. • Grávida e lactante. • Paciente idoso. • Paciente infanto-juvenil.
Polifarmácia e interações medicamentosas	• Uso concomitante de fármacos. • Interações medicamentosas.
Via de administração	• Via oral, preferencialmente. • Via intramuscular pode ser necessária em caso de pacientes não colaborativos. • Via parenteral, quando acessível e necessária.

Fonte: Tabela elaborada pelo autor.

ASPECTOS GERAIS DO MANEJO

O manejo dos quadros psiquiátricos agudos mais comuns será tradado de forma específica nos capítulos que se seguem ao longo deste volume. Sempre que possível, a abordagem da situação de crise deverá levar em consideração o tratamento territorial, a autonomia do paciente e o cuidado pactuado, tendo a intervenção involuntária como medida de exceção. Além disso, parte das intervenções em situações de emergência envolve o manejo de fatores sociais e familiares. Disponibilidade para o trabalho em equipe e conhecimento acerca dos recursos e fluxos assistenciais da Rede de Atenção Psicossocial são necessários ao clínico. Por fim, cada etapa discutida acima envolve habilidades especiais que precisam ser adquiridas num processo de formação específica. A educação continuada em atenção às crises e emergências psiquiátricas deve ser um foco do processo de formação do profissional que atua nessa interface clínica (MAVROGIORGOU; BRÜNE; JUCKEL, 2011; NORDSTROM et al., 2010; LOFCHY; BOYLES; DELWO, 2015; RIBA, 2015; ZEFERINO; RODRIGUES; ASSIS, 2015).

REFERÊNCIAS

ALLEN, M. H. et al. The expert consensus guideline series. Treatment of behavioral emergencies 2005. *Journal of psychiatric practice*, v. 11, p. 5-108; quiz 110, 2005.

AMERICAN COLLEGE OF EMERGENCY PHYSICIANS – ACEP. *Care of the psychiatric patient in the emergency department: a review of the literatura.* Emergency Medicine Practice Committee, 2014.

AMERICAN PSICHYATRIC ASSOCIATION - APA Task Force on Psychiatric Emergence Services. ALLEN, M. H. et al. Report and recommendations regarding psychiatric emergency and crisis services. *A review and model program descriptions. APA Task Force on Psychiatric Emergency Services*, 2002.

ANDRADE, O. Emergências Psiquiátricas. *Revista Brasileira de Saúde Mental*, v.14, n. 16, 1970.

BARROS, R. E. M.; TUNG, T. C.; MARI, J. de J. Serviços de emergência psiquiátrica e suas relações com a rede de saúde mental brasileira. *Brazilian Journal of Psychiatry*, v. 32, p. S71-S77, 2010.

BRIDGES, P. K. *Emergências Psiquiátricas: diagnóstico e tratamento.* São Paulo: Manole, 1974.

BROWN, T. M.; SCOTT, A. I. F.; PULLEN, I. M. *Manual de Emergências Psiquiátricas.* São Paulo: Moraes, 1990.

CHANMUGAN, A.; TRIPLET, P., KELEN, G. *Emergency psychiatric.* New York: Cambridge University Press, 2013.

DALGALARRONDO, P. *Psicopatologia e semiologia dos transtornos mentais.* 2. ed. Porto Alegre: Artmed; 2008.

EY, H.; BERNARD, P.; BRISSET, C. *Manual de psiquiatria.* Rio de Janeiro: Masson, 1981.

HARA, C.; MURAD, M. G. R.; ROCHA, F. L. Situações especiais: urgências e emergências psiquiátricas. In: ROCHA, F. L.; HARA, C. *Psicofármacos na prática clínica.* Belo Horizonte: Folium, 2017.

HYMAN, S. E.; TESAR, G. E. *Manual de emergência psiquiátrica.* 3ª edição. Rio de Janeiro: Medsi, 1994.

KAPLAN, H. I.; SADOCK, B. J. *Medicina Psiquiátrica de Emergência.* Porto Alegre: Artes Médicas. 1995.

LOFCHY, J.; BOYLES, P.; DELWO, J. Emergency psychiatry: clinical and training approaches. *Canadian journal of psychiatry. Revue canadienne de psychiatrie*, v. 60, n. 7, p. 1, 2015.

MAGDALENA, J. C. PSIQUIATRIA DE URGÊNCIA. Rio de Janeiro: Guanabara Koogan, 1972.

MARTINS, A. G. A noção de crise no campo da saúde mental: saberes e práticas em um centro de atenção psicossocial (CAPS). *Mental*, v. 11, n. 20, p. 226-242, 2017.

MAVROGIORGOU, P.; BRÜNE, M.; JUCKEL, G. The management of psychiatric emergencies. *Deutsches Ärzteblatt International*, v. 108, n. 13, p. 222, 2011.

NATIONAL INSTITUTE FOR HEALTH AND CARE EXCELLENCE – NHS. *Achieving better to 24-7 urgent and emergency mental helth care: implementing the evidence-basead treatment pathwy for urgent and emergency liasion mental helth services for adults and older adults – guidence.* England: National Collaborating Centre for Mental Health and the National Institute for Health and Care Excellence, 2016

NORDSTROM, K et al. Medical evaluation and triage of the agitated patient: consensus statement of the American Association for Emergency Psychiatry Project BETA Medical Evaluation Workgroup. *Western Journal of Emergency Medicine*, v. 13, n. 1, p. 3, 2012.

QUEVEDO, J.; CARVALHO, A. F. *Emergências psiquiátricas*. 3. ed. Porto Alegre: Artmed, 2014.

RIBA, M. B.; RAVINDRANATH, D.; WINDER, G. S. (Eds.). *Clinical manual of emergency psychiatry*. American Psychiatric Pub, 2015.

ROYAL COLLEGE OF EMERGENCY MEDICINE - RCEM. Mental Health in Emergency Departments: a toolkit for improving care, 2017.

RUND, D. A.; HUTZLER, J. C. *Psiquiatría en casos de urgencia*. México: Limusa, 1988.

SISTEMA ÚNICO DE SAÚDE - SUS. *Urgências e emergências psiquiátricas em pronto-socorro: protocolo de acolhimento e regulação*. Estado de Santa Catarina, 2015.

SOUZA, P. J. C. Resposta à crise: a experiencia de Belo Horizonte. NILO, K et al. Política de saúde mental de Belo Horizonte: o cotidiano de uma utopia. *Belo Horizonte: Secretaria Municipal de Saúde*, 2008.

——— *Revisão histórica e conceitual dos conceitos de crise, urgência e emergência*. Aula texto. Não datada.

TINTINALLI, J. E.; PEACOCK IV, F. W.; WRIGHT, M. A. Emergency medical evaluation of psychiatric patients. *Annals of emergency medicine*, v. 23, n. 4, p. 859-862, 1994.

ZEFERINO, M. T.; RODRIGUES, J.; ASSIS, J. T. *Crise e urgência em saúde mental: fundamentos da atenção à crise e urgência em saúde mental*. 4. ed. Florianópolis: Universidade Federal de Santa, 2015.

02. O MANEJO DAS URGÊNCIAS SUBJETIVAS

ELISA ALVARENGA

O que chamamos de urgências subjetivas? Este Seminário, dedicado às Urgências Psiquiátricas, já terá definido o que são essas urgências e os dispositivos de que dispomos e inventamos para tratá-las. Me dedicarei a pensar a urgência do ponto de vista da psicanálise aplicada às urgências. Para que serve a psicanálise, se pensamos no paciente que experimenta a urgência e no médico ou terapeuta que o atende?

Há muitos anos, os psicanalistas que trabalham na Rede de Saúde Mental vêm se colocando esta questão e Helenice de Castro, uma das pioneiras no CERSAM, publicou em 1995, na Revista do CEPAI, sua intervenção "Da urgência psiquiátrica à urgência do sujeito", que nos traz várias indicações (CASTRO, 1995). Ela aponta que no Manual de Psiquiatria de Henri Ey, uma referência clássica para mim, uma vez que Henri Ey foi contemporâneo e interlocutor de Lacan, as urgências psiquiátricas são definidas como crises agudas que podem ocorrer tanto nas psicoses quanto nas neuroses, em situações bem diversas, que podem ser divididas em três grupos: os estados agudos de agitação, de depressão e de angústia (EY, 1981).

Crise é um termo interessante para pensar o que se manifesta como urgência: um acontecimento traumático, que abala o sujeito porque ele não tem como colocá-lo em palavras, nomeá-lo ou compreendê-lo. Mas crise, que vem do grego *krisis*, significa também distinção, decisão, sentença, juízo, separação. Um instante em que o sujeito percebe alguma coisa e precisa de um tempo para compreender e depois concluir, decidir o que fazer.

Pensar as urgências com Freud nos leva necessariamente às neuroses traumáticas, às quais ele se dedicou especialmente em consequência de um acontecimento maior da sua época: a Primeira Guerra Mundial. Ele faz delas um exemplo do fracasso do princípio do prazer e um dos fundamentos de sua hipótese da pulsão de morte, pois a síndrome traumática é caracterizada por longos períodos de sonhos repetitivos, que reproduzem a cena traumática e provocam despertares angustiados (FREUD, 1969).

Lacan escreveu, nos anos de 1940, dois textos que têm a ver com o tema do trauma e da urgência: "O tempo lógico e a asserção de certeza antecipada" – um apólogo com três prisioneiros, no qual introduz três tempos o instante de ver, o tempo para compreender e o momento de concluir – e "A psiquiatria inglesa e a guerra". A partir dos anos de 1950 ele se referiu às urgências de maneira explicitamente relacionada à prática analítica. Assim, nos anos de 1950, no início do seu ensino, Lacan (p. 242, 1953/1998) afirma que:

> "[...] nada há de criado que não apareça na urgência, e nada na urgência que não gere sua superação na fala. Mas nada há, tampouco, que não se torne contingente nela, quando chega para o homem o momento em que ele pode identificar numa única razão o partido que escolhe e a desordem que denuncia, para compreender sua coerência no real e se antecipar, por sua certeza, à ação que os coloca em equilíbrio".

Essa referência me parece preciosa porque, ao mesmo tempo que introduz a importância do acolhimento da urgência, colocando o sujeito para falar, não reduz a presença do analista à chance de ab-reação do paciente, ou à oportunidade de dar sentido à sua experiência traumática, colocando-a em palavras. O acolhimento da urgência é também a possibilidade de escolha e de construção de um novo caminho para o sujeito e não de retorno ao *status quo* anterior.

Uma segunda referência de Lacan, nos anos de 1960, aparece no texto "Do sujeito enfim em questão", que Lacan conclui por uma referência às urgências subjetivas: "Enquanto perdurar um vestígio do que instauramos, haverá psicanalistas para responder a certas urgências subjetivas, ainda que qualificá-los com o artigo definido fosse desejar demais" (LACAN, p. 237, 1966/1998). Ou seja, não são os psicanalistas como universal que responderão às urgências subjetivas, mas algo do psicanalista (*du psychanalyste*) poderá responder a elas. São os princípios da psicanálise que estão aqui em questão.

Finalmente, nos anos de 1970, no último texto dos *Outros Escritos,* Lacan insiste no tema das urgências subjetivas. Lacan diz que a satisfação, no final da análise, é a urgência que preside a análise, e pergunta: como pode alguém se dedicar a satisfazer esses casos de urgência? "A oferta é anterior à solicitação de uma urgência que não se tem certeza de satisfazer, exceto depois de pesá-la" (LACAN, p. 569, 2003). Lacan conclui esse texto assinalando que os casos de urgência o atrapalhavam enquanto o escrevia. Mas escreve para fazer com eles par.

Isso me faz pensar que o psicanalista, seja na rede de saúde mental, no plantão de urgência ou em seu consultório particular, estará sempre diante de urgências subjetivas, às quais terá que responder de alguma maneira. Essa resposta pode ser muito distinta conforme o lugar em que ele se colocar, e introduzo aqui um exemplo, pela universalidade da queixa, que poderia se apresentar em muitos lugares.

Esse caso foi apresentado há alguns anos por Ricardo Seldes (2005), psicanalista argentino responsável por uma instituição criada em Buenos Aires para atender urgências, de orientação lacaniana – PAUSA (Psicanálise Aplicada às Urgências Subjetivas). Os pacientes são recebidos ali para um tratamento breve e depois são encaminhados para outro dispositivo de tratamento. Ricardo mostra, com esse caso, o que aquele que atende não deve fazer.[7]

Trata-se de uma mulher de uns 20 anos que chega ao serviço se queixando de que era espancada pelo marido. O maltrato vinha acontecendo há alguns meses, mas tinha atingido um ponto insuportável para ela naquele momento. Ela havia ido à polícia e contado à sua mãe, mas a fizeram escutar que ela deveria se arranjar com o marido e que devia ter alguma participação nisso.

O colega que atende a paciente começa perguntando por que ela não se separava desse homem que lhe batia. Ela responde que não o fazia porque o amava, então o colega pede que ela volte com o marido. Evidentemente, ela voltou sozinha e foi ainda mais espancada. O colega dobra sua aposta e diz que vai convocar o marido "oficialmente". É então que o caso é discutido no serviço e é sugerida a entrada de outro colega no caso, para evitar uma catástrofe.

Tanto a polícia quanto a mãe haviam escutado algo, mas suas soluções levavam ao pior. Tratava-se de levar o sujeito a poder se responsabilizar pelo que era irredutível à norma, mesmo sem desresponsabilizar o marido violento. No tempo de pausa que se abriu no trabalho, frente à pressa para concluir, a paciente pôde apreender que só as experiências de sofrimento fundavam sua crença essencial em sua subjetividade. Ela compreendeu que o laço masoquista em relação ao outro lhe permitia realizar uma fantasia na qual "ser espancada" significava ser alojada, amada e demandada. A falta disso a confrontava com a angústia desesperadora de perder o amor.

O primeiro colega se colocara no mesmo lugar que a polícia e a mãe, fixando a paciente no lugar de objeto do gozo do Outro. A polícia a havia qualificado como nervosa e a mãe havia atribuído uma causa à sua infelicidade, sem que ela pudesse se implicar como sujeito.

Tratar a urgência subjetiva não significa, portanto, tamponar o real – impossível de suportar – com ações reparadoras, com a culpabilização ou desculpabilização do sujeito ou com uma falação que o alivie e o mantenha no ponto de partida, ou seja, na posição vitimada de objeto de gozo.

Esse exemplo me pareceu paradigmático dos nossos tempos, pois a violência contra as mulheres é um problema universal, e, em todos os lugares, profissionais que atendem mulheres vítimas de violência se perguntam como separar essas mulheres de seus maridos algozes. Uma vez, na Guatemala, tive o testemunho de uma assistente social que trabalhava em um serviço de acolhimento para mulheres vítimas de violência e ela me perguntou o que Freud poderia nos ensinar para tratar dessas mulheres que, depois de enviarem seus maridos à prisão, iam elas mesmas resgatá-los. Podemos pensar que, em primeiro lugar, não se trata de separar essas mulheres de seus maridos, mas do Outro feroz de suas fantasias que eles encarnam.

Um segundo exemplo, acontecido aqui mesmo no IRS, foi recebido na urgência por um Residente a quem eu dava supervisão. Uma mulher de 36 anos viera ao plantão em um quadro dissociativo, acompanhada pelas filhas, das quais se dizia irmã. Ela dizia ser estudante e viver com a mãe, ao passo que as filhas informavam que, diante de um companheiro alcoolista e desempregado, ela queria fugir para a casa da mãe. De nada adiantaria confrontá-la com a realidade, o que a família já tentara fazer, e foi necessário seu acolhimento, no ambulatório, durante um certo tempo, até que a paciente pudesse subjetivar sua verdadeira condição de sofrimento e decidir o que fazer.

Um terceiro exemplo, para mostrar-lhes que não se trata de pensar a presença da psicanálise apenas nos casos de neurose, é o caso de uma paciente paranoica, cuja apresentação de pacientes assisti há muitos anos, conduzida por Serge Cottet. A paciente chegara ao Hospital em um quadro delirante persecutório, com delírio de grandeza e dizia ser responsável por todos os assuntos de um determinado Ministério na França, alegando pesar sobre ela uma série de funções. O marido, doente, estava impossibilitado de trabalhar e as filhas pequenas estavam a seu cargo. Serge Cottet, depois de escutá-la com atenção e simpatia, disse-lhe que devia realmente ser muito pesado para ela ter tanta responsabilidade, além de cuidar das filhas pequenas. Nesse momento a paciente literalmente desceu do seu delírio de grandeza e pôde chorar humildemente, mostrando toda a sua fragilidade.

A psicanálise tem, portanto, o seu lugar na urgência e devemos também nos perguntar, nos tempos de hoje, como ela deve agir nas situações de grandes catástrofes e de violência cotidiana que enfrentamos. Éric Laurent (2005) propunha ironicamente a criação de uma nova categoria sindrômica, a Síndrome de Stress Pré-traumático, tal o grau de expectativa de sofrer um ataque terrorista, roubo ou acidente em que se vive em algumas cidades. Vários colegas psicanalistas têm participado, em diferentes cidades e em diferentes situações, do atendimento às vítimas de atentados, nos CPCTs criados para o tratamento breve de certas urgências subjetivas, tal como o célebre caso Minna, relatado pela colega Araceli Fuentes, após o atentado ocorrido na Estação Atocha, em Madrid. Esse caso é paradigmático de como, frente a uma urgência objetiva, uma explosão na qual houve muitas mortes, um sujeito se confronta com sua urgência subjetiva, ao falar da angústia que o traumatizou. O trauma não é tanto o acontecimento em si, mas a maneira como o sujeito vive o acontecimento, que toca suas fantasias de maneira contingente. Se aquele que escuta permite que o indivíduo possa subjetivar o trauma e responsabilizar-se por seu sofrimento, a urgência torna-se uma ocasião para escolhas e decisões às vezes adiadas por muito tempo.

É também em função de situações de catástrofes coletivas, ou guerras, que Guy Briole, colega que foi psiquiatra no Hospital do Exército, na França, nos relata a maneira como, numa primeira abordagem, pode-se atender o sujeito em um grupo que passou pela mesma experiência, para depois extrai-lo do grupo e escutá-lo de maneira particularizada. Penso na imagem de uma mesma chuva forte que causa diferentes estragos, conforme o terreno onde cai. Cada sujeito vive o trauma, ou não, conforme suas experiências pregressas e suas fantasias, que fazem parte de sua constituição subjetiva. Também por isso Guy Briole (2005) se recusa a usar de maneira indiscriminada a categoria de culpa do sobrevivente, para aqueles que passaram por alguma experiência traumática coletiva, tais como os campos de concentração, pois isso seria assimilar uma causalidade universal colada ao acontecimento, independente do sujeito, que se veria assim relegado à condição estrita de vítima.

Estas observações nos permitem pensar em situações recentes e próximas de nós, tais como a violência cotidiana nas cidades ou as situações traumáticas, como a recente tragédia de Janaúba. Sem falar nos massacres acontecidos recentemente nos Estados Unidos e na Europa.

Mas o traumático nem sempre coincide com o dramático, trágico ou violento. A urgência pode ser provocada por algo mais sutil, de caráter aparentemente menor, cujo encontro inesperado comove profunda ou bruscamente a vida de um sujeito. É o que vemos quando um sujeito chega à urgência em pânico, sem saber explicar o porquê. Pode ser uma palavra, um gesto ou um olhar, a imagem de um sonho ou quase nada que toca e desperta, tornando insuportável ou sem sentido uma vida. Um encontro com o real, *tyche,* que invade o corpo ou o pensamento de um sujeito (TARRAB, 2005).

Mauricio Tarrab nos lembra que para superar um trauma não basta a via elaborativa. A insistência do trauma indica que o inassimilável está ali como encontro inédito, mas também sempre esteve ali e retorna nesse encontro perturbador. O sujeito responde com sua fantasia e com seu sintoma, que pode ajudá-lo a organizar sua vida. Mas em sua resposta há sempre uma decisão insondável. Ao lado das determinações de um sujeito e do acaso, há lugar para uma decisão insondável. A causalidade lacaniana inclui assim o imprevisto e o excepcional, o incomparável de cada um. Uma clínica da urgência deve assim incluir uma perspectiva que explore a relação entre trauma e decisão. Não se trata apenas de estimular a elaboração, a reconstrução do Outro que se perdeu e que seria necessário para a invenção de um caminho novo. Trata-se também de situar o tempo da decisão que o sujeito terá que tomar, que tem a oportunidade de tomar a partir do trauma. Para a psicanálise, a urgência convoca, portanto, o ato.

Um pequeno exemplo, atendido no CPCT de Barcelona pelo colega Antoni Vicens, demonstra como um atendimento breve, de 3 sessões, pode ter um efeito resolutivo sobre um estado de angústia agudo: Marta vem ao CPCT para tratar um ponto de angústia que a bloqueia. Está voltando à Espanha em busca de trabalho, junto a sua família. Ela tem 30 anos, é casada e tem três filhas, de 8, 6 e 2 anos. Marta entrou na Universidade, mas logo a abandonou, não trabalhava e usava drogas.

No primeiro atendimento, são isoladas três escansões: 1) abandono dos estudos e entrada na dependência química; 2) casamento e dependência do marido; 3) mudança de posição recente, que demanda explicação.

Na primeira sessão, angustiada e chorosa, diz que não pode continuar vivendo com um homem que diz o tempo todo que a tirou da lama e que ela não serve para nada. Quer separar-se, mas o marido diz que está tudo bem e que ela é quem está louca. Esse homem está dominado pela própria mãe, que exerce um poder constante sobre seu desejo. Nas entrelinhas desse relato, onde o marido é o algoz e ela a vítima, corre um fio no sentido contrário: o marido não tem situação legal no país, enquanto o processo de cidadania espanhola dela está bastante adiantado, pois é neta de espanhóis.

A angústia obstrui, ao mesmo tempo que assinala o caminho do desejo. Vicens lhe pergunta se algo semelhante já havia ocorrido. Ela conta que aos 21 anos perdeu a avó que a havia criado e sido um pilar para ela. Na ocasião, iniciou uma terapia, separou-se de um companheiro, começou a usar cocaína e deixou os estudos. Foi então que encontrou o atual marido. Vicens mostra-lhe a repetição. A assunção da maioridade ficara em suspenso. Ele assinala que sua angústia é sua dignidade.

Na segunda sessão, ela vem com uma camiseta com os dizeres: *No stress*. Na idade que tem agora, sua avó ficara viúva, com três filhos. Tinha, na Argentina, a condição de imigrante que Marta tem agora. Ela sabe que tem que tomar uma decisão e dar um passo em direção à independência econômica. Encontra-se diante de uma escolha forçada.

Na terceira sessão, fala da morte da avó. Conta que foi a única que cuidou do seu túmulo, mas não chorou e nunca mais o fez. Um luto em suspenso. Seus pais vieram à Espanha no verão passado, mas o pai teve uma crise antes de visitar a família e passou a insultá-la. Antes da quarta sessão, Marta liga para dizer que lhe ofereceram trabalho e não poderia mais vir.

Antoni Vicens autentifica a angústia, fixando um ponto de real no simbólico. A transferência se desenvolve a partir daí. Ela vai descobrir duas coisas: que seu mundo mudou a partir da morte da avó, pilar de sua vida; e sua situação em relação ao marido e aos homens, sua tendência a se marginalizar e se fazer de vítima. Ao final de 3 sessões, ela se dá conta de sua posição em relação ao pai, que a maltratava, e encontra uma nova identificação com a avó-pilar. Ela sai da situação de maltrato pelo marido e sogra e aceita um trabalho. Temos assim um efeito terapêutico rápido: ao consentir a transferência e as interpretações, Marta decide assumir uma nova posição.

Para concluir, gostaria de abordar a urgência do ponto de vista daquele que a acolhe, e não só do ponto de vista do paciente. Sabemos o quanto pode ser difícil trabalhar em uma urgência pelas contingências que, mais do que em uma enfermaria ou ambulatório, tem-se necessariamente que enfrentar. Aquele que se presta a acolher a urgência naquilo que ela tem de imprevisível, sem escudar-se com um saber pré-fabricado, mas disposto a receber cada caso na sua singularidade, certamente se beneficiará de ter dado uma volta por sua própria urgência, nos ditos e voltas de sua própria análise. Essa permite não apenas saber esperar o tempo de compreender para concluir, mas também tomar decisões, a tempo e na hora. A invenção do inconsciente transferencial, mas também real, é um fruto da prática analítica: da posição de analista, mas também da posição de analisante.

REFERÊNCIAS

BRIOLE, G. Après l'horreur, le traumatisme. In: MILLER, J-A. (Org.). *Quarto 84*, Bruxelles: Amalga, 2005.

CASTRO, H. S. Da urgência psiquiátrica à urgência do sujeito. *Revista de Psiquiatria e Psicanálise com Crianças e Adolescents*, Belo Horizonte, FHEMIG, p. 87, 1995.

EY, H. Urgências psiquiátricas, In: EY, H.; BERNARD, P.; BRISSET, C. *Manual de psiquiatria*. Rio de Janeiro: Masson, 1981.

Freud, S. Além do princípio de prazer. In: *Edição Standard Brasileira das Obras Psicológicas Completas de Sigmund Freud*. Vol. XVIII, Rio de Janeiro: Imago, 1969.

LACAN, J. Função e campo da fala e da linguagem em psicanálise. In: ——— *Escritos*. Rio de Janeiro: Zahar, 1953/1998.

——— Do sujeito enfim em questão. In: ——— *Escritos*. Rio de Janeiro: Zahar, 1966/1998.

——— Prefácio à edição inglesa do Seminário 11. In: ——— *Outros escritos*. Rio de Janeiro: Jorge Zahar, 2003.

LAURENT, E. Le traitement de l'angoisse post-traumatique: sans standadrds mais non sans principes. In: MILLER, J-A. (Org.). *Quarto 84*, Bruxelles: Amalga, 2005.

SELDES, R. L'urgence subjective, un temps nouveau. In: MILLER, J-A. (Org.). *Quarto 84*, Bruxelles: Amalga, 2005.

TARRAB, M. La insistencia del trauma. In: BELAGA, G. (Org.). *La urgencia generalizada 2*, Buenos Aires: Grama, 2005, p. 59-62.

03. IMPLICAÇÕES DO ACOLHIMENTO COMO ESTRATÉGIA NA ATENÇÃO ÀS URGÊNCIAS

ROBERTA PÁDUA MORAES
ANDRÉ MAIA SOARES

O ACOLHIMENTO

INTRODUÇÃO SOBRE ASPECTOS GERAIS DO ACOLHIMENTO

A. O ACOLHIMENTO E A POLÍTICA HUMANIZASUS

A Política Nacional de Humanização (PNH) – HumanizaSUS foi inaugurada em 2003, pelo Ministério da Saúde (MS) com o objetivo de consolidar o Sistema Único de Saúde (SUS) e colocar em funcionamento seus princípios mediante práticas cotidianas de atenção e gestão, como o Acolhimento que opera com o princípio da transversalidade desafiando novas formas de organização dos serviços bem como modos de produção e circulação de poder. A humanização valoriza os diferentes atores implicados no processo de produção de saúde. "Os valores que a orientam são a autonomia e o protagonismo dos sujeitos, corresponsabilidade entre eles, os vínculos solidários e a participação coletiva nas práticas de saúde" (BRASIL, 2009).

O papel do HumanizaSUS é de difundir práticas e tecnologias de atenção e gestão em saúde que permitam mudança e aprimoramento do funcionamento dos serviços, no sentido do que se considera um SUS humanizado. Nesse contexto, o acolhimento apresenta-se como uma ferramenta que, envolvendo análise e mudanças nos processos de trabalho, pretende fortalecer vínculos e alianças entre trabalhadores, gestores e usuários.

Assim, percebe-se que dentro dessa proposta de política de saúde pública é necessária uma equipe disposta a abordar o usuário nas várias esferas envolvidas no seu processo saúde-doença e que trabalhe de forma a partilhar responsabilidades, horizontalmente, para que, coletivamente, seja possível construir um projeto de ação humanizado.

Convencionalmente, essa prática pode ser percebida como postura afável no contato com o usuário que chega ao serviço, dimensão espacial da recepção aos usuários nas unidades ou mesmo ação de triagem e priorização de atendimentos. As diferentes visões são válidas em alguma medida, porém, tomadas isoladamente, não transmitem a noção do processo de produção em saúde e ação conectada à atenção à saúde do usuário como um todo. O MS frisa que é preciso não o reduzir ao problema da recepção da demanda. Ele só ganha sentido se deixa de ser uma ação isolada e pontual e passa a ser mecanismo de conexão entre aquele atendimento e o processo de cuidado integral do usuário. Para que tal cuidado possa ser construído (vale ressaltar que é uma construção diária), é necessário acessar diretrizes como Clínica Ampliada, Cogestão, Ambiência, Valorização do Trabalho em Saúde buscando de fato mudanças na gestão e assistência da saúde.

B. O ACOLHIMENTO NOS SERVIÇOS DE URGÊNCIA

Os serviços de urgência são portas de entrada das redes do SUS acionadas em situações de necessidade imediata de intervenção que atravessam o curso das condições de saúde e os tratamentos possivelmente já estabelecidos ou, muitas vezes, interrompidos pelos usuários. Nessa ótica de acompanhamento longitudinal, o Acolhimento é instrumento importante. Observando-se as recomendações de escuta cuidadosa, multidisciplinaridade, fortalecimento de vínculos, o atendimento de urgência deixa de ser um ato momentâneo para ser um dispositivo de articulação com o cuidado integral do usuário.

Esse compartilhamento em ações coletivas faz parte de todas as práticas de atenção e gestão. Os serviços de urgência, entretanto, têm desafios específicos a serem superados nos atendimentos, como a superlotação, processos de trabalho fragmentados, conflitos e assimetrias de poder, exclusão de usuários na porta de entrada, pouca articulação com o restante da rede de serviços, dentre outros. Nesse ínterim, o MS precisa repensar e criar novas formas de agir que levem a uma atenção resolutiva, mas também humanizada e acolhedora a partir da compreensão da inserção dos serviços de urgência na rede local (BRASIL, 2009).

O acolhimento nos serviços de urgência pressupõe o atendimento a todos os que procuram o serviço, garantindo o acesso universal à saúde. Esse modelo de atendimento requer profissional disposto e motivado a escutar as demandas dos usuários e suas expectativas e preocupações, a identificar riscos e vulnerabilidades, a se responsabilizar pela resolução da situação apresentada e pelo acionamento dos fluxos de rede interna e externamente que possam contribuir para essa resolução. Oferecer prontamente apontamentos pertinentes para resolutividade do problema apresentado pelo usuário é um desafio e coloca profissionais e gestores a se movimentarem.

Outra particularidade dos serviços de urgência é a forma que se dá o acesso ao atendimento. Muitos serviços lidam com salas de espera lotadas, onde usuários aguardam atendimento sem critério que não a ordem de chegada. Tal forma de estruturação reflete a valorização da produção em detrimento da análise de resultados e efeitos para os usuários e gera possibilidade de agravamento da situação, por não considerar risco e grau de sofrimento na ordenação dos atendimentos. Profissionais frequentemente sobrecarregados podem não conseguir avaliar nem intervir em seus processos de trabalho.

C. DIRETRIZES DO ACOLHIMENTO

O Acolhimento, enquanto diretriz ética e política de se produzir saúde, investe na escuta, no vínculo e na garantia de acesso e resolutividade e propõe análises de processos com ênfase relacional entre usuários, profissionais e serviços.

O ato de acolher exige análise e revisão cotidiana das ações implementadas nas unidades do SUS como: valorização dos sujeitos que fazem parte do processo de produção de saúde e da construção da rede de cuidados, problematização dos processos de trabalho com responsabilização de toda a equipe multidisciplinar pela escuta e resolução de necessidades dos usuários, confecção de Projeto Terapêutico Individual (PTI) e Coletivo (PTC) com equipes de referência (linhas de cuidado horizontais), inclusão de espaços democráticos com decisões coletivas e qualificação profissional.

A elaboração de protocolos norteadores desses procedimentos pelos gestores, considerando as características e particulares dos serviços e as contribuições dos profissionais da assistência, orienta e legitima suas ações, contribuindo para o fortalecimento das equipes e para a consolidação das diretrizes dos projetos de humanização. Outras ações sugeridas pelo MS para colocar em prática essas diretrizes incluem: identificação de profissionais sensibilizados com a proposta, montagem de grupos de apoio para mapeamento do fluxo do usuário na unidade, articulação com a rede de saúde (esferas estaduais e municipais) para pactuação dos encaminhamentos e levantamento e análise, pelos próprios profissionais, dos modos de organização do serviço e dos principais problemas enfrentados.

D. O ACOLHIMENTO NAS PRÁTICAS DE SAÚDE - O ACOLHIMENTO E AS MUDANÇAS NOS PROCESSOS DE TRABALHO

A busca pela transformação dos processos de trabalho em saúde na atenção especializada tem como norte a implantação da Estratégia de Atenção Psicossocial. A tradicional forma de execução de trabalho em saúde foi sustentada pelo modelo técnico-burocrático por anos. Contudo, vem sendo interpelada, dando espaço para o surgimento de novas práticas de cuidado com intervenção nesses processos: a assistência por meio de tecnologias leves como a escuta, o acolhimento e a negociação.

O uso de tecnologias leves na organização das práticas das relações terapêuticas na produção de cuidado viabiliza a manifestação da subjetividade do outro de forma criativa e satisfatória através dos dispositivos relacionais presentes na assistência: acolhimento, vínculo, autonomia e responsabilização. Para operar o cuidado conforme os pressupostos da reforma psiquiátrica e da atenção psicossocial, é determinante a valorização das tecnologias leves e relacionais pelos sujeitos que fazem parte da atenção nos serviços de saúde mental (JORGE et al., 2011). A lógica do trabalho morto, expresso em equipamentos e saberes tecnológicos estruturados, é questionado por Merhy et al. (1997) uma vez que, no cenário da saúde, a maioria das ações em saúde se dá em ato: opera nas tecnologias de relações. Tem suas particularidades que não são capturadas por aquela lógica.

O acolhimento é um modo de criar processos de trabalho que atendam a todos que procuram os serviços de saúde. Se constrói "dando ouvidos" aos pedidos dos indivíduos e assumindo no serviço uma postura capaz de escutar e dar respostas mais adequadas aos usuários. Busca atendimento com resolução e responsabilidade atreladas à continuidade do tratamento em outros serviços de saúde, com parcerias que garantam o acesso e tornem eficazes os encaminhamentos quando necessários (BRASIL, 2010).

Nesse encontro, entre o profissional e o sujeito demandante, existe uma série de elementos a serem considerados. "O profissional deve escutar a queixa, os medos e as expectativas, identificar os riscos e a vulnerabilidade, acolhendo também a avaliação do próprio usuário, e se responsabilizar para dar uma resposta ao problema" (BRASIL, 2010). Assim, deixa de ser uma ação pontual e isolada, multiplicando-se em outras ações desse complexo encontro entre os dois sujeitos, o demandante e o profissional de saúde.

O ACOLHIMENTO E A CLÍNICA AMPLIADA

A clínica ampliada propõe uma clínica para além de diagnósticos que, por vezes, limitam a percepção da complexidade dos sujeitos em adoecimento.

> "Se o desafio é humanizar a atenção e a gestão no SUS, o desafio é também criar instrumentos para que a clínica (atenção) e a gestão possam ser pensadas inseparavelmente. Para que os gestores falem de clínica e os clínicos possam falar de gestão [...] apresentaremos a proposta de clínica ampliada" (BRASIL, 2006).

Buscam-se formas de protagonismo do usuário na construção de seu PTS. fortalecendo práticas e ações tanto de gestores como de trabalhadores da saúde compartilhadas com o indivíduo. Para tal construção, o trabalho em equipe – justamente as diferenças entre os sujeitos desta equipe – possibilita aos usuários e aos próprios trabalhadores intervirem na complexa e multicausal problemática de saúde. O caso a caso aqui é inevitável, pois produz saídas para o que cada sujeito traz de singular, apontando uma certa irregularidade que o diagnóstico não apresenta (geralmente o diagnóstico propõe uma certa repetição como se apenas o diagnóstico médico fosse o bastante para definir todo o tratamento daquele indivíduo). Projeto Terapêutico e Equipes de referência são instrumentos de gestão da atenção à saúde que tornam possíveis a clínica ampliada.

O PTS, de acordo com o MS pode ser considerado um conjunto de propostas de condutas terapêuticas articuladas, para um sujeito individual ou coletivo, resultado da discussão coletiva de uma equipe interdisciplinar, com apoio matricial, se necessário. É um instrumento bastante elaborado nos espaços de saúde mental, visando ações integradas da equipe, valorizando outros aspectos, além do diagnóstico psiquiátrico e da medicação, no tratamento dos usuários. As opiniões de toda a equipe são importantes para ajudar a entender o Sujeito com alguma demanda de cuidado em saúde e posterior definição de propostas de atuações. O nome Projeto Terapêutico Singular, em lugar de Projeto Terapêutico Individual, destaca a possibilidade de ser feito para grupos ou famílias e não só para indivíduos, buscando a singularidade (a diferença) como elemento central de articulação (BRASIL, 2009).

As equipes/técnicos de referência criam conduções mais centradas nos fins, nivelando poderes nas relações entre os trabalhadores, instituições e pacientes. Além da responsabilização dos atores nesse processo de cuidados, há a divisão de poder gerencial, possibilitando algum poder de decisão, especialmente quanto aos processos de trabalho na equipe, desburocratizando algumas ações, facilitando o protagonismo do usuário no processo de produção de saúde.

A clínica ampliada conversa com a singularidade do sujeito, com a intersetoriedade, com a responsabilidade do usuário na sua rede de cuidados bem como aposta na produção de vida ao reconhecer os limites da prática clínica centrada na doença.

O ACOLHIMENTO COMO TRIAGEM

Tem-se, tradicionalmente, no campo da saúde pública, a noção de acolhimento como entrevista/triagem como se o objetivo do ato de acolher fosse a detecção do tipo de problema que o paciente traz, apenas. A triagem, muitas vezes, acaba se tornando uma prática tecnocrática, sem necessariamente considerar uma clínica onde o sujeito é o protagonista de seu processo de saúde e adoecimento. Há que se pensar em proposição de soluções, encaminhamentos e articulações, cabendo aos serviços e profissionais possibilitarem a circulação entre os diversos serviços, de acordo com a complexidade de cada um deles, criando uma rede de apoio que ofereça cuidados ao paciente. Cuidado aqui como estatuto de categoria reconstrutiva, com possibilidade de diálogo entre a assistência e a construção livre e solidária da vida, que não deixe de considerar as trocas mais amplas que se dão naquele momento para além de uma interação contumaz pelo objeto de intervenção. "[...] com efeito a interação terapêutica apoia-se na tecnologia, mas não se limita a ela" (AYRES, 2004).

Essa forma de abordagem na saúde coletiva e na saúde mental se contrapõe ao método tradicional ao propor uma inversão do modelo de atenção à saúde: reorganizam-se os processos de trabalho e qualifica-se a relação entre usuário e trabalhador do SUS, garantindo o acesso universal e resolutivo à população mediante a priorização dos casos, a humanização da assistência, a ampliação do acesso e o trabalho em equipe.

> "[...] entender o acolhimento como um espaço de escuta implica em afirmar que esse espaço-dispositivo pode ter a potência de produzir um efeito terapêutico em sujeitos que se encontram em sofrimento psíquico" (SCHEIBEL; FERREIRA, 2011).

O ato de acolher é tido como dispositivo de base relacional. É compreendido no diálogo entre trabalhador de saúde e usuário/família, na escuta, no atendimento e na resolubilidade da problemática de saúde desses sujeitos, atravessando toda a terapêutica (JORGE et al., 2011). É um dispositivo clínico de escuta e (re)direcionamento de demandas através de práticas que possibilitem a continuidade de uma linha de cuidados para cada usuário. É na interação entre os diferentes sujeitos da equipe (justamente valorizando essas diferenças) que se poderá mais facilmente fazer uma clínica ampliada (BRASIL, 2009).

O acolhimento pressupõe uma equipe técnica disposta à escuta, identificação de riscos e vulnerabilidade, discussão do caso e tomada de decisão. Acolhimento e vínculo são decisivos na relação de cuidado entre o trabalhador de saúde mental e o usuário (JORGE et al., 2011). A lógica desse dispositivo de cuidado reverte o modelo médico centrado, colocando profissionais de diferentes formações como acolhedores na porta de entrada das urgências psiquiátricas, responsabilizando-os pelos cuidados ao usuário da saúde mental dentro de uma rede que opera principalmente extramuros hospitalares, em serviços abertos.

> "É importante acentuar que o conceito de acolhimento se concretiza no cotidiano das práticas de saúde por meio da escuta qualificada e da capacidade de pactuação entre a demanda do usuário e a possibilidade de resposta do serviço. Deve se traduzir em qualificação da produção de saúde, complementando-se

com a responsabilização daquilo que não se pode responder de imediato, mas que é possível direcionar de maneira ética e resolutiva, com segurança de acesso ao usuário. Nesse sentido, todos os profissionais de saúde fazem acolhimento" (BRASIL, 2010).

A PRÁTICA DO ACOLHIMENTO NA PERSPECTIVA HOSPITALAR

Ao se adotar a perspectiva no hospital psiquiátrico, localizado fora da Rede de Atenção Psicossocial (RAPS), deve se considerar as especificidades desse serviço. O hospital não possui área de abrangência delimitada e se propõe, de acordo com o princípio de hierarquização do SUS, ao tratamento de quadros graves, agudos ou crônicos em agudização. Atua de referência aos serviços de saúde mental substitutivos, considerados mais fragilizados ou insuficientes para casos de internação breve ou quando se esgotam outras modalidades de tratamento, sempre em articulação com as equipes de referência nos territórios onde os pacientes estão adscritos.

Tendo em vista essa localização particular no contexto do cuidado integral ao paciente, o acolhimento no hospital como prática de produção de saúde deve assumir parcerias na consolidação de redes, vínculos e corresponsabilização e também colocar a porta de entrada do hospital em lugar de análise micro e macro política da realidade, um identificador sensível de fragilidades da rede e do próprio hospital. Esse novo fazer estima revolucionar essa prática tão importante e tem sido uma maneira de dar andamento à luta antimanicomial.

A estratégia de acolhimento dentro da RAPS está tradicionalmente ligada às práticas de atenção à saúde das Unidades Básicas de Saúde (UBS.) e dos Centros de Atenção Psicossocial (CAPS). Porém, no que se refere às diretrizes do PNH do SUS, tal estratégia é possível e recomendada em todos os encontros entre usuários e profissionais ocorridos nesse sistema. Assim, o acolhimento como dispositivo de recepção interdisciplinar, aplica-se também aos atendimentos das urgências na porta de entrada do hospital psiquiátrico, permitindo mudanças nos processos de trabalho, de forma a abrir um espaço para reflexão sobre a demanda do paciente, prevenindo que se caia numa sucessão de atendimentos mecânicos e na satisfação de demandas imediatas, sem considerar a história do tratamento e a RAPS como um todo.

A abordagem multidisciplinar, a articulação com a rede de informação do paciente e acompanhantes sobre seu funcionamento, a atenção ao diagnóstico da situação além do psicopatológico são ações cotidianas que produzem um atendimento de urgência conectado ao cuidado integral do paciente e não fragmentador desse processo. O cálculo clínico do ato de acolher, em serviço substitutivo se orienta no sentido de se evitar práticas outrora realizadas denominadas manicomiais, que afastam o indivíduo de sua circulação social.

> "Orientados pela lógica territorial comunitária adotada pela PNSM (Política Nacional de Saúde Mental), compreendemos que tal acolhimento se daria, quando necessário, pela articulação com os outros pontos da RAPS responsáveis pelas urgências e emergências, como o Serviço de Atendimento Móvel de Urgência (SAMU), a Unidade de Pronto Atendimento (UPA) e as portas hospitalares de atenção às urgências" (SILVA; DIMENSTEIN, 2014).

A produção de cuidados que se inicia na porta de entrada poderá ter alguns desdobramentos: acompanhamento no próprio serviço, encaminhamento para outro serviço de saúde ou fora do campo da saúde, ou mesmo em um esvaziamento ou uma resolutividade da queixa. É sabido que nem toda demanda que chega para acolhimento é uma demanda considerada de urgência. Há pacientes que procuram a urgência com demanda de receita, alegando que a atenção básica não possui em seu quadro de profissionais médicos psiquiatras para o acompanhamento desses pacientes, pacientes cuja consulta está longe de ser realizada, pacientes que se identificam com o serviço e não se vinculam a outro tão facilmente (DAMOUS; ERLICH, 2017).

A agilidade no manejo do paciente é essencial para o funcionamento apropriado de um serviço de urgência psiquiátrica. Campos (2013) detecta algumas limitações nas ações de urgência que podem impactar a assistência. A formação dos profissionais, por exemplo, que compõem a equipe multiprofissional do acolhimento é apontada como favorável às práticas de um eficaz acolhimento quando articulada com as políticas de saúde e saúde mental do SUS. Os leitos de observação geralmente são reduzidos nos serviços de urgência psiquiátrica, ocasionando, por vezes, pouca disponibilidade de acompanhamento da evolução do quadro, com tomada de decisão precoce no sentido de internação integral (DELL'ACQUA; MEZZINA, 2005).

O autor acima aponta que os serviços extra hospitalares nem sempre possuem estrutura que ofereça a mesma agilidade encontrada na sala de emergência hospitalar. E que, quando há dificuldades de agendamento de consulta inicial após a alta da emergência psiquiátrica, a continuidade do tratamento não é garantida, influenciando na baixa adesão ao tratamento e, por conseguinte, aumentando o risco de recidiva do quadro clínico que justificou o atendimento emergencial. Em vários casos a equipe que acolheu o usuário de saúde mental terá a possibilidade apenas de uma avaliação transversal pois não será possível o acompanhamento e evolução do quadro no serviço que acolheu o paciente.

O PROCESSO DO ACOLHIMENTO

Os dispositivos de acolhimento, vínculo, corresponsabilização e autonomia funcionam com a escuta da população que procura os serviços de saúde mental e a resposta possível e adequada às demandas no trajeto do cuidado: recepção, cadastramento, atendimento individual ou coletivo, encaminhamento a outros serviços de saúde, hospitalidade noturna nos CAPS, SUP (Serviço de Urgência Psiquiátrico), utilização de leito psiquiátrico em hospital geral, internação hospitalar, retorno, remarcação até a alta e articulação com outros dispositivos.

O acolhimento, enquanto procedimento tecnocrático, está localizado nas entradas dos respectivos mapas de processos institucionais de saúde e acontece, geralmente, de acordo com a organização do fluxo de cada serviço de saúde.

A elaboração de um fluxo na porta de entrada do dispositivo assistencial facilita a organização da assistência, aproxima os profissionais na porta de entrada e propõe discussões de casos naquela hora e otimizam as ações planejadas "na urgência" do caso a caso.

Protocolos de avaliação de risco devem ser objetivos, acessíveis e sua revisão e atualização são necessárias e importantes, inclusive para suscitarem discussões constantes a respeito de sua aplicabilidade e processo.

A construção de um protocolo de classificação de risco a partir daqueles existentes e disponíveis nos textos bibliográficos, porém, adaptado ao perfil de cada serviço e ao contexto de sua inserção na rede de saúde, é uma oportunidade de facilitação da interação entre a equipe multiprofissional e de valorização dos trabalhadores da urgência. É também importante que serviços de uma mesma região desenvolvam critérios de classificação semelhantes, buscando facilitar o mapeamento e a construção das redes locais de atendimento (BRASIL, 2009).

Figura – Proposta de POP para avaliação de risco (Adaptado de MENDES; BASTOS; TAVARES, 2017)

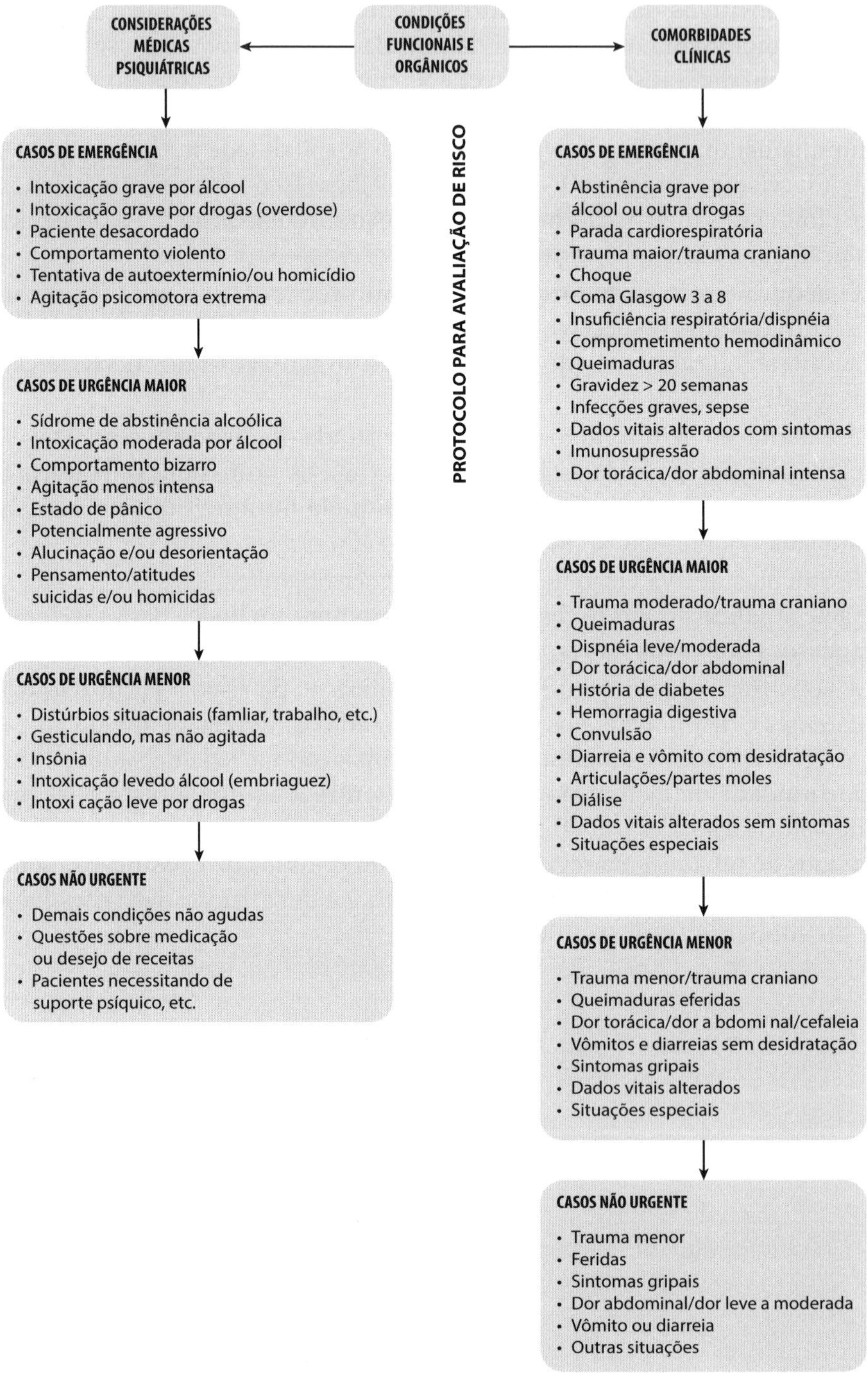

O processo de trabalho do acolhimento pode ser exemplificado por meio das seguintes etapas, de forma didática:

1. **Cadastro:** o usuário (quando possível no momento da urgência) é recepcionado por um profissional do setor administrativo. Na impossibilidade de o paciente dar informações, o acompanhante ou responsável, quando presente, pode fazê-lo para preenchimento de sua ficha no respectivo sistema de informática (federal, estadual e municipal). Usualmente, são solicitados documentos de identidade, CPF, data de nascimento, cadastro no SUS, endereço (cidade ou regional), Centro de Saúde de referência, telefones de contato. Os usuários sem documentação são acolhidos da mesma forma geralmente trazidos por SAMU, Polícia Militar, Corpo de Bombeiros ou mesmo demanda espontânea. Os responsáveis legalmente pelos usuários de saúde mental serão convocados a assinarem internações involuntárias, seja em serviço substitutivo ou hospital psiquiátrico, posteriormente, caso a decisão da equipe seja pela permanência do paciente no serviço durante o dia e a noite, no momento de crise, para cuidados imediatos e próximos. Esse documento, posteriormente, é enviado ao Ministério Público. Sobre a involuntariedade da internação: aqui está o ponto crítico das crises, no sentido da definição do seu grau de urgência e aspectos ético-legais relativos à voluntariedade e ao consentimento perante o tratamento, situação comum, nos casos em que há conflito/ruptura na rede social e familiar e o portador de sofrimento mental não concorda com a abordagem e\ou condutas propostas (CAMPOS, 2013).
2. **Escuta:** os pacientes, em geral, são atendidos em consultório, sozinhos ou acompanhados por familiares e /ou responsáveis. Esse atendimento pode ser feito por qualquer profissional técnico superior de saúde, variando de acordo com o serviço. A escuta, num primeiro momento, trata de considerar toda queixa ou relato que o usuário traz naquele momento (Brasil, 2009). Aqui é a oportunidade de se avaliar riscos e pensar em qual modalidade de tratamento o quadro do paciente se encaixa (retorno, hospitalidade noturna, internação, permanência dia, ambulatório, administração de medicamentos em leito de observação, encaminhamento).
3. Discussão dos casos e tomada de decisões: após o primeiro contato com o usuário, um cálculo sobre sua urgência deve ser feito. Quadros de risco de TAE (tentativa de autoextermínio), auto e heteroagressividade, catatonia, intoxicação e abstinência de substâncias, entre outros são considerados graves e de imediato planejamento de ações, devendo a equipe de plantão tomar as devidas medidas diante dos riscos identificados. Podem ser remetidos aos centros de saúde os pacientes

que demandam renovação de receita. Casos considerados estáveis do ponto de vista clínico também são encaminhados aos serviços de atenção básica. Quando possível, os encaminhamentos devem ser escritos nos respectivos sistemas de informatização para que tal conduta fique clara para os serviços. Com isso, evita-se retirada de medicações em excesso, evitando riscos ao usuário, desperdício, dentre outros, além de duplicidade de ações nos serviços. Há casos compulsórios que devem ser recebidos pelo serviço de saúde. O acolhimento, neste caso específico, se efetiva de outra forma pois o sujeito em questão não tem escolha no momento. Há que se buscar a possibilidade de construção de um projeto a partir da demanda judicial junto ao usuário e acessar os dispositivos que irão compor a rede de cuidados desse usuário: PAI-PJ, Ministério Público, Defensoria Pública e outros.

4. **Administração de medicação e observação:** casos que necessitam de administração de alguma medicação imediata geralmente ficam em observação mais próxima.
5. **Hospitalidade noturna e internação:** decisão por tratamento intensivo naquele momento em que o paciente se apresenta em crise com risco para si e terceiros. A crise significa a emergência de um componente "negativo", o qual implica, de fato, sofrimento, conflito, desorganização ou ruptura de modos de reprodução social, de certas formas do laço social, muitas vezes insatisfatórias e frágeis. Embora a crise seja também a possibilidade de reorganização em novas bases, novas formas e articulações do laço social e do sujeito, não há outra saída naquele contexto que não seja seu afastamento temporário de circulação. No entanto, essa é a condição e, às vezes, a única forma de superar um estado de coisas que se mostrou incapaz de responder às exigências da vida de um sujeito e de sua rede social (MENDES; BASTOS; TAVARES, 2017).
6. **Encaminhamento:** uma forma de facilitar essa ação é deixar disponível na sala de urgência, ou em arquivo salvo no computador da instituição, modelos de formulário e endereços e telefones dos serviços de saúde mental e outros que compõem a Rede SUS. Para que de fato haja o cuidado continuado na rede, o contato e a discussão do caso com outros serviços são de grande importância, bem como a compreensão por parte dos pacientes e seus familiares acerca das condutas tomadas e dos objetivos e funcionamento dos serviços para os quais estão sendo encaminhados: são as redes de parcerias.

CONSIDERAÇÕES FINAIS

O SUS possui muitas portas de entrada e são nessas portas que os processos de saúde têm seu início. Tão importante quanto a ampliação dessas entradas (devido ao extenso território que é nosso país) é a qualificação de como garantirmos que o sujeito demandante, de alguma forma, seja escutado quando acessa os serviços públicos de saúde.

O acolhimento, dentro da proposta do PNH – HumanizaSUS, apresenta-se como estratégia possível na superação de alguns impasses do nosso sistema único de saúde, como os princípios garantidos nos textos constitucionais para a prática cotidiana. É preciso garantir, nos modos diários de trabalho, o acesso à saúde universal, integral e com equidade e o acolhimento é uma saída interdisciplinar e coletiva.

O acolhimento se constitui de diversas formas nos serviços, provocando reflexões acerca de modelos de atenção e organização de seus respectivos processos de trabalho. O fortalecimento da rede não requer apenas a ampliação de espaços que assistam os usuários de saúde mental, mas, fundamentalmente, é preciso ampliar as redes de diálogos entre os serviços que ocupam uma rede que já existe. Segundo Sheibel e Ferreira (2011), é uma rede que precisa cotidianamente ser construída porque entende-se que elas nunca estarão "prontas".

A inclusão, problematização e compartilhamento de vivências da diretriz acolhimento nas discussões diárias dos serviços de urgência psiquiátrica bem como a inclusão do tema na formação das residências em saúde mental são fundamentais e preciosas para a sensibilização e transformação dos modos de produzir saúde.

REFERÊNCIAS

AYRES, José Ricardo de Carvalho Mesquita. Cuidado e reconstrução das práticas de saúde. *Interface-Comunicação, Saúde, Educação*, v. 8, p. 73-92, 2004.

BARROS, R. E. M; TUNG, T. C.; MARI, J. de J. Serviços de emergência psiquiátrica e suas relações com a rede de saúde mental brasileira. *Revista Brasileira de Psiquiatria*, v. 32, p. S71-S77, 2010.

BRASIL, MINISTÉRIO DA SAÚDE. Clínica ampliada e compartilhada/Ministério da Saúde, Secretaria de Atenção à Saúde, Política Nacional de Humanização da Atenção e Gestão do SUS. – Brasília :Ministério da Saúde, 2009.

———. Secretaria de Atenção à Saúde. Política Nacional de Humanização da Atenção e Gestão do SUS. *Acolhimento e classificação de risco nos serviços de urgência*. Ministério da Saúde, Secretaria de Atenção à Saúde, Política Nacional de Humanização da Atenção e Gestão do SUS. – Brasília: Ministério da Saúde, 2009.

——— *Cartilha da PNH Clínica Ampliada, Equipe de Referência e Projeto Terapêutico Singular* Política Nacional de Humanização da Atenção e da Gestão do SUS. Brasília: Ministério da saúde, 2006

——— Secretaria de Atenção à Saúde. Núcleo Técnico da Política Nacional de Humanização. *Acolhimento nas práticas de produção de saúde*. 2. edição, 5. reimpressão, Série B. Textos Básicos de Saúde Brasília – DF, 2010.

CAMPOS, P. *A abordagem das crises na rede de atenção psicossocial*". Texto produzido para integrar o Curso de Atualização em Atenção às pessoas em situação de Crise e Urgências em Saúde Mental, promovido pela Coordenação Nacional de Saúde Mental do Ministério da Saúde e organizado pela Universidade Federal de Santa Catarina- UFSC, julho de 2013. Disponível em <http://www.hmdcc.com.br/wp-content/uploads/2018/07/CAMPOSP.AABORDAGEMDASCRISESNAREDEDEATENCAOPSICOSSOCIALRAPS.pdf>. Acesso em 18/06/2019.

DAMOUS, I.; ERLICH, H. O ambulatório de saúde mental na rede de atenção psicossocial: reflexões sobre a clínica e a expansão das políticas de atenção primária. *Physis: Revista de Saúde Coletiva*, v. 27, p. 911-932, 2017.

DELL'ACQUA, G.; MEZZINA, R. Resposta à crise: estratégia e intencionalidade da intervenção no serviço psiquiátrico territorial. In: AMARANTE, P. *Arquivos de Saúde Mental e Atenção Psicossocial* 2. ed. Rio de Janeiro: Nau Editora, 2005.

JORGE, M. S. B. et al. Promoção da Saúde Mental-Tecnologias do Cuidado: vínculo, acolhimento, corresponsabilização e autonomia. *Ciência & Saúde Coletiva*, v. 16, n. 7, p. 3051-3060, 2011.

MENDES, M. F. M.; BASTOS, F. M. N.; TAVARES, A. J. P. *Eficácia do acolhimento com avaliação e classificação de risco em emergência psiquiátrica*. 2017. Disponível em <https://docplayer.com.br/23468263-Eficacia-do-acolhimento-com-avaliacao-e-classificacao-de-risco-em-emergencia-psiquiatrica.html> Acesso em 10/03/2020).

MERHY, E. et al. Em busca de ferramentas analisadoras das tecnologias em saúde: a informação e o dia a dia de um serviço, interrogando e gerindo trabalho em saúde. In: MERHY, E. E.; ONOCKO, R. (Orgs.). *Agir em saúde: um desafio para o público*. São Paulo: Hucitec, 1997.

SCHEIBEL, A.; FERREIRA, L. H. Acolhimento no CAPS: reflexões acerca da assistência em saúde mental. *Revista Baiana de Saúde Pública*, v. 35, n. 4, p. 966-966, 2011.

SILVA, M. L. B.; DIMENSTEIN, M. D. B. Manejo da crise: encaminhamento e internação psiquiátrica em questão. *Arquivos Brasileiros de Psicologia*, v. 66, n. 3, p. 31-46, 2014.

04. O MANEJO VERBAL DE PACIENTES E FAMILIARES EM SITUAÇÕES DE URGÊNCIA

EMMANUELY MACEDO SANTANA DE-NARDIN

O manejo verbal de pacientes e familiares em situações de urgências psiquiátricas ainda representa uma parte muito limitada dos protocolos médicos gerais, os quais, comumente, concentram maior discussão nos manejos físicos e farmacológicos dos quadros agudos.

De modo geral, orientações relacionadas aos aspectos não físico-químicos das situações emergenciais, com foco principalmente em pacientes agitados ou violentos, envolvem dimensões englobadas em controles situacionais, como o controle ambiental e operacional – que visam a segurança da equipe e dos pacientes e a formulação de manuais institucionais; o controle comportamental e das atitudes – que visam ofertar informações sobre o comportamento de acolhida e de escuta; e orientações sobre a abordagem verbal, que deveriam, invariavelmente, anteceder às demais abordagens.

Entretanto, diversas condições adversas de atendimento, de articulação entre equipes, de condições estruturais da rede de saúde e de qualidade da formação clínica interferem nas possibilidades de realizar o manejo verbal dos pacientes em urgências psiquiátricas, sob o risco de, muitas vezes, calar o paciente o mais rapidamente possível, com contenções diversas, eliminando do atendimento na urgência a construção do caso, deixando que esse atendimento permaneça apenas cravado no lugar da urgência médica, que tem em vista o corpo biológico que adoece, e não na urgência subjetiva, que tem em vista o sujeito diante do insuportável que ali se apresenta.

Esse capítulo pretende elencar discussões acerca das possibilidades do manejo verbal de pacientes e familiares em situações de urgência, sem mirar em um ideal, pelo contrário, partindo das rachaduras que a clínica aponta para as equipes da saúde mental que operam no contexto das urgências psiquiátricas.

O SABER *A PRIORI*

Protocolos e manuais de conduta institucionais no contexto da urgência psiquiátrica possuem papel de grande relevância no que tange à articulação de equipes de saúde e orientação das direções clínicas condizentes, entretanto não podemos esquecer que estamos diante de demandas absolutamente particulares dos pacientes em suas urgências subjetivas.

Ainda temos um espaço reduzido de discussão para o manejo verbal dos pacientes, em contraste com mais informações acerca de contenções físicas, e mais ainda, de forma mais detalhada, de contenções químicas diversas. Na experiência clínica, não é raro que nos deparemos com situações em que o manejo verbal sequer é tentado, sobretudo se estivermos diante de um paciente em franco estado psicótico, ou até mesmo com situações em que a palavra é ofertada apenas aos familiares, enquanto as demais intervenções são realizadas com o paciente em outro espaço.

Algumas orientações gerais de grande importância, baseadas em direcionamentos de diferentes referências (MANTOVANI et al., 2010; QUEVEDO, 2014), podem ser vistas, de forma resumida, na tabela abaixo.

Orientações gerais sobre os controles situacionais e o manejo verbal de pacientes na urgência psiquiátrica
Organização do espaço de atendimento, instauração de protocolos e de atividades de constante formação das equipes, articulação de equipes de segurança.
Afastamento de acompanhantes, atendimento privativo, redução de estímulos físicos.
Apresentação geral, fala firme e clara, postura acolhedora e empática, movimentos delicados.
Realização de perguntas abertas, exclusão de julgamentos e confrontações.
Olhar nos olhos, evitar anotações extensas, manter-se distante fisicamente de modo que o atendente e paciente possam acessar a porta de saída.
Oferta de ajuda, exposição dos limites.
Tranquilizar, explicar os processos, identificar causas e desencadeadores da desestabilização.

Fonte: Tabela elaborada pela autora.

De modo geral, localiza-se um controle do ambiente e das condições físicas de atendimento, uma adequação comportamental e habilidades gerais de entrevista e de exame do paciente.

Georges Lantéri-Laura, prefaciando a obra "Os fundamentos da clínica: história e estrutura do saber psiquiátrico", de Paul Bercherie (1989), ressalta que:

> "[...] ninguém pode saber de antemão que distúrbio habita o paciente e é preciso aprendê-lo pouco a pouco, ou seja, descobri-lo e não produzi-lo; mesmo que a orientação clínica nunca seja ingênua e pressuponha sempre o saber e a

habilidade clínicos e, portanto, conhecimentos e aprendizagens prévios; é do exame do paciente que ela extrai o que pode conhecer dele. Nenhum *a priori* jamais é suficiente".

O manejo verbal, estabelecido *a priori*, anterior ao sujeito, também não é. (essa frase não faz parte da citação)

PALAVRA: OBJETO BOM TRANQUILIZADOR

O paciente que chega à urgência psiquiátrica, seja voluntaria ou involuntariamente, acompanhado ou não, traz consigo um afeto urgente. Isso difere da lógica do paciente trazer consigo a demanda própria de tratamento, de internação ou de ajuda.

Muitas causas, que podem ser vistas nos demais capítulos, podem estar em jogo, sejam elas orgânicas ou psiquiátricas, as quais necessitam de diagnósticos diferenciais para manejo e encaminhamento adequados. Mas, quando falamos de um afeto urgente, referimo-nos à urgência subjetiva, única e particular, trazida por um sujeito diante de algo que para ele se rompeu, em um momento em que não encontra mais anteparo simbólico, o que é expresso de muitas maneiras, com passagens ao ato, sendo essas agressivas contra si ou contra o outro, crises de angústia, automutilações, tentativas de suicídio, intoxicações diversas, dentre outras.

Quando falamos de abordagem verbal do paciente e seus familiares, é menos a causa isolada que nos interessa, mas também a construção possível do que Henry Ey (1978) chamou de "um objeto bom tranquilizador". Em seu Manual de Psiquiatria, a partir de uma nota sobre o suicídio, o autor nos lembra de que é preciso introduzir no contexto das urgências a escuta e a disponibilidade de um outro indivíduo, o que sugeriu nomear de "psicoterapia de urgência".

Entretanto, cabe frisar o risco de termos no horizonte, partindo-se da premissa dual de saúde x doença, normal x patológico, a palavra curativa ou normalizadora, capaz de trazer o sujeito ao normal social esperado ou adequá-lo às demandas que o trouxeram até ali, muitas vezes as do Outro social, institucional, familiar ou judicial.

É ainda Henry Ey (1978) que nos alerta:

> "[...] mas, quando se trata de tornar normal um homem com doença mental, o problema de sua 'normalização' se complica pela particularidade específica do critério da norma, ou, mais exatamente, da 'normalidade'. Como isso, implica a ideia de um valor, de um ideal, o psiquiatra – como a sociedade em geral – não pode se contentar em ‹readaptar› o doente mental a uma condição 'conforme' com a mediocridade 'prescrita', mas ajudá-lo a melhor estabelecer ou compreender seu sistema de valores próprio – e não aquele que lhe pode impor o terapeuta

> [...]. Trata-se de permitir-lhe dispor melhor do modelo de mundo no qual ele pode, tem o direito e o dever de viver segundo os meios e os fins que comporta seu programa de autonomia existencial".

É preciso, portanto, considerar de qual boa palavra tranquilizadora, para além de um saber que possa ser prescrito, não curativa e não normalizadora, estamos falando.

PALAVRA: TRATAMENTO PARA O INSUPORTÁVEL

Francisco Paes Barreto (2010), em seus ensaios de psicanálise e saúde mental, expõe que, na urgência subjetiva, o sujeito está diante de um gozo para o qual não encontra um significante suficiente para transformá-lo e que, portanto, nesses momentos, o dizer não se articula, estando o sujeito impossibilitado de situar-se no registro da palavra.

Esse insuportável, ou esse impossível de dizer, coloca o sujeito em sofrimento intenso, desespero, perplexidade, pranto ou passagens a atos diversos. O que Henry Ey (1978) chamou de objeto bom tranquilizador, podemos transpor, em alguma medida, para uma palavra que ajude o paciente a se situar novamente, no que for possível, ao nível do significante, onde possa nomear o que o aflige e construir uma demanda própria para seu percurso terapêutico.

Para o clínico, há a dimensão possível, nesse momento, do "saber-fazer" que o protocolo e os manuais trazem. Porém, esse saber acerca de posturas e comportamentos a serem instituídos para os pacientes na urgência psiquiátrica, seccionados a partir de grupos de grandes quadros psicopatológicos, não é, se usado isoladamente, suficiente para servir de via para essa construção, pois pode apontar para o saber daquele que escuta, fora da parceria com aquele que é escutado.

Essa construção implica poder escutar um sujeito que, melhor que qualquer um, sabe sobre si e sobre os elementos que culminaram em sua crise. Jacques Lacan (1966/1998), ao discorrer sobre a agressividade em psicanálise, orienta-nos que "somente um sujeito pode compreender um sentido; inversamente, todo fenômeno de sentido implica um sujeito".

Procuramos ajudá-lo a identificar o contexto em que algo se rompeu, bordear o que ele localiza de saída naquele momento e o que enxerga das demandas do Outro familiar ou judicial, se for o caso, sustentando não ser o sujeito ali apenas um objeto-paciente do serviço de saúde mental que o acolheu ou do saber médico vigente. Se assim for, um momento importante da construção do caso já está operante na urgência.

RACHADURAS DA CLÍNICA: QUAL O LUGAR PARA A PALAVRA?

O contexto de atendimento na urgência psiquiátrica expõe diversas rachaduras, que incluem lógicas discursivas e seus efeitos sobre a equipe e os pacientes.

Podemos citar: 1) o tempo limitado para atendimento diante da alta demanda populacional, gerando pressão por parte de outros membros da equipe e dos usuários; 2) equipes pouco articuladas, muitas vezes fragmentadas por lógicas discursivas diversas, sem encontrarem ponto de interseção possível; 3) baixo conhecimento e pouca abordagem nas formações profissionais sobre medidas não coercitivas e manejo verbal; 4) Limitações físicas e estruturais, além de baixo ou ausente aparato de segurança; 5) contextos de pacientes sem familiares, sem informantes, com graves fragilidades sociais; 6) exigências do Outro social e institucional de resoluções imediatas, diagnósticos, relatórios e internações, por vezes compulsórias, sob discordância das indicações clínicas; 7) experiências prévias dos pacientes de caráter punitivo em serviços de saúde mental, gerando reações transferenciais negativas; 8) experiências contratransferenciais por parte da equipe, levando ao estigma de alguns pacientes.

As urgências não trazem à tona apenas as fragilidades dos pacientes, mas também as de todos os sujeitos ali envolvidos, por isso, também aquele que atende precisa tratar sua própria angústia para que possa se abster de um lugar de saber para dar espaço ao saber do paciente sobre si mesmo, de modo que medidas de contenção física e química não sejam instauradas de imediato, sempre que possível.

O priorizar da eliminação imediata das ações sintomáticas dos pacientes não é realizado quando se entende que o sintoma tem uma função para aquele que o produz, conforme Sigmund Freud (1917/2006) menciona em seu debate sobre psicanálise e psiquiatria acerca da ação sintomática a partir da "tese de que ela não é uma ação casual, mas teve um motivo, um sentido e uma intenção, que se localiza num contexto mental específico e que informa, mediante uma pequena indicação, acerca de um processo mental mais importante".

Certamente, em muitos casos, como nos atendimentos de pacientes em franca agitação ou agressividade, pode não haver espaço possível para a palavra, sendo preciso proteger o paciente que ali se apresenta sem borda, expondo o impossível do manejo verbal, assim, contenções físicas e químicas precisam ser mais rápidas. Entretanto, sempre que possível, é importante instaurar um lugar para a palavra do sujeito que sofre, sem encarnar o Outro das demandas ou restrito às diretrizes já pré-estabelecidas, mas um outro disponível para ajudá-lo a construir uma nova amarração simbólica.

A urgência, de modo geral, traz consigo uma dimensão de pressa e de medidas imediatas e sabidamente eficazes. Entretanto, diante de uma urgência subjetiva, o sujeito percorre uma dimensão de tempo outra e é preciso, inclusive, abrir uma escansão para que a urgência médica se eleve a um patamar de urgência subjetiva, sendo possível, então, uma parceria para o processo terapêutico. Não existe, portanto, um lugar para a palavra. Esse lugar precisa ser fundado entre um sujeito que sofre e alguém que aposte no seu saber-dizer, no tempo e nas circunstâncias possíveis.

O MANEJO VERBAL POSSÍVEL PARA PACIENTES E FAMILIARES

Os pacientes chegarão até os serviços de urgência psiquiátrica de diferentes maneiras. Alguns sozinhos e voluntariamente; outros acompanhados de familiares, voluntaria ou involuntariamente; trazidos por serviços de urgência clínica, por equipes de resgate, equipes de policiais ou bombeiros e mesmo compulsoriamente. Os contextos são diversos e os sujeitos, absolutamente únicos e singulares. Por isso, não há uma orientação geral protocolável sobre o manejo verbal que vá além de informações comportamentais e ambientais ou algumas perguntas gerais de entrevista. O sujeito, em seu traço irreprodutível que o define no mundo e, consequentemente, em seu sofrimento agudo, não cabe em um único protocolo. A lógica do *para-todos* não convoca as soluções individuais.

Se existe alguma orientação geral, ela seria ética: é preciso escutar. Pacientes e familiares têm demandas e visões diferentes sobre o mesmo quadro, por isso, é importante escutá-los de modo separado, com autorização do paciente. Entender o contexto, ofertar a escuta e a possibilidade de, com os desdobramentos da palavra, formular novos direcionamentos. Explicar o processo, destrinchar as fases, desmistificar o que for preciso, considerar o que de mais singular aponta o sujeito sobre sua relação com aqueles que o acompanham. Considerar ainda a legitimidade das críticas e das queixas e trabalhar a si mesmo sempre, para não entrar no horizonte da conduta que extingue a palavra. O não dito provoca efeitos incalculáveis para pacientes e familiares, muitas vezes gerando angústia e fantasmas desnecessários.

Não existindo, em conclusão, um ideal de manejo verbal, seja com o paciente, seja com seus familiares, cabe àquele que atende prezar pelo manejo verbal possível para cada sujeito e para cada família, em contextos e condições diversas: diante de um sujeito que sofre, ofertar um lugar vazio para seu dizer e uma pausa para a lógica do seu tempo individual, permitindo que a palavra contorne o que se apresenta de insuportável naquele momento, de modo que uma aliança se estabeleça. Dessa maneira, o momento agudo da urgência subjetiva pode ser um momento inaugural para soluções próprias do sujeito em seu processo terapêutico.

REFERÊNCIAS

BARRETO, F. P. *Ensaios de psicanálise e saúde mental*. Belo Horizonte: Scriptum, 2010.

BERCHERIE, P. *Os fundamentos da clínica: história e estrutura do saber psiquiátrico*. Rio de Janeiro: Zahar, 1989.

EY, H.; BERNARD, P.; BRISSET, C. *Manual de psiquiatria*. 5. ed. Rio de Janeiro: Masson, 1978.

FREUD, S. Psicanálise e Psiquiatria. In: *Edição Standard Brasileira das Obras Completas de Sigmund Freud*. Vol. XVI. Rio de Janeiro: Imago, 2006.

LACAN, J. A agressividade em psicanálise. In: ——— *Escritos*. Rio de Janeiro: Zahar, 1998.

MANTOVANI, C.; MIGON, M. N.; ALHEIRA, F.V.; DEL-BEN, C. M. Manejo de paciente agitado ou agressivo. *Rev. Bras. Psiquiatr.*, v. 32, n. 2, p. 96-103, 2010.

QUEVEDO, J.; CARVALHO, A. F. *Emergências psiquiátricas*. 3. ed. Porto Alegre: Artmed, 2014.

05. AVALIAÇÃO CLÍNICA E COMPLEMENTAR NAS URGÊNCIAS PSIQUIÁTRICAS

FÁBIO RABELO TEIXEIRA

A avaliação médica de pacientes na urgência psiquiátrica é um procedimento desafiador e de fundamental importância na rotina da assistência médica. Para tanto, exige técnica e conhecimento do profissional assistente, assim como atenção e bom senso para que se possa chegar a um diagnóstico clínico bem feito, sem desconsiderar diagnósticos diferenciais e comorbidades.

É controverso até que ponto a investigação adicional deve avançar em cada grupo de casos, pois, apesar de esforços em se estabelecer um protocolo unificado, não existe um consenso sobre triagem clínica ou *screening* laboratorial para esses pacientes. Quando a queixa psiquiátrica principal, a história clínica e o exame físico são normais, além de história pregressa documentada condizente, a probabilidade de o paciente apresentar anormalidades em exames complementares é muito baixa e a solicitação de exames de triagem não parece modificar o desfecho de pacientes nessas condições (ANDERSON, et al., 2017).

Gráfico 1 – Avaliação clínica e complementar na psiquiatria de urgência

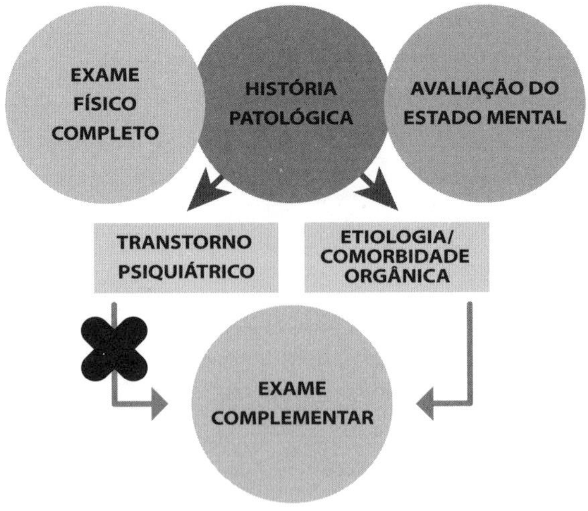

Fonte: Elaborado pelo autor.

Não há dúvida que os componentes essenciais para o processo de avaliação incluem uma anamnese bem colhida, o exame físico bem feito e a avaliação do estado mental. Uma abordagem sistematizada e coerente é de grande importância para alcançar os objetivos, além de fazer o diagnóstico correto, de identificar comorbidades clínicas e possibilitar o tratamento adequado. A avaliação clínica inicial por si só já pode ser suficiente para discernir transtornos funcionais daqueles de etiologia orgânica, sem desconsiderar que em ambos pode haver necessidade de intervenção medicamentosa de urgência.

Quadro 1 – Dados importantes de serem obtidos na anamnese

1. Identificação;
2. Queixa principal;
3. História da doença atual: a. pródromos; b. evolução; c. uso de medicamentos.
4. História médica pregressa: a. presença de episódios anteriores; b. hospitalizações; c. psicotrópicos; d. tentativas de suicídios; e. uso, abuso e dependência de drogas; f. história sexual; g. história ginecológica; h. comorbidades e uso de medicações clínicas; i. pais e irmãos; j. outras condições – comportamento antissocial, violência e homicídios, transtornos do humor, demência e outras doenças neurológicas, doenças cardiovasculares e neoplasias.
5. Perfil psicossocial: a. com quem mora e como é a relação com essas pessoas; escolaridade; trabalho e história ocupacional (incluindo exposições); b. problemas legais e criminais.

Fonte: Adaptado QUEVEDO; CARVALHO, 2014.

Mesmo em condições rotineiras, o exame físico deve ser feito atentamente nos pacientes psiquiátricos, principalmente quando se tratar de uma primeira consulta. Mas será uma investigação sumarizada, como é apresentado no Quadro 2. Caso apareçam indícios significativos de enfermidade corporal, o exame físico deve ser completo e detalhado, de modo a permitir o diagnóstico de uma possível enfermidade primária ou doença somática concomitante (FONTANA, 2006).

Quadro 2 – Exame físico sumário na emergência psiquiátrica

Inspeção geral: focos infecciosos, sinais sugestivos de traumas, abuso de drogas e autoagressões, desidratação, desnutrição, icterícia, cianose, palpação de linfonodos.
Ausculta pulmonar: alterações no murmúrio vesicular (redução ou ausência focal ou difusa) ou nos ruídos adventícios (crepitantes, roncos, sibilos).
Ausculta cardíaca: alterações no ritmo e sopros.
Ausculta e palpação abdominais: presença ou ausência de ruídos hidroaéreos, dor, peritonismo, massas (incluindo aumento de volume da bexiga, sugerindo retenção urinária) e sinais sugestivos de doença hepática crônica (ascite, circulação colateral, telangiectasias).
Extremidades: buscam-se edema e alterações na perfusão (palpação de pulsos periféricos e verificação de enchimento capilar).

Fonte: Adaptado de FONTANA, 2006.

Importante considerar que alterações no exame clínico inicial podem justificar por si só a investigação adicional de uma etiologia ou comorbidade orgânica, configurando um indicador da necessidade de avaliação complementar, tratamento imediato ou transferência do paciente.

Além disso, devemos estar atentos aos pacientes mais idosos, ao relato de uso de substâncias psicoativas, aos casos em que se trata de uma condição psiquiátrica nova, àqueles pacientes em que existe um histórico de doença médica que demande avaliação ou quando são constatadas alterações no estado mental que não sejam condizentes com a hipótese diagnóstica psiquiátrica (HENNEMAN et al.1994). São as chamadas bandeiras vermelhas na avaliação psiquiátrica de urgência:

Quadro 3 – Bandeiras vermelhas na urgência psiquiátrica

Idade > 45 anos
Exposição à substâncias psicoativas.
Intoxicação ou abstinência.
Ausência de histórico psiquiátrico pré-mórbido
Sinais vitais anormais
Déficits neurológicos
Sinais focais neurológicos
Fala empastada / convulsões / alteração de nível de consciência

Fonte: Adaptado HENNEMAN et al., 1994.

Um grande número de doenças médicas pode ser acompanhado por sintomas psiquiátricos e mimetizar um transtorno mental na emergência. Dentre os transtornos não psiquiátricos que usualmente se apresentam como emergências psiquiátricas, os mais comuns são, segundo Fontana (2006):

- transtornos endócrinos – doenças da tireoide, paratireoide, afecções nas adrenais, diabetes e complicações (como a cetoacidose diabética e hipoglicemia);
- doenças hepáticas e renais: encefalopatia hepática, encefalopatia urêmica,
- doenças infecciosas: HIV, sífilis, encefalite pelo herpes simples, infecções comunitárias (trato urinário, pneumonia, partes moles etc.);
- doenças inflamatórias e reumatológicas: lúpus eritematoso sistêmico, esclerose múltipla, leucodistrofias;
- doenças metabólicas e processos agudos: doença de Wilson, porfiria intermitente;
- doenças neurodegenerativas: doença de Alzheimer, demência com corpos de Lewy, doença de Parkinson, doença de Huntington;
- transtornos neurológicos: trauma encefálico/injúria cerebral, lesões expansivas, convulsão, acidente vascular;
- deficiências vitamínicas: vitamina B12 e ácido fólico;
- intoxicações: álcool, cocaína e derivados, anfetamina, esteroides.

Na suspeita de que uma condição médica geral possa ser a causa do quadro mental exibido pelo paciente, alguns exames adicionais mostram-se úteis na propedêutica, tais como hemograma, glicemia, eletrólitos, calcemia, alcoolemia, radiografia do tórax etc. Deve-se levar também em conta que mesmo que aparentemente se trate de uma condição puramente psiquiátrica, um primeiro surto/nova apresentação comumente exige ampla avaliação, enquanto doenças psiquiátricas crônicas geralmente não demandam exames adicionais (ZUN et al, 1996; ZUN, 2005).

Quadro 4 – Exames complementares iniciais conforme suspeita clínica

Exames básicos iniciais: hemograma completo, creatinina, ureia, testes de função hepática, glicemia, teste de gravidez para todas as mulheres em idade fértil.
Rebaixamento do nível de consciência ou sinais de desidratação: incluir eletrólitos.
Suspeita de infecção sem foco identificado: incluir exame qualitativo de urina (EAS) e radiografia de tórax.
Suspeita de alterações cardíacas, especialmente no caso de proposta de iniciar antidepressivo tricíclico ou antipsicótico atípico: eletrocardiograma.
Suspeita de intoxicação: nível sérico dos medicamentos em uso pelo paciente, exames toxicológicos para álcool e drogas de abuso.
Déficit neurológico focal agudo: tomografia computadorizada de crânio
Pacientes com prejuízo cognitivo: considerar sorologias VDRL, HIV, hepatites B e C, Vitamina B12, ácido fólico e TSH.

Fonte: Adaptado de GOOD et al., 2014.

O processo de avaliação deve ser direcionado para determinar o nível de complexidade assistencial e a propedêutica indicada em cada caso. É importante verificar qual a capacidade e disponibilidade de recursos do serviço e determinar se existe uma doença grave que tornaria a admissão em um estabelecimento psiquiátrico insegura ou inadequada, assim como identificar condições médicas sobrepostas que possam demandar uma estrutura mais complexa de tratamento (GOOD et al., 2014).

Quadro 5 – Avaliação quanto a capacidade do serviço de receber o paciente

É possível monitorizar sinais vitais e glicemia?
É possível avaliação neurológica regular?
Existe fluxo para realização de exames laboratoriais e radiográficos?
Há disponibilidade de drogas intramusculares, subcutâneas e endovenosas?
É possível a inserção e manutenção de sondas vesicais ou dieta por sonda nasoentérica?
Há suporte de oxigenioterapia?

Fonte: Adaptado de BOTEGA, 2012.

A transferência para outro serviço com mais recursos de suporte clínico se dá quando alguma das perguntas tem resposta negativa frente a um caso que demande um desses recursos. Além disso, é necessário avaliar a estabilidade clínica do paciente antes de realizar sua transferência (BOTEGA, 2012).

O atendimento de urgências em psiquiatria requer, portanto, um olhar atencioso em relação às múltiplas facetas que constituem a crise. Estar sempre atualizado e não desconsiderar comorbidades clínicas são atitudes primordiais para o êxito neste tipo de atendimento, levando-se em conta a agilidade e precisão na tomada de conduta e a busca pelo melhor desfecho para nossos pacientes.

REFERÊNCIAS

ANDERSON, E. L. et al. American Association for Emergency Psychiatry Task Force on medical clearance of adults part I: introduction, review and evidence-based guidelines. *Western Journal of Emergency Medicine*, v. 18, n. 2, p. 235-242, 2017.

BOTEGA, N. J. *Prática psiquiátrica no hospital geral: interconsulta e emergência*. 3. ed. Porto Alegre: Artmed Editora, 2012.

FONTANA, A. M. Manual de clínica em psiquiatria. In: ———, *Manual de clínica em psiquiatria*. 2006.

GOOD, B.; WALSH, R. M.; ALEXANDER, G.; MOORE, G. Assessment of the acute psychiatric patient in the emergency department: legal cases and caveats. *Western Journal of Emergency Medicine*, v. 15, n. 3, p. 312-317, 2014.

HENNEMAN, P. L.; MENDOZA, R.; LEWIS, R. J. Prospective evaluation of emergency department medical clearance. *Annals of emergency medicine*, v. 24, n. 4, p. 672-677, 1994.

QUEVEDO, J.; CARVALHO, A. F. *Emergências psiquiátricas*. 3. ed. Porto Alegre: Artmed, 2014.

ZUN, L. S. Evidence-based evaluation of psychiatric patients. *The Journal of emergency medicine*, v. 28, n. 1, p. 35-39, 2005.

ZUN, L. S. et al. A tool for the emergency medicine evaluation of psychiatric patients. *The American journal of emergency medicine*, v. 14, n. 3, p. 329-333, 1996.

06. AVALIAÇÃO NEUROLÓGICA NAS URGÊNCIAS PSIQUIÁTRICAS E TRANSTORNOS NEUROLÓGICOS FUNCIONAIS

ROGÉRIO GOMES BEATO

Muitos pacientes que buscam os serviços de urgência psiquiátrica apresentam sintomas e sinais neurológicos. A avaliação neurológica, nessa situação, adquire grande importância. Um dos seus objetivos é rastrear doenças neurológicas consideradas graves, como os Acidentes Vasculares Encefálicos (AVE), as Epilepsias, e as doenças desmielinizantes, em especial, a Esclerose Múltipla. Outro objetivo é, ao não confirmar a presença de uma doença neurológica, encontrar sintomas e sinais que indiquem a etiologia funcional ou psicogênica dos déficits. É importante salientar que, em alguns pacientes, sintomas e sinais funcionais coexistem com sintomas e sinais secundários da doença orgânica já estabelecida (KAUFMAN, 2016).

O Distúrbio Neurológico Sintomático Funcional pode ser definido como um distúrbio temporário das funções mentais, motoras voluntárias e/ou sensoriais capaz de simular uma doença neurológica, não sendo causado por lesões orgânicas nos locais em que estas deveriam produzir os sintomas. O termo "conversão" tem sido usado como sinônimo de transtorno funcional. Outros termos usados para se referir aos transtornos funcionais são "psicogênico", "dissociativo" e "histeria", dependendo do tipo de sintoma (BILLER; GRUENER; BRAZIS, 2018). Para facilitar a compreensão do texto, usaremos preferencialmente os termos funcional e orgânico.

Os sintomas neurológicos funcionais, ou sintomas e sinais do Distúrbio Neurológico Funcional Sintomático, têm sido classificados em mentais, motores e sensitivos/sensoriais. Os sintomas e sinais mentais englobam as crises não epiléticas psicogênicas (CNEP), os episódios de rebaixamento do nível de consciência e os estados amnésicos. Os sintomas motores envolvem as diversas formas de fraqueza muscular, denominadas paresias ou plegias, de acordo com sua intensidade e, considerando a extensão do acometimento motor, são classificados em monoplegia, paraplegia ou hemiplegia. São também considerados transtornos funcionais motores as alterações da marcha alguns transtornos do movimento, os episódios de hiperventilação, as alterações da motricidade ocular, além de afonia e disfagia. O grupo de distúrbios funcionais sensitivos/sensoriais engloba as diversas formas de alteração da sensibilidade, com graus variados de anestesia em partes do corpo, parestesias, hiperestesia e dor. As alterações sensoriais funcionais principais são redução da acuidade visual, da acuidade auditiva, e o globo histérico. Sintomas gastrointestinais, da esfera sexual, menstruais, e retenção urinária também podem ser de etiologia funcional (KAUFMAN, 2016; BILLER; GRUENER; BRAZIS, 2018).

Em relação à epidemiologia, os transtornos neurológicos funcionais, ainda que sejam considerados frequentes, podem ser subdiagnosticados e não relatados. Estudos realizados em serviços ambulatoriais de Neurologia estimam a incidência de paresia funcional de 3,7 a 5/100.00. São números próximos da incidência de Escleroses Múltipla e de tumores primários do sistema nervoso nas regiões estudadas (BINZER; ANDERSEN; KULLGREN, 1997; STONE; WARLOW; SHARPE, 2010). Em um estudo realizado na Escócia, aproximadamente 15% dos indivíduos avaliados em serviços de neurologia tinham um diagnóstico de transtorno funcional, número superior ao dos indivíduos diagnosticados com algumas doenças neurológicas, como epilepsia e neuropatias periféricas (STONE, 2017). Em relação aos pacientes hospitalizados submetidos à avaliação neurológica, os estudos sugerem uma frequência de paresia funcional entre 1% e 18% (STONE; ABEK, 2016).

Os critérios para o diagnóstico de transtornos funcionais são apresentados abaixo.

CRITÉRIOS PARA O DIAGNÓSTICO DE TRANSTORNO OU DISTÚRBIO NEUROLÓGICO FUNCIONAL SINTOMÁTICO DE ACORDO COM O DSM-5 (APA, 2014)

1. O paciente tem um sintoma ou mais de alteração da função motora voluntária ou da sensibilidade.
2. Os achados clínicos fornecem evidência de incompatibilidade entre os sintomas e condições neurológicas ou clínicas reconhecidas.
3. O sintoma ou déficit não é mais bem explicado por outro distúrbio clínico ou mental.
4. O sintoma ou déficit causa desconforto clinicamente significativo ou comprometimento da saúde, ocupacional ou de outras áreas importantes de funcionamento ou requer avaliação clínica.

No restante do capítulo, abordaremos os sintomas e sinais que podem se apresentar como urgência na prática psiquiátrica e ser confundidos com doenças neurológicas. Inicialmente, abordaremos os transtornos funcionais mentais. Em seguida, trataremos dos transtornos funcionais motores e, em sequência, os transtornos sensitivos e sensoriais.

TRANSTORNOS MENTAIS FUNCIONAIS

Fazem parte desse grupo as Crises Não Epiléticas Psicogênicas (CNEP), o Coma Funcional e as Amnésias Funcionais.

CRISES NÃO EPILÉTICAS PSICOGÊNICAS (CNEP)

O termo Crise Não Epilética (CNE) refere-se a qualquer evento paroxístico que possui semelhanças com uma crise epilética (CE) do ponto de vista clínico, mas que não ocorre em razão da presença de descargas elétricas cerebrais anormais. As CNEs podem ser divididas em fisiogênicas (CNEF) e psicogênicas (CNEP). Várias condições podem simular uma CE, em especial, as síncopes de origem cardiovascular, os episódios de hipoglicemia, as parassonias, a migrânea, os ataques isquêmicos transitórios e os transtornos do movimento. Raramente, o Transtorno do Pânico e o Transtorno Explosivo Intermitente podem ser confundidos com crises epiléticas (MACHETTI, 2019).

Segundo alguns autores, os principais transtornos mentais que são confundidos com epilepsia são os pertencentes ao espectro da histeria. Nesses pacientes, não se consegue explicar os sintomas subjetivos e motores por uma causa orgânica. São considerados involuntários, o que os diferencia dos transtornos factícios e das simulações (DOSS; LAFRANCE, 2016; BILLER; GRUENER; BRAZIS, 2018; MACHETTI, 2019).

Alguns dados semiológicos são sugestivos do diagnóstico de CNEP. Nas crises epiléticas de início generalizado motoras tônico-clônicas ocorre uma sequência de eventos que incluem aura, grito, queda, movimentos tônicos, clônicos e incontinência urinária/fecal. Os movimentos clônicos diminuem progressivamente até o seu desaparecimento. Em seguida, há o período pós-ictal, caracterizado por confusão mental e sonolência. Na CNEP, observa-se o início gradual e a progressão não fisiológica da crise, com movimentos aleatórios e fora de fase e com as extremidades de ambos os lados, em geral, realizando movimentos diferentes. Os movimentos epiléticos costumam ser clônicos, com contração e relaxamento dos músculos, ocorrendo bilateralmente de forma rítmica e simétrica. Outra característica das CNEPs é que os movimentos são desordenados, podendo ocorrer tremores, agitação e movimentação da cabeça e do corpo de um lado para o outro. A face não é acometida. Quando surge uma postura distônica, esta tende a ser prolongada. Outros movimentos descritos em uma CNEP são opistótono e movimentos em báscula do quadril. Durante a crise, os olhos são mantidos fechados e o examinador tem dificuldade para abri-los, o paciente pode chorar intensamente e não se observa cianose. Após a CNEP, o paciente pode recuperar a orientação rapidamente. No que se refere ao tempo de duração, uma CE tende a durar até 2 minutos, podendo chegar a três minutos. Uma CNEP pode se prolongar por mais de cinco minutos, podendo até simular um estado de mal epilético. Outro aspecto importante é que alguns pacientes respondem parcialmente durante a CNEP ao serem chamados ou estimulados, o que não ocorre em uma CE. É importante salientar que até 60% dos pacientes com diagnóstico de CNEP podem sofrer trauma físico e apresentar incontinência urinária e laceração da língua durante uma crise. Um exemplo de CNEP é mostrado na Fig. 1 (DOSS; LAFRANCE, 2016; BILLER; GRUENER; BRAZIS, 2018; MACHETTI, 2019).

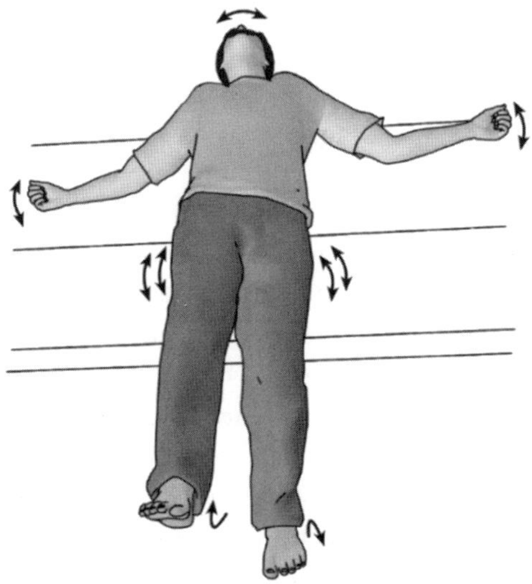

Figura 1 - Exemplo de CNEP em que o paciente apresenta vários movimentos atípicos da cabeça, do quadril, dos membros e dos pés.

É importante ressaltar que, raramente, em algumas crises epiléticas pode-se observar espasmos musculares aleatórios e, nas crises de origem focal motoras provenientes do lobo frontal, os pacientes podem assumir posturas anormais como esticar um braço e realizar movimentos com os membros inferiores como pedalar (DOSS; LAFRANCE, 2016; BILLER; GRUENER; BRAZIS, 2018).

Alguns dados da anamnese, apesar de muitas vezes não poderem ser obtidos em uma avaliação de urgência, sugerem o diagnóstico de CNEP. Dentre eles, podemos citar a elevada frequência das crises, sem variação com o tratamento, mudanças frequentes no padrão das crises, o desencadeamento frequente por gatilhos emocionais, preocupação excessiva ou aparente descaso com sua situação, história presente ou pregressa de algum tipo de abuso, história de tratamento psiquiátrico e história de dor crônica, fibromialgia e síndrome de fadiga crônica. Os pacientes podem ter sempre alguma testemunha de suas crises ou as crises podem nunca ser testemunhadas (DE PAOLA, 2019).

COMA FUNCIONAL

É um estado em que o indivíduo se mantém de olhos fechados e apresenta resposta reduzida ou ausente aos estímulos externos. Trata-se de apresentação rara e acredita-se que ela seja um transtorno dissociativo.

Em algumas situações, o diagnóstico de coma funcional é estabelecido apenas após a realização de exames complementares, como exames de neuroimagem, revisão laboratorial e eletroencefalograma, usados com o objetivo de excluir causas de coma orgânico. No entanto, como nos outros casos de transtornos funcionais, o diagnóstico deve ser feito preferencialmente com base em achados positivos que diferenciam o estado de coma do coma funcional. Um dos sinais positivos mais frequentes que pode ajudar no diagnóstico é a resistência apresentada pelo paciente à abertura ocular. Outro sinal observado é o do paciente que, ao ser posicionado em decúbito lateral direito e esquerdo, desvia os olhos, respectivamente, para o lado direito e esquerdo (LUDWIG, 2016).

A aplicação de estímulos nocivos, como descrito no sinal de Harvey (aplicação de diapasão sobre a mucosa nasal) também pode ser útil. Deve-se ressaltar, no entanto, que os pacientes no estado de coma funcional podem não reagir aos estímulos dolorosos, como a pressão aplicada sobre o esterno ou sobre o leito ungueal. Não se recomenda a aplicação de estímulos dolorosos repetidos nos pacientes em coma funcional (HARVEY, 2004).

Outro teste comumente utilizado é o da queda do braço. Com o paciente em decúbito dorsal, levanta-se um dos braços do paciente e, em seguida, ele é liberado e cai. Nos casos de coma funcional, o paciente desvia o braço e evita que ele caia sobre sua face. A execução rotineira desse teste não é aconselhada, considerando que, mesmo em pacientes em coma funcional, pode não haver o desvio do braço e ocorrer algum tipo de lesão (LUDWIG, 2016).

AMNÉSIA FUNCIONAL

Também denominada amnésia psicogênica ou dissociativa, pode se iniciar maneira súbita ou insidiosa. Seu início súbito faz com que o paciente seja levado a um serviço de urgência para esclarecimento diagnóstico. Algumas características podem ajudar a diferenciar se a amnésia é funcional ou orgânica. Nos casos de amnésia funcional, a idade de início dos sintomas é, em geral, entre os 20 e 40 anos, e na amnésia orgânica a idade é bastante variável. Em geral, na amnésia orgânica, o componente anterógrado é mais intenso, havendo um componente retrógrado mais discreto. Nos casos funcionais, o componente retrógrado é predominante, com o componente anterógrado menos importante. Nesse caso, a extensão do acometimento retrógrado pode ser lacunar, comprometendo apenas um período da vida, ou total, comprometendo todo o período de vida do paciente. Observa-se ainda a ausência de um gradiente temporal (lei de Ribot), em que os eventos mais antigos são mais bem evocados que os eventos mais recentes. Os dois sintomas principais da amnésia funcional são perda de identidade e amnésia de toda a vida, achados incomuns na amnésia orgânica. Em alguns casos, é possível distrair o paciente e verificar que ele se lembra de alguns eventos de sua história. Apresenta duração transitória, mas sua recuperação pode ser parcial e ocorrer em tempo variável. O componente retrógrado predomina e pode envolver apenas os eventos autobiográficos ou envolver todo o conhecimento adquirido pelo indivíduo. Mais raramente, pode ocorrer também amnésia procedural. O início dos sintomas pode estar relacionado a algum trauma ou estresse psicológico, o que é incomum na amnésia orgânica (MARKOWITSCH; STANILOIU, 2016; THOMAS-ANTÉRION, 2017).

Apesar das amnésias com componente retrógrado serem, em geral, consideradas funcionais, foram relatados raros casos de lesão orgânica associadas a amnésia com predomínio do componente retrógrado. As lesões descritas foram traumatismo cranioencefálico, AVC, cisto coloide, meningioma, encefalite e vasculite (STANILOIU; MARKOWITSCH, 2014; THOMAS-ANTÉRION, 2017).

Outros diagnósticos diferenciais de amnésia aguda são a Amnésia Global Transitória e a Amnésia Epilética Transitória. A Amnésia Global Transitória é uma condição em que a amnésia se inicia subitamente e seu componente principal é anterógrado, observando-se um componente retrógrado menos significativo. Os pacientes tornam-se repetitivos e fazem a mesma pergunta várias vezes. Para o estabelecimento dos critérios diagnósticos, é preciso que os episódios sejam testemunhados, o componente anterógrado esteja presente, as alterações sejam limitadas à amnésia, e que não haja perda da identidade pessoal, ou rebaixamento da consciência. Os sinais ou sintomas focais devem estar ausentes, assim como características clínicas que sugiram o diagnóstico de crises epiléticas. A melhora ocorre dentro de 24 horas. O episódio pode se repetir, mas a recorrência não é comum. Sua ocorrência é mais comum na sétima década de vida, mas pode ocorrer a partir da sexta década. Sua etiologia é desconhecida, e os fatores de risco relatados são a migrânea e fatores de risco cardiovasculares. Os fatores precipitantes descritos são exercício físico, mudança de temperatura e estresse emocional (SPIEGEL, 2017). A Amnésia Epilética Transitória, por sua vez, é caracterizada por episódios de amnésia que se repetem com frequência variável e duram, em geral, de 30 a 60 minutos. Não existem fatores desencadeantes relatados. Outros sintomas, como alucinações olfativas e gustativas, automatismos orais e perdas de contato com o ambiente de curta duração, podem acompanhar os episódios. É necessário a realização de eletroencefalograma para a confirmação do diagnóstico (FOUCHARD; MONDON; DE TOFFOL, 2016).

TRANSTORNOS FUNCIONAIS DA FUNÇÃO MOTORA OU DISTÚRBIO NEUROLÓGICO FUNCIONAL SINTOMÁTICO MOTOR

Alguns sinais obtidos ao exame neurológico auxiliam no diagnóstico dos déficits motores de origem funcional. O acometimento de todos os grupos musculares de um membro igualmente, sem o predomínio proximal ou distal, como o que o que ocorre nos déficits por lesão do trato piramidal. Durante o exame da força muscular contra resistência, ocorre perda súbita da força após uma força muscular inicial normal. Observa-se também inconsistência motora em alguns pacientes, dependendo da situação de testagem. Por exemplo, o paciente em decúbito que apresenta déficit de força aparente no membro superior e/ou inferior é capaz de realizar bem atividades que necessitam de força muscular normal como caminhar, permanecer na ponta dos pés ou sobre os calcanhares, usar a mão para alcançar ou usar corretamente os objetos. Ocasionalmente, os pacientes que se queixam de fraqueza de um membro são capazes de sustentá-lo em uma determinada posição, mantendo a contração muscular necessária àquela posição.

Em alguns pacientes pode-se observar um déficit de força com um padrão oposto ao que se verifica na lesão dos tratos motores. Enquanto nas de lesão do trato piramidal a perda de força predomina nos músculos flexores dos membros superiores e nos músculos extensores dos membros inferiores, nos casos de déficit funcional pode haver predomínio invertido, isto é, um déficit motor mais acentuado nos músculos extensores dos membros superiores e flexores dos membros inferiores (STONE, 2017; STONE; ABEK, 2016).

SINAIS DE FRAQUEZA FUNCIONAL NA FACE, REGIÃO CERVICAL E MEMBROS SUPERIORES

Um exemplo de paresia funcional envolve o músculo esternocleidomastoideo, responsável pela movimentação do pescoço. Em um AVE ou uma lesão focal de outra etiologia, quando ocorre hemiparesia com comprometimento da região cervical, a fraqueza do esternocleidomastoideo, ainda que incomum, fará com que a cabeça se desvie para o lado oposto ao déficit de força do membro superior e do membro inferior. No caso de déficit motor funcional, o paciente pode rodar a cabeça para o mesmo lado da hemiparesia (DIUKOVA; STOLIAROVA, 2001).

No exame objetivo da força dos membros superiores, uma das manobras recomendadas em caso de suspeita de déficit funcional é a observação queda dos membros. Deve-se solicitar ao paciente para levantar os membros superiores com os antebraços em posição de supinação, mantendo os olhos fechados. Em caso de fraqueza secundária à lesão da via piramidal, o membro parético, ao cair, faz um movimento de pronação. No caso de déficit funcional, o membro supostamente parético cai sem realizar o movimento de pronação.

Outro teste descrito na avaliação dos membros superiores consiste em pedir ao paciente que permaneça em ortostatismo e cruze os braços. Se um dos braços estiver plégico, o examinador deve ajudar o paciente a mantê-lo na posição cruzada. Então, o examinador solicita ao paciente que tente se afastar o máximo possível dele, caminhando para trás. Geralmente, o paciente, ao se deslocar para trás, puxa o braço parético e o não parético com a mesma intensidade (STONE; ABEK, 2016).

Alguns pacientes podem apresentar déficits funcionais mais restritos, por exemplo, da musculatura extensora distal do membro superior, levando à queda da mão. Se houver suspeita de déficit funcional, pede-se ao paciente que estenda o braço com a mão acometida à frente. A mão parética ficará pendente. Em seguida, pede-se ao paciente que feche o punho com força. Se a paresia for funcional, os extensores do punho vão levantar a mão até a posição anatômica quando o paciente fechar o punho. No caso de paralisia real secundária a lesão do nervo radial, a mão não se levanta com o movimento. Como variação do teste, pede-se ao paciente para segurar com força uma chave de fenda ou um bastão com ambas as mãos simultaneamente (STONE; ABEK, 2016, BILLER; GRUENER; BRAZIS, 2018).

A observação da queda do braço sobre a face costuma ser útil para o diagnóstico de paresia funcional do membro superior. Entretanto, apesar de descrita com frequência, não deve ser realizada se os outros achados do exame físico já esclareceram o diagnóstico (STONE; ABEK, 2016). Esse teste foi descrito anteriormente no capítulo e pode ser positivo em pacientes com fraqueza do membro de etiologia funcional (Fig. 2).

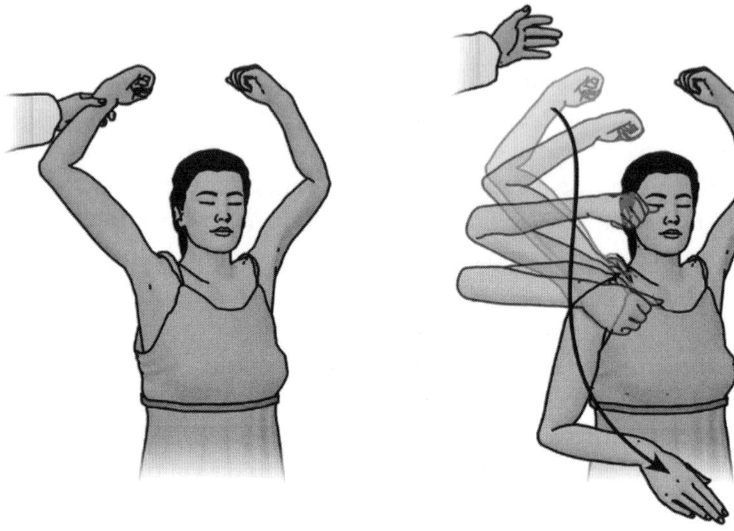

Figura 2 - No momento da queda do braço, a paciente com paresia funcional do membro superior direito desvia o membro e impede que ele caia sobre a face.

O teste de reversão das mãos, também conhecido como manobra de Bowlus, também pode ser utilizado para avaliar a presença de paresia nos membros superiores. O examinador pede ao paciente para esticar os braços para baixo, cruzar as mãos e entrelaçar os dedos e, em seguida, inverter a posição das mãos de maneira que os dedos cruzados fiquem para cima e possam ser vistos. Em seguida, pede-se ao paciente para olhar seus dedos. O examinador deve apontar sem tocar os dedos a serem examinados e pedir ao paciente para mover o dedo apontado. O paciente move o dedo da mão oposta ao dedo apontado pelo examinador. O teste funciona melhor durante as primeiras tentativas. Uma variação do teste é usada para avaliação de déficits sensitivos funcionais (STONE; ABEK, 2016; BILLER; GRUENER; BRAZIS, 2018).

SINAIS DE PARESIA FUNCIONAL DO TRONCO E DOS MEMBROS INFERIORES

Um dos testes mais utilizados na avaliação de paresia funcional dos membros inferiores é o teste de Hoover. Durante sua execução, o paciente permanece em decúbito dorsal e o examinador posiciona a palma da mão sob o calcanhar do membro com força normal. Inicialmente, ele solicita que o paciente levante a perna parética. O paciente não conseguirá realizar o movimento e a perna normal não exercerá nenhuma força para baixo. Em seguida, ele pede que o paciente levante a perna normal bruscamente. A perna parética tenderá a fazer um movimento para baixo, pressionando a palma da mão do examinador. Trata-se de um fenômeno sincinético que pode ser observado e sentido. Algumas manobras adicionais do teste podem ser realizadas, por exemplo, solicitar ao paciente que force para baixo os dois calcanhares. Enquanto o paciente com paralisia psicogênica faz o movimento com ambos os calcanhares, o paciente com paresia orgânica movimenta para baixo apenas o membro sem déficit de força. Outra manobra adicional consiste em colocar uma das mãos sob o membro paralisado e forçar para baixo o joelho do membro normal, pedindo ao paciente para levantá-la com a maior força possível contra sua resistência. Em resposta, o membro parético se movimentará para baixo. Existem variações do teste de Hoover com o paciente sentado e as mãos do examinador mantidas sob as coxas do paciente (HOOVER, 1908; KAUFMAN, 2016; BILLER; GRUENER; BRAZIS, 2018). O teste de Hoover é apresentado na Fig. 3.

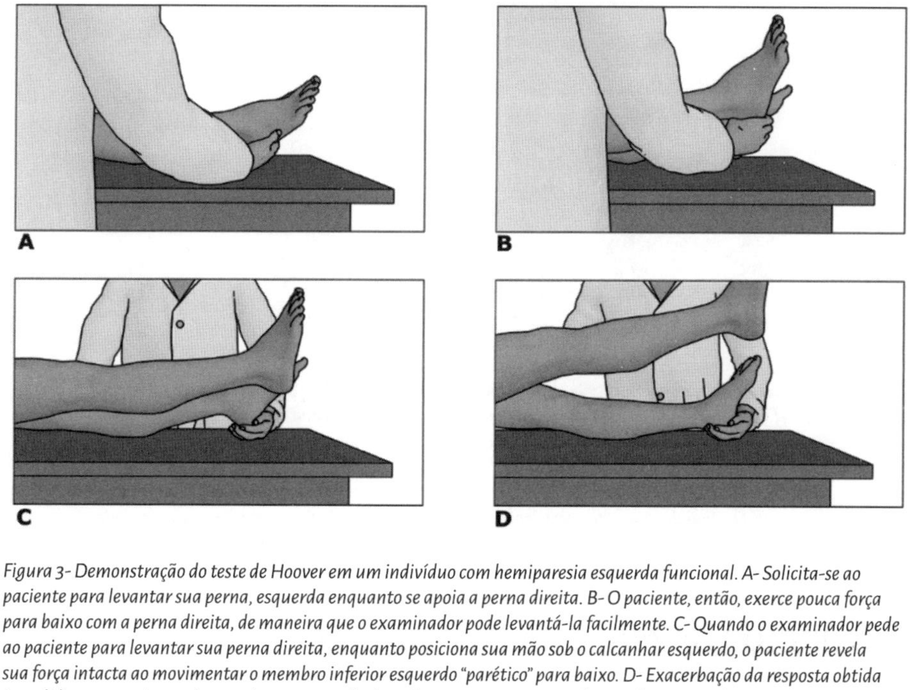

Figura 3- Demonstração do teste de Hoover em um indivíduo com hemiparesia esquerda funcional. A- Solicita-se ao paciente para levantar sua perna, esquerda enquanto se apoia a perna direita. B- O paciente, então, exerce pouca força para baixo com a perna direita, de maneira que o examinador pode levantá-la facilmente. C- Quando o examinador pede ao paciente para levantar sua perna direita, enquanto posiciona sua mão sob o calcanhar esquerdo, o paciente revela sua força intacta ao movimentar o membro inferior esquerdo "parético" para baixo. D- Exacerbação da resposta obtida à medida que o paciente eleva mais sua perna direita e força sua perna esquerda para baixo com força ainda maior.

Outro teste utilizado com frequência na avaliação de monoparesia funcional do membro inferior é o Teste de Sincinesia de Raimiste de adução-abdução da perna ou sinal do abdutor. Para sua execução o paciente permanece em decúbito dorsal. Então, o examinador coloca suas mãos sobre as pernas do paciente e solicita que ele as afaste, em um movimento de abdução. O membro paralisado não se movimenta, ao contrário do membro normal, que se movimenta como solicitado. Em seguida, solicita-se que o paciente realize o movimento de abdução com o membro normal. Ao movimentar o membro normal, ele movimenta também o membro parético de maneira reflexa (sinal do abdutor). Como complementação do teste, pede-se ao paciente para aduzir o membro normal com o máximo de força possível. O paciente, em geral, ao aduzir o membro normal, realiza o mesmo movimento de adução com o membro supostamente parético. O teste é apresentado na figura 4 (RAIMISTE, 1909; SONOO, 2004; STONE; ABEK, 2016; BILLER; GRUENER; BRAZIS, 2018).

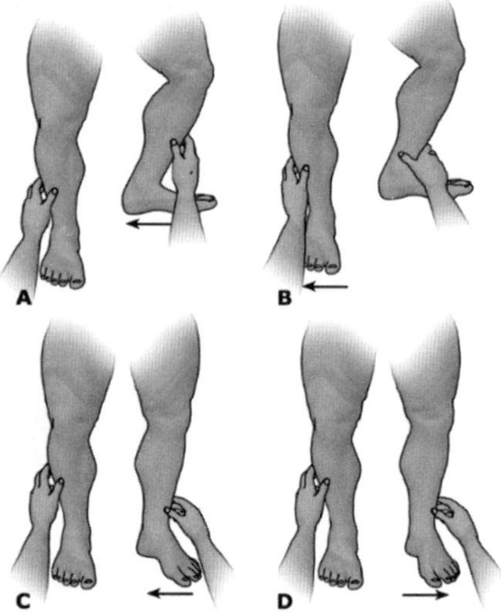

Figura 4 - Demonstração de hemiparesia esquerda orgânica (A e B) e funcional (C e D). A- Quando se solicita ao paciente com déficit motor orgânico para abduzir as pernas, a perna parética não resiste à pressão do examinador, que a desloca em direção à linha média. B- Ao mesmo tempo, a perna direita normal é capaz de realizar o movimento de abdução. C- Quando se solicita ao paciente com déficit funcional para abduzir ambas as pernas, o paciente não consegue resistir à força do examinador, que desloca a perna esquerda em um movimento de adução. D- Quando se solicita ao paciente para abduzir a perna direita normal, o paciente realiza a abdução da perna direita e, reflexamente, tende a abduzir também a perna esquerda (sinal do abdutor).

DISTÚRBIOS DA MARCHA FUNCIONAIS

Dentre as alterações de marcha funcionais mais comuns estão a astasia-abasia e as marchas hemiparética e paraparética.

Astasia significa a incapacidade de ficar parado em posição ortostática e abasia é a incapacidade de caminhar. Astasia-abasia significa, então, incapacidade de permanecer em ortostatismo e caminhar. No entanto, com a solicitação do examinador, o paciente tentará caminhar. Ao fazê-lo, realiza giros corporais bruscos, os joelhos dobram-se subitamente, dando a impressão de que o paciente vai cair. Entretanto, os movimentos raramente levam à queda, e se ela ocorre, o paciente cai nos braços do examinador ou sobre uma cadeira sem sofrer lesões. Esses movimentos significam que o sistema motor e equilíbrio estão preservados. Ao se examinar o paciente sentado ou no leito, verifica-se a ausência de déficits ou déficits apenas discretos de força muscular ou de coordenação. É importante mencionar que lesões focais de várias etiologias podem produzir alterações da marcha em um padrão de astasia-abasia. As principais localizações dessas lesões são o lobo frontal, o corpo caloso, o tálamo e, raramente, o lobo parietal (VERCUEIL, 2009; BILLER; GRUENER; BRAZIS, 2018).

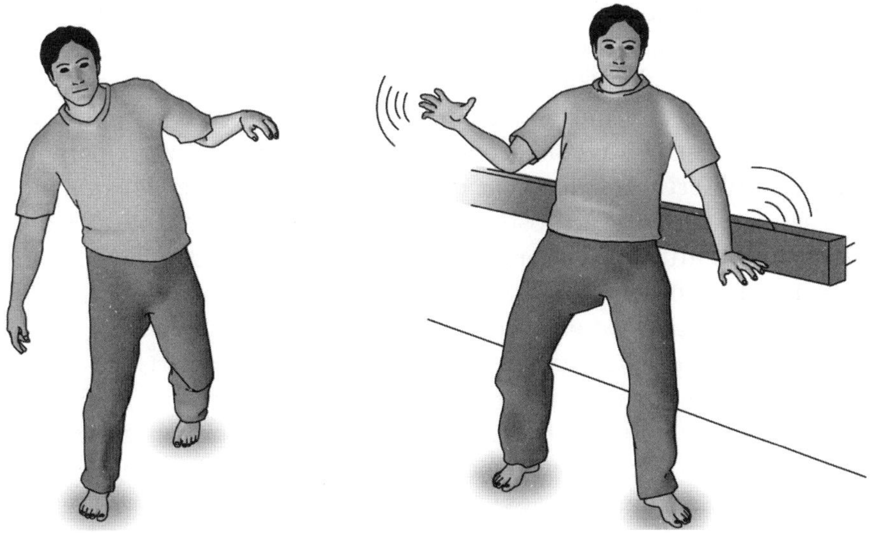

Figura 5 - A figura mostra um indivíduo com astasia-abasia. Ele apresenta instabilidade da marcha, parece iniciar uma queda, mas, então, se equilibra e não cai.

Outra apresentação funcional da marcha é a marcha hemiparética ou hemiplégica. Nesse caso, o déficit motor no hemicorpo não acomete a face e se há desvio da língua no momento de sua protusão, ele ocorre para o lado sem déficits motores, o que é o oposto do observado na hemiparesia orgânica. Pode-se observar também que os membros não assumem posturas hemiplégicas verdadeiras quando o paciente está em repouso ou caminhando. No paciente com hemiplegia orgânica, a perna tende a desviar-se para fora quando ele está em decúbito. Outros aspectos que favorecem a etiologia funcional é a normalidade dos reflexos osteotendíneos e a preservação da força da mão. Uma manobra que pode ser utilizada é, com o paciente em posição supina, pedir a ele para cruzar os braços sobre o tórax e se sentar.

Ao tentar sentar o paciente com hemiparesia orgânica eleva o membro inferior parético, o que tende a não ocorrer na hemiparesia funcional. Outro sinal descrito é o sinal de Barré. O paciente permanece em decúbito ventral com as pernas fletidas e próximas, os joelhos encostando no leito. Quando há paresia orgânica, a perna cai lentamente. Na paresia funcional, a perna não cai ou cai abruptamente.

Nos casos de acometimento funcional de um dos membros inferiores, o paciente ao caminhar, posiciona sempre o membro inferior sem déficits a frente e arrasta o membro paralisado como um objeto sem vida. O pé pode estar virado para fora ou invertido ou evertido (FUNG, 2016; STONE; ABEK, 2016; BILLER; GRUENER; BRAZIS, 2018).

Na paraplegia funcional ou psicogênica, o exame neurológico mostra normalidade dos reflexos abdominais, musculares profundos e plantares, tônus normal e manutenção do controle vesical e intestinal. As alterações sensitivas tendem a ser altamente variáveis, podem não ser congruentes com o nível motor e não mostram a perda dissociada entre as colunas anterolateral e dorsal ou poupam a região sacral, o que pode caracterizar a paraplegia orgânica. A observação cuidadosa do paciente mostra que ele pode mover as pernas para sustentação postural, durante o sono ou no teste de Hoover. Uma manobra utilizada é, com o paciente em posição supina, colocar as pernas fletidas e observar. Na paraplegia funcional, os membros inferiores permanecem na posição onde foram deixados. Na paraplegia orgânica, os membros caem instantaneamente. A observação das características do nível sensitivo pode auxiliar. Na paraplegia funcional, o dermátomos acometido circula o corpo na direção horizontal. Na paraplegia orgânica, verifica-se que os dermátomos inclinam-se para baixo no abdome. Essa distinção, entretanto, não é absoluta (BILLER; GRUENER; BRAZIS, 2018).

Em geral, os sinais motores funcionais, quando comparados aos sinais sensitivos, são mais sensíveis e específicos e apresentam um valor preditivo positivo maior. Outra indicação de etiologia funcional de uma hemiparesia é a distribuição não anatômica dos déficits. Por exemplo, a hemiparesia pode estar acompanhada de amaurose, surdez e anosmia no mesmo lado do déficit motor (STONE; ABEK, 2016).

SÍNDROME DE HIPERVENTILAÇÃO

Ocorre em pessoas com transtorno de ansiedade, incluindo o Transtorno do Pânico. Os pacientes acometidos apresentam tonturas, parestesias periorais e nos dedos das mãos e dos pés. Nos casos mais graves, observa-se o espasmo carpopedal (Fig. 6). Durante a hiperventilação ocorre hipocapnia e consequente alcalose respiratória. Esta por sua vez, produzirá hipocalcemia e hipofosfatemia, responsáveis pelos sintomas descritos. A síndrome de hiperventilação pode ser confundida com crises epiléticas de início focal e com os AITs (BILLER; GRUENER; BRAZIS, 2018).

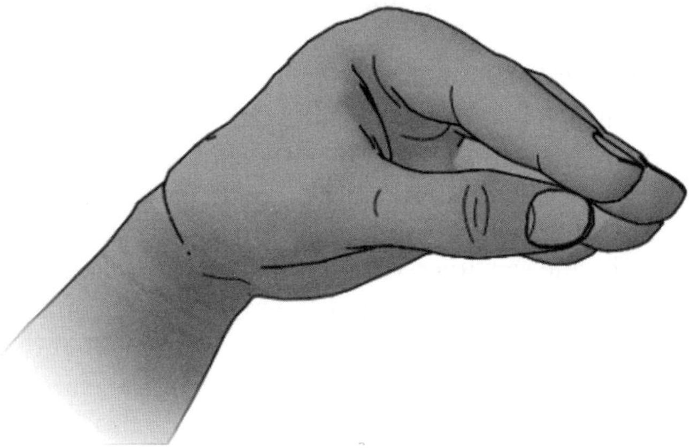

Figura 6 - O espasmo carpopedal é a manifestação característica de hiperventilação. Consiste na adução do polegar, extensão dos dedos e flexão do punho e das articulações metacarpofalangianas.

DISFUNÇÃO DOS NERVOS CRANIANOS FUNCIONAL

Foram descritas várias alterações funcionais de acometimento dos nervos cranianos. Neste capítulo descreveremos o espasmo facial funcional e a ptose funcional.

No espasmo facial funcional, o que se observa, na realidade, é a contração do músculo orbicular do olho de um lado da face, produzindo seu fechamento e a contração do músculo platisma do lado oposto, levando a um desvio da mandíbula e mesmo à protusão do lábio. Aparentemente, existe paralisia facial, mas, na realidade, trata-se de um transtorno do movimento hipercinético. Essa apresentação é uma indicação da etiologia funcional dos sinais motores observados e da hemiplegia, que pode estar associada e se apresenta do mesmo lado dos sintomas faciais.

Em relação à ptose, quando sua etiologia é orgânica, o paciente tende a levantar o supercílio do lado afetado pela ação do músculo frontal. Na ptose de origem funcional, a contração voluntária do músculo orbicular do olho faz o supercílio se desviar para baixo. Em caso de contração intensa do músculo orbicular do olho pode haver blefaroespasmo (KASKI, 2015).

DISTÚRBIOS SENSAÇÃO SOMÁTICA FUNCIONAIS

Apesar de os pacientes poderem se apresentar com queixas agudas de alterações sensitivas, em geral, muitos pacientes não têm consciência dos seus déficits. Nesse caso, as alterações serão percebidas apenas durante a avaliação objetiva da sensibilidade.

As alterações mais frequentes são redução ou perda da sensibilidade dolorosa, respectivamente, hipoestesia ou anestesia. Outras queixas são hipoestesia tátil e térmica. Concomitantemente, pode haver sensação de não pertencimento do membro superior ou inferior, sugerindo uma manifestação mais cognitiva do que sensitiva. Lasègue descreveu pacientes com anestesia funcional que conseguiam movimentar os membros acometidos somente quando olhavam para eles (LASÈGUE, 1864; STONE; VERMEULEN. 2016).

Os sintomas sensitivos podem apresentar distribuição variada, acometendo toda a extensão de um hemicorpo, ou regiões mais restritas como uma hemiface, ou ainda se manifestarem de maneira generalizada, acometendo todo corpo. Os sintomas tendem a ser de curta duração, mas podem reaparecer durante eventos estressantes. Sintomas mais complexos, como a sensação de o corpo ter sido partido ao meio na região anterior do tronco, também podem ocorrer (STONE; VERMEULEN. 2016).

Nos casos de doenças orgânicas, como as neuropatias periféricas ou as radiculopatias, os sintomas e sinais seguem uma distribuição anatômica. Nos déficits sensitivos funcionais, o padrão habitual dos déficits não segue a distribuição anatômica, apresentando-se como uma circunferência que termina abruptamente na raiz da coxa ou do ombro, e se for menos extenso, no limite proximal da perna ou do antebraço. Outras queixas se restringem às articulações do ombro ou quadril. Nos casos de lesão do nervo trigêmeo, a anestesia da face poupa o ângulo da mandíbula, que recebe a inervação sensorial da raiz cervical C2. A anestesia facial funcional geralmente inclui o ângulo da mandíbula e para na linha de implantação dos cabelos (KAUFMAN, 2016; STONE; VERMEULEN. 2016; BILLER; GRUENER; BRAZIS, 2018).

Nos casos de hemianestesia funcional, além das alterações sensitivas, o paciente pode apresentar amaurose, anosmia, surdez e ageusia no mesmo lado, o que não pode ser explicado do ponto de vista anatômico. O exame objetivo da sensibilidade mostra um déficit que se interrompe agudamente na linha média de todo o corpo, incluindo a cabeça, como na imagem mental da metade do corpo. Pode-se observar também ausência completa de sensação vibratória assim que o diapasão, colocado no esterno ou na fronte, alcança a linha média. Esses achados sugerem uma etiologia funcional porque as fibras sensitivas se estendem além da linha média a as alterações não são percebidas de maneira abrupta. Da mesma maneira, as vibrações produzidas pelo diapasão se estendem pelas estruturas ósseas e a perda da sensação vibratória na metade da fronte, da mandíbula ou do esterno sugere o diagnóstico de transtorno funcional (STONE; VERMEULEN. 2016; BILLER; GRUENER; BRAZIS, 2018).

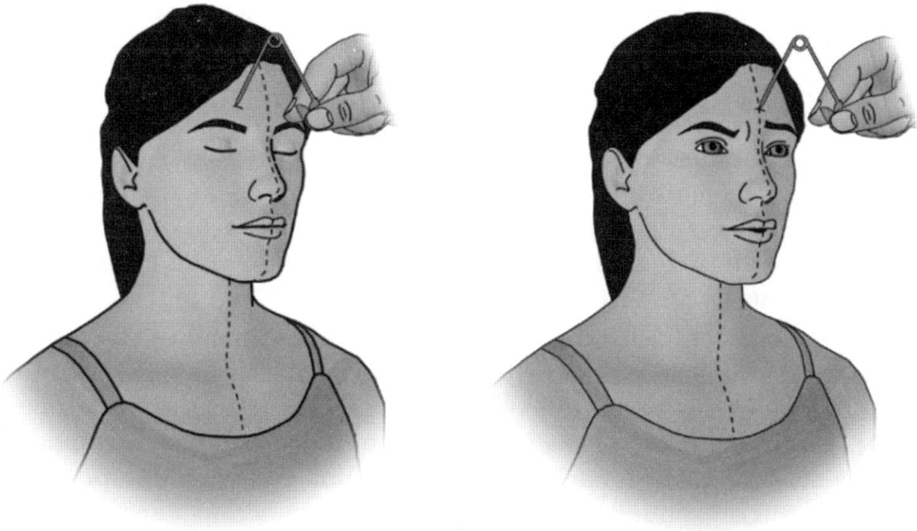

Figura 7 - Demonstração de perda sensitiva funcional no hemicorpo direito. A paciente parece não sentir dor na metade direita da fronte e assim que o estímulo doloroso ultrapassa a linha média, ela começa a senti-lo.

Nas lesões orgânicas, em caso de acometimento de todas as modalidades de sensibilidade, os pacientes apresentam ataxia sensitiva, com dificuldades para movimentar os membros adequadamente com os olhos fechados, além de redução ou abolição dos reflexos osteotendíneos. Nos casos de transtornos funcionais da sensibilidade, esses achados estão ausentes e o exame dos pacientes durante o sono mostra que o paciente afasta a extremidade anestesiada dos estímulos dolorosos.

Outra manobra útil consiste em provocar um ritmo de respostas que revela a integridade das vias sensitivas. O exame se inicia pelas áreas sem alterações de sensibilidade. Inicialmente, solicita-se ao paciente que responda dizendo "sim" quando se aplica um estímulo e "não" quando o estímulo é retirado. Após algumas tentativas, inesperadamente, estimula-se a região anestesiada. Se o paciente disser "não" logo após o examinador tocá-la, significa que ele percebeu o estímulo.

É possível ainda que alguns pacientes apresentem um padrão de respostas sempre opostas ao que se espera. Por exemplo, durante o exame da sensibilidade cinético-postural, o paciente com transtorno funcional pode fornecer respostas opostas, dizendo, por exemplo, abaixo, toda vez que a posição do dedo estiver para cima. Mesmo com ausência total de lesão orgânica, os pacientes costumam acertar algumas respostas.

A observação comportamental durante o exame é importante. Alguns pacientes demoram a responder, demonstrando que estão tentando sentir o estímulo e comunicar as respostas. Outros pacientes respondem discretamente, mesmo após uma estimulação forte. Na analgesia funcional, não se recomenda a aplicação de estímulos dolorosos com intensidade crescente.

Outro teste para a avaliação de pacientes com alterações funcionais da sensibilidade é o Teste de Bowlus, já descrito anteriormente. Os dedos são estimulados aleatoriamente e o paciente poderá sentir o toque mesmo nos dedos aparentemente anestesiados. Os olhos podem estar abertos ou fechados. Uma variante do teste é realizada com a extensão dos membros para trás, seguido de entrelaçamento dos dedos, que serão estimulados aleatoriamente.

Os pacientes com déficits sensitivos genuínos nos membros não conseguem realizar muitas tarefas se seus olhos estiverem fechados. Tais achados são observados nos pacientes com neuropatias periféricas graves ou nas lesões na coluna posterior da medula, encontradas usualmente na deficiência de vitamina B12, na Tabes Dorsalis, ou na Esclerose Múltipla. Eles tendem a cair ou apresentam instabilidade ao permanecerem de pé com os olhos fechados (sinal de Romberg). Em contraste, os pacientes com perda sensitiva funcional podem ainda abotoar suas roupas, e não apresentam o sinal de Romberg (KAUFMAN, 2016; STONE; VERMEULEN. 2016; BILLER; GRUENER; BRAZIS, 2018).

DÉFICITS SENSORIAIS FUNCIONAIS

Os déficits desse grupo: os visuais, auditivos e olfativos. Provavelmente, os sintomas visuais são os que mais causam estresse. Quando ocorre perda de visão aguda, os pacientes são avaliados inicialmente por um oftalmologista e posteriormente encaminhados para avaliação neurológica. Estima-se que até 12% dos pacientes que se apresentam ao oftalmologista com perda visual são diagnosticados com perda visual não orgânica (PVNO) ou funcional. A PVNO pode ocorrer em qualquer idade, predomina no sexo feminino e o acometimento pode ser uni ou bilateral. Como os pacientes com PVNO podem apresentar uma doença visual concomitante, elas devem ser investigadas de maneira completa para que se possa excluir causas orgânicas de perda visual.

A observação do paciente enquanto aguarda a consulta faz parte da avaliação, seja sentado, manipulando objetos ou ao caminhar. O uso de óculos de sol sem uma razão oftalmológica adequada é um dos sinais indicativos de PVNO. A capacidade para alcançar objetos e explorar o ambiente está comprometida nos pacientes com perda visual orgânica. Eles movem-se com cautela e lentamente, esbarrando ou não nos objetos. Os pacientes com PVNO, ao contrário, podem evitar os obstáculos do ambiente e até manipular objetos com facilidade. Ou então, esbarrar em objetos deliberadamente, como se quisessem provar que não podem enxergar.

Alguns sinais do exame neurológico favorecem o diagnóstico de PVNO. Observa-se reatividade normal das pupilas à luz e ausência de alterações ao exame do fundo de olho. A acuidade visual permanece a mesma quando os objetos são colocados em distâncias diferentes. No teste index-index com os braços estendidos para a frente, os pacientes terão dificuldades para tocar as extremidades dos indexes, enquanto os pacientes com perda visual orgânica não terão dificuldade para realizar o teste, considerando que sua função proprioceptiva esteja preservada. Outro teste auxiliar de grande utilidade é o teste do espelho. Pede-se ao paciente para olhar em direção a um espelho e realiza-se um movimento rotatório para trás e para frente no eixo vertical. Os pacientes com PVNO acompanham a rotação de sua imagem enquanto os pacientes com doença orgânica não acompanham. E os exames de neuroimagem não mostram lesões dos nervos ópticos ou cerebrais (INCESU, 13 DATTILO, 2016).

Nos distúrbios funcionais do campo visual funcional, existe a constrição do diâmetro do campo, produzindo uma visão tubular, como se o indivíduo olhasse através de um túnel. Na visão tubular, o campo visual permanece com o mesmo diâmetro para objetos próximos e distantes (Fig. 8) (BILLER; GRUENER; BRAZIS, 2018).

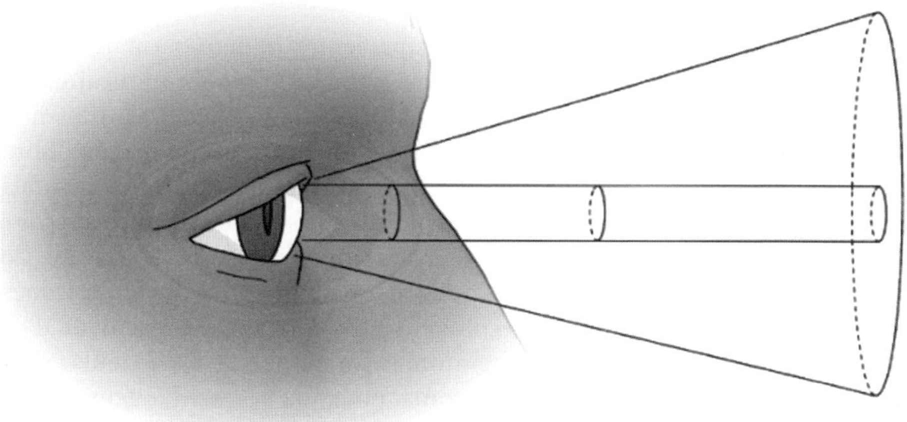

Figura 8 - Diminuição do campo visual funcional. O campo visual normal se expande em forma de cone em proporção à distância do objeto. Na visão em túnel ou tubular a área visível permanece constante apesar da distância do objeto aumentar.

Outra queixa relacionada à visão é a diplopia. Os casos de diplopia binocular, que desaparece quando um dos olhos é ocluído, geralmente, são de causa neurológica. Quando a queixa é de diplopia monocular, apesar da possibilidade de um transtorno funcional, faz-se necessária a avaliação oftalmológica devido à possibilidade de doenças da retina ou do cristalino. Apenas raramente uma doença neurológica é causa do sintoma (INCESU, 13 DATTILO, 2016).

Outro sintoma sensorial descrito é a surdez funcional. A observação dos pacientes mostra que eles reagem a ruídos ou a palavras que surgem de maneira inesperada. Outra característica sugestiva de etiologia funcional é o relato de hipoacusia ou surdez no ouvido ipsilateral à hemiparesia. As sinapses do trato auditivo na ponte possibilitam que alguns tratos alcancem o tronco cerebral posterior e o cérebro, apesar das lesões no sistema nervoso central. Se as dúvidas em relação à etiologia persistirem, pode-se solicitar exames complementares como audiometria e potenciais evocados auditivos do tronco encefálico.

Em relação aos déficits olfativos, mesmo na presença de anosmia orgânica (TCE, doenças neurodegenerativas), os pacientes ainda podem perceber as substâncias voláteis potencialmente tóxicas, como amônia ou álcool, que irritam as terminações da mucosa nasal do nervo trigêmeo mais do que o nervo olfatório. Os indivíduos com anosmia funcional podem manifestar incapacidade de sentir qualquer substância (BILLER; GRUENER; BRAZIS, 2018).

ABORDAGEM DOS PACIENTES COM QUEIXAS NEUROLÓGICAS FUNCIONAIS

Do ponto de vista comportamental, os pacientes podem permanecer indiferentes em relação à sua incapacidade, aceitando-a com naturalidade, como se estivessem em seu estado normal (*la belle indifférence*). Eles não perguntam sobre seu diagnóstico e nem demonstram preocupação sobre ele. Entretanto, vale ressaltar que pacientes com lesões nos lobos frontais de várias etiologias podem apresentar anosognosia ou graus diferentes de apatia e permanecerem indiferentes aos seus déficits. Na síndrome de Anton, situação rara caracterizada por amaurose bilateral devido a lesões corticais, os pacientes parecem despreocupados com sua incapacidade. Por outro lado, alguns pacientes com sintomas funcionais, em particular dor, apresentam reações exageradas ao sintoma, podendo apresentar gemidos ou mesmo prostração com algum grau de dramaticidade (STONE, 2017; BILLER; GRUENER; BRAZIS, 2018).

A realização do exame neurológico nesses pacientes é necessária, mas requer alguns cuidados. Muitas vezes o examinador não consegue realizar o exame completo de uma só vez e na sequência habitual, tendo de completá-lo em outro momento. Alguns pacientes, ao serem examinados, sentem-se ameaçados, desconfortáveis, podendo até apresentar piora dos sinais e sintomas.

Alguns achados do exame podem confundir o diagnóstico, como a presença de reflexos hiperativos e resposta extensora do reflexo cutaneoplantar, sinais que podem ser observados tanto em indivíduos com déficits de etiologia orgânica como em indivíduos ansiosos e com déficits funcionais. A presença de sintomas considerados atípicos ou com intensidade maior que a esperada pode induzir ao diagnóstico errôneo de etiologia funcional em pacientes com sintomas de etiologia orgânica.

Outro aspecto importante da avaliação é considerar que os pacientes com sintomas neurológicos funcionais apresentam, com frequência, mais de um tipo de sintoma. Por exemplo, pacientes com paresias funcionais comumente apresentam fadiga, queixas referentes ao sono e à memória, cefaleia e lombalgia. Deve-se lembrar também que sinais e sintomas de etiologia orgânica e funcional com frequência coexistem em um mesmo indivíduo e que várias doenças com causa orgânica conhecida são consideradas um fator de risco para o aparecimento de sintomas funcionais.

Na abordagem do paciente, os elementos da história clínica podem ser terapêuticos. A realização da anamnese, além de possibilitar a obtenção das informações necessárias, permite que o paciente consiga algum alívio dos sintomas e passe a confiar no examinador. Muitos pacientes já foram avaliados previamente e relatam experiências negativas com outros profissionais. Eles se queixam, sobretudo, de não terem tido tempo para descrever seus sintomas, da não valorização de suas queixas e de que o examinador estava mais interessado em procurar algum tipo de problema psicológico do que escutar seus sintomas. Compreender as crenças e os medos que os pacientes manifestam sobre seus sintomas e seu diagnóstico, como o receio de ter alguma doença grave ou de ser rotulado como psicossomático, também contribui para o tratamento.

Os pacientes com diagnóstico de CNEP apresentam comumente experiências de despersonalização ou desrealização no início das crises. Eles relatam dificuldades para descrevê-las e temem que sejam interpretadas como loucura. O examinador, ao explicar que esses termos são utilizados pelos médicos para descrever os estados mentais das pessoas e que eles não significam loucura, contribui para o tratamento e para que se possa explicar os mecanismos dos sintomas. Experiências de vida negativas, incluindo as ocorridas na infância, e transtornos de personalidade, apesar de predisporem aos sintomas, não estão presentes em todos os pacientes. Os sintomas podem ser desencadeados por ataques de pânico, dor e pelo aparecimento de algum tipo de lesão.

O papel do neurologista tem se limitado a excluir uma doença orgânica, estabelecer o diagnóstico e definir os sintomas como funcionais. Entretanto, durante a avaliação neurológica surgem oportunidades que podem contribuir para o tratamento, seja durante a obtenção da história clínica, durante o exame físico ou ao fim da avaliação. Os sintomas devem ser considerados genuínos, comuns e potencialmente reversíveis. A afirmação de que se trata de um diagnóstico real, e não apenas de um diagnóstico de exclusão, é recomendada. Os pacientes podem ainda ser encaminhados para um acompanhamento psicoterápico ou fisioterápico. É fundamental que o examinador compreenda que explicações rápidas ou incompletas, com frequência, causam insatisfação e será mais difícil ajudá-los posteriormente. Alguns autores salientam que a utilização dos termos funcional ou dissociativo pode ser preferível aos termos psicossomático ou psicogênico. Ao se explicar o diagnóstico, pode-se mostrar os sinais encontrados, como por exemplo, o sinal de Hoover, ou explicar por que os sintomas são considerados de origem dissociativa, dando mais autoridade e lógica ao diagnóstico. Muitos pacientes se beneficiam de saber que não tem Epilepsia, Esclerose Múltipla ou Doença Cerebrovascular.

É importante salientar que a existência de comorbidades envolvendo dor, sono de má qualidade, fadiga e incapacidade dificultam a melhora dos sintomas. Assim, cada paciente deve ser avaliado individualmente, e os fatores perpetuadores devem ser abordados e tratados. O uso de antidepressivos está indicado apenas em casos de depressão, ansiedade ou insônia associadas, não existindo evidências que seu uso melhore os sintomas funcionais. Em muitos casos, não se observa melhora significativa mesmo com o acompanhamento adequado. Recomenda-se, assim, que a interrupção do tratamento seja abordada em momento oportuno e considerando-se as características de cada paciente (SANDERS; KESHAVAN, 1998; SANDERS; KESHAVAN, 2002; STONE; ABEK, 2016; STONE, 2017).

REFERÊNCIAS

AMERICAN PSYCHIATRIC ASSOCIATION - APA. *DSM-5: Manual diagnóstico e estatístico de transtornos mentais - DSM*. 5.ed. Porto Alegre: Artmed; 2014.

BILLER, J.; GRUENER, G.; BRAZIS, P. W. Exames Clínicos e Laboratoriais Para Distinguir Distúrbio de Conversão (Distúrbio Neurológico Funcional Sintomático) de Doença Orgânica. In: BILLER, J.; GRUENER, G.; BRAZIS, P. W. *Demyer's - O Exame Neurológico*. 7. ed. Di Livros Editora Ltda; 2018.

BINZER, M.; ANDERSEN, P. M.; KULLGREN, G. Clinical characteristics of patients with motor disability due to conversion disorder: a prospective control group study. *Journal of Neurology, Neurosurgery & Psychiatry*, v. 63, n. 1, p. 83-88, 1997.

DATTILO, M. et al. Functional and simulated visual loss. *Handbook of clinical neurology*, v. 139, p. 329-341, 2016.

DE PAOLA, L. Diagnóstico de Crises Não Epiléticas Psicogênicas (CNEP) - Aspectos Neurológicos. In: MARCHETTI, R. L.; PROENÇA, I. C. G. F. *Manual Prático de Neuropsiquiatria de Epilepsia*. Elsevier; 2019.

DIUKOVA, G. M.; STOLIAROVA, A. V. Psychogenic disorders of stance and gait as seen in videotaping. *Zhurnal nevrologii i psikhiatrii imeni SS Korsakova*, v. 101, n. 12, p. 13-18, 2001.

DOSS, R. C.; LAFRANCE JR, W. Curt. Psychogenic non-epileptic seizures. *Epileptic Disorders*, v. 18, n. 4, p. 337-343, 2016.

FOUCHARD, A-A.; MONDON, K.; DE TOFFOL, B. Transient epileptic amnesia. *Presse medicale (Paris, France: 1983)*, v. 46, n. 1, p. 31-35, 2016.

FUNG, V. S. C. Functional gait disorder. *Handbook of clinical neurology*, v. 139, p. 263-270, 2016.

HARVEY, P. Harvey's 1 and 2. *Pract Neurol*; v. 3, n.4, p. 178–179, 2004.

HOOVER, C. F. A new sign for the detection of malingering and functional paresis of the lower extremities. *Journal of the American Medical Association*, v. 51, n. 9, p. 746-747, 1908.

INCESU, A. I. Tests for malingering in ophthalmology. *International journal of ophthalmology*, v. 6, n. 5, p. 708, 2013.

KASKI, D. et al. Cranial functional (psychogenic) movement disorders. *The Lancet Neurology*, v. 14, n. 12, p. 1196-1205, 2015.

KAUFMAN, D. M. Psychogenic Neurologic Deficits. In: KAUFMAN, D. M.; GEYER, H. L.; MILSTEIN, M. J. *Kaufman's Clinical Neurology for Psychiatrists E-Book*. Elsevier Health Sciences, 2016.

LASÈGUE, C. De l'anaesthésie et de l'ataxie hystériques. *Arch Gen Med*, v. 6, n. 3, p. 385-402, 1864.

LUDWIG, L. et al. Functional coma. *Handbook of clinical neurology*, v. 139, p. 313-327, 2016.

MACHETTI, R. L. Aspectos gerais das Crises Não Epiléticas Psicogênicas. In: MARCHETTI, R. L.; PROENÇA, I. C. G. F. *Manual Prático de Neuropsiquiatria de Epilepsia*. Elsevier; 2019.

MARKOWITSCH, H. J.; STANILOIU, A. Functional (dissociative) retrograde amnesia. *Handbook of clinical neurology*, v. 139, p. 419-445, 2016.

RAIMISTE, J. Deux signes d'hémiplégie organique du membre inférieur. *Rev Neurol*, v. 17, p. 125-9, 1909.

SANDERS, R. D.; KESHAVAN, M. S. The neurologic examination in adult psychiatry: from soft signs to hard science. *The Journal of neuropsychiatry and clinical neurosciences*, v. 10, n. 4, p. 395-404, 1998.

——— Physical and neurologic examinations in neuropsychiatry. In: *Seminars in clinical neuropsychiatry*. 2002. p. 18-29.

SONOO, M. Abductor sign: a reliable new sign to detect unilateral non-organic paresis of the lower limb. *Journal of Neurology, Neurosurgery & Psychiatry*, v. 75, n. 1, p. 121-125, 2004.

SPIEGEL, D. R. et al. Transient global amnesia: current perspectives. *Neuropsychiatric disease and treatment*, 2017.

STANILOIU, A.; MARKOWITSCH, H. J. Dissociative amnesia. *The Lancet Psychiatry*, v. 1, n. 3, p. 226-241, 2014.

STONE, J. et al. Who is referred to neurology clinics? — the diagnoses made in 3781 new patients. *Clinical neurology and neurosurgery*, v. 112, n. 9, p. 747-751, 2010.

STONE, J. Functional neurological disorders: the neurological assessment as treatment. *Practical Neurology*, v. 16, n. 1, p. 7-17, 2016.

STONE, J.; ABEK, S. Functional limb weakness and paralysis. *Handbook of clinical neurology*, v. 139, p. 213-228, 2016.

STONE, J.; VERMEULEN, M. Functional sensory symptoms. *Handbook of clinical neurology*, v. 139, p. 271-281, 2016.

STONE, J.; WARLOW, C.; SHARPE, M. The symptom of functional weakness: a controlled study of 107 patients. *Brain*, v. 133, n. 5, p. 1537-1551, 2010.

THOMAS-ANTÉRION, C. Dissociative amnesia: disproportionate retrograde amnesia, stressful experiences and neurological circumstances. *Revue neurologique*, v. 173, n. 7-8, p. 516-520, 2017.

VERCUEIL, L. Astasia-abasia: Psychogenic and non-psychogenic causes. *Revue neurologique*, v. 166, n. 2, p. 221-228, 2009.

07. AVALIAÇÃO E PREVENÇÃO DE RISCOS NOS DIFERENTES SERVIÇOS DE ATENÇÃO À CRISE

TÚLIO EUGÊNIO DE SOUZA

Um dos grandes desafios no atendimento das urgências e emergências psiquiátricas, assim como nas outras clínicas, é que, quanto maior é a experiência, mais receoso se fica diante dos possíveis e inúmeros riscos e desafios.

Elencar os diversos riscos e estratégias de prevenção em uma situação de urgência psiquiátrica traz uma gama de possibilidades de abordagens. Algumas mais notórias e específicas serão abordadas de forma mais detalhada nos capítulos seguintes: risco de suicídio, agitação psicomotora, violência e agressividade, intoxicação por substâncias psicoativas, *delirium*, estados catatônicos, maniformes, dissociativos e conversivos, ataques de pânico, efeitos adversos dos psicofármacos etc.

Todavia, apesar de toda ação estar diretamente associada a um determinado risco, diversos fatores compõem o cenário da urgência e desenvolver, através da capacitação, estudo contínuo, reciclagem, alinhamento das equipes, experiência e até maturidade, nos impele a considerar aspectos que são essenciais na assistência e, muitas vezes, determinantes nos desfechos dos casos. A abordagem inicial é precursora e fundamental para compreender os critérios mais objetivos da assistência nas emergências psiquiátricas, além de serem preditores na adesão ao tratamento e resolução mais coerente e adequada (PINHO; SOUZA; ESPERIDIÃO, 2018).

Sabe-se que, um pouco diferente das urgências das outras clínicas, em geral, as situações envolvendo as crises no espectro mental podem ser permeadas por tensão, outras pessoas do entorno social, além do paciente, e até reviravoltas constantes. De modo que o olhar atento à todas particularidades e singularidades do cenário, bem como a observação da articulação e movimentação de todos os envolvidos, exige certa perspicácia em processar todas as informações e definir as condutas mais adequadas. Além disso, é necessário um controle emocional e serenidade diante de alguns momentos e situações em que pode haver um certo caos e que, de fato, pode ser arriscado para a própria segurança do profissional e de terceiros (MANTOVANI et al., 2010).

OS TERRITÓRIOS DA URGÊNCIA

Deparar-se com uma situação de urgência psiquiátrica dentro dos dispositivos da Rede de Atenção Psicossocial (RAPS) não é algo raro, pelo contrário. Muitas vezes os profissionais desses serviços são convocados a responder inicialmente dentro de situações e estruturas que não são apropriadas para esse tipo de atendimento, sejam nas oficinas terapêuticas dos centros de convivência e arte na saúde, consultórios de rua, equipes de saúde mental na atenção básica e serviços de residência terapêutica, que, apesar de comporem a RAPS, possuem finalidades e especificidades diferente dos Centros de Atenção Psicossocial (CAPS), também nomeados em algumas cidades como Centros de Referência em Saúde Mental (CERSAM). Esse modelo converge a uma rede substitutiva como forma de ampliar o "lugar da urgência" ao incluir um conjunto de serviços em rede numa perspectiva de corresponsabilização (DIAS; FERIGATO; FERNANDES, 2020).

Em outros serviços de saúde, tais como unidades de pronto atendimento (UPA) e unidades básicas de saúde (UBS), esses acontecimentos podem se tornar um desafio ainda maior e até gerar um estresse e desconforto para os profissionais que nela atuam; seja por insegurança, medo, receios, despreparo técnico ou mesmo falta de experiência e abordagem nas formações técnicas e graduações dos trabalhadores (ROTOLI et al., 2019).

Ainda que mais raro, há outros serviços que também acabam por se deparar com as situações de crise em saúde mental; tais como dispositivos do Sistema Único de Assistência Social (SUAS) como os Centros de Referência de Assistência Social (CRAS) e os Centros de Referência Especializado de Assistência Social (CREAS). Por compor a sociedade e lidar com o ser humano, faz-se necessário, minimamente, tentar entender que a lógica pragmática não determina o inconsciente.

A partir da Portaria GM/MS n.º 2.048 (de 5 novembro de 2002) da Política Nacional de Atenção às Urgências, o Serviço de Urgência Móvel (SAMU) foi implantado no país como um serviço de telemedicina e intervenção das urgências e emergências. Uma de suas atribuições inclui o atendimento às urgências psiquiátricas em parceria com a rede de saúde mental e, se for indispensável, outros agentes não oriundos da saúde (policiais militares e rodoviários, bombeiros militares e outros) (BRASIL, 2002).

Essa portaria destaca as principais urgências em saúde mental (tentativas/risco de suicídio, síndromes cerebrais orgânicas, psicoses, depressões, paciente agitado/violento, abstinência alcóolica, alterações do nível de consciência, crianças vitimizadas e abordagem do paciente terminal e sua família) e também algumas habilidades essenciais aos profissionais das equipes, tais como: o reconhecimento de sinais de gravidade e necessidade de acionar outros atores diante de risco à segurança da equipe, paciente e terceiros; descrição ao médico regulador os sinais constatados (quando não ausência de um médico na equipe do SAMU); manejo de pacientes suicida, agressivos e psicóticos; e responsabilização pelo adequado encaminhamento do paciente de acordo com protocolos reconhecidos e previamente pactuados.

A partir da geração de uma ocorrência mediante uma ligação telefônica, avaliação do caso via regulação para reconhecimento de sinais de gravidade e, caso seja pertinente, definição do fluxo operacional de ação, o SAMU aciona suas equipes (Unidade de Suporte Avançado de Vida/USA e Unidade de Suporte Básico de Vida/UBS) com proposta de atuação local universal (espaços e vias públicas, residências e outros locais). Conforme a avaliação da cena de abordagem e considerando os riscos ambientais e segurança (do socorrista, equipe, comunidade e paciente), uso de equipamentos de proteção individual (EPI) e seu uniforme especializado por toda a equipe, avaliação das rotas de fuga e evacuação do local (deixando o mínimo possível de pessoas e a equipe), há uma formulação de um plano de abordagem, acordo da ação em equipe, abordagem com postura e discurso adequados e estabilização/condução do paciente. A resolução da ocorrência pode ocorrer diretamente por orientações ao solicitante pela central de regulação do SAMU e encerramento da ligação telefônica, por orientações pelas equipes do SAMU no local de atendimento, ou ainda pela remoção e condução do paciente a outro serviço especializado.

Diante de indivíduos em locais de difícil acesso ou condições de atendimento às urgências relacionadas às causas externas, outros agentes são acionados para o desempenho de ações de salvamento, socorro público e segurança. A Portaria reforça a necessidade de uma ação conjunta, complementar e integrada. Todavia, em situações extremas de violência e porte de armas, as intervenções são pautadas pelos treinamentos e protocolos das equipes de segurança baseados no uso progressivo da força, cabendo ao SAMU orientar uma melhor abordagem, se for possível. Tal orientação busca evitar o uso da força letal como caráter efetivo/repressivo (disparo de armas de fogos) em casos de defesa de terceiros contra uma ameaça iminente de ferimento grave ou morte ou ainda a legítima defesa; ou ainda como caráter dissuasivo (sacar e apontar uma arma de fogo), e até efetivo/repressivo, para impedir a perpetração de um crime particularmente grave associado a séria ameaça à vida (XAVIER, 2009). Além disso, a orientação busca evitar abordagens inadequadas, o uso excessivo ou indevido da força ou mesmo o abuso de autoridade – muitas vezes pautados na falta de capacitação e treinamento contínuo decorrentes da falta de investimento ou mesmo em preconceitos. Destaca-se que o uso de algemas ou armas de eletrochoque são ações exclusivas das forças de segurança.

Independentemente da situação, com ou sem necessidade de outros agentes, algumas atitudes podem piorar o sofrimento psíquico dos sujeitos atendidos e até serem traumatizantes. Bastos e colaboradores (2016) debatem que alguns profissionais do SAMU possuem concepções distorcidas sobre a saúde mental, uma dificuldade em compreender a complexidade associada à crise psíquica e realizam intervenções baseadas muitas vezes na "lógica linear de causa e efeito" – condições que tendem a uma reprodução de comportamentos equivocados e reforçam ainda mais a segregação do portador de transtorno mental. Destacam também que a discussão incipiente quanto ao tema da saúde mental no atendimento pré-hospitalar seria um reflexo da prática dessas equipes.

Considerando as particularidades e diferenças de serviços e suas redes dentro desse país com dimensões continentais, Dias, Ferigato e Fernandes (2020) discorrem quanto à existência de redes paralelas de urgência/emergências e saúde mental com suas respectivas lógicas de condução, terminologias e fluxos próprios. Os autores avaliaram protocolos e documentos de algumas cidades brasileiras (Belo Horizonte/MG, Curitiba/PR, Betim/MG, Divinópolis/MG, Fortaleza/CE, Londrina/PR, Ribeirão Preto/SP, Colombo/PR e Florianópolis/SC) e elencaram dicotomias sociotécnicas a partir do binômio centralização-descentralização, da Portaria GM/MS de n.º 3.088 (de 23 de dezembro de 2011) sobre a RAPS e considerando os seguintes pontos: integração rede de urgência e rede de saúde mental, existência de serviços específicos para atendimento da crise, atendimento a situações de crise na rede comunitária, regulação de leitos psiquiátricos, serviços comunitários de funcionamento 24 horas, projeto terapêutico singular como norteador das práticas em rede e vinculação do usuário ao serviço e do serviço ao território. Apontam a tendência de preferência da rede de urgência pelo trinômio SAMU – unidade de pronto atendimento (ou pronto socorro) – hospital psiquiátrico. Apesar de Jardim e Dimenstein (2007) ressaltarem que muitos CAPS funcionam em horário comercial, sob um regime quase ambulatorial e sem uma preparação adequada e até alguns CAPS III que não apresentam uma estrutura para atendimento da demanda noturna.

O desconhecimento de serviços mais específicos de atenção à crise na rede de saúde mental pela população, a falta de vários desses dispositivos da RAPS em vários municípios brasileiros, a dificuldade de reconhecimento de determinadas situações por profissionais ou ainda os estigmas que estão associados à "saúde mental" também parecem estar associado ao fato de que a maioria das urgências psiquiátricas são encaminhadas às UPA e hospitais gerais (DIAS; FERIGATO; FERNANDES, 2020; OLIVEIRA et al., 2014).

Independentemente do lugar e tempo em que a "crise" se apresente inicialmente, ao se propor trabalhar com pessoas, é primordial um mínimo de conhecimento técnico no intuito de se tentar conduzir da maneira mais adequada aos locais que possam assistir melhor um paciente. Assim como o trato com respeito e dignidade é essencial nessas abordagens (FERIGATO; CAMPOS; BALLARIN, 2007).

AVALIAÇÃO INICIAL E TRIAGEM

No intuito de abordar as linhas gerais da avaliação e prevenção dos riscos a partir do *setting* da porta de entrada e acolhimento, pretende-se abordar alguns pontos importantes. Importante destacar novamente que é mandatório se pensar na lógica de atendimento de acordo com o cenário local, suas redes e todas suas particularidades. Embora haja muitas diferenças entre os serviços, este texto tenta abordar mais na perspectiva da UPA, do CAPS e até do acolhimento nas unidades básicas de saúde.

Taborda, Baron e Neto (2014) destacam a avaliação do risco a partir da situação psiquiátrica do quadro (alteração do estado mental) e, consequentemente, sua condição de emergência e urgência (presença de risco). A percepção clara e adequada desse binômio se torna indispensável para a percepção do risco e respaldo legal e clínico para justificar ações terapêuticas divergentes à vontade do paciente e ocasional rompimento do sigilo médico, por exemplo. Reforçam ainda que, a partir da epidemiologia médica, "fatores de risco" podem ser percebidos, aumentando as chances de um eventual desfecho ou ação. Elencam também os principais riscos a serem avaliados, até porque não há precisa especificação legal: risco de heteroagressão (a alguém específico ou geral), risco de autoagressão (inclui o risco de envolvimento em acidentes, agressões por terceiros, automutilações e até o suicídio), risco de agressão à ordem pública (apesar do conceito amplo, deve ser avaliado de forma mais restritiva e na perspectiva mais efetiva para um alarme social), risco de exposição social (sobretudo a sexual, financeiro e moral) e a incapacidade grave de autocuidados (com elevada chance de repercussão à saúde mental e/ou física do paciente). Obviamente, essa avaliação é mais subjetiva por não ser passível de quantificação, porém, é o respaldo para uma involuntariedade diante de uma recusa de internação e outras ações terapêuticas – questões essas que são abordadas em outro capítulo deste livro.

Importante destacar que diferente do risco suicida (também abordado em outro capítulo), para o risco homicida os dados epidemiológicos não definem indícios reais para se identificar a propensão de um paciente cometer um homicídio após a sua alta hospitalar (SOOD; MCSTAY apud MELZER-RIBEIRO, TENG, 2011). Apesar do sexo, situação econômica, idade e outros fatores apresentarem falhas consistentes ao se tentar predizer um risco de violência, a ausência de história de transtorno psiquiátrico não reduz o risco; mas a história de comportamento violento continua sendo o indicador mais confiável desse risco (MELZER-RIBEIRO, TENG, 2011). Além disso, reforçam que a intoxicação aguda por substâncias psicoativas pode aumentar esse risco. Logo, indivíduos intoxicados e com ideação homicida devem ficar em observação na emergência até nova reavaliação do risco ao estarem clinicamente sóbrios. Destacam que a avaliação de pacientes violentos ou homicidas é bastante complexa e deve envolver vários recursos que estejam disponíveis (serviço social, segurança e gestão de risco dos profissionais) a fim de se tentar elaborar um plano terapêutico multidisciplinar.

Embora os contextos socioeconômicos, culturais e históricos sejam bem diferentes do Brasil, Catalán e colaboradores (2014) propõem algumas discussões importantes a partir da *Ley Nacional de Salud Mental Nº 26.657* e seu *Decreto Reglamentario 603/2013*, da Argentina. De acordo com o artigo 20 dessa lei argentina, uma internação involuntária só pode ser indicada após se especificar e justificar a situação de risco certo e iminente junto com a ausência de outras alternativas eficazes para o tratamento. Além disso, pontuam o risco certo e iminente como aquela contingência ou proximidade de um dano que já é conhecido verdadeiro, seguro e incontestável e que ameace ou cause danos à vida ou à integridade física da pessoa ou de terceiros. Os autores abordam a dificuldade das equipes em desapegar da percepção tradicional de risco baseada somente no psicopatológico e como uma única dimensão que o compõe – uma "*justificativa perfeita*", usada para respaldar os anos de práticas manicomiais na Argentina, que eles vêm tentando abandonar. Os preceitos da reforma argentina propõem uma abordagem a partir de um enfoque dos direitos e com uma perspectiva dinâmica, que busca deixar para trás o confinamento e que tende a avaliar as situações do tempo atual, contemplando as múltiplas dimensões que atravessam ao sujeito. Ao exporem a avaliação de risco, os autores se baseiam em Deleuze (2006 apud CATALÁN et al., 2014) e retomam o conceito antropológico do *etnocentrismo* – que basicamente explica a premissa de identificação total da sociedade com somente um de seus grupos sociais, ou seja, interpreta a realidade de acordo com aqueles parâmetros culturais, únicos e universais – e que se reflete com uma supremacia cultural. Condição que as ciências burguesas usavam e usam para justificar a condenação de certos grupos socais: loucos, pobres, imigrantes e trabalhadores sindicalizados. Dessa forma, a proposta de repensar as categorias com que as equipes de saúde avaliam e tomam as decisões seguem na direção de refletir como agentes de saúde, isto é, com um posicionamento acentuado no terapêutico e longe de visões etnocêntricas.

Além disso, os autores argentinos questionam, a partir dos conceitos de Toro Martínez e Ghioldi (2010 apud CATALÁN et al., 2014), a importância de diferenciar um "risco certo e iminente" de um "risco possível ou em potencial", os quais, consequentemente, implicam em diferentes modalidades terapêuticas: urgente *versus* terapêutica. Haja visto que o risco grave, certo e iminente é um resultado que pode ser fundamentando com objetividade e cientificidade, diferente do risco potencial, que pode ser um resultado de inúmeras variáveis, incluso as indicações da equipe. A dupla ainda é citada ao definir o risco/perigo: um transtorno psiquiátrico grave, certo e iminente relacionado à práxis da psiquiatria clínica, isto é, se observa uma crítica diminuída ou ausente, excitação ou disforia, sintomas produtivos, fantasias intensas ou planejamento de auto e/ou heteroagressão, interferências no juízo crítico ou perturbação da realidade. Situações estas que permitem a identificação de um risco grave, certo e iminente e em decorrência do quadro indicar uma internação, urgente e não postergável. Em contraponto, esclarecem que um risco potencial se refere a comportamentos prejudiciais que podem ocorrer, porém, não se sabe quando. Diante desse diagnóstico, a indicação de internação urgente não se segue mais categoricamente, mas como uma internação pensada como um instrumento terapêutico. Traçado essa diferença, reforçam que a avaliação do risco não deveria determinar somente uma internação urgente como única indicação possível. O grupo ainda questiona o risco a partir de uma epidemiologia tradicional baseada no modelo biomédico e propõe que uma avaliação interdisciplinar permite uma articulação problematizada e que considera um "risco psicossocial" a partir da multidimensionalidade que permeia a vida de um sujeito e sua rede de vínculos e comunidade – diferente de uma perspectiva baseada no conceito de "indivíduo enfermo".

Na maioria dos serviços é a equipe de enfermagem quem faz essa classificação de risco e triagem. Contudo, em muitos serviços é o administrativo da recepção quem tem uma ideia inicial do contexto ao registrar os dados para a ficha de atendimento. O treinamento adequado desses profissionais se torna crucial para identificar situações emergenciais, bem como a articulação com outros colegas da equipe, de modo que eles sejam acionados o quanto antes. Tais informações possibilitam que certos pacientes em escalada de agressividade e agitação psicomotora possam ser atendidos antecipadamente, de modo a impedir um "crescente" que culmine em medidas mais coercitivas e até traumáticas para esses sujeitos, bem como todo o risco de agressão e violência a todos que estão ali naquele contexto. Isto inclui os próprios pacientes, seus acompanhantes e familiares, outros pacientes que estão no serviço, funcionários da equipe e até transeuntes em via pública que são defrontados com esses usuários que eventualmente evadam do serviço (MANTOVANI et al., 2010).

Além da intervenção mais antecipada nesse crescente de agitação/agressividade, essas medidas podem também inibir que outros usuários se desorganizem ainda mais no serviço, entrem nessa escalada e haja mais uma ocorrência a ser atendida, ademais dos riscos já citados.

Em alguns serviços de serviços de urgência clínica ou mesmo em unidades básicas de saúde, a triagem muitas vezes é determinante ao diferenciar a gravidade dos quadros dentro da lógica do sistema de triagem de Manchester. Queixas clínicas indicativas de quadros emergenciais e alterações de dados vitais norteiam a delimitação dos riscos e gravidade e, consequentemente, a prioridade na ordem de atendimento; apesar de se observar uma forma antagônica no acesso na atenção primária. Na UBS observa-se o fim da assistência por ordem de chegada e organização da demanda espontânea com uma garantia de atendimento através do serviço com a porta aberta, porém se pode verificar um aumento do tempo de espera com a dificuldade no agendamento de casos que não são classificados como agudos (MOREIRA et al., 2017).

Na saúde mental, apesar dos diversos critérios subjetivos, determinados aspectos são mais pragmáticos e norteadores na identificação de risco, de modo que se priorize intervenções mais precoces a fim de se evitar piora na gravidade do caso. Situações de pacientes desacompanhados, intoxicados e até desorientados exigem um maior cuidado e agilidade no atendimento.

Pacientes que chegam contidos e/ou sedados (sejam pelo SAMU, policiais, bombeiros, guardas, encaminhados de outros serviços de saúde ou até mesmo familiares) exigem acolhimento imediato seguindo os princípios de avaliação geral do quadro. Importante uma "reconstrução" da cena em que se encontrava, a partir de relatos do paciente, acompanhantes e profissionais, com a intenção de contribuir na elaboração das principais hipóteses diagnósticas, exclusão de possíveis causas orgânicas e encaminhamento a serviços de urgência clínica quando necessário. Em alguns casos as alterações clínicas são tão evidentes que equipes do SAMU não são "liberadas" do CAPS para concluírem a ocorrência e da própria ambulância são redirecionados à UPA. Outros são necessários uma escuta e avaliação mais complementar para então se solicitar uma avaliação clínica que descarte uma causa orgânica. É de suma a importância o contato prévio com o outro serviço, discussão do caso, elaboração de um relatório médico e uma transferência responsável.

Em algumas situações, é necessário acionar um transporte externo ao CAPS, com um profissional acompanhando o trajeto. Entretanto, eventuais entraves podem impedir, dificultar ou mesmo dispender um grande tempo até a efetivação do deslocamento, tais como a inexistência dos meios de transporte, sobrecarga com outras chamadas, problemas mecânicos e de recursos humanos. Indispensável uma avaliação mínima da crítica e o comportamento geral do paciente e seus possíveis acompanhantes, bem como entrar em contato com os serviços a que foram encaminhados para confirmar a assistência; bem como encaminhamentos formais com relatórios e resguardados das disposições legais.

Muitas vezes o contato direto dos serviços clínicos (UPA e pronto socorro) com o CAPS, a fim de verificar eventuais passagens de pacientes nesses serviços, permite uma discussão dos casos e orientação quanto ao manejo e condutas iniciais – uma espécie de retaguarda a esses serviços. Na atenção primária, os CAPS também podem ser convocados nesse local de suporte e, dependendo da disponibilidade, até psicólogos e psiquiatras da própria equipe de saúde mental nas unidades básicas de saúde.

Fundamental discutir o caso com outros dispositivos, tal como um pedido de avaliação clínica na UPA, pois, muitas vezes, os profissionais apresentam uma imensa dificuldade de abordar esses pacientes, seja pela dificuldade de expressão, crítica, comportamento bizarro e inadequado, mas também por um preconceito e até um descaso em terem que lidar com situações fora do "convencional". Outros até apresentam certa resistência devido ao completo desconhecimento quanto ao fluxo e estrutura de dispositivos como o CAPS, que não possuem exames clínicos em tempo hábil como nas UPA.

Uma avaliação de uma suspeita de fecaloma ou infecção urinária pode se tornar, num contexto de pacientes contidos nesses serviços clínicos, sem acompanhantes e aguardando horas a fio, uma trombose venosa profunda em membros inferiores e até uma fatal embolia pulmonar. Outra desassistência, além de contenção físicas por tempo indeterminado nos próprios CAPS, hospitais e outros serviços sem avaliações seriadas, é a falta de indicação de anticoagulação de acordo com os critérios clínicos avaliados.

A premissa de discussão de caso se vale também dentro da perspectiva de definição de local de tratamento em cidades que possuem o CAPS e o CAPS-Ad (Centro de Atenção Psicossocial Álcool e outras Drogas). Certos entraves entre profissionais podem surgir quanto à definição do "local ideal de tratamento". De modo que na crise alguns sujeitos podem ficar ainda mais expostos aos riscos de evasão, errância, piora clínica, desassistência e resistência à adesão ao tratamento. Crucial tentar mensurar esse risco e avaliar a necessidade da condução por serviço mais especializado como um SAMU, a administração de medicação (mais tranquilizadora e não sedativa para não dificultar a avaliação) e até contenção.

Alguns pacientes, por recorrentemente estarem nesses locais, seja por acompanhamento ou até por demandas variadas, já se tornam familiares à equipe. Logo, em determinados casos, de fato, é necessário que se antecipe um atendimento por terem noção prévia de que certas escaladas são extremamente violentas e perigosas. Em certos casos, eles até podem ser conduzidos a algum local específico para aferição de dados vitais ou mesmo um local que sirva como observação e espera até o atendimento por outros membros do plantão (MANTOVANI et al., 2010).

Essa iniciativa também pode ser realizada nos casos de usuários, já conhecidos do serviço devido a episódios conversivos e que apresentam sinais e sintomas que despertam a preocupação, seja por intensa dispneia psicogênica, gemidos e gritos, de pessoas que aguardam por atendimento na UPA, CAPS, centros de saúde ou ainda usuários em permanência dia no CAPS. Dependendo do caso e contexto, o simples fato de retirar o sujeito da exposição intensa numa recepção já permite um apaziguamento ao ser minimamente acolhido; bem como evita tumultos e questionamentos de terceiros que assistem à aquela situação e a veem como uma possível omissão de socorro (MANTOVANI et al., 2010).

Habitualmente, há, em determinadas equipes e serviços clínicos, uma "lista" de usuários que se apresentam recorrentemente, alguns até diariamente, e que, pela demanda excessiva ou mesmo tumulto causado, são impelidos a solicitar avaliação por profissionais da psicologia e psiquiatria. De fato, alguns necessitam de tratamento até por apresentarem outras questões que não são percebidas num primeiro momento (síndromes demenciais, transtornos somatoformes e psicóticos, por exemplo). Contudo, alguns parecem seguir uma lógica mais intempestiva ao exacerbarem sinais e sintomas diante dos profissionais e também outros pacientes que aguardam por atendimento. Esses podem chegar até a arranjar subterfúgios, como vias acesso a alguns colegas ou mesmo certas ameaças, para garantirem cumprimento de suas demandas. Nesses casos pode ser necessário uma discussão quanto ao manejo desses pacientes em uma reunião de matriciamento em saúde mental, de modo a se pensar em estratégias de condução do caso, revisão de acompanhamento, hipóteses diagnósticas e alinhamento das condutas no manejo, ou seja, a construção do caso clínico.

Certos casos até podem ser sujeitos com transtornos mentais nomeados por alguns autores como "porta giratória", fenômeno conhecido pelas reospitalizações recorrentes, e que não deixam de apontar também para falta ou incipiência de suporte social, projetos terapêuticos singulares, transferência responsável, ou ainda a gravidade do quadro (em sua maioria permeada pela falta ou baixa adesão ao tratamento, ou ainda pelo completo descaso social e marginalização).

Ramos, Guimarães e Enders (2011) analisam as reinternações psiquiátricas a partir de quatro dimensões contextuais: imediata (a porta giratória da psiquiatria); específica (articulação incipiente ou ausente da rede em saúde mental); geral (o imaginário social do hospital com um local para a "cura" do louco e da loucura); e a metacontexto (a dimensão epistemológica do saber/fazer da psiquiatria como um dos paradigmas da saúde mental).

Apesar da falta de consenso na literatura quanto à periodicidade das internações, alguns autores destacam esse fenômeno, conhecido no inglês como *revolving door*, como um efeito da modificação do modelo hospitalocêntrico (ROTELLI; LEONARDIS; MAURI, 2001; GASTAL et al., 2000) e que para o bom funcionamento de uma rede são necessárias ações no território embasadas pelo apoio matricial e/ou CAPS e de forma impactante, expressiva e intersetorial – um desafio decorrente da desinstitucionalização.

O baixo número de leitos de hospitalidade noturna dos CAPS III, ou mesmo a inexistência de CAPS III na maioria das cidades, impele arranjos garantidos por lei como os leitos psiquiátricos em hospital geral. Em 2006, eram 38 CAPS III no país, já em 2014, 85 (um aumento de cerca de 223%) – bem abaixo dos CAPS, que em 2002 eram 208 unidades cadastradas e em 2014: 2209 (DIAS; FERIGATO; FERNANDES, 2020; VAINER, 2016). Novamente, é necessário discutir minuciosamente os casos clínicos, repassar orientações quanto ao manejo verbal e até medicamentoso, bem como sanar eventuais dúvidas dos profissionais dessas unidades de saúde. Tal proposta coincide com a promoção de um espaço para uma elaboração de representações negativas relacionadas ao estigma da loucura (que envolvem a percepção de perigo, violência e imprevisibilidade) e avança na premissa de que não basta apenas implantar leitos em hospital geral (PRADO; SÁ; MIRANDA, 2015). Ainda é importante enviar relatórios descrevendo o quadro clínico e proposta, prescrição adotada e, em alguns casos, até sugestões de prescrições em caso de agitação psicomotora e insônia, por exemplo. Alguns serviços chegam até a enviar os medicamentos, a fim de garantir um pernoite mais adequado e cerceado de um deslocamento supervisionado e seguro entre esses serviços.

TRABALHO EM EQUIPE E CAPACITAÇÃO

Outro ponto bastante crucial na urgência psiquiátrica é que ela se baseia sempre no trabalho em equipe. Exceto raros contextos, a atenção à crise exige um trabalho de vários profissionais de um serviço. E alinhar a forma de condução, avaliação, diretrizes e modo de atuação se impõe como um dos grandes desafios, afinal, em geral, as crises psiquiátricas não são rápidas como uma hipoglicemia e se entremeiam diante de inúmeros dispositivos e outros pacientes. Contudo, certos momentos da crise são tão peculiares que exigem medidas tão rápidas e eficazes como na abordagem de uma hipoglicemia, pois podem ter finais trágicos como as passagens ao ato que, literalmente, tiram o sujeito de cena ao aniquilar sua existência por um suicídio, um acidente fatal ou até mesmo um assassinato.

Em qualquer capacitação de emergências clínicas, a segurança do socorrista é o primeiro ponto destacado e um dos mais importantes; haja visto que um potencial socorrista pode se tornar mais uma vítima em decorrência de uma simples negligência ao não sinalizar um acidente de trânsito em uma estrada, por exemplo (ZAPPAROLI; MARZIALE, 2006). Na assistência à saúde mental não é diferente. Comunicar à equipe que está se fazendo um acolhimento ou mesmo uma escuta inicial é fundamental para se manter um nível de atenção, de modo que colegas possam intervir num caso de risco de agressividade ou numa evasão. Seja por escutarem um pedido de socorro, ou mesmo notarem movimentações atípicas que possam indicar uma passagem ao ato (uma automutilação, tentativa de enforcamento etc.). Entretanto, a própria agitação psicomotora impõe em uma maior probabilidade de contenção física, seguida imediatamente de uma medicação tranquilizadora, por exemplo. Afinal não há formulações medicamentosas ao estilo de zarabatanas que possibilitem uma atuação a uma distância segura. Logo, o trabalho em equipe mais uma vez se torna primordial a fim de que todos fiquem seguros, na medida do possível; sejam pacientes, colegas de trabalho, familiares, acompanhantes, outros usuários do serviço e até transeuntes sem qualquer envolvimento com a situação em questão (MANTOVANI et al., 2010).

O trabalho em equipe se torna ainda mais determinante nos serviços substitutivos na lógica interdisciplinar diferente da perspectiva médico centrada. Apesar de alguns profissionais ficarem bastante arraigados nessa perspectiva de trabalho, seja por insegurança, dificuldade no relacionamento interprofissional, ou mesmo na questão legal em que alguns atos são mais exclusivos da função médica em si (SILVA; DIMENSTEIN, 2014).

Todavia, destaca-se que todos em um serviço têm papel essencial dentro de suas especificidades. Nas unidades da RAPS, muitas vezes, as observações e avaliações dos usuários por outros profissionais, não diretamente ativos na assistência e em situações mais cotidianas e despretensiosas, podem trazer informações valiosíssimas para auxiliar na condução dos casos. Seja na detecção de algum objeto potencialmente lesivo, num compartilhamento de substâncias psicoativas dentro do serviço, num comentário indicando um planejamento suicida, na não ingestão dos medicamentos prescritos, numa visita que notoriamente corrobora com a piora clínica do sujeito, ou mesmo na apreensão de algum desejo e fala que auxilia na direção do tratamento (VIGANÒ, 2002)

Fundamental acolher esses colegas de trabalho e seus comentários, bem como tentar esclarecer suas dúvidas e receios. Afinal, eles efetivamente compõem a equipe e muitas vezes os pacientes se sentem muito mais confortáveis em dividir algo com eles do que nos consultórios e *setting* tradicionais. Obviamente, algumas competências cabem à coordenação da gestão local do serviço, até para garantir alguns momentos para essa fala e até mesmo respaldar algumas ações que são diretamente associadas à função de chefia local. No entanto, acolher e explicar, mesmo que mais de uma vez, torna-se uma ação sucessiva e recorrente, a fim de se evitar atitudes completamente equivocadas ou mesmo comentários que destoam completamente daquilo que um serviço de saúde mental se propõe, embasado nos princípios de respeito, cidadania, dignidade e liberdade.

Carlo Viganò (2002), em conferência realizada em Belo Horizonte, expôs sobre os desafios de uma assistência psiquiátrica baseada em dispositivos dentro de uma rede de saúde mental contrapondo ao modelo manicomial. Ele debate que o tratamento da psicose deve perpassar e considerar, além dos dois movimentos comuns à psicose (autodefesa e autoconstrução), a possibilidade de entrar no discurso e no vínculo social – algo que vá em direção à reabilitação, baseado no discurso que lhe dá um lugar e, consequentemente, o estabiliza. Em outras palavras, uma condição permeada por um vínculo simbólico na equipe é essencial para a circulação da palavra. As reuniões de equipe podem ser espaços para a construção do caso clínico e não somente discussões burocráticas e logísticas quanto ao trabalho nos serviços.

Apesar da cumplicidade e conhecimento dos próprios colegas da equipe ser algo construído ao longo do tempo, às vezes é mais que urgente a intervenção da gerência num remanejamento de profissionais de turno/plantão, bem como manter constante o foco da equipe nos objetivos e princípios dos quais o serviço se propõe. Condutas mais alinhadas dão mais segurança e norteamento aos pacientes e também aos seus familiares, muitas vezes fragilizados e consternados no momento da crise. Além dos mais, quando há questões envolvendo violência e danos patrimoniais, os registros devem ser criteriosos e detalhados (MANTOVANI et al., 2010).

Além de discutir e debater, é importante formalizar e registrar o conhecimento técnico e prático das experiências dos serviços substitutivos que se propõem a seguir com uma lógica baseada na liberdade. Ainda insuficiente, as graduações, pós-graduações e cursos técnicos muitas vezes destoam das linhas de tratamento e realidade prática do SUS. Nota-se também uma grande rotatividade em alguns cargos e funções, seja por falta de condições de trabalho, serviços com elevada demanda, baixa remuneração ao se comparar com o volume de trabalho, profissões de saúde com discrepantes desvalorizações entre os cargos, falta de concursos, contratos precários, resistência em propor e dar condições a execução de pesquisas que discutam a própria prática e até mesmo uma incompatibilidade e dificuldade em trabalhar em equipe divergente de uma lógica médico-centrada (COSTA; COLUGNATI; RONZANI, 2015; PINHO; SOUZA; ESPERIDIÃO, 2018).

Um projeto terapêutico singular bem construído e debatido com o principal protagonista (o próprio sujeito), auxilia bastante no norteamento do caso, tanto na possibilidade de manter um alinhamento na conduta, bem como identificar os manejos possíveis. Muitas vezes essas informações, quando não registrada devidamente, se perdem na memória ou só ficam restritas aos técnicos que assistem mais diretamente e regularmente esses pacientes (BAPTISTA et al., 2020).

Os matriciamentos em saúde mental e reuniões de equipe também são valiosos espaços para discussão e capacitação dos diferentes profissionais, ou seja, a possibilidade de encontro produtivo entre as equipes e também uma estratégia de formação em serviço (IGLESIAS; AVELLAR, 2019).

É essencial o tratamento das próprias questões subjetivas em sua terapia/análise perante aqueles que se propõe a, minimante, tratar e acompanhar outros sujeitos. Alvarenga (2018) acrescenta às recomendações de Freud que não somente aqueles que desejam analisar outros sujeitos devem ser analisados por alguém com técnica e conhecimento adequados, mas também aqueles que buscam escutar, intervir e tratar – princípio que se trata de uma ética e não de uma técnica. Destaca que o psiquiatra e todos os profissionais que lidam diretamente com a "saúde mental", independentemente de um dia quererem ser analista, precisa não deixar que a sua subjetividade interfira na condução dos tratamentos e, de certa forma, seja um dispositivo antissegregador verdadeiro.

ANÁLISE E PLANEJAMENTO DA ESTRUTURA

Conforme os princípios da Lei nº 10.216/2001, o Manual do Ministério da Saúde (BRASIL, 2015) fornece subsídios para o planejamento de projetos de construção, reforma e ampliação dos CAPS no intuito de orientar os gestores locais dos CAPS e também das Unidades de Acolhimento (UAs). Interessante apontar que as orientações permeiam a necessidade de que a ambiência e esses projetos arquitetônicos devem promover relações e processos ocupacionais com um alinhamento dos objetivos e diretrizes da RAPS, isto é, respeito à liberdade, autonomia e direitos humanos, atenção de base comunitária e territorial em substituição ao modelo asilar. Além disso, esses projetos precisam ser adequados aos contextos socais, culturais, realidades locais e na previsão de número de trabalhadores, usuários, familiares e pessoas das redes comunitárias; bem como compor locais para práticas de docentes, estagiários e residentes nos processos de formações profissionais consoantes com os princípios e diretrizes do SUS (Sistema Único de Saúde). O Manual propõe, baseando-se também nas recomendações da Resolução da Diretoria Colegiada (RDC) nº 50 (ANVISA, 2002) da Agência Nacional de Vigilância Sanitária (Anvisa), uma quantidade mínima obrigatória de ambientes junto com sua área unitária mínima aproximada e obrigatória.

Para um CAPS I, destaca-se: espaço de acolhimento (1 unidade/30 m²), sala de atendimento individualizado (3/9) e quarto coletivo com acomodações individuais (para acolhimento noturno com duas camas (1/12) junto com seu banheiro contíguo (1/3). Ressalta-se que o CAPS I, de acordo com a portaria nº 336/2002 indica um funcionamento somente diurno (BRASIL, 2002).

Entre o ideal de ambiente para atendimento e a prática efetiva nos serviços, na maioria das vezes, há um abismo. As orientações básicas incluem um ambiente para acolhimento tranquilo, confortável, reservado, bem iluminado com luz natural (e artificial, se necessário complementar), seguro para o profissional e paciente, com móveis adequados, fixos e dispostos de modo que ambos não se sintam encurralados, janelas com grades ou telas, quando em andares acima do térreo, janelas não arquitetadas com vidros frágeis, menor número possível de objetos que possam permitir um atendimento adequado e não se tornem armas letais, pisos de revestimento não derrapantes, locais limpos e com paredes revestidas, e inúmeros outros elementos que compõem uma arquitetura adequada para tal função e devem ser considerados (MANTOVANI et al., 2010).

Sabe-se dos improvisos de diferentes locais, sejam públicos ou privados, e as demandas de melhoria pelos profissionais. Tais demandas também são constatadas pelos familiares dos pacientes, que solicitam melhores estruturas físicas nos CAPS, investimentos de recursos, alimentação e ambientes mais adequados, mais espaços para área de lazer, maior oferta de atividades aos usuários (e também com participação de sua família) e implantação ou reativação de oficinas de geração de renda e outras atividades focadas na sociabilidade (VANZELA; PEGORARO, 2018; ANJOS FILHO; SOUZA, 2017).

A despeito dessa fragilidade, além da sala de acolhimento e espaços de observação e recepção, é necessário reconhecer potenciais riscos de toda estrutura geográfica local. Isto inclui identificar, e também propor mudanças, de certos locais que funcionam como "rotas de fuga" dentro do dispositivo etc.

Romper com a lógica antimanicomial impõe não somente em reconhecer o espaço e lógica perversa de instituições baseadas no confinamento e todas suas adversidades e lutar para romper os muros de instituições manicomiais. Mas também reconhecer que muros baixos e desnivelados com a rua externa podem se tornar bastante altos a ponto de um paciente pular e se fraturar, por exemplo; além de ser atacado por cães de vizinhos ou até quase agredidos pelos próprios vizinhos dessas unidades, que podem pensar que são possíveis invasores. Não se trata apenas de não compactuar com o distanciamento e isolamento físico e total da lógica manicomial, porém, manter o senso crítico de, lamentavelmente, reconhecer que diversos aspectos devem ser considerados para que aqueles que se propõem a tratar também não se tornem mais um dos algozes desses sujeitos, que já são marginalizados há séculos pela sociedade. Ademais, a discussão sobre o trabalho da equipe auxilia a refletir sobre as condutas e comportamentos. Afinal não é somente o espaço em si que determina um comportamento manicomial (PINHO; SOUZA; ESPERIDIÃO, 2018).

Importante pensar em tudo do ambiente: buracos, declives acentuados, escadas íngremes, falta de segurança em andares superiores ao térreo, fiações elétricas, tubos e canos soltos, disposição de chaves e cadeados em algumas portas (bem como o acesso a cópias de chaves ou outros manejos para abrir um cômodo em que um paciente se tranca e tenta se cortar ou enfocar dentro da unidade); enfim, tudo dentro do serviço deve ser avaliado a partir da perspectiva da arquitetura e engenharia.

Ao mesmo tempo, também é crucial se ter noção dos entornos aos serviços. Até porque, dependendo das vias públicas, atropelamentos e acidentes de trânsito podem ocorrer; bem como atuações do tráfico, organizações paramilitares e outras facções que podem impor uma "lei paralela". Por exemplo: obrigar serviços a serem fechados fora do horário habitual e até "orientações" quanto a não acionar o SAMU, a fim de que também não possam solicitar apoio da polícia em determinadas ocorrências que exigem a involuntariedade diante do risco e falta de crítica em algumas situações de emergência. Ou até ameaças a familiares: "ou vocês dão um jeito (conduzir o paciente em crise a um local de urgência ou se mudarem dali), ou nós damos o nosso jeito". A isso se implica em hospitalidades noturnas e até troca temporária de locais de tratamento dentro de uma mesma cidade (quando possível) diante de ameaças de morte, como as citadas, ou mesmo as ocasionadas pela própria crise desses sujeitos que, sem crítica alguma, desafiam esses grupos ilegais. Fato é que os serviços, infelizmente, têm que considerar esse aspecto do risco social num país tão desigual, além das perspectivas de gênero, classe e cor e de cada sujeito.

CONCLUSÃO

No intuito de concluir, é essencial destacar que a avaliação e prevenção de riscos se faz a todo momento. Diferente das outras clínicas em que os protocolos e *guidelines* são mais estruturados em parâmetros clínicos mais específicos, na saúde mental as escalas e avaliações são bastante permeadas por parâmetros mais subjetivos. Toda astúcia e perspicácia é crucial para identificar as singularidades do sujeito, propor invenções no manejo e arranjos possíveis, bem como lidar com improvisos e refletir sobres as condutas. Reconhecendo erros e acertos, mas também elencando críticas que possam compor e propor reflexões. Afinal os serviços também estão em (re)construção.

REFERÊNCIAS

ALVARENGA, E. A análise pessoal como parte da formação do psiquiatra. In: CAMPOS, S. (Org.). *A formação do psiquiatra:* 50 anos de ensino e transmissão em psiquiatria e suas conexões. Belo Horizonte: Editora Topológica; 2018.

ANJOS FILHO, N. C. dos; SOUZA, A. M. P. de. A percepção sobre o trabalho em equipe multiprofissional dos trabalhadores de um Centro de Atenção Psicossocial em Salvador, Bahia, Brasil. *Interface-Comunicação, Saúde, Educação*, v. 21, p. 63-76, 2016.

BAPTISTA, J. Á. et al. Projeto terapêutico singular na saúde mental: uma revisão integrativa. *Revista Brasileira de Enfermagem*, v. 73, n. 2, 2020.

BRASIL. MINISTÉRIO DA SAÚDE. Portaria GM/MS nº 336, de 19 de fevereiro de 2002. Estabelece que os Centros de Atenção Psicossocial poderão constituir-se nas seguintes modalidades de serviços: CAPS I, CAPS II e CAPS III, definidos por ordem crescente de porte/complexidade e abrangência populacional. Diário Oficial da União, Brasília, DF, 9 fev. 2002.

——— Portaria n.º 2048, de 5 de novembro de 2002. Aprova o regulamento técnico dos sistemas estaduais de urgência e emergência. Diário Oficial da União, Brasília, DF, 12 nov. 2002.

——— Secretaria de Atenção à Saúde. Departamento de Atenção Especializada e Temática. Centros de Atenção Psicossocial e Unidades de Acolhimento como lugares da atenção psicossocial nos territórios: orientações para elaboração de projetos de construção, reforma e ampliação de CAPS e de UA / Ministério da Saúde, Secretaria de Atenção à Saúde, Departamento de Atenção Especializada e Temática. Brasília: Ministério da Saúde; 2015.

BASTOS, F. et al. SAÚDE MENTAL NO ATENDIMENTO PRÉ-HOSPITALAR MÓVEL: CONCEPÇÕES DE PROFISSIONAIS1. *Portuguese Journal of Mental Health Nursing/Revista Portuguesa de Enfermagem de Saúde Mental*, 2016.

CATALÁN, P. D. et al. Riesgo en salud mental: concepciones hacia una nueva práctica. In: CANTARELLI, M.; OLIVEIRA, M. C. (Ed.) 2.as *Jornadas de salud mental y adicciones. ¿Cómo intervenir en las urgencias?* Nuevas subjetividades, nuevos dispositivos. Buenos Aires: Ediciones Licenciada Laura Bonaparte; 2014. p. 307-316.

COSTA, P. H. A. da; COLUGNATI, F. A. B.; RONZANI, T. M. Avaliação de serviços em saúde mental no Brasil: revisão sistemática da literatura. *Ciência & Saúde Coletiva*, v. 20, p. 3243-3253, 2015.

DIAS, M. K.; FERIGATO, S. H.; FERNANDES, A. D. S. A. Atenção à Crise em saúde mental: centralização e descentralização das práticas. *Ciência & Saúde Coletiva*, v. 25, p. 595-602, 2020.

FERIGATO, S. H.; CAMPOS, R. T. O.; BALLARIN, M. L. G. S. O atendimento à crise em saúde mental. *Revista de Psicologia da UNESP*, v. 6, n. 1, p. 14-14, 2007.

GASTAL, F. L. et al. Predicting the revolving door phenomenon among patients with schizophrenic, affective disorders, and non-organic psychoses. *Revista de saúde pública*, v. 34, p. 280-285, 2000.

IGLESIAS, A.; AVELLAR, L. Z. Matriciamento em Saúde Mental: práticas e concepções trazidas por equipes de referência, matriciadores e gestores. *Ciência & Saúde Coletiva*, v. 24, p. 1247-1254, 2019.

JARDIM, K.; DIMENSTEIN, M. Urgência psiquiátrica: Loucura-periculosidade fundamentando as práticas do SAMU. *Anais do XIV Encontro Nacional da ABRAPSO*, 2007.

MANTOVANI, C. et al. Manejo de paciente agitado ou agressivo. *Rev. Bras. Psiquiatr.*, v. 32, p. S96-S103, 2010.

MELZER-RIBEIRO, D. L.; TENG, C. T. Emergência psiquiátrica no hospital geral. In: MIGUEL, E. C.; GENTIL, V.; GATTAZ, W. F. (Ed.). *Clínica psiquiátrica*. Barueri: Manole; 2011. p.1471-1481.

MOREIRA, D. D. A. et al. O Sistema De Triagem De Manchester Na Atenção Primária À Saúde: Ambiguidades E Desafios Relacionados Ao Acesso Manchester Triage System in Primary Health Care: Ambiguities and Challenges Related To Access El Sistema De Triage De Manchester En La Atenció. Texto Context Enferm [Internet]. V. 26, n. 2, 2017.

OLIVEIRA, M. A. F. de et al. Processos de avaliação de serviços de saúde mental: uma revisão integrativa. *Saúde em debate*, v. 38, p. 368-378, 2014.

PRADO, M. F. do; SÁ, M. de C.; MIRANDA, L. O paciente com transtorno mental grave no hospital geral: uma revisão bibliográfica. *Saúde em debate*, v. 39, p. 320-337, 2015.

PINHO, E. S.; SOUZA, A. C. S.; ESPERIDIÃO, E. Processos de trabalho dos profissionais dos Centros de Atenção Psicossocial: revisão integrativa. *Ciência & Saúde Coletiva*, v. 23, p. 141-152, 2018.

TABORDA J. G. V.; BARON, A. L. D.; NETO, L. P. Aspectos ético-legais nas emergências psiquiátricas. In: QUEVEDO, J.; CARVALHO, A. F. (Org.). *Emergências psiquiátricas*. 3. ed. Porto Alegre: Artmed; 2014. p.69-86.

RAMOS, D. K. R.; GUIMARÃES, J.; ENDERS, B. C. Análise contextual de reinternações frequentes de portador de transtorno mental. *Interface-Comunicação, Saúde, Educação*, v. 15, n. 37, p. 519-527, 2011.

ROTELLI, F.; LEONARDIS, O.; MAURI, D. Desinstitucionalização, uma outra via. In: NICÁCIO, F. (Org.). *Desinstitucionalização*. 2. ed. São Paulo: Hucitec; 2001.

ROTOLI, A. et al. Mental health in Primary Care: challenges for the resoluteness of actions. *Escola Anna Nery*, v. 23, n. 2, 2019.

SILVA, M. L. B.; DIMENSTEIN, M. D. B. Manejo da crise: encaminhamento e internação psiquiátrica em questão. *Arq. bras. psicol.*, v. 31, n. 3. p. 31-46, 2014.

VAINER, A. A. *Demanda e utilização do Acolhimento Noturno em Centro de Atenção Psicossocial III na Cidade do Rio de Janeiro* [dissertação]. Rio de Janeiro: Fundação Oswaldo Cruz, Escola Nacional de Saúde Pública Sérgio Arouca; 2016.

VANZELA, C. B, PEGORARO, R. F. Avaliação de centros de atenção psicossocial segundo familiares: revisão integrativa de literatura. *Rev. Psicol. Saúde*, v. 10, n. 2, 2018.

VIGANÒ, C. Trabalho em equipe na rede: a enfermeira e a instituição parceira. In: ALKIMIM, W. D. (Org.). *Carlo Viganò: novas conferências*. Belo Horizonte: Scriptum Livros; 2012.

XAVIER, F. M. A importância da formação na mudança de paradigmas no uso da força. In: Brasil. Secretaria Nacional de Segurança Pública. CADERNOS TEMÁTICOS DA CONSEG. Uso progressivo da força: dilemas e desafios. Brasília: Ministério da Justiça, v. 1, n. 5, 26-40.

ZAPPAROLI, A. dos S.; MARZIALE, M. H. P. Risco ocupacional em unidades de Suporte Básico e Avançado de Vida em Emergências. *Revista Brasileira de Enfermagem*, v. 59, n. 1, p. 41-46, 2006.

08. PÓS-CRISE: TRANSFERÊNCIA DE CUIDADOS E CONSTRUÇÃO DO PROJETO TERAPÊUTICO NOS SERVIÇOS DE ATENÇÃO À CRISE

RAUL MARCOS DOS SANTOS AMARAL

"Perduto è tutto il tempo che in amar non si spende"

Torquato Tasso

Os serviços de atenção à crise são espaços de certo privilégio no que tange ao acolhimento, construção de cuidado e tratamento em psiquiatria e saúde mental. De fato, é nesse cenário – da urgência, nesse *setting* particular, que se apresentam boa parte das demandas individuais e sociais acerca dos transtornos mentais, em que se observa mais facilmente a riqueza dos fenômenos clínicos, além de ser, também, espaço em que frequentemente se externam dificuldades e contradições do tratamento e da rede que o propicia (BARRETO, 2010; BARROS; TUNG; MARI, 2010; FERRARI, 2010; ZEFERINO; RODRIGUES; ASSIS, 2015).

Deve-se considerar também que os transtornos psíquicos são, por sua característica, em geral, marcados por cronicidade e por flutuações clínicas, definidos por períodos de estabilização ou de recrudescimento da sintomatologia e, portanto, da dita *crise*. Pacientes portadores de transtornos mentais graves tendem a ser atendidos repetidamente em serviços de crise, até 50% dos pacientes portadores de esquizofrenia apresentam recidivas de sintomas após um ano e até 40% dos pacientes retornam ao serviço de crise em menos de um ano após a alta, sendo esperado que, ao longo de um tratamento, um paciente portador de adoecimento mental venha a necessitar de repetidos atendimentos em situações de crise, seja em qual serviço (CAPS, hospital psiquiátrico, hospital geral, Centro de Saúde) esse atendimento possa ocorrer (FIGUEIREDO, 2004; HAIG; SUTTON; WHITTINGTON, 2006; BRASIL, 2007; SILVA, 2009; BOCCARDO et al. 2011; LOCH, 2012; VIGOD et al., 2013; ZANARDO, 2017).

Ainda em relação à atenção à crise, vale refletir, a fim de direcionar o posicionamento do profissional que a atende, a própria concepção da palavra e da particularidade que ela almeja representar. O termo vem do grego *krisis*, que representa "divisão", "ruptura", "separação". Indicando um momento, um marco de rompimento de um estado anterior, que pode, interessantemente, promover tanto um estado de piora, quanto de melhora. Pois, é a partir dessa premissa que se pode trabalhar o âmbito de atendimento à crise como um decurso de construção e de promoção do que se possa chamar de "melhora" (CALAZANS; BASTOS, 2008; SILVA, 2009; BARRETO, 2010; BARROS; TUNG; MARI, 2010; FERRARI, 2010).

Todos que se propõem ao trabalho de clínica em saúde mental sabem que nessa seara a intenção de melhora, por vezes, se arrasta e que a construção do trabalho envolve um tempo que pode ser prolongado. Portanto, é de suma importância, considerar o serviço de atendimento à crise, além de um espaço de manejo imediato da situação que demanda urgência, também um âmbito de acolhimento e articulação dos casos que se apresentam. Nesse contexto, é necessário considerar os pressupostos da reforma psiquiátrica, da continuidade do cuidado e da articulação em rede do tratamento. De fato, a porção do "pós-crise", talvez seja a que recebe menos atenção ou investimento da parte dos serviços ordenados como de atenção "à crise". Essa distinção é importante, uma vez que permite conceber e ampliar o escopo de atuação desses serviços.

O esquema a seguir tenta representar a dinâmica da atuação dos serviços de atenção à crise em relação aos demais dispositivos.

A atuação é pensada em rede e com múltiplos pontos de acesso. O projeto terapêutico singular abrange, como um norteador, todas as esferas de cuidado, guiando o percurso de tratamento. As estratégias de transferência de cuidados possibilitam comunicação eficaz entre os diversos pontos da rede. Os serviços específicos prestam cuidados contínuos e intercalados com os outros dispositivos, conforme necessário. Há integração no plano de cuidados e continuidade.

Deve-se salientar, contudo, que o escopo de ação desses dispositivos não deve ser rígido e limitado, pelo contrário, almeja-se atuar de maneira ampla e coletiva, exatamente o que configura a ação de *rede* de cuidados (ZEFERINO; RODRIGUES; ASSIS, 2015).[4]

Esquema 1

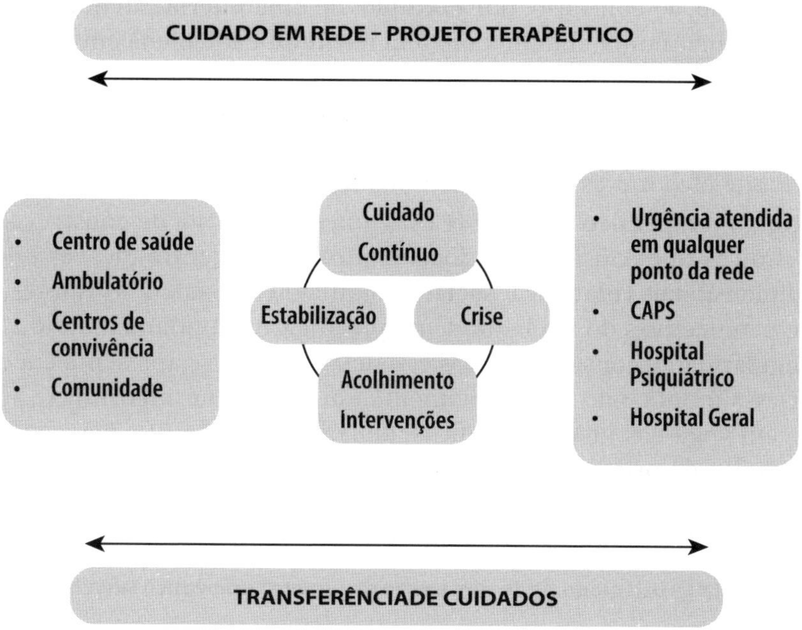

Fonte: Esquema elaborado pelo autor.

Dentre as tecnologias e estratégias para construção desse cuidado integral, deve-se destacar a construção do projeto terapêutico, a articulação em rede e as técnicas de transferência de cuidados. No decorrer do texto, irá se explorar as estratégias de manejo do pós-crise, no âmbito dos atendimentos e dos serviços de atenção à crise.

PÓS-CRISE: PROJETO TERAPÊUTICO

A singularidade própria das situações de crise no campo da saúde mental exige, da parte do profissional que as acolhe, uma abordagem tão ampla quanto precisa, o que nem sempre se mostra de fácil realização. A avaliação e o manejo das demandas referenciadas aos serviços de atenção à crise em saúde mental são em geral complexos, envolvendo determinantes médicos, sociais, legais, subjetivos e culturais. Trata-se de um campo em que se deve atuar tendo em vista o racional da *clínica ampliada*. É também palpável àqueles que atuam nesse cenário que uma construção unidirecional de tratamento rapidamente mostra sua extenuação e que os casos de melhor resultado são fruto de uma abordagem ampla, bem integrada e ordenada (BRASIL, 2007; BOCCARDO et al., 2011).

Além disso, a própria natureza do adoecimento psíquico requer atuação extensiva, que, ao contrário, por exemplo, de uma internação devido a um quadro de pneumonia, dificilmente terá resolubilidade plena em um único atendimento de crise ou internação. Faz-se necessário, portanto, uma aparelhagem técnica e teórica para construção dos casos e planejamento terapêutico de longo prazo. O projeto terapêutico singular é um instrumento que permite elaborar essa lógica de trabalho.

O projeto terapêutico singular (PTS) é uma ferramenta de construção de casos clínicos que considera o adoecimento mental dentro de suas esferas multidimensionais (biológica, social e psíquica) e considera os valores, desejos e perspectivas do paciente. Uma prerrogativa fundamental do PTS é sua singularidade, considerando os essenciais do que se apresenta em cada caso. Dessa monta, não há propriamente um roteiro ou "algoritmo", artifício tão em voga nas práticas médicas, de construção do PTS. Há, contudo, um conjunto de orientadores e ferramentas que ancoram a elaboração do PTS de cada sujeito, em cada circunstância. A Tab. 1, reúne alguns desses orientadores (FIGUEIREDO, 2004; BOCCARDO et al., 2011).

Tabela 1 – Orientadores de construção do Projeto Terapêutico Singular

• Adoecimento multidimensional.
• Planejamento terapêutico de longo prazo.
• Construção em equipe e multidisciplinar
• Psicoeducação: acesso e funções dos serviços de saúde, informações pertinentes sobre adoecimento psíquico, direitos, deveres.
• Cidadania.
• Singularidade de cada caso e de cada circunstância.
• Readaptações e reavaliações contínuas do PTS.
• Preferências do paciente.
• Histórico prévio de tratamento: gravidade, estabilizações prévias, medicamentos e intervenções com resposta positiva ou negativa.
• Plano conjunto (equipe assistente e paciente) de manejo de crise.
• Espaço de tratamento: internação hospitalar, hospital dia, ambulatório.
• Renda e trabalho.
• Recursos e autonomia para vida diária.
• "Recovery". Propósito e significado.
• Necessidade de suporte próximo.
• Estrutura e suporte familiar.
• Rotina de tratamento: frequência de atendimentos, local, modalidade.
• Adoecimento e comorbidades médicas.
• Rotina de medidas de prevenção e autocuidado.

• Autogestão da medicação.
• Uso regular de medicação, dose alvo, avaliação de efeitos adversos.
• Reinserção social e pontos de apoio.
• Clínica ampliada: não gerida pela abolição de sintomas.
• Cuidado em rede.
• Dispositivos de promoção de saúde: centro comunitário, centro religioso, centro educacional etc.
• Vínculo e transferência.

Fonte: Tabela elaborada pelo autor.

É importante salientar que o projeto terapêutico singular deve ser contemplado desde o primeiro momento de abordagem à crise. O profissional responsável pelo atendimento de uma crise psíquica deve ter em mente a proposta de intervenção, internação, otimização medicamentosa, escuta sistematizada; o espaço em que essa intervenção se dará – hospital dia, internação, ambulatório de crise; a rede de suporte necessária na construção do caso, as preferências do paciente e os percursos – tempo, dificuldades, facilidades – que darão suporte à construção do caso clínico e do projeto terapêutico singular.

Outro ponto fundamental do PTS é sua proposta de construção em equipe. Espera-se que o PTS forneça uma proposta de cuidado que enfoque atuações múltiplas e continuadas de diversos profissionais, agregadas dentro da especificidade do caso em questão e das preferências do paciente. No contexto do ambiente de urgência psiquiátrica, pode ser desafiador arquitetar de modo coeso e multidisciplinar a amplitude de ação do PTS, entretanto, é fundamental manter em mente o paradigma de trabalho e atuação em equipe, que certamente favorecem o doente e a perspectiva de eficácia do tratamento.

Como já mencionado, a construção do PTS é um processo dinâmico, englobando diferentes perspectivas e orientado a uma construção global e contínua do caso. É interessante frisar, contudo, a singularidade de cada sujeito, e que diferentes circunstâncias irão exigir diferentes investimentos e abordagens. Todos os casos deverão ser considerados dentro da perspectiva da construção de um PTS e da continuidade de cuidado, o que não impede construções caso a caso e mais complexas no contexto em que isso seja necessário. Essa pontuação é essencial, pois permite, ao mesmo tempo, conceber uma certa "práxis" e agilidade na dinâmica intensa da rotina de atendimentos e os refinos que a singularidade de cada sujeito impõe ao clínico e desafia à concepção de saúde mental (FIGUEIREDO, 2004).

Reforça-se que os cenários de atenção à crise possuem papel central na rede de cuidados e que o âmbito do atendimento de crise engloba também a construção e referenciamento dos casos. Essa atuação é, sem dúvida, definidora da qualidade, eficácia e perpetuação dos cuidados ofertados aos pacientes.

Vamos imaginar como se daria a construção do projeto terapêutico para esse paciente, na situação exposta no caso clínico a seguir, e consolidar, a partir disso, como se daria a construção de projeto terapêutico singular num *setting* de urgência psiquiátrica.

CASO CLÍNICO I.

Paciente chega à porta da urgência do Instituto Raul Soares, trazido em viatura pela Polícia Militar. Trata-se de um senhor de meia idade, em situação de higiene precária, chega arredio, negando contato, aparentando medo e perplexidade. Afirmou chamar-se Sebastião. O relato das forças policiais é de que foram convocados por lojistas do centro da cidade, pois o paciente estava inadequado: "gritando nas ruas e tentando entrar nas lojas", ainda segundo o relato, anunciava que "o fim do mundo estava próximo e Deus ordenou que me escutassem e obedecessem". Após coletar as informações devidas, aferir os dados vitais, você o convida ao consultório e o paciente consegue relatar com surpreendente nitidez o que se passou. Afirma "estar em uma missão", concedida "por Deus", mas que "não pode dizer tudo, pois trata-se de questões secretas". Relata ser morador de Sabará, na região metropolitana de Belo Horizonte. Afirma ter família e consegue lhe dizer o número de telefone da esposa. Embora exija que ela se mantenha afastada de sua missão, pois pode ter se "vendido para o mal". O paciente relata chamar-se Sebastião e trabalhar como cozinheiro. Afirma que faz tratamento "no CAPS", mas que os médicos começaram a lhe "querer mal" e por isso "largou os remédios", que só faziam ele "ficar fraco e com corpo duro". Valendo-se de excelente manejo transferencial por parte da equipe, o paciente aceita ficar "internado" e tomar "medicações para dormir e fazer exames no hospital". Enquanto paciente é levado ao leito de observação é realizado contato com familiares no número indicado. A família mostra-se aliviada por haver encontrado o paciente. Relatam que há cerca de 2 meses estava fora de casa. Segundo a esposa, Júlia, Sebastião "fica muito bem, por longos períodos", mas "quando entra em crise é o terror". O paciente de fato é cozinheiro, estava trabalhando normalmente até antes de iniciarem sintomas de crise "é sempre igual, ele fica sem dormir, fica falando sozinho, depois torna-se muito nervoso e sai de casa", diz a esposa. Ainda segundo Júlia, o paciente abandonou os medicamentos após queixar-se de dificuldade de ereção e recusar-se a seguir o ambulatório bimensal que fazia no CAPS daquela cidade. Informa ainda que "teve um remédio que era melhor, acho que chama Olanzapina. Ele não gostou do outro, Haldol, fala que fica muito duro". Ela se ofereceu prontamente a ir ao hospital para vê-lo e perguntou se ele teria que ser internado e por quanto tempo. Julia relata que Sebastião é conhecido na cidade e que muitos amigos da família estão preocupados.

CONSTRUÇÃO DO PTS

Após ser atendido pela equipe e realizada a devida abordagem inicial, o caso foi levado para discussão na sala estratégica do plantão da urgência do serviço. A equipe, naquele dia, consistia de um médico plantonista, uma médica residente de psiquiatria, uma psicóloga, uma assistente social e um enfermeiro. A equipe iniciou a discussão pontuando os principais elementos do caso:

a. a intensidade da desorganização apresentada no momento do acolhimento;

b. a expectativa de melhora considerável nesse caso – dado os relatos de intervenções anteriores;

c. o fato do paciente manter vínculo laboral e bom laço social;

d. a experiência favorável anterior com uso do medicamento Olanzapina e a experiência negativa com Haloperidol;

e. a presença de reações adversas que motivaram abandono da medicação;

f. o fato da presença e do manejo transferencial terem sido eficazes na abordagem do paciente;

g. o vinculo pobre ao seu serviço de referência em saúde mental;

h. a presença de fenômenos elementares clássicos de um transtorno psicótico.

Após a pontuação inicial dos componentes mais estratégicos do caso, a equipe decidiu iniciar o escopo de ação e elaborar um projeto de tratamento para esse paciente. Ficou ao encargo da equipe médica definir o diagnóstico provável e propor o tempo de internação inicial e se essa intervenção seria necessária. Todos concordaram que seria necessária internação nesse momento e foi considerado um tempo de internação inicial de cerca de 7 dias. O diagnóstico provável foi de uma psicose, contudo, chamou atenção da equipe o grau de preservação do paciente no que tange à sua vida "social e produtiva". Foi pontuado também que o paciente tinha muitos recursos de fala e que a construção delirante era bastante elaborada. A assistente social ponderou que o paciente possui direito ao benefício do auxílio-doença, por trabalhar como cozinheiro e ter vínculo junto ao INSS. Ela também se dispôs a fazer contato junto ao empregador, ciente da importância do trabalho para a saúde global de um indivíduo, e a fim de preservar seu vínculo e adiantar a documentação necessária junto ao órgão previdenciário. A equipe de enfermagem pontuou conhecer bem o serviço do CAPS de Sabará, apontando que eles possuem uma modalidade de permanência dia (hospital dia) relativamente estruturada e que esse seria um fator facilitador no momento da alta do serviço e de transferência de cuidados. Apesar disso, aparentemente os ambulatórios naquele município não são bem estruturados. O residente médico propôs iniciar logo o antipsicótico, propondo dose alvo de 20 mg/dia de Olanzapina e propôs-se a esclarecer, assim que possível, junto ao paciente, suas dúvidas relativas aos efeitos dos fármacos na vida sexual. O residente ainda pontuou que, do ponto de vista da medicina baseada em evidências, caso não houvesse efeito esperado com Olanzapina, deveria iniciar o medicamento Clozapina. A psicologia chamou atenção para o efeito terapêutico positivo do laço transferencial e que a abordagem pela fala foi muito eficaz no momento do acolhimento. Ficou definido que o paciente seria escutado diariamente pela psicologia. Os residentes, que se interessavam por psicanálise, propuseram-se a também acompanhar o trabalho de escuta. Foi definido que seria feito contato no CAPS de Sabará para informar sobre o caso e planejar em conjunto a alta do paciente. Embora o Sebastião se mantivesse delirante, a equipe foi unânime em considerar fundamental colher, evidentemente, na medida do possível, junto ao paciente as suas preferências e decisões acerca do tratamento. Apesar de sustentar o discurso persecutório e místico-religioso, o paciente definiu que gostaria de tomar os medicamentos para o que chamou de "a cabeça bagunçada", além disso, disse que pensaria sobre aceitar que a família o visitasse. O paciente também pontuou sobre o seu medo de ganhar peso e "enfartar", o que aconteceu com um parente. A expectativa era de que com as intervenções o paciente alcançasse estabilização mínima precocemente e estive em condições de manter o tratamento em nível ambulatorial no tempo de internação proposto. A equipe pontou que o grau de perseverança dos fenômenos delirantes não seria o principal fator de consideração para alta, salvo o julgamento de algum risco ao paciente ou a outrem. A equipe pontou que esse paciente aparentava um perfil de prognóstico favorável, com bom laço social, muitos recursos simbólicos e histórico de resposta positiva em tratamentos anteriores. O médico psiquiatra pontuou que a condução dos casos deve sempre ser permeada pelo paradigma de *recovery*, isso é, dentro de um contexto amplo de saúde, trajetória individual e recuperação. A equipe julgou também ser importante esclarecer aos familiares os aspectos crônicos do adoecimento psíquico, assim como os índices de crise e os pontos de acesso ao cuidado na rede. Uma demanda importante do paciente era de "ter alguém, um doutor alguém que acompanhasse de perto". A equipe considerou que o vínculo transferencial seria o principal elemento de tratamento de longo prazo no PTS desse paciente.

PÓS-CRISE: ARTICULAÇÃO EM REDE

O cuidado em rede, o contexto da reforma psiquiátrica brasileira e a construção de um projeto de tratamento inclusivo, amplo e eficiente devem ser os norteadores da articulação de casos no âmbito dos serviços de atenção à crise psiquiátrica. Esses norteadores pressupõem leitos psiquiátricos adequados e suficientes, internação breve e bem planejada, intervenções precisas e cientificamente embasadas, rede de assistência sólida e bem distribuída, além de equipe profissional bem equipada e preparada. Sabemos que a realidade da prática psiquiátrica se encontra, ainda, distante dos objetivos apresentados. Contudo, é fundamental àquele que atua na urgência psiquiátrica ter ciência do espectro de cuidado da rede e das dimensões estendidas do adoecimento psíquico.

No esteio da reforma psiquiátrica brasileira, processo histórico ainda em curso e entendida como todo um conjunto de transformações de práticas, saberes, valores culturais e sociais no campo da saúde mental, originou-se a Rede de Atenção Psicossocial (RAPS). São os constituintes da RAPS: atenção básica em saúde, centros de atenção psicossocial (CAPS), atenção de urgência e emergência, atenção hospitalar, atenção residencial de caráter transitório, estratégias de desinstitucionalização, estratégias de reabilitação psicossocial (LOCH, 2012).

A relevância do planejamento e articulação de casos em rede fica expressa pela frequente perda de seguimento dos pacientes após tratamento psiquiátrico em centros de atenção à crise. Estima-se que cerca de 17% das pessoas que cometem suicídio foram atendidas recentemente em unidades de urgência, além disso dados de estudo realizado em Belo Horizonte estimaram que por volta de 61% dos pacientes encaminhados dos CAPS (centros de acolhimento de crise), abandonavam o tratamento após encaminhamento aos serviços de atenção primária. Faz-se necessário, então, planejar o cuidado em esfera ampla e organizada que possibilite acesso e continuidade do tratamento (OLIVEIRA; CAIAFFA; CHERCHIGLIA, 2008; CHUNG et al., 2017).

No âmbito específico dos serviços de atenção à crise, o fundamental é considerar o processo de atuação em rede a todo momento do tratamento e em conjunto com todas as demais intervenções cabíveis, agregando o planejamento de alta estruturada, a articulação em rede precoce de casos e, sobretudo, a lógica de cuidado em rede ao processo de trabalho no cenário da urgência psiquiátrica.

A articulação em rede é um esforço de compartilhamento do caso e do cuidado dos sujeitos adoecidos que buscam atendimento em saúde mental. Em termos práticos, isso significa bom referenciamento, conhecimento da rede – sua lógica, seus pontos de acesso e especificidades voltadas para cada situação de adoecimento –, trabalho e projeto terapêutico orientados pela continuidade de cuidados, matriciamento de casos, atenção integral, além de estratégias de comunicação eficientes. Alguns dos pressupostos da articulação de rede são o tratamento comunitário, a clínica ampliada não gerida pela abolição de sintomas, o entendimento do sujeito dentro de sua singularidade, a alta precoce e o suporte psicossocial amplo. De fato, pode-se dizer que a base real de atenção à crise são não os pontos estratégicos de manejo da urgência, mas a ampla rede de cuidados que sustenta os projetos terapêuticos, a continuidade de atenção à saúde e os próprios recursos do sujeito, de seu território e de sua comunidade (LOCH, 2012).

PÓS-CRISE: TRANSFERÊNCIA DE CUIDADOS

A transferência de cuidados é, provavelmente, o *calcanhar de Aquiles* da rede de cuidados em saúde mental. Não é raro, depois de trabalhoso investimento clínico, ver a construção do caso *ruir* após o paciente ser encaminhado à outra unidade de atenção à saúde. Para aqueles que atuam no âmbito dos serviços de atenção à crise, esse fenômeno é nítido e motiva repercussões múltiplas no cotidiano das equipes. Comentários e percepções como "você por aqui de novo!", "esse paciente vem aqui toda semana" ou "esse paciente é conhecido nosso, todo mês interna aqui" são corriqueiros e até mesmo parte da construção simbólica das equipes. Em geral, esses pacientes acabam se tornando paradigmáticos, representações pictóricas da rotina do trabalho. Esse fenômeno, é comum e bem descrito na literatura, recebendo até um termo próprio: *revolving doors*, algo como porta giratória, em tradução livre. São os pacientes que mal recebem alta retornam ao serviço, como se estivessem eternamente presos nessas portas giratórias que se vê em bancos, shopping centers etc. (BARRETO, 2010; BARROS; TUNG; MARI, 2010; BOTHA et al. 2010).

Evidentemente, são numerosas e complexas as razões dessa fragilidade de continuidade de cuidado, merecendo um estudo à parte que foge dos objetivos desse texto. Contudo, ferramentas e práticas relativamente simples e pragmáticas podem auxiliar em um processo de transferência de cuidados mais eficaz. Uma dessas estratégias é o uso rotineiro de técnicas de transmissão de cuidados. A técnica ISBAR vem sendo utilizada com sucesso para essa finalidade (HAIG; SUTTON; WHITTINGTON, 2006).

A ferramenta ISBAR (inicialmente, SBAR) foi desenvolvida pela marinha americana, visando transmissão rápida, eficiente e com menor possibilidade de erro nas situações de contato envolvendo submarinos nucleares. Elaborada de maneira a maximizar o tempo gasto e a qualidade da informação transmitida e recebida, possui como enfoque transmitir informações em situações de característica complexa, de urgência e risco. O modelo foi adaptado aos serviços de saúde e é utilizado como padrão em serviços de excelência, sendo considerado *point of care*, no que tange à transferência de cuidados (NHS, 2018).

No campo da saúde mental, ainda é timidamente utilizada. Contudo, o potencial de implementação é considerável em uma miríade de ações: passagem de caso dentro da própria instituição, ferramenta de passagem sistematizada de plantão, registro em prontuário, referenciamento e contrarreferenciamento entre unidades de atenção à crise e unidades de cuidado crônico, dentre muitas outras.

O ISBAR, atende pelo acrônimo de I: identificação, S: situação, B: breve histórico, A: avaliação e R: resposta.

A tabela a seguir exemplifica o uso da ferramenta ISBAR.

Tabela 2

ISBAR	OBJETIVO	EXEMPLO
I: IDENTIFICAÇÃO	Identificar claramente o paciente, o profissional realizando contato, as instituições envolvidas e funções dos profissionais comunicando-se.	Rafael, médico psiquiatra do CAPS II de Ouro Preto. Faço contato junto ao IRS para solicitação de vaga de internação. Paciente se chama Joaquim Ferreira, 39 anos.
S: SITUAÇÃO	Expor clara e objetivamente qual a situação que motiva o contato. Expressar a razão fundamental do contato.	Paciente apresenta quadro compatível com um surto maniforme. Encontra-se agitado, taquipsíquico, inadequado e sem crítica. Colocando-se em risco na cidade. Solicito internação.
B: BREVE HISTÓRICO	Realizar relato breve do histórico do paciente, das intervenções realizadas, lista de problemas e demais informações pertinentes à condução do caso.	Usuário de longa data do serviço. Diagnostico de TAB. Esta é sua segunda crise no ano. É casado, tem dois filhos, trabalha como professor. Responde muito bem às intervenções e funcionalidade plena quando estabilizado. É também hipertenso. Quadro desencadeia após 1 semana sem uso dos medicamentos e após a morte de um tio muito próximo. Chega hoje, trazido por familiares, mas com muita dificuldade, nega cuidados. Abordagem difícil. Faz uso de Quetiapina 200 mg 1-0-1 + carbonato de Lítio 300 mg 0-2-0 + Losartana 25 mg 1-0-0. Impregna-se facilmente com Haloperidol.
A: AVALIAÇÃO	Expor a avaliação clínica pertinente do caso. Dados objetivos e impressões diagnósticas. Pode utilizar índices clínicos classificatórios. Avaliar riscos e necessidades.	Glasgow 15. Dados vitais estáveis. PA: 130-80; FC: 95; SAT 02 97%. Ao exame do estado mental, encontra-se muito inadequado, sem crítica, pensamento acelerado, com fuga de ideias, delírio de grandeza, humor exaltado, hipertímico, sem alterações da sensopercepção, crítica e juízo de realidade prejudicados. Quadro típico de desestabilização maniforme em TAB. Não há suporte de internação na cidade. Vejo indicação de internação pelo grau de desorganização e o risco a si.

ISBAR	OBJETIVO	EXEMPLO
R: RESPOSTA (RECOMENDAÇÃO)	Definir claramente a demanda de intervenção solicitada. Sugerir condutas e expor as abordagens já realizadas. Expor objetivamente as propostas do contato.	Paciente recebeu dose extra de 300 mg de Quetiapina no serviço. Feita intervenção com equipe assistente, com quem possui boa transferência e paciente aceita internação. Familiares acompanharão e há ambulância do nosso serviço à disposição. Solicitamos internação breve. Sugerimos reintrodução da dose alvo de 400 mg de Quetiapina ao dia. Alta com retorno a esse serviço.

Fonte: Tabela elaborada pelo autor.

De maneira a visualizar de modo prático o uso e a potencialidade da ferramenta ISBAR, vamos analisar uma possível situação clínica que envolve transferência de cuidados. Veremos duas situações de comunicação entre serviços de saúde que nos permitam simular os efeitos do uso da técnica ISBAR na comunicação entre profissionais.

CASO CLÍNICO

Paciente João Paulo dos Santos. 35 anos. Em tratamento no Instituto Raul Soares devido a um quadro de esquizofrenia refratária. Em uso de Clozapina 400 mg/dia. Incremento recente da dose. Utilizava 200 mg ao dia, que foram otimizados para 400 mg ao dia na última semana. A equipe de enfermagem informa que o paciente apresentou três picos febris ao longo do dia. O paciente está aparentemente bem, razoavelmente organizado e abordável. Orientado no tempo e espaço. Sem esforço respiratório. Dados vitais estáveis. hemograma de ontem apontou leucopenia, 1200 células/µL. O residente é chamado para avaliar o paciente e, após discutir com o preceptor do serviço, faz contato para transferência do paciente ao hospital clínico de referência.

Vejamos as situações de transferência de cuidados utilizando diferentes técnicas de contato e os desfechos possíveis.

SITUAÇÃO I:

Residente: Meu nome é Sofia sou residente do IRS. Necessito passar um caso.
Médica do Hospital de urgência: Diga.
Residente: Pois bem, trata-se de um paciente da enfermaria. 35 anos. Febril desde hoje. Faz uso de Clozapina. Está bem no momento, mas eu gostaria de avaliação e de exames que não possuímos no hospital.
Médica: sim, claro. E o paciente possui algum foco infeccioso aparente? Como está o estado geral e os dados vitais?
Residente: O paciente está bem. O discurso ainda desorganizado e as vezes incompreensível. Mas tranquilo, e aceita manejo e cuidados. O estado geral um pouco mais apático, contudo, sem esforço, sem foco evidente. Pressão está boa,

frequência respiratória também. Mas é porque não temos exames aqui, e como ele toma Clozapina. Fico preocupada... a dose aumentou recentemente e o laboratório veio com leucopenia.
Médica: Sim, entendo. Pode ser uma reação febril da Clozapina ou mesmo um caso mais grave de neutropenia febril. Sem dúvida devemos nos precaver. Você fez muito bem. Mas deixe lhe dizer, minha sala de observação está absolutamente lotada. E são tantos pedidos para avaliação, ainda mais em plantão noturno. Você sabe como é, né? E você diz que paciente está no momento bem, não é?
Residente: Sim... os dados vitais e estado geral não estão alterados, mas estou preocupada.
Médica: Vamos combinar assim. O plantão noturno é mais agitado mesmo. Porque não deixamos pactuado enviar o paciente amanhã pela manhã. Eu deixo pactuado com a equipe da urgência aqui e eles recebem sem problemas. A rotina pela manhã é mais tranquila e a equipe robusta. Na verdade, é uma preocupação que a gente tem com paciente saúde mental, sabe.
Residente: Entendo. Mas, realmente fico preocupada pelo achado de neutropenia febril. Seria uma urgência, não?
Médica: Sim, claro. Mas você é residente, ainda está aprendendo. O que vale é a clínica e a vida real é diferente. Bom, se você quiser a vaga amanhã te dou. Caso contrário nos aqui não vamos poder receber. Se o paciente complicar pode me chamar. Fica tranquila.
Residente: Tudo bem. Entendo. Vamos combinar de enviar amanhã, então. Qual seu nome mesmo?
Médica: Paula. Da urgência clínica.
Residente: Ok. Obrigada, Paula.

Agora veremos como seria um diálogo estruturado dentro da metodologia de transmissão de casos ISBAR.

SITUAÇÃO II:

I: Boa noite. Aqui é Sofia, sou médica residente do IRS. Falo da urgência desse hospital e necessito passar um caso. O nome do paciente é João Paulo dos Santos, 35 anos, está na enfermaria do hospital. Qual o seu nome doutora e o fone para contato do setor em que fala?
Médica: aqui é Paula, clínica de plantão da urgência do João XXIII. Boa noite. Sim, claro. Pode passar o caso. O fone aqui é 3322288.
S: Doutora, a situação é a seguinte: paciente apresenta quadro sugestivo de neutropenia febril. Uso de Clozapina 400 mg/dia e aumento recente. Hoje, teve três picos aferidos (Tax 38.6, 37.9, 38.5°C). preciso de propedêutica e antibioticoterapia urgente.
Médica: Sim... claro... me parece mesmo haver urgência. Como o paciente está? Séptico?
B: doutora, o paciente está internado há cerca de 10 dias. É esquizofrênico. Longa data. Houve desestabilização recente, após ficar sem utilizar o fármaco. Foi feita progressão da terapêutica. Há 2 dias, enfermagem relata-o mais apático. Hoje iniciou com febre. Está realizando hemograma semanal. Resultado de ontem

indicou leucopenia de 1200cel/μL. Ele não possui nenhum foco evidente ao exame, mas suspeito de uma evolução desfavorável por quadro infeccioso oculto.
Médica: Claro. E os dados vitais como estão?
Avaliação: PA: 110-70 FR 19 FC 87 Sat 02 99% em ar ambiente. Glasgow 15. O paciente é algo comprometido e o discurso ainda desconexo em alguns momentos. Mas muito abordável, não é hostil. Está alerta, consciência preservada. A ausculta respiratória está limpa, ele nega sintomas urinários. Ao exame da orofaringe também não vi anormalidades. Solicitei um ECG que mostrou taquicardia sinusal, sem outros achados. Minha avaliação é de um quadro de infecção oculta, devido à baixa de leucócitos. Eu acredito ser importante transferi-lo ao hospital clínico, para ser cuidado em ambiente adequado.
Médica: Sim, essa é uma emergência médica. O problema é que o serviço aqui está cheio...
Resposta: Sim, mas ele precisa de antibioticoterapia EV. Propedêutica com hemocultura. E propedêutica completa para foco infeccioso oculto. O hospital aqui não possui estrutura para isso. Somos uma instituição de cuidados psiquiátricos, de internação breve. E minha referência clínica é você. Eu preciso de cuidados imediatos para esse paciente. Quando estabilizar o retorno ao hospital e o leito são garantidos. Já iniciei soroterapia e coletei exames.
Médica: Ok. Pode mandar. Me envie com relatório completo por gentileza e na alta eu retorno com relatório e instruções de cuidado clínico. Obrigado.
Residente: muito obrigado. Uma ótima noite. Vou mandar o relatório no modelo ISBAR.
Médica: ótimo. Agradeço, boa noite.

O extrato clínico exposto acima permite perceber como o uso de uma técnica específica de transmissão de caso permite maior clareza e compreensão no diálogo entre profissionais. Percebe-se que o objetivo da mensagem é melhor compreendido e analisado, assim como a resposta necessária à questão clínica. Essas ações possuem repercussão positiva, uma vez que facilitam o fluxo entre serviços de saúde e entre profissionais de saúde e a realização da intervenção proposta.

O uso de técnicas de comunicação eficientes é ferramenta fundamental na rotina de trabalho em uma atividade complexa, como é a produção de cuidado em saúde. No contexto da saúde mental, por característica própria, atravessada por miríade de abordagens e referenciais teóricos, o uso da ferramenta ISBAR pode também propiciar um facilitador comum no diálogo cotidiano entre os profissionais, em especial entre aqueles de alçada médica.

REFLEXÕES FINAIS

A proposta desse texto é refletir e nortear as posturas da cena do serviço de atenção à crise para além dela mesma. É uma preposição de ir além de si, além do espaço imediato – temporal e ambientalmente, da crise que se avizinha. Entender a crise, no contexto da saúde psíquica como esse espaço avançado de trabalho e norteado para o mais além do *Pós-crise* possibilita um direcionamento clínico mais refinado, consistente e eficaz.

Além disso, percebe-se que existem mecanismos e técnicas que são de bom auxílio no cotidiano e na prática de atuação dos profissionais que atuam nos serviços de atenção à crise em saúde mental. Deve-se ainda atentar à presença de múltiplos discursos nesse campo e que um referenciamento múltiplo e diverso, desde que bem implementado e organizado, tende a ser o instrumento de trabalho mais bem aparelhado para construção de cuidado.

Outro elemento fundamental do pós-crise é a concepção de trabalho e cuidado em rede. Recente e referenciada por mudanças paradigmáticas, a rede de assistência psicossocial demanda ainda inovação, excelência e conhecimento para ser bem utilizada pelo profissional que nela atua.

REFERÊNCIAS

BARRETO, F. P. Ensaios de psicanálise e saúde mental. In: *Ensaios de psicanálise e saúde mental*. 2010. p. 334-334.

BARROS, R. E. M.; TUNG, T. C.; MARI, J. de J. Serviços de emergência psiquiátrica e suas relações com a rede de saúde mental brasileira. *Brazilian Journal of Psychiatry*, v. 32, p. S71-S77, 2010.

BOCCARDO, A. C. S. et al. O projeto terapêutico singular como estratégia de organização do cuidado nos serviços de saúde mental. *Revista de Terapia Ocupacional da Universidade de São Paulo*, v. 22, n. 1, p. 85-92, 2011.

BOTHA, U. A. et al. The revolving door phenomenon in psychiatry: comparing low-frequency and high-frequency users of psychiatric inpatient services in a developing country. *Social psychiatry and psychiatric epidemiology*, v. 45, n. 4, p. 461-468, 2010.

BRASIL, Ministério da Saúde. *Clínica ampliada, equipe de referência e projeto terapêutico singular.* 2. ed. Brasília: Ministério da Saúde; 2007.

CALAZANS, R.; BASTOS, A. Urgência subjetiva e clínica psicanalítica. *Revista Latinoamericana de Psicopatologia Fundamental*, v. 11, n. 4, p. 640-652, 2008.

CHUNG, D. T. et al. Suicide rates after discharge from psychiatric facilities: a systematic review and meta-analysis. *JAMA psychiatry*, v. 74, n. 7, p. 694-702, 2017.

FERRARI, I. F. Centro de Acolhimento da Crise: Hospital Galba Velloso e algumas de suas respostas aos desafios da Reforma Psiquiátrica. *Psicologia em Revista*, v. 16, n. 3, p. 517-536, 2010.

FIGUEIREDO, A. C. A construção do caso clínico: uma contribuição da psicanálise à psicopatologia e à saúde mental. *Revista latinoamericana de psicopatologia fundamental*, v. 7, n. 1, p. 75-86, 2004.

HAIG, K. M.; SUTTON, S.; WHITTINGTON, J. SBAR: a shared mental model for improving communication between clinicians. *The joint commission journal on quality and patient safety*, v. 32, n. 3, p. 167-175, 2006.

LOCH, A. A. Stigma and higher rates of psychiatric re-hospitalization: São Paulo public mental health system. *Brazilian Journal of Psychiatry*, v. 34, n. 2, p. 185-192, 2012.

NATIONAL HEALTH SERVICE – N. H. S. SBAR *Communication Tool–Situation, Background, Assessment, Recommendation*. 2018. Disponível em: https://www.england.nhs.uk/

OLIVEIRA, G. L.; CAIAFFA, W. T.; CHERCHIGLIA, M. L. Saúde mental e a continuidade do cuidado em centros de saúde de Belo Horizonte, MG. *Revista de Saúde Pública*, v. 42, n. 4, p. 707-716, 2008.

SILVA, D. da. *De onde vêm as palavras: origens e curiosidades da língua portuguesa*. 16. ed. Osasco: Novo Século, 2009.

VIGOD, S. N. et al. Transitional interventions to reduce early psychiatric readmissions in adults: systematic review. *The British Journal of Psychiatry*, v. 202, n. 3, p. 187-194, 2013.

ZANARDO, G. L. de P. et al. Internações e reinternações psiquiátricas em um hospital geral de Porto Alegre: características sociodemográficas, clínicas e do uso da Rede de Atenção Psicossocial. *Revista Brasileira de Epidemiologia*, v. 20, p. 460-474, 2017.

ZEFERINO, M. T.; RODRIGUES, J.; ASSIS, J. T. *Crise e urgência em saúde mental: fundamentos da atenção à crise e urgência em saúde mental*. 4. ed. Florianópolis: Universidade Federal de Santa de Catarina, 2015).

TEMÁTICAS ESPECÍFICAS

09. O MANEJO DA AGITAÇÃO PSICOMOTORA

DIEGO PEIXOTO DE SOUZA
VINICIUS SOUSA PIETRA PEDROSO

A agitação psicomotora (APM) é um fenômeno comum na prática clínica. Um episódio de APM pode acontecer nos mais variados contextos, incluindo serviços de atendimento às urgências médicas em geral, unidades de prontoatendimento especializadas em saúde mental, ambientes de internação hospitalar (psiquiátrica ou não) e até mesmo em clínicas ambulatoriais. No entanto, apesar de constituir uma ocorrência frequente, a maior parte dos profissionais de saúde afirma ter muitas dúvidas e possuir pouco treinamento específico para abordar tais situações. Um dos motivos para essa dificuldade reside no fato de que o conceito de agitação psicomotora é bastante heterogêneo, sem uma definição uniformemente aceita.

O manejo do paciente agitado é complexo, exigindo a intervenção de equipe multidisciplinar e a ação coordenada de diversos atores. Nesse sentido, diversos consensos têm sido publicados nos últimos anos, com o objetivo de normatizar o diagnóstico, a intervenção e a prevenção de episódios de APM em contextos de atenção hospitalar e extra-hospitalar.

Neste capítulo, procuraremos discutir os principais aspectos ligados ao manejo da agitação psicomotora no campo das urgências em saúde mental.

EPIDEMIOLOGIA

No mundo ocidental, estima-se que aproximadamente 7% a 15% dos pacientes assistidos em serviços de saúde mental apresentem episódios de agressividade física. Nos Estados Unidos da América (EUA), estima-se que episódios de APM gerem 900.000 atendimentos por ano em departamentos de emergência psiquiátrica e 1,7 milhão de atendimentos por ano em serviços de emergência em geral. Ainda naquele país, estima-se que profissionais de enfermagem que trabalham em unidades psiquiátricas sofram de 9 a 10 vezes mais risco de agressão que seus pares lotados em departamentos médicos gerais. Além disso, cerca de 25% dos profissionais lotados em setores de emergência se sentem inseguros no trabalho. Os impactos trabalhistas são importantes. Nos EUA, aproximadamente 20% a 45% dos profissionais de enfermagem que sofrem algum tipo de violência em um serviço de saúde mental faltam ao trabalho, com uma média de 5,2 dias de absenteísmo após cada incidente. Tal fato gera significativo impacto na qualidade de vida dos profissionais de saúde (MARTÍNEZ-RAGA et al., 2018).

Já no Brasil, os dados epidemiológicos são mais escassos. No entanto, estima-se que episódios de APM com ou sem agressividade respondam por aproximadamente 24% das emergências psiquiátricas atendidas no país (BALDAÇARA et al., 2018).

Em geral, agressões entre pacientes costumam ser mais graves que agressões envolvendo um paciente e um profissional de saúde. A ocorrência de episódios de agressão ou do testemunho de atos de violência acarreta impactos negativos na evolução de pacientes internados (VIETA et al., 2017).

Os diagnósticos mais frequentemente associados à APM são esquizofrenia, transtorno bipolar, transtornos de personalidade, doença de Alzheimer ou outros tipos de demências. A literatura registra que mais da metade dos casos descritos envolvem pacientes agudamente psicóticos. Em nossa realidade, também são relevantes os quadros clínicos caracterizados por uso abusivo de substâncias psicoativas.

Os fatores de risco para o aparecimento de agitação psicomotora podem ser agrupados em diferentes categorias, tais como fatores demográficos (por exemplo, gênero masculino, idade inferior a 40 anos, nível educacional baixo), psicossociais (por exemplo, história de conflito com a equipe ou outros pacientes, evento de vida estressor recente, internação involuntária ou prolongada) e clínicos (por exemplo, história pessoal ou familiar de episódios de agitação, ansiedade, medo, uso de substância, baixa adesão ao tratamento)(VIETA et al., 2017; MARTÍNEZ-RAGA et al., 2018).

No Quadro 1, observamos os principais fatores de risco associados ao desenvolvimento de episódios de APM.

Quadro 1 – Fatores de risco associados ao desenvolvimento de agitação psicomotora

Fatores demográficos	• Gênero masculino. • Estado civil solteiro ou divorciado. • Baixa escolaridade. • Desemprego. • Idade jovem (o risco é inversamente proporcional à idade).
História pregressa	• Atividades ilegais. • Prisão. • Uso frequente de serviços de emergência. • Comportamento violento prévio. • Numerosas hospitalizações.

Circunstâncias da admissão	• Internação involuntária. • Paciente trazido contra a vontade (trazido pela polícia, ambulância, cuidadores ou por ordem judicial).
Manifestações clínicas	• Comportamento ou ideação suicidas. • Mania e hipomania. • Humor deprimido. • Psicose. • Alucinações. • Pensamentos bizarros ou confusos. • Ansiedade. • Baixa concentração. • Hiperexcitação (pupilas dilatadas, frequências cardíaca e respiratória aumentadas).
Diagnóstico	• Transtorno de adaptação. • Transtorno de personalidade. • Transtorno de humor. • Transtorno psicótico. • Transtorno por uso de substância. • Transtorno mental orgânico. • Transtorno do espectro autista. • Ansiedade.
Atitude do paciente	• Não aceita medicação. • Sinais de tensão, expressão facial de raiva, labilidade afetiva, irritabilidade, impulsividade, hostilidade, atividade verbal improdutiva e repetitiva, comportamento pouco cooperativo e demandante, resistência ao tratamento, comportamento intimidador e intrusivo, inquietação, mãos agitadas, puxando as roupas, fala em alto volume ou explosões vocais, contato visual prolongado, descontentamento, recusa a se comunicar. • Agressor e vítima do mesmo gênero.
Atitude da equipe	• Bloqueio a rotas de saída, negação a um desejo ou uma solicitação do paciente, reforço de regras pela equipe ou definição de limites, demanda de outros pacientes ou de membros da equipe por interromper uma atividade ou terminar uma tarefa.

Fonte: VIETA et al., 2017; MARTÍNEZ-RAGA et al., 2018

MANIFESTAÇÕES CLÍNICAS

O processo de identificação de uma APM se baseia, pelo menos em parte, na experiência dos profissionais de saúde frente ao paciente e na impressão geral de que ele se encontra agitado (MARTÍNEZ-RAGA et al., 2018). Nos consensos mais recentes a respeito do tema, há tentativas de identificação dascaracterísticasmais frequentemente presentes nos episódios de APM. A Tab. 1 sintetiza os principais sinais e sintomas encontrados nesses pacientes:

Tabela 1 – Sinais e sintomas de agitação psicomotora

Tipo	Sinais de sintomas
Mudanças de comportamento	• Atitude combativa; • comportamento inadequado, sem propósito claro; • hiper-reatividade a estímulos; • incapacidade de permanecer quieto, sentado ou calmo; • gesticulação exagerada; • tensão facial e expressão de raiva; • contato visual desafiador e/ou prolongado; • tom de voz elevado, silêncio ou recusa em comunicar; • estado emocional alterado com aparência de ansiedade, irritabilidade ou hostilidade; • agressão verbal e/ou física contra si ou outros ou objetos.
Mudanças cognitivas	• Flutuações nos níveis de consciência; • desorientação têmporo-espaciais; • tendência à frustração; • dificuldade em antecipar consequências; • ideias delirantes e/ou alucinações.
Mudanças em parâmetros físicos	• Febre; • taquicardia; • taquipneia; • sudorese; • tremor; • sinais neurológicos, como dificuldade para caminhar.

Fonte: Adaptado de VIETA*et al*, 2017.

Alterações comportamentais destacaram-se como os elementos mais relevantes em sua identificação, como incapacidade de permanecer calmo ou quieto, hiperatividade motora e verbal, hiper-responsividade, tensão emocional e dificuldades na comunicação (MARTÍNEZ-RAGA et al., 2018).

AVALIAÇÃO CLÍNICA

A chegada de um paciente agitado na emergência exige uma avaliação rápida e eficaz da situação para a tomada da melhor conduta no menor tempo possível(BALDAÇARA et al., 2018).O objetivo da avaliação inicial é (1) excluir possíveis causas médicas com base na avaliação de gravidade, na anamnese e no exame físico, incluindo avaliação neurológica e psiquiátrica, (2) alcançar rápida tranquilização do paciente, (3) evitar o uso de medidas coercitivas, (4) garantir a forma menos restritiva de manejo, (5) alcançar uma aliança terapêutica com o paciente e (6) desenvolver um plano de cuidados adequado, referenciando e orientando o paciente e seus familiares. No caso do paciente agitado que apresenta comportamento violento, pode ser difícil executar todas essas etapas. Muitas vezes, o paciente deve ser tranquilizado antes mesmo da realização da avaliação (BALDAÇARA et al., 2018). O foco, a princípio, deve ser a identificação da etiologia subjacente, com atenção especial às condições médicas com risco de morte (NORDSTROM et al., 2012).

HISTÓRIA CLÍNICA

Devem constar na anamnese queixa principal, história da moléstia atual, história pregressa e familiar (clínica e psiquiátrica), social, informações sobre o desenvolvimento e uso de substâncias (BALDAÇARA et al., 2018; MARTÍNEZ-RAGA et al., 2018). Atenta-se para o fato de que a avaliação de um paciente agitado é complicada por várias dificuldades, entre elas a falta de cooperação e/ou a incapacidade do paciente de fornecer uma história clínica relevante, o que força os médicos a tomarem decisões baseadas em informações limitadas. Geralmente, a avaliação psiquiátrica completa não pode ser finalizada até que o paciente esteja calmo o suficiente para participar de uma entrevista. A coleta da história clínica não deve se restringir à entrevista com o paciente, mas também incluir informações adicionais de outras fontes (registros médicos, familiares, amigos, prestadores de cuidados ambulatoriais ou quaisquer outras pessoas que possam fornecer dados da história do paciente) (GARRIGA et al., 2016).

EXAME FÍSICO

O exame físico é um componente essencial da avaliação de pacientes com APM e deve incluir sinais vitais (temperatura, frequência cardíaca, pressão arterial, frequência respiratória, saturação de oxigênio) e a avaliação dos sistemas cardiovascular, respiratório, gastrointestinal e neurológico. A realização do exame físico completo pode não ser possível (por exemplo, se o paciente não for colaborativo, estiver confuso, violento ou sedado). Nesse contexto, os profissionais devem ser orientados pela história coletada, bem como sinais e sintomas apresentados. A ectoscopia é sempre possível e pode gerar informações valiosas, como a sua descrição (alto, baixo, magro, obeso, gênero, idade), o odor (álcool, cetona, intoxicação química, higiene precária), sua apresentação (arrumado, desgrenhado, barbeado), a presença cicatrizes de automutilação prévia, marcas de abuso de substâncias (como queimaduras nos dedos devido ao uso de *crack*), pulseiras de alerta médico (epilepsia, diabetes etc.), sinais óbvios de lesão e a cor da pele (cianótico, pálido). O exame neurológico mínimo deve incluir avaliação do movimento dos membros, da simetria facial, de tremores, da orientação têmporo-espacial, do nível de consciência (com ou sem flutuação), das pupilas (tamanho, reatividade e simetria) e de sinais de traumatismo craniano (recente ou prévio) (BALDAÇARA et al., 2018).

EXAME PSIQUIÁTRICO

No processo de avaliação, deve-se realizar um exame inicial do estado mental o mais rápido possível, visando determinar a causa mais provável de agitação, de modo a orientar intervenções preliminares para acalmar o paciente. Nesse momento, o diagnóstico definitivo não é considerado um objetivo principal na avaliação inicial do agitado paciente. Posteriormente, uma avaliação psiquiátrica completa pode ser concluída (GARRIGA et al., 2016).

Os principais elementos de um exame psiquiátrico mínimo que devem contar são: apresentação, atitude, contato, consciência, atenção, orientação, memória, sensopercepção, pensamento, juízo de morbidade, humor e afeto e psicomotricidade.

AVALIAÇÃO COMPLEMENTAR

Várias escalas de classificação estão disponíveis para avaliar o risco de agitação futura, agressão e violência associada com ambientes de internação psiquiátrica, contribuindo para que o manejo dos episódios de APM seja satisfatório. Entre elas o Checklist de Violência Broset (BVC), o Gerenciamento Clínico de Riscos Clínicos-20 (HCR-20) e o Checklist de Rastreio de Violência de McNiel-Binder (VSC). Para medir o agravamento dos sintomas e a gravidade da agitação, várias escalas de classificação foram desenvolvidas como a Escala de Avaliação de Atividade Comportamental (BARS), a Escala de Impressão Global Clínica para Agressão (CGI-A) e a Escala das Síndromes Positiva e Negativa - Componente de Excitação (PANSS-EC), que serão descritas a seguir(VIETA et al., 2017).

A BARS é de rápida e fácil aplicação e não requer treinamento médico. Mede a intensidade da agitação utilizando um único item que consisteem sete níveis de gravidade, que variam de sedação a um estado de agitação:

Quadro 2 – Escala de Avaliação de Atividade Comportamental (BARS):

1.	Difícil ou incapaz de despertar.
2.	Adormecido, mas responde normalmente ao contato verbal ou físico.
3.	Sonolento, parece sedado.
4.	Quieto e acordado (nível normal de atividade).
5.	Sinais de atividade (física ou verbal), acalma-se com instruções.
6.	Extremamente ativo, sem necessidade de contenção.
7.	Violento, exige contenção.

Fonte: SWIFT et al., 2002.

A CGI-A também consiste em um único item classificado em uma escala Likert (tipo de escala em que o avaliador decide qual o nível de concordância com uma determinada informação) com cinco pontos gravidade (1 indica que o comportamento agressivo não está presente e 5 representa que o comportamento agressivo está presente). Depende apenas do julgamento médico. Foi validada em uma amostra que incluía pacientes psicóticos, com transtornos por uso de substâncias, quadro de humor e personalidade. Pode ser empregada por diversos pacientes psiquiátricos agitados e agressivos e não apenas os psicóticos (GARRIGA et al., 2016; VIETA et al., 2017).

A PANSS-EC avalia 5 itens (hostilidade, falta de cooperação, impulsividade, tensão e excitabilidade) em uma escala de 1 a 7 e representa uma ferramenta intuitiva simples para a avaliação de pacientes psiquiátricos agitados. O examinador pontua de 1 a 7 em cada item de acordo com a gravidade observada. A pontuação de 5-13 indica agitação APM ausente, mínima ou limítrofe, 14-19 indica grau leve a moderado e de 20-35 severo a extremamente severo. Ela é comumente utilizada para medir a gravidade da agitação em pacientes agudamente psicóticos e é amplamente utilizada em ensaios clínicos farmacológicos para agitação. Sua aplicação leva alguns minutos (GARRIGA et al., 2016; VIETA et al., 2017).

DIAGNÓSTICOS DIFERENCIAIS

A agitação pode ser causada por uma variedade de etiologias médicas e psiquiátricas, de forma que é necessário, na avaliação inicial, identificar sua provável causa subjacente com a finalidade de estabelecer o melhor manejo possível. Para fins práticos, consideraremos quatro possíveis etiologias de agitação: condição médica geral (comprometimento cognitivo, *delirium*), intoxicação/abstinência de substâncias, distúrbio psiquiátrico primário e agitação indiferenciada (NORDSTROM et al., 2012).

Como regra geral, especialmente em indivíduos sem história prévia de doença psiquiátrica, deve-se suspeitar de que a agitação seja devida a uma condição médica geral até que se prove o contrário (VIETA et al., 2017). Sinais vitais anormais e/ou resultados anormais do exame físico, evidências de intoxicação ou abstinência de álcool ou drogas, sinais de exposição a toxinas ou alterações no nível de consciência são indicativos de etiologia médica não psiquiátrica (ALLEN et al., 2001; NORDSTROM et al., 2012).

O diagnóstico de *delirium* é frequentemente ignorado nos serviços de urgência, uma vez que seus sinais e sintomas físicos podem ser sutis. Na sua presença, o paciente apresenta flutuação do nível de consciência e, consequente, déficit atencional (para direcionar, focar, sustentar ou alterar o foco) (BALDAÇARA et al., 2018). Em seguida, o examinador deve considerar a existência de algum comprometimento cognitivo subjacente ao estado atual de agitação. Triagem cognitiva breve, usando ferramentas tais como o Mini-Exame do Estado Mental, pode ser administrada quando o paciente está calmo e capaz de participar. Se o comprometimento cognitivo for detectado, é necessárioesclarecimento da história para determinar se é de início recente ou não (GARRIGA et al., 2016).

O próximo passo deve ser avaliar se o paciente está intoxicado ou em abstinência. História de uso recente de drogas é importante para detectar tais condições, além disso, os médicos devem reconhecer sintomas clínicos correspondentes à apresentação da intoxicação/abstinência das diferentes substâncias (STOWELL, et al., 2012).

Em um paciente com doença psiquiátrica pré-existente que se apresenta com sintomas semelhantes aos episódios psiquiátricos anteriores e com sinais vitais normais, pouco ou nenhum teste será necessário para confirmar a etiologia psiquiátrica primária (NORDSTROM et al., 2012). Contudo, o exame de rotina deve incluir sinais vitais, glicemia capilar e saturação de oxigenação, se não obtidos previamente. Em casos selecionados, é interessante solicitar propedêutica complementar, incluindo hemograma, perfil eletrolítico, funções hepática e renal, testes toxicológicos em amostras de urina, eletrocardiograma, radiografia de tórax, punção lombar e testes de gravidez (no caso de mulheres em idade fértil) (ALLEN et al., 2001; STOWELL et al., 2012; VIETA et al., 2017; BALDAÇARA et al., 2018). Exames de neuroimagem devem ser solicitados na suspeita de doença neurológica ou em pacientes que apresentam o primeiro episódio psicótico (BALDAÇARA et al., 2018). Nas "populações especiais" como mulheres grávidas, pessoas em situação de rua, adolescentes, crianças e idosos, deve haver cuidado extra para excluir causas orgânicas (BALDAÇARA et al., 2018).

A agitação em pacientes com transtornos psiquiátricos tem apresentaçõesclínicas distintas e não há padrões estabelecidos.Embora a agitação aguda esteja geralmente associada com doenças psicóticas, como esquizofrenia, transtorno esquizoafetivo e transtorno bipolar, vários outros transtornos psiquiátricos devem ser considerados no diagnóstico diferencial, incluindo depressão agitada, transtorno de ansiedade, transtornos de personalidade, transtornos de ajustamento e do espectro autista(NORDSTROM et al., 2012).

Quadro 3 – Condições médicas e psiquiátricas que podem causar agitação

1.	Agitação de condição médica geral: trauma na cabeça, encefalite, meningite ou outra infecção, encefalopatia (particularmente de insuficiência hepática ou renal), exposição a toxinas ambientais, distúrbio metabólico (por exemplo, hiponatremia, hipocalcemia, hipoglicemia), hipóxia, doença da tireoide, convulsão (estado pós-ictal), níveis tóxicos de medicamentos (fármacos psiquiátricos, anticonvulsivantes).
2.	Agitação por intoxicação/abstinência: álcool e outras drogas.

3.	Agitação por transtorno psiquiátrico: transtorno psicótico, estados maníacos e mistos, depressão agitada, transtornos de ansiedade, transtorno da personalidade, agitação reativa ou situacional (transtornos adaptativos e dissociativos), transtornos do espectro autista.
4.	Agitação indiferenciada (abordar como uma condição medical geral até que se prove o contrário).

Fonte: Adaptado de NODSTROM et al, 2012 e de GARRIGA et al, 2016.

MANEJO DA SITUAÇÃO CLÍNICA

Nem sempre o ambiente ideal para o manejo da crise estará disponível, já que alguns episódios de APM podem surgir inesperadamente e em contextos diversos. No entanto, a equipe sempre deve procurar utilizar os recursos disponíveis e seguir as recomendações preconizadas pela literatura especializada.

INTERVENÇÕES E MEDIDAS GERAIS

Como dito anteriormente, a agitação é uma situação dinâmica que pode evoluir rapidamente de uma leve inquietação para a total perda de controle. Nem sempre é fácil identificar o momento certo para intervenções pelo fato da apresentação clínica da APM ser em *continuum* (MARTÍNEZ-RAGA et al., 2018).

Em um consenso publicado em 2018, especialistas foram convidados a definir o seu ponto de ação durante um episódio de APM, bem como a decidir qual seria o ponto de ação ideal (para profissionais de saúde e para pacientes) com base em um gráfico no qual o eixo X representava o tempo e o eixo Y representava a pontuação na escala PANSS-EC. A intervenção visava evitar o "ponto de não-retorno", no qual a piora da APM não poderia mais ser controlada apenas por intervenções não farmacológicas. Os participantes definiram que o ponto de ação seria logo antes dos níveis graves de agitação serem atingidos, mas que intervir mais cedo seria benéfico (entre o nível de gravidade baixo a moderado ou médio a moderado), diminuindo as chances de piora da APM, contribuindo para a adesão ao tratamento, bem com o desfecho clínico final do paciente. Quando levaram em consideração a preferência de pacientes e cuidadores, o ponto de intervenção ideal era ainda mais baixo, situando-se nos níveis leves de gravidade (Fig. 1). Os especialistas reconheceram que o tratamento farmacológico nos estágios leves de APM é evitado ou postergado, geralmente, devido à possibilidade de o paciente melhorar espontaneamente e dos tratamentos não farmacológicos serem eficazes. Além disso, pacientes e seus cuidadores preferem evitar uso de medicações nesses casos. Por fim, concluíram que a intervenção deve ser precoce, antes de da APM atingir níveis moderados de agitação, já que os benefícios são superiores aos riscos, permitindo o uso de tratamentos menos invasivos e menos traumáticos (MARTÍNEZ-RAGA et al., 2018).

Figura 1. Ponto de ação atual e ideal para especialistas e ponto de ação ideal para pacientes/cuidadores

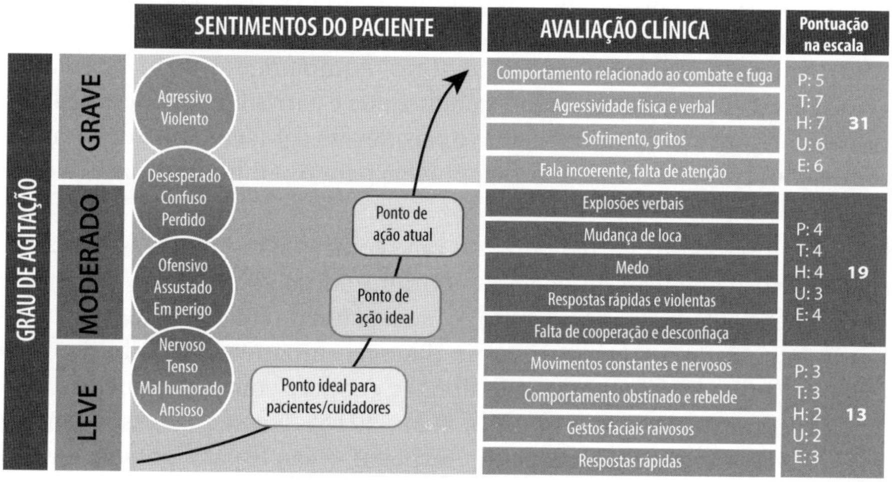

Fonte: Adaptado de MARTÍNEZ-RAGA et al, 2018)

Recomenda-se que o paciente agitado seja visto por mais de uma pessoa (GARRIGA et al., 2016). É importante que a equipe seja treinada em manejo de APM e esteja em número suficiente (RICHMOND et al., 2012). É aconselhado o uso de jaleco, vestuário não provocativo, em cores neutras, com crachás de identificação. Os funcionários devem evitar brincos pendurados, colares ou cabelos longos, pois podem encorajar ataques de pacientes mais agressivos (BALDAÇARA et al., 2018). O tempo de espera para o atendimento deve ser o mais breve possível. É necessário haver área física específica para atender pacientes psiquiátricos, com equipe de enfermagem, consultórios e banheiros nas instalações, que devem ser bem iluminadas, conter relógios e controle climático adequado (controle de luz, ruído, correntes de ar frio ou quente) (BALDAÇARA et al., 2018). O consultório ideal deve contar com mobília móvel, duas portas de saída, e privacidade adequada. Deve haver uma saída na parte de trás do médico que atende o paciente, que deve estar completamente desobstruída no caso de uma ameaça que não possa ser manejada. Objetos que eventualmente possam ser utilizados como armas devem ser removidos (GARRIGA et al., 2016; BALDAÇARA et al., 2018). As áreas de observação devem estar equipadas com camas com cabeceiras elevadas, barras fixas para fixação de contenções, se necessário. É desaconselhável manter os pacientes sob observação nas macas. O layout deve ser organizado para facilitar a observação com linhas de visão desobstruídas e eliminação de todos os pontos cegos. A ocupação não deve exceder o número de leitos disponíveis, pois o excesso de população pode aumentar a tensão entre pacientes e equipe (BALDAÇARA et al., 2018). Muitas vezes, a agitação tem uma causa orgânica e esses pacientes podem evoluir com complicações inerentes à sua doença ou mesmo ao tratamento. Dessa forma, equipamentos de emergência devem estar facilmente disponíveis no local, incluindo oxigênio, ressuscitadores, equipamento de intubação, aspirador de secreção, vaporizador, nebulizador e carrinho com desfibrilador. Exames laboratoriais padrões e adicionais devem ser facilmente disponíveis. Contenções físicas devem estar disponíveis para o punho, tornozelo e tórax (BALDAÇARA et al., 2018).

O descalonamento verbal consiste em técnicas não-coercivas utilizadas para reduzir a agitação do paciente, diminuindo o seu risco de progressão para a agressividade. É considerado como a primeira intervenção terapêutica no tratamento da APM. Baseia-se no diálogo empático e possibilita que o paciente ganhe confiança no profissional e coopere com o tratamento, auxiliando o controle da APM (GARRIGA et al., 2016). Nesse processo, é importante manter distância do paciente, respeitar o seu espaço pessoal e evitar contato físico, que pode ser visto por ele como ameaçador (BALDAÇARA et al., 2018). Contato ocular direto e prolongado também deve ser evitado, assim como determinadas posições que podem indicar sinais de confronto (por exemplo, braços ou mãos cruzados ou atrás das costas) (BALDAÇARA et al., 2018). O profissional deve apresentar-se com postura empática, informar seu papel na situação e certificar ao paciente que ele está em um ambiente seguro (VIETA et al., 2017). Deve ser conciso no contato verbal, com tom de voz suave, porém firme (GARRIGA et al., 2016). Sua linguagem deve ser simples e curta (GARRIGA et al., 2016). Deve fazer perguntas abertas e repeti-las, se necessário. É essencial ouvir atentamente o que o paciente diz e identificar o que lhe incomoda (GARRIGA et al., 2016). Parafrasear suas falas demonstra atenção ao que lhe é dito (HANKIN; BRONSTONE; KORAN, 2011). Deve haver flexibilidade no diálogo, que não deve ser confrontador: concordar ou concordar para discordar (GARRIGA et al., 2016). Há necessidade de evitar hostilidade ou discurso autoritário (BALDAÇARA et al., 2018). Negociações não são recomendadas, e sim estabelecer limites claros e avisando ao paciente que violência não é aceitável (BALDAÇARA et al., 2018). Propor soluções para o problema por meio do diálogo e oferecer opções com otimismo é fundamental (GARRIGA et al., 2016).

Pacientes em APM podem se mostrar bastante ameaçadores e é esperado que diante disso o profissional de saúde possa sentir medo ou raiva.

Nessas situações, os profissionais precisam entender que o comportamento ameaçador consiste na manifestação clínica de um transtorno mental. Isso facilita o manejo da contratransferência negativa gerada por esses pacientes, impedindo a tomada de medidas excessivamente permissivas ou punitivas (BALDAÇARA et al., 2018).

Se a intervenção verbal não for suficiente e a agitação piorar, medidas de contenção devem ser tomadas imediatamente para proteger o paciente e outras pessoas, bem como preservar um relacionamento interpessoal positivo (BALDAÇARA et al., 2018). Contenções físicas/mecânicas, bem como isolamentos, são intervenções tradicionalmente usadas para o tratamento e manejo de comportamentos agressivos, que devem ser utilizadas apenas em situações de emergência em que outras medidas de controle da APM falharam.A contenção física/mecânica consiste em limitar os movimentos corporais, enquanto o isolamento confina o paciente em um quarto vazio, sem limitação dos movimentos corporais, com a finalidade de refrear um episódio de APM em evolução(GARRIGA et al., 2016). A contenção é mais indicada quando o paciente oferece risco para si e terceiros, enquanto o isolamento é o procedimento de escolha em casos em que o paciente só oferece risco para terceiros (KNOX; HOLLOMAN, 2012).

Sempre que contenções e isolamentos forem necessários, devem ser usados pelo menor tempo possível e nunca como forma de punição, para conveniência dos funcionários ou como substitutos de um programa de tratamento (GARRIGA et al., 2016). Além disso, uma vez que a decisão de conter ou isolar o paciente for tomada, deve haver pessoal treinado para que o procedimento possa ser realizado com segurança e eficácia (BALDAÇARA et al., 2018). É fundamental manter as técnicas de descalonamento verbal e contar com o auxílio dos fármacos para acalmar o paciente mais rapidamente, reduzindo o tempo necessário de contenção/isolamento (GARRIGA et al., 2016). Os pacientes devem ser monitorados frequentemente para avaliar a resposta à medicação e prevenir complicações (VIETA et al., 2017).

Há muita controvérsia em relação ao uso de contenção/isolamento para o paciente agitado, devido à sua eficácia terapêutica questionável, seu uso muitas vezes inadequado, os potenciais efeitos negativos nos pacientes e na equipe com prejuízo da aliança terapêutica. Existem relatos de pacientes contidos que se asfixiaram, tiveram complicações cardíacas, apresentaram overdose/interação entre drogas, trauma contuso, estrangulamento, inalação de fumaça e aspiração. Diversas prescrições de contenção poderiam ser evitadas se houvesse identificação precoce para pacientes em risco de agitação. É fundamental o conhecimento da política reguladora desses procedimentos (GARRIGA et al., 2016).

INTERVENÇÕES FARMACOLÓGICAS

O manejo farmacológico surge como necessidade diante da falha de outros métodos na tentativa de conter uma APM (BALDAÇARA et al., 2019). Durante todo o processo as técnicas de descalonamento verbal e modificação ambiental devem ser mantidas (VIETA et al., 2017). Antes de medicar, é necessário estabelecer hipóteses mais prováveis para a causa da agitação, que guiarão a escolha medicamentosa. Além disso, deve-se também levar em consideração a gravidade da agitação, os efeitos colaterais e as contraindicações dos fármacos (BALDAÇARA et al., 2019). A função dos medicamentos é acalmar o paciente sem sedá-lo, possibilitando sua avaliação completa e esclarecimento do diagnóstico definitivo (HANKIN; BRONSTONE; KORAN, 2011; BALDAÇARA et al., 2019).

O momento da administração da medicação é crucial para o manejo eficaz da APM – medicar precocemente pode dificultar a avaliação psiquiátrica bem como a alta hospitalar, enquanto medicar tardiamente coloca o paciente, a equipe e outras pessoas em risco, além de permitir que a agitação psicomotora se torne mais pronunciada, implicando o uso de doses maiores e combinações de fármacos (BALDAÇARA et al., 2019).

No manejo de uma APM, deve-se buscar um fármaco ideal, ou seja, aquele que possui rápido início de ação, acalme sem sedar, seja de fácil administração, não envolva métodos coercitivos ou traumáticos em sua aplicação, tenha bom perfil de segurança, tolerabilidade favorável, respeite as preferências pessoais do paciente e favoreça a adesão a longo prazo ao tratamento da condição subjacente (GARRIGA et al., 2016; VIETA et al., 2017; MARTÍNEZ-RAGA et al., 2018).

Pacientes agitados devem estar envolvidos na seleção do tipo e na via de administração de qualquer medicamento sempre que possível (WILSON et al., 2012; BALDAÇARA et al., 2019). Sabe-se que a oral é a menos invasiva, sendo a preferencial na administração dos medicamentos, especialmente em agitações leves (BALDAÇARA et al., 2019). Ela é ideal quando o paciente é cooperativo, capaz de engolir e pode ser usadaem situações em que é possível aguardar mais tempopelo início de ação do fármaco (BALDAÇARA et al., 2019). A via intramuscular tem absorção e início de efeito mais rápidos do que a via oral (GARRIGA et al., 2016), sendo mais adequada para pacientes com agitação mais grave e não cooperativos. A via intravenosa também é eficaz, no entanto, deve ser evitada (GARRIGA et al., 2016) devido à associação com efeitos colaterais graves, principalmente depressão respiratória (para os benzodiazepínicos) e prolongamento do intervalo QT, com risco de evolução para *torsades de pointes* e morte súbita (antipsicóticos) (WILSON et al., 2012; BALDAÇARA et al., 2019). Se ainda assim a via IV for necessária, ela deve ser reservada apenas para casos graves, em que outras medidas falharam e estejam disponíveis equipamentos de monitorização contínua, ressuscitação cardiopulmonar e uma equipe bem treinada em emergências (WILSON et al., 2012; BALDAÇARA et al., 2019). A via inalatória é uma opção interessante por ser eficaz ao acalmar sem sedar, ter rápido início de ação e não ser invasiva/traumática(GARRIGA et al., 2016). No entanto, a Loxapina, antipsicótico de administração inalatória, não se encontra disponível no Brasil. A via transdérmica mostra-se útil especialmente para aqueles pacientes dependentes de nicotina (BALDAÇARA et al., 2019). Atenção para o fato de que todos os pacientes devem ser avaliados antes e após a administração dos fármacos, independentemente da via de administração (BALDAÇARA et al., 2019).

As três classes de medicamentos mais estudadas e utilizadas para o manejo da APM são os antipsicóticos de primeira geração (APG), os antipsicóticos de segunda geração (ASG) e os benzodiazepínicos (BZD) (WILSON et al., 2012). Os antipsicóticos são indicados como tratamento de primeira linha da APM secundária à psicose em paciente com transtornos psiquiátricos conhecidos (WILSON et al., 2012). ASG (como Olanzapina, Risperidona ou Ziprasidona) apresentam boas evidências de sua eficácia no tratamento da APM, menos efeitos adversos e por isso são preferíveis ao Haloperidol ou outros APG (WILSON et al., 2012). Se um APG como o Haloperidol for usado, deve-se considerar a administração de um BZD ou de Prometazina para reduzir os efeitos colaterais extrapiramidais, a menos que existam contraindicações para o uso desses medicamentos (WILSON et al., 2012).

Na intoxicação por álcool, deve-se evitar benzodiazepínicos devido ao potencial risco de depressão respiratória (WILSON et al., 2012). Antipsicóticos de segunda geração como Olanzapina, Ziprasidona e Risperidona não foram bem estudados nesses casos, então o Haloperidol ainda é a melhor opção, devido ao longo histórico de segurança e eficácia (WILSON et al., 2012). É importante distinguir agitação secundária à intoxicação por álcool daquela causada pela sua abstinência, pois, no caso da última, os benzodiazepínicos são preferíveis (WILSON et al., 2012). São também a classe de escolha no caso de intoxicação pela maioria das drogas recreativas, especialmente estimulantes (WILSON et al., 2012). Na presença de sintomas psicóticos secundários ao uso de anfetaminas, o uso de antipsicóticos pode ser útil, com preferência pelos ASG, devido aos menores riscos de efeitos extrapiramidais (WILSON et al., 2012).

A APM com sintomas psicóticos (com proeminência de alucinações visuais e outros distúrbios da sensopercepção) é comum nos quadros de *delirium*, síndrome clínica distinta que sinaliza uma perturbação clínica afetando a função cerebral. O tratamento da causa subjacente é superior a qualquer intervenção medicamentosa e a sedação sem tratamento adequado deve ser evitada, pois falha em reverter o fator orgânico que pode levar à morte. Se o controle farmacológico imediato da agitação for necessário em um paciente com *delirium*, os antipsicóticos de segunda geração são os agentes preferidos. O Haloperidol também é uma opção em doses baixas (WILSON et al., 2012). Os BZD devem ser evitados, porque podem exacerbar o quadro, exceto nos casos de abstinência de álcool/benzodiazepínicos como causa de *delirium*, situações em que são agentes de escolha (WILSON et al., 2012). Diante de um paciente idoso em APM, até que se prove o contrário, deve-se pensar em *delirium* como causa da agitação. Como princípio geral para o tratamento farmacológico nessa população, recomenda-se o uso de antipsicóticos com cautela: iniciar com doses baixas e titular lentamente com pequenos incrementos de dose, observando os efeitos da medicação com monitoramento próximo da situação clínica (riscos de queda, sinais de confusão, sedação excessiva etc.) (BALDAÇARA et al., 2019).

Não há muitas evidências sobre manejo de APM em gestantes. Sugere-se (como em todos os casos de APM) que medidas não farmacológicas sejam empregadas inicialmente. No entanto, diante de falha na intervenção, recomenda-se o emprego do Haloperidol como agente de primeira linha e três agentes de segunda linha: BZD ou Risperidona em monoterapia e, com menos endosso, uma combinação de BZD e APG (GARRIGA et al., 2016).

Deve-se ter cautela quando a etiologia da agitação não é clara (indiferenciada) e o paciente apresenta alteração do estado de consciência. Nessa situação, uma condição médica para a APM deve ser considerada até que se prove o contrário. Nesse sentido, tanto a APM devido à uma condição médica ou uma agitação indiferenciada devem ser tratadas inicialmente com antipsicóticos (WILSON et al., 2012; VIETA et al., 2017).

Com o surgimento de ASG, as diretrizes baseadas em consenso de especialistas recomendam esses fármacos preferencialmente como terapia de primeira linha. No entanto, parece não haver diferença real na eficácia entre os ASG e os APG, tanto quando usados isoladamente, quanto em combinação com Lorazepam (GARRIGA et al., 2016).

Considerando-se a administração por via oral, a Olanzapina é o fármaco mais estudado entre os ASG, sendo tão eficaz quanto o Haloperidol. A literatura atual não corrobora superioridade da Risperidona sobre nenhum outro antipsicótico, tanto para a administração de comprimidos orodispersíveis, quanto para a solução oral. O Aripiprazol oral foi comparado ao placebo com resultados positivos e foi igualmente eficaz à Olanzapina oral. A Quetiapina oral foi superior ao placebo em três ensaios, mas não ao Haloperidol. Em relação aos benzodiazepínicos por via oral, não foram encontrados ensaios de alta qualidade em monoterapia (GARRIGA et al., 2016).

Quanto às combinações orais, Haloperidol associado a Levomepromazina foi superior à monoterapia com Haloperidol. A combinação de Risperidona oral e Lorazepam foi tão eficaz quanto o Haloperidol e o Lorazepam em três ensaios. Outra combinação oral mostrando eficácia semelhante ao Haloperidol IM isolado foi a Risperidona (solução oral) com Clonazepam. O tratamento da APM com Quetiapina em combinação com Lítio/Divalproex foi mais eficaz que o placebo combinado com Lítio/Divalproex em outro estudo (GARRIGA et al., 2016).

Para tratamentos administrados pela via intramuscular, os BZDs foram comparados com o Haloperidol IM em diversos ensaios. O Midazolam IM foi superior ao Haloperidol IM isolado ou em combinação. Quando os BZD foram comparados aos ASG, eles foram inferiores à Olanzapina IM, mas tão eficazes quanto o Aripiprazol IM. O Haloperidol IM não foi superior à Olanzapina IM. Os resultados foram semelhantes quando o Haloperidol IM foi comparado com Aripiprazol IM ou Ziprasidona IM (GARRIGA et al., 2016).

Sobre o uso IM de ASG, vários estudos avaliaram a Olanzapina. Em cinco deles, a Olanzapina foi mais eficaz que o placebo. Em um estudo, foi mais eficaz que o Lorazepam IM. O Aripiprazol IM foi mais eficaz que o placebo em quatro estudos revisados e foi igualmente eficaz ao Lorazepam em outro estudo. Para combinações IM, a associaçãoHaloperidol com Prometazina foi mais eficaz queHaloperidol ou Lorazepam em monoterapia. No entanto, não foram encontradas diferenças quando comparadas apenas ao Midazolam ou à Olanzapina. A combinação de Haloperidol e BZD foi tão eficaz quanto a Olanzapina em monoterapia, melhor do que o Haloperidol isolado em dois ensaios e melhor que o Lorazepam sozinho em outros dois ensaios (GARRIGA et al., 2016).

Tabela 2 – Opções de tratamento farmacológico para o paciente em APM

<table>
<tr><th></th><th>Rota de administração</th><th>Agente</th><th>Dose</th><th>Causa da agitação</th></tr>
<tr><td rowspan="3">Antipsicóticos</td><td>Inalado</td><td>Loxapina</td><td>9,1 mg</td><td>Síndrome psicótica (esquizofrenia, transtorno bipolar).</td></tr>
<tr><td>Oral</td><td>Olanzapina
Risperidona
Asenapina
Aripiprazol
Quetiapina
Ziprasidona
Haloperidol</td><td>5-10 mg
1-3 mg
5-10 mg
15-30 mg
50-100 mg
20-40 mg
5 mg</td><td>Agitação indiferenciada, doença médica (deterioro cognitivo e síndrome confusional), intoxicação/abstinência, doença psiquiátrica (esquizofrenia, transtorno bipolar, retardo mental transtorno do espectro autista).</td></tr>
<tr><td>Intramuscular</td><td>Haloperidol
Olanazapina
Ziprasidona
Aripiprazol
Levomepromazina</td><td>5-15 mg
5-10 mg
10 mg
9,75 mg
35 mg</td><td></td></tr>
<tr><td rowspan="2">Benzodiazepínicos</td><td>Oral</td><td>Diazepam
Clonazepam
Lorazepam</td><td>5-10 mg
1-2 mg
1 mg</td><td rowspan="2">Abstinência de álcool e/ou BZD, doença psiquiátrica (transtorno de ansiedade, transtorno afetivo, personalidade e de ajustamento).</td></tr>
<tr><td>Intramuscular</td><td>Midazolam
Diazepam</td><td>5 mg
4-10 g</td></tr>
</table>

Fonte: VIETA et al., 2017

MEDIDAS PÓS-ALTA

Diante da tranquilização do paciente é necessário avaliar o risco que ele representa para si e terceiros e se há prejuízo em sua capacidade autocuidado para, então, decidir se ele será encaminhado para atendimento ambulatorial, permanecerá em leito de observação ou será admitido para internação. Esse é um passo fundamental, uma vez que muitos pacientes não seguem as orientações recebidas e não aderem ao tratamento indicado. Há maior chance de sucessose as instruções forem compartilhadas com a família (VIETA et al., 2017).

Aconselha-se também que toda a história da APM, juntamente com a abordagem realizada, sejam revistas pela equipe com a finalidade de refletir sobre a assistência oferecida. Isso pode ajudar a equipe a compreender a APM, revisar as ações tomadas e analisar possíveis melhorias para o manejo de episódios futuros. Discutir a experiência subjetiva do paciente da vivência da APM e receber um *feedback* de suas ideias durante o atendimento contribuem nesse processo. O objetivo dessa intervenção é ajudaro paciente a entender como ele processa a realidade e seu estado emocional durante a APM contribuindo para que ele identifique maneiras de prevenir novos episódios e participe voluntariamente do seu tratamento (VIETA et al., 2017).

A capacitação do paciente em reconhecer sinais que podem levá-lo a episódios de APM pode contribuir para que ele solicite ajuda precoce no futuro, evitando assim comportamentos agressivos. Recomenda-se támbémexplicar ao paciente o papel da farmacoterapia no seu tratamento. Os benefícios dessas intervenções incluem a melhora da relação terapêutica e a diminuição do risco de novos episódios de APM a longo prazo (VIETA et al., 2017).

REFERÊNCIAS

ALLEN, M. H. et al. Treatment of behavioral emergencies. *Postgraduate medicine*, v. 109, 2001.

BALDAÇARA, L et al. Brazilian guidelines for the management of psychomotor agitation. Part 2. Pharmacological approach. *Brazilian Journal of Psychiatry*, v. 41, n. 4, p. 324-335, 2019.

BALDAÇARA, L. et al. Brazilian guidelines for the management of psychomotor agitation. Part 1. Non-pharmacological approach. *Brazilian Journal of Psychiatry*, v. 41, p. 153-167, 2018.

GARRIGA, M. et al. Assessment and management of agitation in psychiatry: expert consensus. *The world journal of biological psychiatry*, v. 17, n. 2, p. 86-128, 2016.

HANKIN, C. S.; BRONSTONE, A.; KORAN, L. M. Agitation in the inpatient psychiatric setting: a review of clinical presentation, burden, and treatment. *Journal of Psychiatric Practice*, v. 17, n. 3, p. 170-185, 2011.

KNOX, D. K.; HOLLOMAN JR, G. H. Use and avoidance of seclusion and restraint: consensus statement of the american association for emergency psychiatry project Beta seclusion and restraint workgroup. *Western Journal of Emergency Medicine*, v. 13, n. 1, p. 35, 2012.

MARTÍNEZ-RAGA, J. et al. 1st international experts' meeting on agitation: conclusions regarding the current and ideal management paradigm of agitation. *Frontiers in psychiatry*, v. 9, p. 54, 2018.

NORDSTROM, K. et al. Medical evaluation and triage of the agitated patient: consensus statement of the American Association for Emergency Psychiatry Project BETA Medical Evaluation Workgroup. *Western Journal of Emergency Medicine*, v. 13, n. 1, p. 3, 2012.

RICHMOND, J. S. et al. Verbal de-escalation of the agitated patient: consensus statement of the American Association for Emergency Psychiatry Project BETA De-escalation Workgroup. *Western Journal of Emergency Medicine*, v. 13, n. 1, p. 17, 2012.

SWIFT, R. H. et al. Validation of the behavioural activity rating scale (BARS): a novel measure of activity in agitated patients. *Journal of psychiatric research*, v. 36, n. 2, p. 87-95, 2002.

STOWELL, K. R. et al. Psychiatric evaluation of the agitated patient: consensus statement of the American Association for Emergency Psychiatry Project BETA Psychiatric Evaluation Workgroup. *Western Journal of Emergency Medicine*, v. 13, n. 1, p. 11, 2012.

VIETA, E. et al. Protocol for the management of psychiatric patients with psychomotor agitation. *BMC psychiatry*, v. 17, n. 1, p. 1-11, 2017.

WILSON, M. P. et al. The psychopharmacology of agitation: consensus statement of the American Association for Emergency Psychiatry Project BETA Psychopharmacology Workgroup. *Western Journal of Emergency Medicine*, v. 13, n. 1, p. 26, 2012.

10. A ABORDAGEM DOS ESTADOS MANIFORMES NAS URGÊNCIAS

LEONARDO BARBOSA DE OLIVEIRA

Os estados maniformes relacionam-se a uma parte do amplo espectro psicopatológico de alterações do humor, compreendendo desde sintomas hipomaníacos subsindrômicos até o episódio maníaco franco, associado à síndrome psicótica. São frequentemente atendidos nos serviços de urgência em psiquiatria/saúde mental, uma vez que são comuns, durante sua evolução, a agitação psicomotora, o comportamento social inadequado ou inaceitável e a exposição a grave risco – o que sublinha a importância deste tópico no estudo das urgências e emergências psiquiátricas. Ademais, sendo muito associados ao Transtorno Afetivo Bipolar, ou simplesmente Transtorno Bipolar (TB), e ao Transtorno Esquizoafetivo (TEA), os estados maniformes podem ainda ser consequência de outras condições clínicas e psiquiátricas associadas ou não ao TB, ou mesmo se confundirem à apresentação típica de outras doenças mentais (por exemplo, um episódio maníaco com sintomas psicóticos pode ser clinicamente indistinto de um episódio psicótico agudo do grupo das esquizofrenias). Portanto, sua precisa identificação e documentação no serviço de urgência pode ser capital para um diagnóstico diferencial correto a longo prazo, com sérias implicações prognósticas para um portador de sofrimento mental crônico.

Neste capítulo, aliaremos nossa experiência em um serviço de urgência e referência em saúde mental de Belo Horizonte/MG (CERSAM Leste) à revisão da literatura mais consolidada sobre o tema para sublinhar as diretrizes de identificação, avaliação, diagnóstico e manejo farmacológico e não farmacológico nos estados maniformes.

EPIDEMIOLOGIA

Os estados maniformes e o TB guardam uma correlação estrita, uma vez que o principal critério para sua definição diagnóstica é a ocorrência de pelo menos um episódio maníaco ou hipomaníaco, para TB dos tipos I e II, respectivamente. Assim, podemos dizer que existe uma sobreposição natural entre duas entidades. A taxa de prevalência para o TB tipo I gira em torno de 1% da população (ANDRADE et al., 2002). Já as taxas para o TB tipo

II, historicamente também em torno de 1%, sofreram grandes alterações a partir das mudanças conceituais na definição e caracterização diagnósticas ocorridas no fim do século XX, chegando a até 8% em alguns estudos (MORENO, MORENO, 2016). De modo geral, considera-se que a prevalência do espectro bipolar, incluindo TB tipos I e II, outros TBs, e eventualmente o TEA, gira em torno de 5% a 10% da população (MERIKANGAS et al., 2011; MORENO, MORENO, 2016).

Os dados citados nos dizem que de 5 a 10% da população terá ao menos um episódio maniforme ao longo da vida. Estudos acerca da incidência de episódios efetivamente maniformes na população portadora de TB ou de outro transtorno do espectro bipolar, incluindo transtorno esquizoafetivo, são mais raros, mas alguns apontam incidência anual de até 2% (BEESDO et al., 2009). Igualmente, estudos apontam que até 60% da população portadora de TB mantém recorrência de estados maniformes ao longo da evolução da doença (ainda que, ao longo do tempo, predominem fases depressivas); e que mais da metade das internações hospitalares de pacientes bipolares seja em decorrência de estados maniformes (MORENO; ANDRADE, 2005). Estudo brasileiro realizado em quatro serviços de urgência psiquiátrica mostra que em torno de 15% das admissões eram de pacientes portadores de transtorno de humor (LIMA; GUIMARÃES, 2015), sendo possível supor, tanto pelos dados de literatura quanto pela nossa experiência no CERSAM Leste, que a grande maioria se devesse a um episódio maniforme.

MANIFESTAÇÕES CLÍNICAS

De modo simplório, os estados maniformes se manifestam como uma síndrome cujas alterações psicopatológicas são *opostas* às da depressão. Assim, os pacientes apresentam: euforia e/ou expansividade do humor; alto nível de disposição e atividade psicomotora; envolvimento excessivo em atividades que lhe são prazerosas; excessivo otimismo e/ou confiança; aceleração psíquica e aumento da sociabilidade; alterações neurovegetativas como redução da necessidade do sono e aumento da libido.

Embora didática, a definição dos estados maniformes a partir de seu oposto no espectro de alterações afetivas nem sempre caracteriza bem sua complexa apresentação, uma vez que podem haver estados mistos ou cujas alterações sejam mais de ordem qualitativa que quantitativa – por exemplo, episódios maníacos nos quais o humor, em vez de eufórico, se apresente lábil ou disfórico, ou tendendo mais para a irritabilidade e fúria do que para a alegria e elação. Além disso, às alterações afetivas podem se somar sintomas psicóticos que, ainda que em geral congruentes com humor, podem vir a compor síndrome psicótica grave e complexa, clinicamente indistinta de um episódio psicótico esquizofreniforme.

A partir dos estudos de Kraepelin e Weigandt, Del-Porto (DEL-PORTO; DEL-PORTO, 2005) separa a síndrome maniforme em três dimensões de alterações psicopatológicas (humor/afeto; cognição; e comportamento/ psicomotricidade) e, a partir da combinação entre a presença ou predomínio de cada uma delas durante o curso do episódio, define dois estados "puros" e seis estados mistos (Tab. 1). A partir da mesma formulação de três dimensões psicopatológicas, o estudo clássico de Carlson e Goodwin (LAFER et al., 2011) definiu três estágios evolutivos dos estados maniformes (Tab. 2).

Tabela 1 – Classificação dos estados mistos

	Afeto/humor	Atividade	Pensamento
Mania clássica	+ (eufórico)	+ (agitado)	+ (acelerado)
Mania ansiosa, depressiva ou furiosa	- (ansioso)	+ (agitado)	+ (acelerado)
Depressão melancólica	- (deprimido)	- (inibida)	- (inibido)
Depressão Agitada	- (ansioso)	+ (agitado)	- (inibido)
Mania com inibição do pensamento	+ (eufórico)	+ (agitado)	- (inibido)
Estupor maníaco	+ (eufórico)	- (inibida)	- (inibido)
Depressão com fuga de ideias	- (deprimido)	- (inibido)	+ (acelerado)
Mania inibida	+ (eufórico)	- (inibido)	+ (acelerado)

Fonte: Modificado de DEL-PORTO, 2005.

Tabela 2 – Estágios Clínicos da Mania

	Estágio I	Estágio II	Estágio III
Humor	Labilidade afetiva. Euforia. Irritabilidade se contrariado.	Mais disforia e depressão, intensa hostilidade e manifestações de raiva.	Claramente disfórico, sentimento de pânico e desesperança.
Pensamento/ Cognição	Expansivo, grandioso, ainda coerente, porém, tangencial e com velocidade aumentada; aumento do interesse em temas sexuais, místicos ou religiosos.	Fuga de ideias, desorganização cognitiva, delírios.	Incoerente, delírios bizarros, perda de associações. Ideias de autorreferência, alucinações, desorientação têmporo-espacial.
Atividade	Atividade psicomotora aumentada, pressão por falar, aumento dos gastos, do consumo de cigarro e do uso de telefones.	Aceleração psicomotora clara, logorréia, comportamento explosivo.	Atividade psicomotora frenética e frequentemente bizarra.

Fonte: LAFER et al, 2011.

Às três dimensões psicopatológicas propostas por Kraepelin podemos somar ainda uma quarta, relacionada à esfera de alterações neurovegetativas. Na Tab. 3 detalhamos as principais manifestações clínicas encontradas no espectro maniforme.

Tabela 3 – Manifestações clínicas do espectro maniforme

Em **esfera afetiva,** os pacientes em hipomania ou mania clássica (estágio I, vide Tab. 2) se apresentam com um "muito" bom humor, alegres, confiantes, contagiantes. Riem exageradamente, tornam-se muito sociáveis, sentem-se bem, energizados, superiores e costumam se apresentar de maneira extravagante, com roupas chamativas e coloridas e/ou maquiagem exuberante. Muito raramente vão externar qualquer queixa ou procurar ajuda, ainda que estejam em estado patológico, e tornam-se irritáveis quando contrariados. Contudo, frequentemente evoluem para formas mais graves (estágio II), quando o humor se torna irritável, lábil e exaltado, e surgem atitudes provocativas e sentimentos de fúria. Envolvimento em conflitos e brigas e comportamento violento são consequências que podem colocar o paciente em grave risco. Por fim (estágio III), tornam-se completamente instáveis e em permanente experiência de desconforto insuportável, nervosismo e violência, já com sintomas depressivos concomitantes.
Cognitivamente os pacientes apresentam fluxo de pensamento acelerado, com múltiplas associações, e conteúdo predominantemente positivo, otimista, grandioso, religioso ou místico. Se, inicialmente (hipomania ou estágio I), tais alterações podem levar o paciente a um estado de maior eficiência psíquica e aumento da autoconfiança, com supervalorização de convicções ou supostas habilidades, rapidamente o quadro se degenera (estágio II) para maior taquipsiquismo, comprometendo o raciocínio lógico e a própria organização do pensamento, que se torna arborizado, inconcluso, composto por associações precipitadas, sem nexo ou por simples assonância e por fim bizarro. Apesar da sensação subjetiva de raciocínio claro e exacerbação da inteligência, ou de hipermnésia (corrompida pelo humor dominante), a distraibilidade e desorganização comprometem a funcionalidade. No extremo da aceleração psíquica (estágio III), com a incapacidade de filtrar e organizar os numerosos estímulos intra e extra psíquicos e de dar-lhes uma resposta coerente, ocorre franca fuga de ideias e o contato interpessoal e a crítica se tornam progressivamente comprometidos. Os pacientes podem ficar atônitos ou se apresentarem em estado psicótico, com delírios bizarros (especialmente grandiosos e paranóides), alucinações (de todos os tipos, ocorrendo em até um terço dos pacientes) e comprometimento total do contato com a realidade externa.
Em relação ao **comportamento** e **nível de atividade,** o quadro de inicia (no estágio I) com marcante ativação psicomotora e excesso ou obstinação na realização de atividades, especialmente aqueles prazerosas para o paciente ou que se relacionem com habilidades que ele, hipertímico, supervalorize. Desta forma, há uma grande heterogeneidade de comportamentos (como falar muito e alto, discursar, cantar, se exercitar, escrever, dançar, trabalhar, comprar, se envolver em atividades culturais, políticas, religiosas ou místicas; se relacionar sexualmente, etc), dependendo dos aspectos de personalidade do paciente. Com o agravamento do quadro (estágio II), o paciente tem clara pressão por falar e por "fazer", de difícil ou impossível interrupção e já num nível desorganizado, sem hierarquização de prioridades ou adequação ao contexto, inclusive ao ritmo circadiano. Ele se torna impulsivo e passa a fazer coisas sem qualquer mensuração de risco, como dirigir em alta velocidade, consumir drogas que nunca usara antes ou em quantidades desproporcionais, comprar ou assumir dívidas sem recursos para tal ou se envolver sexualmente de forma desmedida e sem qualquer proteção (contraceptiva, inclusive). Por fim (estágio III), a atividade se torna frenética, desorganizada e bizarra, há franca exposição a risco e o nível extremo de agitação psicomotora pode levá-lo à exaustão e risco de vida.
Entre as **funções vegetativas**, redução da necessidade de sono e insônia estão entre os sintomas mais comuns em pacientes maníacos (estágio I). Em quadros mais graves (estágio III), o paciente pode passar dias em claro, o que exacerba o quadro e pode causar esgotamento. Apetite e libido também estão elevados, bem como necessidade de consumo de substâncias como cigarro, álcool, drogas, refrigerantes e cafeína. Não necessariamente o paciente come mais ou ganha peso, uma vez que muitas vezes a desorganização impede um maior acesso à comida e o próprio nível elevado de atividade pode fazê-lo perder peso (ou mesmo desidratar-se, algo comum em idosos, por exemplo).

Fonte: Elaborado pelo autor.

AVALIAÇÃO CLÍNICA

Os objetivos da avaliação clínica do paciente em estado maniforme são:

1. Definir (ou excluir) o diagnóstico de episódio maniforme, seu estágio evolutivo (gravidade) e sua provável etiologia (TB ou outra causa).
2. Realizar o diagnóstico diferencial, incluindo a exclusão de causas médico-gerais que possam induzir um estado maniforme e a presença de outras doenças clínicas e psiquiátricas que possam mimetizar tal estado.
3. Avaliar a presença de comorbidades que aumentem o risco associado ao episódio ou que limitem as opções terapêuticas disponíveis.
4. Elencar os recursos disponíveis para início do tratamento.

Primeiramente, é preciso considerar que na avaliação de um paciente em estado maniforme pode-se encontrar desde um paciente apenas levemente expansivo e jocoso, ainda que sem crítica, passando por euforia e moderado grau de agitação, até aquele completamente psicótico e em franca agitação e hostilidade. Portanto, é imprescindível que o médico avalie o paciente em local seguro, de ambiência favorável e com equipe multiprofissional qualificada e bem treinada para situações de urgência e emergência, buscando avaliar rapidamente o grau de risco da situação. Infelizmente, essa não é a realidade de recursos encontrada na maioria dos serviços de urgência psiquiátrica em nosso país, exigindo do profissional ainda maior habilidade em utilizar os recursos disponíveis com máxima eficiência.

Os quadros clássicos de mania não costumam suscitar dúvidas, sendo rapidamente identificados pelo psiquiatra bem treinado. Por outro lado, casos mais leves ou mistos costumam compartilhar sintomas com outros quadros psicopatológicos, exigindo habilidade e experiência para o diagnóstico diferencial (Fig. 2). Além disso, outros quadros psiquiátricos ou de etiologia médico-orgânica podem muitas vezes mimetizar um estado maniforme, sendo fundamental sua precisa e rápida identificação (Tab. 7, 8 e 9).

Eventualmente, em casos muitos graves, será necessário o manejo emergencial da situação enquanto um episódio de agitação psicomotora inespecífico, tomando-se o cuidado de apenas excluir causas orgânicas agudas (*delirium*). Nesse caso, devem-se seguir protocolos específicos, com o objetivo de garantir de segurança para todos e promover a tranquilização inicial do paciente até que haja condições de dar prosseguimento à avaliação clínica e diagnóstico.

Ressalta-se ainda que o paciente em estado maniforme raramente tem crítica da situação patológica em que se encontra. Muitas vezes se sente até melhor do que em seu estado usual, ou encara um episódio hipomaníaco ou maníaco como simples melhora do estado depressivo em que se encontrava antes. Além disso, é comum a completa perda da crítica e evolução para um estado psicótico. Portanto, quase sempre tal paciente é levado ao serviço de urgência por alguém, seja um familiar, amigo ou mesmo um agente público. Tais pessoas também devem entrar no escopo de avaliação do psiquiatra: como são os vínculos previamente estabelecidos? Qual sua capacidade de compreensão do quadro e de intervir sobre o paciente? Quais os sentimentos despertados por suas ações?

Podemos enumerar os seguintes passos na avaliação clínica do paciente:

1. Fazer a rápida suspeição diagnóstica do estado maniforme (ou da evolução para agitação psicomotora grave) e dos riscos imediatos para o paciente, acompanhantes e equipe.
2. Garantir que o prosseguimento da avaliação possa ser feita de forma segura.
3. Excluir causas médico-orgânicas agudas (*delirium*) que possam mimetizar um estado maniforme.
4. Proceder a coleta da história e o exame psiquiátrico detalhados.
5. Considerar a realização de exame físico e propedêutica complementar, mas adaptando-se às circunstâncias impostas pelo quadro psicopatológico.
6. Realizar diagnóstico diferencial e precisar o diagnóstico, se possível, inclusive, do quadro de base.
7. Avaliar a gravidade e os riscos direta e indiretamente associados ao estado em que o paciente se encontra, a curto e médio prazos (risco à integridade física e psíquica de ruptura de vínculos afetivos ou ocupacionais, à estabilidade familiar, ao patrimônio etc.).
8. Identificar fatores de vulnerabilidade psicológicos, sociais e econômicos relacionados ao paciente e seu grupo sociofamiliar que possam estar associados ao desencadeamento e/ou agravamento do estado maniforme e comprometer seu adequado tratamento.
9. Identificar os recursos que podem ser mobilizados para manejo do quadro (como familiares, amigos, redes de apoio e suporte, locais de permanência, atividades etc.).
10. Definir o *setting* mais adequado para início do tratamento (ambulatorial, hospitalar, permanência-diurna etc.).
11. Buscar pactuação junto ao paciente de modo a planejar e garantir o início do tratamento.

Um dos desafios no manejo dos estados maniformes, especialmente nos casos graves mas ainda passíveis de abordagem, é contar com a colaboração do paciente, que pode estar eufórico, agitado e psicótico. Recurso classicamente utilizado é a redução global de estímulos, o que inclui a ambiência do setor de urgência (tempo de espera, luz, som, objetos etc), o próprio manejo da equipe (pessoal envolvido, qualificação etc) e técnicas de desescalonamento verbal (PINTO et al., 2014). Contudo, nem sempre tal medida se mostra suficiente na continência de um estado de humor muito exaltado, comprometendo o vínculo com o paciente, sua avaliação e a capacidade de se intervir com resolutividade.

Nesse caso, a experiência e habilidade relacional da equipe podem ser importantes. Eventualmente, o profissional pode, em certa medida, elevar artificialmente o seu próprio tônus afetivo, não para competir com a exaltação do paciente, mas sim buscando uma maior conexão com seu estado (de jocosidade, irreverência ou grandiosidade) e, assim, potencializar as possibilidades de comunicação efetiva. Deve-se tomar o cuidado para que tal medida não se torne excessiva ou inadequada e alimente ainda mais o estado de excitação do paciente.

Sublinha-se ainda a necessidade de se atentar aos sentimentos que o paciente em estado maniforme desperta nos membros da equipe. Muitas vezes ele estará grandioso, provocativo ou arrogante, adotando comportamento socialmente inaceitável, se insinuando sexualmente ou francamente hostil. É fundamental, portanto, que toda equipe saiba identificar quais sentimentos lhe são despertados, bem como nos demais colegas, a fim de não permitir que tais reações comprometam sua capacidade de juízo e de intervir de forma ética e tecnicamente correta sobre o paciente.

Percebe-se, enfim, que durante a avaliação inicial vários processos diagnósticos e decisórios vão ocorrendo de forma simultânea e contínua, devendo o psiquiatra encontrar o equilíbrio entre a agilidade (que não permita que uma situação se agrave ou fuja de controle) e ponderação necessárias para uma abordagem criteriosa. A coleta da história e mesmo de dados de exame físico, igualmente, vai sendo realizada de maneira fluida e espontânea durante todo o atendimento, devendo o profissional se atentar para os seguintes pontos:

- história médica geral, como doenças clínicas conhecidas ou uso de medicamentos, bem como de outros sintomas gerais, cujo início ou agravamento coincidam com o início dos sintomas maniformes;
- informações sobre o ciclo hormonal nas mulheres e a possibilidade de gravidez;
- história psiquiátrica detalhada, incluindo a ocorrência prévia de estados semelhantes, ainda que menos graves, de estados depressivos, episódios psicóticos ou outras formas de adoecimento mental;
- história do uso prévio ou regular de substâncias psicoativas, incluindo a última data de consumo;
- história do curso de estado atual, buscando identificar se ele representa uma clara ruptura em relação ao funcionamento habitual do paciente ou se trata de um agravamento de sintomas já estabelecidos;
- detalhamento do estado atual, identificando todos os sinais e sintomas percebidos enquanto patológicos ou destoantes do seu funcionamento

usual e especialmente os comportamentos adotados (exóticos, inadequados, de risco etc.);

- história médica e psiquiátrica na família, especialmente nos parentes de primeiro grau;
- história social, ocupacional e econômica, capaz de mensurar o nível atual e prévio de funcionamento do indivíduo e a qualidade dos laços pessoais e institucionais estabelecidos;
- avaliação contínua do nível de consciência e presença de sinais neurológicos focais, alterações de marcha, motricidade e/ou fala;
- presença de sinais clínicos que evidenciem condição médica-geral comórbida relacionada ou não ao diagnóstico diferencial;
- presença de sinais clínicos que evidenciem falência orgânica ou sistêmica em consequência das alterações psicopatológicas – exaustão, insuficiência cardiorrespiratória, traumatismos etc.

A avaliação física pormenorizada deve ser decidida caso a caso, em função do nível de suspeição clínica e do que as circunstâncias permitem, sem colocar o paciente ou equipe em risco. Caso a história clínica não permita esclarecer certos pontos, pode-se considerar a realização de propedêutica complementar, como discriminado na Tab. 4.

Tabela 4 – Propedêutica complementar a se considerar na avaliação do episódio maniforme

Exame	Objetivo
Exame de gravidez.	Confirmação de gravidez exigirá cuidados adicionais no manejo farmacológico e não farmacológico do quadro – medicamentos com potencial teratogênico.
Hemograma, função renal (creatinina) e provas de dano hepático (AST, ALT, bilirrubinas).	Determinação do estado sistêmico do paciente, tanto para averiguar possíveis etiologia orgânicas (encefalopatias etc.) quanto avaliar margem clínica do indivíduo para tolerar intervenções farmacológicas e não farmacológicas.
Exame toxicológico para substâncias psicoativas - cocaína, por ex.	Averiguar possíveis causas orgânicas que provoquem ou mimetizem estados maniformes, como *delirium*, intoxicação ou abstinência por substâncias, hipertireoidismo, doença de Cushing, encefalites e meningites diversas, sífilis terciária, AVE e traumatismo craniano.
Dosagem de hormônios relacionados aos sistemas tireoidiano e adrenocorticotrófico (TSH, T4 livre, cortisol pós-supressão com dexametasona).	
Sorologias para HIV, hepatites e sífilis.	
Tomografia computadorizada de crânio e exame do líquor.	
Dosagem do nível sérico de medicamentos em uso pelo paciente, o que inclui agentes antimaníacos.	Averiguar adesão de paciente portador de TB ao tratamento medicamentoso.

Fonte: Elaborado pelo autor.

É importante ressaltar que mesmo um paciente que sabidamente seja portador de doença classicamente ligada aos estados maniformes, como o TB ou TEA, não deve ter a avaliação clínica negligenciada. Frequentemente, pacientes portadores dessas entidades apresentam mais de uma comorbidade, e essas, igualmente, estão ligadas ao surgimento de sintomas maniformes. Por exemplo, pacientes bipolares muito frequentemente se tornam usuários de substâncias psicoativas em padrão de abuso ou dependência, e situações de intoxicação ou abstinência a tais substâncias, potencialmente graves, podem mimetizar um episódio maniforme; a negligência de uma avaliação pormenorizada que identifique corretamente a verdadeira etiologia para o estado pode levar a consequências fatais para o paciente.

DIRETRIZES DIAGNÓSTICAS

Observada a avaliação clínica descrita, o profissional deverá ser capaz de precisar o diagnóstico do estado atual e, eventualmente, até mesmo do quadro de base, embora para este possa ser necessária observação a longo prazo. Como já citado, o espectro de alterações de humor é amplo e em seu polo maniforme compreende inclusive alterações subsindrômicas, que não satisfazem critérios de tempo de evolução, quantidade e intensidade sintomáticas para determinar um episódio afetivo, ou evoluem em padrão crônico, ciclotímico. Por outro lado, considerando o contexto das urgências, nos ateremos aqui aos episódios mais específicos do espectro maniforme, quer sejam a mania e a hipomania. As Tab. 5 e 6 discriminam os critérios diagnósticos do DSM-V (APA, 2014) para episódio maníaco e hipomaníaco, respectivamente.

Tabela 5 – Critérios diagnósticos para mania segundo o DSM-V

A.	Um período distinto de humor anormal e persistentemente elevado, expansivo ou irritável e aumento anormal e persistente da atividade dirigida a objetivos ou da energia, com duração mínima de uma semana e presente na maior parte dos dias, quase todos os dias (ou qualquer duração, se hospitalização se fizer necessária).
B.	Durante o período de perturbação do humor e aumento de energia e atividade, três (ou mais) dos seguintes sintomas (quatro se o humor é apenas irritável) estão presentes em grau significativo e representam uma mudança notável do comportamento habitual: 1. Autoestima inflada ou grandiosidade. 2. Redução da necessidade de sono (por ex., sente-se descansado com apenas três horas de sono). 3. Mais loquaz que o habitual ou pressão para continuar falando. 4. Fuga de ideias ou experiência subjetiva de que os pensamentos estão acelerados. 5. Distraibilidade (i.e., a atenção é desviada muito facilmente por estímulos muito insignificantes ou irrelevantes), conforme relatado e observado. 6. Aumento da atividade dirigida a objetivos (seja socialmente, no trabalho ou escola, seja sexualmente) ou agitação psicomotora (p. ex., atividade sem propósito não dirigida a objetivos). 7. Envolvimento excessivo em atividades com elevado potencial para consequências dolorosas (por ex., envolvimento em surtos desenfreados de compras, indiscrições sexuais ou investimentos financeiros insensatos).

C.	A perturbação do humor é suficientemente grave a ponto de causar prejuízo acentuado no funcionamento social ou profissional ou para necessitar de hospitalização a fim de prevenir dano a si mesmo ou a outras pessoas, ou existem características psicóticas.
D.	O episódio não é atribuível aos efeitos de uma substância (por ex., droga de abuso, medicamento, outro tratamento) ou a outra condição médica. Nota: Um episódio maníaco completo que surge durante um tratamento antidepressivo (por ex., medicamento, eletroconvulsoterapia), mas que persiste em um nível de sinais e sintomas além do efeito fisiológico do tratamento, é evidência suficiente para episódio maníaco.

Fonte: APA, 2014.

Frisamos, no escopo de critérios diagnósticos para mania, a importância dos componentes de *humor* (que se apresenta predominantemente *eufórico* ou *disfórico*), de *irritabilidade* e/ou hostilidade e de *ativação psicomotora*, todos presentes no critério A do DSM-V; e de características psicóticas, presentes no critério C (que incluem falta de crítica, incapacidade de ajuizamento, desorganização e misticismo). Tais componentes, tal como já desenvolvido por Kraepelin no início do século XX, como citado anteriormente, permitem a divisão da mania em subtipos estáveis, como a mania clássica, furiosa ou psicótica (MORENO, MORENO, 2016).

Tabela 6 – Critérios diagnósticos para hipomania segundo o DSM-V

A.	Um período distinto de humor anormal e persistentemente elevado, expansivo ou irritável e aumento anormal e persistente da atividade ou energia, com duração mínima de quatro dias consecutivos e presente na maior parte dos dias, quase todos os dias.
B.	Durante o período de perturbação do humor e aumento de energia e atividade, três (ou mais) dos seguintes sintomas (quatro se o humor é apenas irritável) persistem, representam uma mudança notável em relação ao comportamento habitual e estão presentes em grau significativo: 1. Autoestima inflada ou grandiosidade. 2. Redução da necessidade de sono (por ex., sente-se descansado com apenas três horas de sono). 3. Mais loquaz que o habitual ou pressão para continuar falando. 4. Fuga de ideias ou experiência subjetiva de que os pensamentos estão acelerados. 5. Distraibilidade, conforme relatado e observado. 6. Aumento da atividade dirigida a objetivos ou agitação psicomotora. 7. Envolvimento excessivo em atividades com elevado potencial para consequências dolorosas.
C.	O episódio está associado a uma mudança clara no funcionamento, que não é característica do indivíduo quando assintomático.
D.	A perturbação do humor e a mudança no comportamento são observáveis por outras pessoas.
E.	O episódio não é suficientemente grave a ponto de causar prejuízo acentuado no funcionamento social ou profissional ou para necessitar de hospitalização. Existindo características psicóticas, por definição, o episódio é maníaco.
F.	O episódio não é atribuível aos efeitos de uma substância ou a outra condição médica. Nota: Um episódio hipomaníaco completo, que surge durante um tratamento antidepressivo, mas que persiste em um nível de sinais e sintomas além do efeito fisiológico do tratamento, é evidência suficiente para episódio maníaco. Recomenda-se, porém, cautela para que 1 ou 2 sintomas (principalmente aumento da irritabilidade, nervosismo ou agitação após uso de antidepressivo) não sejam considerados suficientes para o diagnóstico de episódio hipomaníaco.

Fonte: APA, 2014.

Os episódios hipomaníacos são considerados como manias "leves". Apesar da definição conceitual relativamente simples, seu diagnóstico é bastante desafiador na psiquiatria, em função de ser facilmente confundido com estados de excitação normais transitórios do indivíduo, raramente ser uma queixa do paciente ou, ainda, apresentar psicopatologia sobreposta a vários outros transtornos mentais. No próprio DSM-V, as diferenças para a mania não são tão evidentes, destacando-se apenas a clara mudança no funcionamento do indivíduo, perceptível para outras pessoas, porém, em apenas relativa gravidade, incapaz de causar-lhe prejuízo acentuado, bem como sua menor duração.

Nossa experiência ainda permite observar que os sintomas de um episódio hipomaníaco tendem a ser mais intermitentes que os de um episódio maníaco e que a necessidade reduzida de sono não é tão acentuada. Além disso, em relação à história psiquiátrica, são pacientes que na maior parte do tempo estão sob sintomas depressivos, e inclusive em uso de antidepressivos.

Desta forma, os pacientes em hipomania não são tão comuns nos serviços de urgência psiquiátrica quando comparados aos pacientes em mania. Tal fato acaba fazendo com tais estados maniformes não sejam reconhecidos como componentes do quadro psicopatológico de um indivíduo portador de sofrimento mental crônico, levando à perpetuação de diagnósticos e tratamentos equivocados para muitos doentes, especialmente transtorno depressivo (unipolar) (MORENO, R. A., MORENO, 2016; SUPPES, 2016). Portanto, pacientes que compareçam aos serviços de urgência apresentando sintomas maniformes, ainda que leves ou subsindrômicos, não devem ter uma detalhada investigação clínica negligenciada.

Figura 1 – Fluxograma diagnóstico para os estados maniformes na urgência

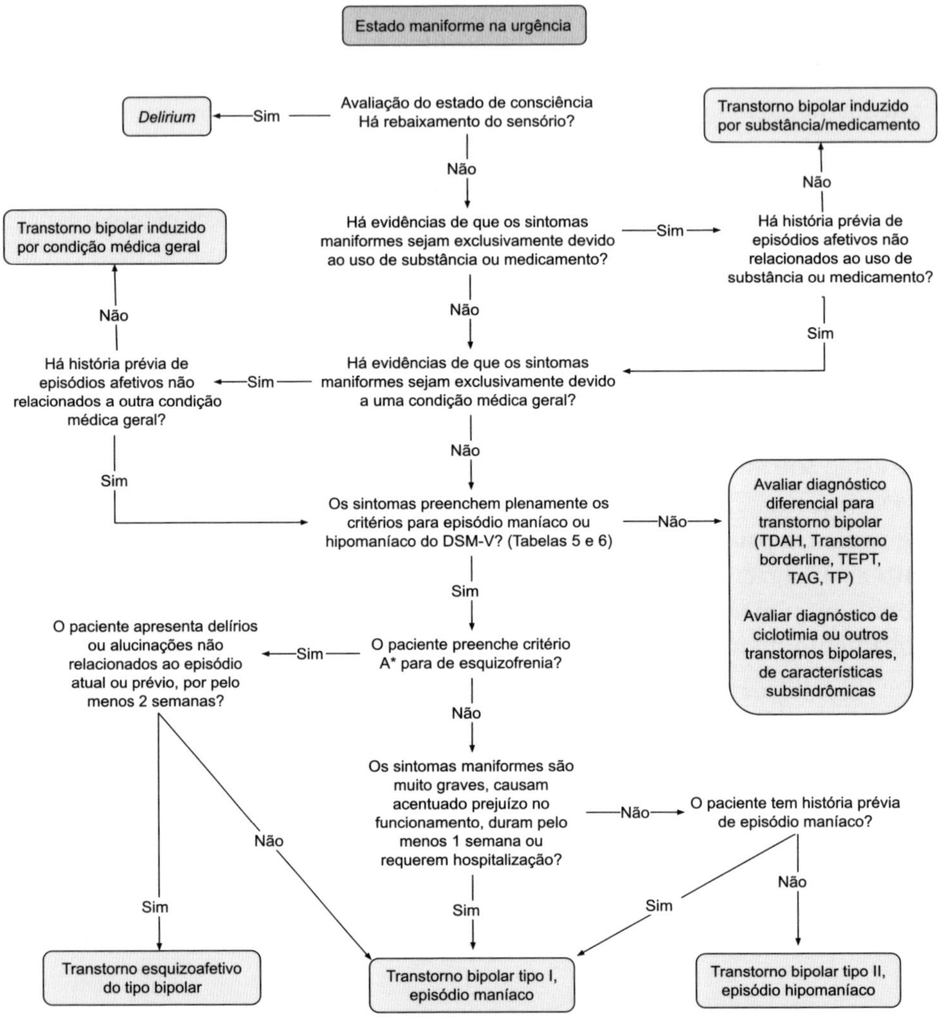

** São critérios A para esquizofrenia: dois ou mais sintomas psicóticos – delírios, alucinações, discurso desorganizado, comportamento grosseiramente desorganizado ou catatônico e sintomas negativos (um dos sintomas deve ser delírios, alucinações ou desorganização); presentes por pelo menos um mês.*

TDAH: transtorno de déficit de atenção/hiperatividade; TEPT: transtorno de estresse pós-traumático; TAG: transtorno de ansiedade generalizada; TP: transtorno do pânico.

Fonte: Elaborado pelo autor.

Deve-se ter em mente que pacientes maníacos ou hipomaníacos podem apresentar durante o curso do episódio sintomas depressivos em maior ou menor intensidade, cíclicos ou não. Tal apresentação não muda o diagnóstico de um episódio maníaco ou hipomaníaco, caso os critérios para os mesmos estejam preenchidos, porém, adicionam um especificador de características mistas ao episódio, segundo o DSM-V (APA, 2014).

Finalizando, embora o diagnóstico do quadro/etiologia de base não seja prioritário no escopo de atuação do clínico nos serviços de urgência, não se deve ignorá-lo por completo, considerando que aquele episódio pode ser suficiente para determinar um diagnóstico mais preciso a longo prazo, com sérias implicações prognósticas. A Fig. 1 (acima) ilustra o raciocínio diagnóstico a ser estabelecido.

Figura 2 – Sintomas maniformes característicos de TB e TEA e sua sobreposição a outros quadros psiquiátricos

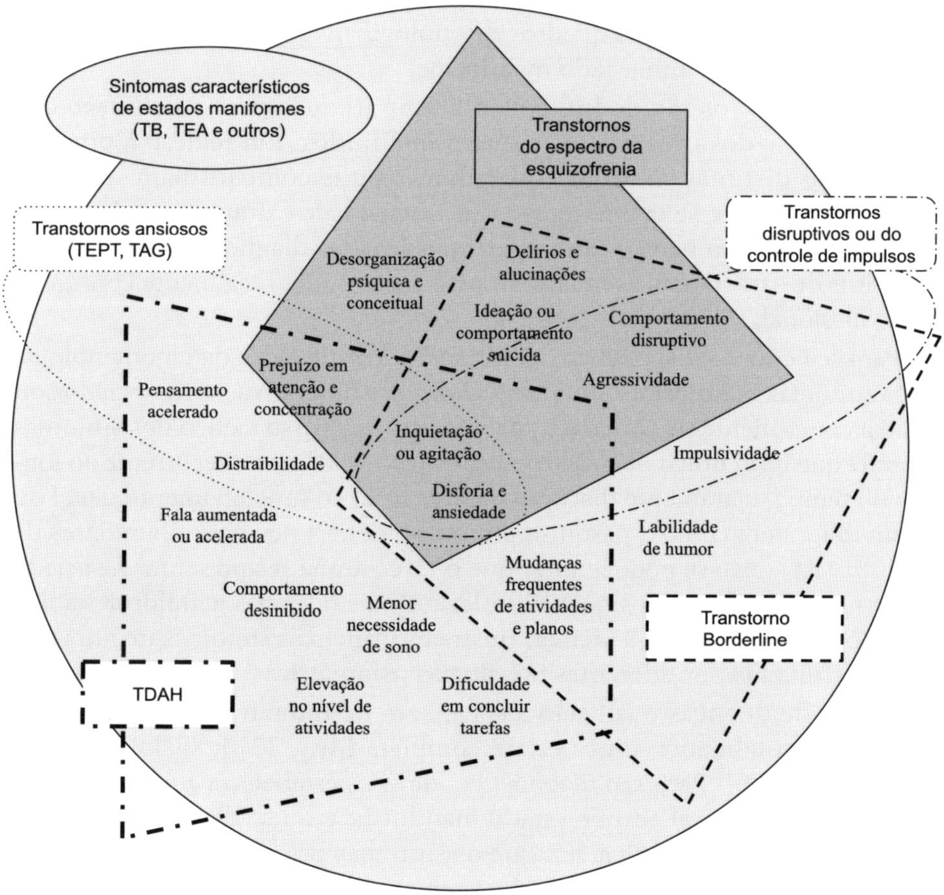

(TEPT: transtorno de estresse pós-traumático; TAG: transtorno de ansiedade generalizada; TDAH: transtorno de déficit de atenção e hiperatividade).

Fonte: Elaborado pelo autor a partir de APA, 2014; e SUPPES, 2016.

DIAGNÓSTICO DIFERENCIAL

O diagnóstico diferencial dos estados maniformes se assenta sobre dois principais pilares:

1. A determinação se os sintomas maniformes compõem, de fato, um episódio do espectro maniforme, ou se são parte de outras síndromes psiquiátricas que compartilham algumas manifestações clínicas com a mania, como transtornos de ansiedade ou de personalidade, entre outros.
2. A diferenciação entre os quadros primariamente psiquiátricos classicamente ligados aos estados maniformes (principalmente o TB, mas também o TEA) e os quadros de etiologia diversa que possam induzir ou mimetizar um estado maniforme.

Ambos aspectos são de fundamental importância para a definição das prioridades e dos tratamentos a serem instituídos. Em relação à diferenciação das distintas síndromes psiquiátricas que compartilham sintomas maniformes, deve-se ter em mente que intensidade e dramaticidade de um episódio maníaco não costumam deixar dúvidas diagnósticas, porém, os quadros de características mistas ou mais leves podem realmente confundir o profissional.

Para seu correto diagnóstico, é essencial a identificação da fenomenologia dos sintomas maniformes nucleares (humor e hiperativação, associados ou não a componente psicótico e irritabilidade), do curso cíclico dos sintomas (ainda que num único dia), da evolução episódica/fásica e recorrente ao longo do tempo, claramente disruptivo em relação ao funcionamento usual do indivíduo, bem como a pesquisa por antecedentes pessoais e familiares de TB (ou TEA). Não se pode ignorar que o TB costuma se apresentar associado a outras comorbidades psiquiátricas, levando a síndromes maniformes ainda mais complexas. A Fig. 2 (acima) ilustra os principais sintomas maniformes compartilhados por diferentes nosologias psiquiátricas.

A lista de doenças e substâncias capazes de induzir um episódio maniforme virtualmente nunca estará completa (APA, 2014; MORENO, R. A., MORENO, 2016). Para seu diagnóstico, deve-se estabelecer uma clara concomitância temporal entre o estado maniforme e o uso da substância e/ou início da condição médica, em que os sintomas psiquiátricos nunca antecedem a condição de base e, evolutivamente, nunca perduram por tempo prolongado após a sua resolução. As Tab. 7 e 8 definem os critérios para o diagnóstico de Transtorno Bipolar/Relacionado Induzido por Substância ou Medicamento (equivalente a episódio maníaco ou hipomaníaco) e Transtorno Bipolar/ Relacionado Devido Condição Médica, respectivamente, de acordo com o DSM-V (APA, 2014). A Tab. 9 cita as principais substâncias e doenças envolvidas. A Tab. 4 indica sugestões de propedêutica complementar quando há suspeição de tais quadros.

Tabela 7 – Critérios diagnósticos para transtorno bipolar e relacionados induzidos por substância/medicamento, segundo o DSM-V

A.	Perturbação acentuada e persistente no humor que predomina no quadro clínico, caracterizada por humor eufórico, expansivo ou irritável, com ou sem humor deprimido, ou redução marcadamente diminuída no interesse ou no prazer em todas ou quase todas as atividades.
B.	Há evidências da história, do exame físico ou de achados laboratoriais dos itens (1) e (2): 1. Os sintomas do critério A desenvolveram-se durante ou logo depois de intoxicação ou abstinência da substância ou após exposição ao medicamento. 2. A substância/medicamento envolvida é capaz de produzir os sintomas do critério A.
C.	A perturbação do humor não é mais bem explicada por transtorno bipolar ou transtorno relacionado que não é induzido por substância/medicamento. Tais evidências de um transtorno bipolar ou transtorno relacionado independente podem incluir: Os sintomas antecedem o início do uso da substância/medicamento; os sintomas persistem por um período substancial de tempo (por ex., cerca de um mês) após a interrupção de abstinência aguda ou intoxicação grave; há outra evidência sugerindo a existência de transtorno bipolar/relacionado não induzido por substância/medicamento independente (por ex., história de episódios recorrentes não relacionados a substância/medicamento).
D.	A perturbação no humor não ocorre exclusivamente durante o curso de *delirium*.
E.	A perturbação no humor causa sofrimento ou prejuízo significativo no funcionamento social, profissional ou em outras áreas importantes da vida do indivíduo.

Fonte: APA, 2014.

Tabela 8 – Critérios diagnósticos para transtorno bipolar e relacionados devido a outra condição médica, segundo o DSM-V

A.	Um período proeminente e persistente de humor anormalmente elevado, expansivo ou irritável e de atividade ou energia anormalmente aumentada que predomina no quadro clínico.
B.	Há evidências da história, do exame físico ou de achados laboratoriais de que a perturbação é a consequência fisiopatológica direta de outra condição médica.
C.	A perturbação não é mais bem explicada por outro transtorno mental.
D.	A perturbação não ocorre exclusivamente durante o curso de *delirium*.
E.	A perturbação causa sofrimento ou prejuízo significativo no funcionamento social, profissional ou em outras áreas importantes da vida do indivíduo, demanda hospitalização para prevenir lesão a si ou a outras pessoas, ou há características psicóticas.

Fonte: APA, 2104.

Tabela 9 – Principais causas médicas/substâncias implicadas na indução de episódio maniforme

Substâncias e medicamentos	Causas médicas
Álcool	Doença de Cushing
Fenciclidina e vários outros alucinógenos	Esclerose múltipla
Sedativos, hipnóticos e ansiolíticos	Acidente vascular cerebral
Psicoestimulantes (anfetamina, cocaína e derivados, metilfenidato)	Lesões traumáticas cerebrais
Esteróides (dexametasona)	Hipertireoidismo
Imunossupressores	Lúpus eritematoso sistêmico
Donepezila; agonistas dopaminérgicos usados para D. Parkinson	Doença de Wilson e diversas outras de menor prevalência

Fonte: Elaborado pelo autor a partir de APA, 2014 e SUPPES, 2016.

Na prática, observamos que um psiquiatra experiente consegue distinguir, na maioria das vezes, entre episódio maníaco/hipomaníaco clássico relacionado ao TB ou TEA e estados maniformes induzidos por substâncias ou condições médicas. Nesses, fenomenologicamente, os sintomas nucleares da mania não estão tão presentes ou se apresentam fragmentados e/ou intermitentes, ou vêm associados a diversos outros sintomas não tão característicos, como alucinações visuais, delírios incongruentes com o humor ou desorientação têmporo-espacial. Não obstante, algumas situações realmente podem confundir o médico. A seguir descrevemos dois casos, um extraído de trabalho de Simabukuro, Freitas e Castro (2015) e outro, não publicado, acompanhado no CERSAM Leste, que ilustram bem a imperiosa necessidade de um raciocínio diagnóstico criterioso na avaliação dos estados maniformes em pacientes diagnosticados ou não com um transtorno psiquiátrico prévio.

> Paciente de 34 anos, sexo feminino, diagnosticada desde os 24 com TB após um episódio de mania psicótica poucos meses depois de sua primeira gestação. Durante os 10 anos de evolução subsequente apresentou outras duas recorrências, um novo episódio de mania psicótica e um episódio depressivo de características mistas. Em todos os episódios evoluiu para remissão após algum tempo de introdução de agentes estabilizadores de humor, permanecendo por longos períodos assintomática, em alguns sob tratamento e em outros livre de medicação. No seu quarto episódio, novamente uma mania psicótica, evoluiu mal, com refratariedade ao tratamento instituído, o que ensejou maior investigação clínica. Acabou sendo diagnosticada com encefalite autoimune antireceptor NMDA, uma entidade recentemente descoberta, eventualmente chamada de encefalite límbica, e que tem despertado grande interesse pela sua característica de se apresentar primariamente com sintomas psiquiátricos. Tal quadro tem evolução recorrente e muitas vezes pode remitir espontaneamente, o que permite supor que todos os episódios afetivos prévios do caso descrito fossem decorrentes da encefalite.

> De fato, a paciente evoluiu com melhora e remissão completa após introdução de tratamento imunológico específico, sem estabilizadores de humor.
>
> Recentemente tivemos a oportunidade de acompanhar caso de paciente de 70 anos, sexo feminino, sabidamente portadora de demência vascular, sem qualquer história psiquiátrica pregressa, institucionalizada há mais de cinco anos, que desenvolvera episódio maniforme clássico, com euforia, desinibição, redução da necessidade de sono, pressão por falar, comportamento erotizado e agitação motora, em padrão persistente e diário. O quadro era fenomenologicamente indistinto de um episódio maníaco do TB, porém, a idade e a ausência de história psiquiátrica nos levou a questionar se não seria um episódio maníaco induzido. A paciente dispunha de tomografia de crânio de rotina realizada havia pouco mais de um mês antes do início dos sintomas psiquiátricos e nova tomografia mostrou área de infarto recente. A paciente foi inicialmente medicada com Risperidona e após seis meses de remissão dos sintomas maniformes teve sua prescrição suspensa, estando há mais de um ano assintomática.

Por fim, chamamos atenção para um sintoma/efeito colateral que pode confundir a equipe de avaliação clínica: a acatisia, reação de inquietação subjetiva e motora comum em pacientes sob uso de antipsicóticos, especialmente Haloperidol, Risperidona, Olanzapina e Aripiprazol. Dificilmente a acatisia será confundida com um episódio maníaco; contudo, pode-se fazer a suspeição equivocada de um episódio hipomaníaco ou de agravamento de um episódio maníaco ou hipomaníaco em função de acatisia provocada pelo próprio tratamento do estado maniforme, levando a um ajuste de dose antipsicótica que por sua vez levará à escalada na inquietação e agitação, num ciclo vicioso. Um psiquiatra experiente deverá saber distinguir as duas entidades e manejar corretamente o quadro (no caso, redução do antipsicótico e, se necessário, prescrição de agentes específicos, como benzodiazepínicos).

MANEJO DA SITUAÇÃO CLÍNICA

O manejo dos estados maniformes deve se nortear por dois objetivos principais a curto prazo:

1. Prover segurança ao paciente, oferecendo continência ao estado de euforia, agitação e hiperativação e assim impedindo que se exponha a situações de demasiado risco.
2. Garantir a adesão ao tratamento medicamentoso, visando reduzir os sintomas maniformes e abreviar a duração do episódio afetivo.

O manejo do estado maniforme começa desde o momento da avaliação clínica inicial, quando, além de se colher elementos para o raciocínio diagnóstico, se estabelece uma aliança terapêutica com o paciente e seu grupo sociofamiliar e se elencam os fatores de vulnerabilidade e recursos a serem considerados para início do tratamento. Portanto, toda atenção e delicadeza se faz necessária nos momentos iniciais de abordagem do paciente, visando construir algum vínculo possível. Lembremos que o paciente raramente terá crítica da situação patológica e de risco em que se encontra e que, por outro lado, devemos sempre que possível tentar evitar qualquer forma involuntária de tratamento.

Um paciente extremamente agitado e hostil deverá ser abordado segundo protocolos específicos de manejo de agitação psicomotora grave (ver capítulo *Manejo da agitação psicomotora*), visando controle imediato de pelo menos parte dos sintomas. Nesse caso, intervenções involuntárias pontuais podem ser necessárias, incluindo contenção física e medicação parenteral. Para este objetivo é comprovada a eficácia de vários medicamentos de administração intramuscular, como Haloperidol, Olanzapina, Ziprasidona e as combinações Haloperidol + Midazolam E Haloperidol + Prometazina, que podem ser repetidas à medida do necessário. Essa última é provavelmente a mais consagrada em nosso meio e tem eficácia e segurança semelhantes às demais (PINTO et al., 2014). Ressalta-se que o objetivo não é sedar completamente o paciente, mas sim prover tranquilização ou no máximo sedação leve, que permita a rápida descontenção física e o prosseguimento da avaliação clínica.

Uma das etapas mais importantes da avaliação e do manejo é a definição da gravidade do episódio maniforme e, por conseguinte, do *setting* de tratamento. A mania, em especial quando associada a características psicóticas, pode ser uma estado de extrema gravidade, que coloca o paciente sob o mais variado leque de riscos, inclusive à própria integridade. Não sem motivo, é frequentemente tida como indicação quase absoluta de hospitalização. Contudo, avaliamos que esta é uma regra apenas parcialmente verdadeira, variando caso a caso.

Deve-se lembrar que a admissão do paciente para um ambiente intra-hospitalar, embora afaste-o dos riscos externos, muitas vezes o expõe a riscos de igual intensidade, porém internos. Há inúmeros relatos de casos publicados e não publicados de pacientes com desfecho desfavorável e que se encontravam internados ou em regime de hospital-dia/ permanência-dia. São situações de envolvimento em brigas em que agridem ou são agredidos (às vezes incluindo membros da equipe), de exposição a situações de risco dentro da instituição (em fugas ou mesmo agindo em delírio), de medicação sedativa excessiva e de contenções físicas mal indicadas e/ou mal executadas, levando a traumatismos graves, complicações clínicas ou mesmo morte (CAMPOS, 2014).

Como já citado, a fenomenologia do episódio maniforme muitas vezes transforma o paciente numa pessoa extremamente desagradável, provocativa e desrespeitosa. O profissional deve conhecer bem o seu próprio nível de qualificação e o da equipe com quem trabalha, bem como sensibilidade em relação às possíveis reações que lhes serão despertadas, para ajuizar bem se sua indicação de internação será de fato útil ao paciente ou apenas atenderá a um preceito de legalidade/responsabilidade, sendo na prática maléfica.

Naturalmente, pacientes com numerosos fatores de vulnerabilidade biopsicossociais, com poucos recursos ou cuja fenomenologia seja muito grave, dificilmente terão possibilidade de manejo fora do ambiente de internação ou de hospitalidade em período integral. Portanto, pondera-se que o clínico deve ter experiência em pesar os riscos associados a cada possibilidade de tratamento (internação, hospital-dia, ambulatório etc.) e escolher aquela que lhe pareça mais segura, ciente de que dificilmente todos os riscos estarão anulados, independentemente do *setting*.

Em nossa experiência no CERSAM Leste, percebemos que pacientes maníacos cujo componente dimensional de irritabilidade e hostilidade predomina (mania furiosa) ou já em evolução avançada (estágio evolutivo III) são os que têm o manejo mais desafiador, com frequentes intervenções da equipe e necessidade de uso mais intensivo de medicação. Tais pacientes quase sempre recebem indicação de internação/hospitalidade integral, mesmo que involuntária. Por outro lado, pacientes em mania clássica, eufórica, em estágio evolutivo I (ou no máximo II), sem comorbidades clínicas ou fatores de vulnerabilidade socioeconômica muito intensos, e que dispõe de algum recurso sociofamiliar, têm nos ensejado à criação de soluções muitas vezes criativas para manejo em regime aberto com boa margem de segurança. A seguir ilustramos com alguns exemplos:

> Acompanhamos paciente do sexo feminino, 40 anos, sabidamente bipolar, em episódio maníaco clássico (estágio I no início do acompanhamento), que abandonara a medicação de uso regular (lítio em monoterapia). Estava eufórica, com crenças sobrevaloradas acerca de suas habilidades no trabalho (salgadeira). Também se mostrava bastante irritada quando contrariada. Tinha se comprometido com uma série de encomendas e reivindicava a necessidade de cumpri-las, para isso deveria visitar inúmeros fornecedores e clientes na cidade e trabalhar várias horas ao dia. Com ajuda de sua filha, pactuamos que poderia fazê-lo desde que: retomasse o uso do lítio e ainda de um antipsicótico (foi prescrito Trifluoperazina); recebesse constantes ligações de sua filha e da equipe do CERSAM, que monitorariam suas ações e localização; se comprometesse a permanecer por pelo menos seis horas no CERSAM, período em que reduziríamos os estímulos (não ficaria com telefone) e tentaria dormir. Monitoramos a paciente por telefone durante quase três dias inteiros, às vezes intervindo para auxiliá-la a organizar sua rotina ou evitar situações estressoras, às vezes verificando a situação com as pessoas que estavam em sua presença, porém em nenhum momento foi necessária intervenção pessoal. Também estivemos em contato permanente com a filha, que igualmente a acompanhou durante boa parte do tempo. Permaneceu em horário inusitado no serviço, chegando por volta das 20hrs e saindo às 6hrs,

fora dos horários padronizados de funcionamento. Respondeu bem à medicação e evoluiu para eutimia alguns dias depois.

Outra paciente do sexo feminino, 34 anos, procedente de outro estado da federação, residente havia poucos meses na cidade, sem quaisquer referências familiares. Em primeiro episódio maníaco clássico, também estágio I, passara horas contida durante sua primeira noite em hospitalidade noturna, aparentemente por conflito com o profissional de plantão, já que não havia risco suficiente que indicasse a contenção. Pela manhã estava reivindicativa, irritada, hostil e ainda mais exaltada do que quando chegara. Exigia sua liberação para manter sua rotina de atividades, que, contudo, era bem razoável e coerente. Tentamos sustentar sua permanência, mas a paciente evolui para escalada de exaltação, sintonizando-se ao estado do próprio serviço, cheio e com muitos pacientes em crises diversas. Assim, definimos um cronograma de atividades a ser seguido e mantivemos contato telefônico regular a cada 30 minutos, durante um dia inteiro, além de verificar seu estado também com as pessoas que ela visitava. Em uma ocasião tivemos de ir pessoalmente ao encontro da paciente, julgando que ela se perdera do cronograma combinado. À noite ela foi levada para pernoitar em outro CERSAM e pela manhã já se encontrava melhor, aceitando permanecer no serviço por parte do dia e à noite. Sua família chegou à cidade três dias depois, encontrando-a já quase eutímica. Retornou ao seu estado natal em uso de ácido Valproico e Haloperidol.

Paciente do sexo masculino, 45 anos, diagnóstico de bipolar tipo II, contudo, entrou em inédito episódio maníaco com grave, com características psicóticas e perda importante da crítica (estágio II), porém, sem irritabilidade ou hostilidade. Ligado ao meio das artes, foi levado ao CERSAM por cerca de vinte (!) pessoas com laços afetivos consigo, ligadas a diversos espaços e coletivos frequentados pelo paciente. Discutimos a indicação de internação, dada a gravidade do quadro e a falta de crítica, contudo, todos se mostraram convencidos de tentar outra abordagem. Consentimos e ajudamos a construir, coletivamente, uma organização/escala em que todos (mais alguns não presentes, mas contatados por telefone) ajudariam, seja acompanhando-o diretamente, criando atividades em que se envolvesse ou abrindo espaços para sua presença. Foi prescrito risperidona e ácido Valproico (não era medicado antes), e mantivemos encontros diários entre o paciente, a equipe e as várias pessoas que o acompanhavam. Evoluiu bem com remissão dos sintomas após cerca de uma semana, sem qualquer intercorrência grave. A participação do numeroso grupo social do paciente foi fundamental para evitar uma internação involuntária.

Paciente do sexo feminino, 25 anos, primeiro episódio maníaco, grave, com sintomas psicóticos (estágio II). Recebeu indicação de hospitalidade integral e assim permaneceu durante três dias. A família passou a se mostrar desconfortável com o quadro da paciente, já que ela não exibia sinal de melhora, se mostrava excessivamente sedada e por vezes era medicada de forma involuntária. Discutimos com os familiares as possibilidades de manejo externo. Assim, explicamos e enfatizamos a necessidade de acompanhamento em período integral (inclusive à noite, já que paciente dormia no máximo 4 horas por dia) e explicamos as possibilidades de manejo (especialmente em relação às vivências psicóticas e ao comportamento desafiador e provocativos da paciente). Seis familiares se revezaram no acompanhamento à paciente. Mantivemos contato quase que permanente (via telefone e aplicativo Whatsapp), sanando as principais dúvidas dos familiares e alimentando-lhes confiança. Nas situações de maior tensionamento, vinham ao CERSAM (mantivemos encontros diários, e às vezes mais de um encontro por dia; por uma vez foi necessária visita ao serviço de urgência noturno, deixamos o projeto terapêutico explicitado em relatório com a família). A paciente concordou com tais idas ao serviço (desde que breves), bem como fazer uso de Olanzapina 5 mg (somente). Evoluiu para eutimia após 8 dias, igualmente sem maiores intercorrências.

Abordagens mais flexíveis ou abertas somente são possíveis com rigorosa avaliação clínica que exclua os casos de maior risco, e com disposição da equipe em se engajar num tratamento ainda a ser construído, e que muda de paciente para paciente. Naturalmente, há tentativas que não obtém êxito, porém, nunca tivemos um desfecho de fato desfavorável. É importante ter em mente que por vezes o caso exigirá que se volte atrás várias vezes, mudando o curso do manejo instituído sempre a tempo e com extrema responsabilidade ética. Lembremos que os episódios maniformes podem ser muito graves, exigindo experiência e segurança do profissional e sua equipe.

Já em relação aos episódios hipomaníacos, a possibilidade de manejo em regime aberto ou mesmo ambulatorial é maior. Contudo, deve-se atentar para a presença de características mistas, incluindo a presença de sintomas depressivos subsindrômicos no curso de um episódio maniforme (tanto na mania quanto na hipomania). Esses podem estar relacionados à ideação suicida, o que, quando associado aos sintomas de impulsividade e irritabilidade do estado maniforme, tornam o comportamento suicida uma possibilidade muito real. Portanto, deve-se sempre inquirir sobre pensamentos e planejamento suicida ao propor um manejo em regime aberto de um episódio maniforme, qualquer que seja sua gravidade, buscando uma avaliação do risco associado.

Todas as decisões devem preferencialmente ser construídas juntamente com o paciente e seu grupo sociofamiliar. Ressalta-se que o tratamento dos estados maniformes terá maior chance de êxito caso seja conduzido por uma equipe multiprofissional (incluindo um ou mais psiquiatras) com bastante experiência no manejo de situações de urgência/emergência e de situações de crise grave; e se amparados por um serviço que oferte a maior quantidade de recursos terapêuticos possíveis (o que inclui, além da permanência integral e parcial e da medicação, acompanhantes terapêuticos, oficinas terapêuticas, assistência remota por telefone ou outro meio de comunicação em tempo integral, setor de urgência 24 horas etc).

Em caso de manejo em regime de internação, essa poderá perdurar até controle dos sintomas mais graves e cessação do risco maior, com posterior seguimento em regime aberto. Por outro lado, pacientes muito vulneráveis ou com comorbidades podem exigir manejo interno até que o episódio evolua para remissão. No manejo ambulatorial, ou em permanência-parcial, as visitas ao serviço têm frequência variável em função da gravidade e dos recursos disponíveis ao paciente, podendo ser diárias a até mensais, para casos mais leves e com muitos recursos extrainstitucionais. Como já descrito, o uso de ferramentas de comunicação pode ser um aliado no tratamento. O ideal é que mesmo após a remissão o paciente tenha acesso agendado e livre ao serviço onde o quadro agudo foi tratado até que esteja bem vinculado ao tratamento de continuação e manutenção, independentemente do diagnóstico de base.

O objetivo, sublinha-se, é construir uma aliança terapêutica com o paciente e seu grupo, buscando a estratégia que reduza ao máximo os riscos associados ao quadro psicopatológico, de forma, na medida do possível, voluntária. Pode-se ainda buscar elencar fatores de vulnerabilidade e desestabilização que tenham contribuído para o desencadeamento e agravamento do quadro. Trabalho, vínculos afetivos conflitivos, violência, uso de substâncias psicoativas, abandono do tratamento, estressores em geral etc, são situações que podem ser identificadas e contornadas. A abordagem psicoterápica começa logo no início do tratamento. E, por fim, garantir a adesão ao tratamento farmacológico, do qual trataremos a seguir.

TRATAMENTO FARMACOLÓGICO

O tratamento farmacológico dos episódios maniformes serve à estabilização dos sintomas e à abreviação do episódio maniforme. Enumeramos alguns princípios básicos a serem seguidos inicialmente:

1. Identificar possíveis contraindicações a determinados agentes farmacológicos através da anamnese (por exemplo, gestação, doença renal, doença hepática).
2. Suspender agentes potencialmente envolvidos no desencadeamento ou agravamento (inclui antidepressivos e psicoestimulantes como cafeína, álcool e nicotina) (GAMA et al., 2016; STOVALL, 2018).
3. Se o paciente já estiver em tratamento de manutenção para TB (ou TEA), ajustar a dose da medicação em uso, checando adesão e níveis séricos terapêuticos (mesmo se for um tratamento de segunda ou terceira linhas) (GAMA et al., 2016; STOVALL, 2018).
4. No paciente em abandono de tratamento, considerar informações da história prévia acerca da tolerância e eficácia de tratamentos anteriores. Um esquema farmacológico com história bem documentada de boa tolerância e eficácia num episódio maniforme prévio é a primeira

escolha (mesmo se for um tratamento de segunda ou terceira linhas), exceto se houver contraindicação (STOVALL, 2018).

Diversas classes de medicamentos mostram benefício no tratamento dos episódios maniformes agudos (o tratamento para episódios maníacos e hipomaníacos de pacientes portadores de TB tipos I e II é virtualmente o mesmo) (GAMA et al., 2016). Há divergências entre os diferentes estudos, revisões e guidelines (STOVALL, 2018), e deve-se ressaltar que o nível de evidência da maioria dos estudos raramente chega a ser alto, sendo suficiente, entretanto, para sustentar sua recomendação (NICE, 2014; BUTLER al., 2018). De modo geral, consideram-se os seguintes fármacos para tratamento dos estados maniformes (aqui, sem ordem de preferência): Lítio, Ácido Valproico, Haloperidol, Risperidona, Olanzapina, Aripiprazol, Quetiapina, Ziprasidona, Asenapina, Cariprazina, Carbamazepina, Clozapina, Paliperidona, Oxcarbazepina e outros antipsicóticos de primeira geração (como Trifluoperazina ou Clorpromazina) (GAMA et al., 2016; STOVALL, 2019).

A decisão entre introdução de monoterapia ou terapia combinada é individualizada. Considera-se que a associação de dois ou mais agentes é mais eficaz no controle dos sintomas maniformes, contudo, leva a maiores efeitos colaterais e maiores taxas de abandono (GAMA et al., 2016; BUTLER al., 2018; STOVALL, 2018; STOVALL, 2019). Portanto, o psiquiatra deverá levar em conta a gravidade dos sintomas, a presença de comorbidades, o perfil de efeitos colaterais, a tolerabilidade e a própria escolha do paciente e seu grupo familiar, quando possível, na tomada de decisão.

De modo geral, diversos guidelines recomendam a introdução de terapia combinada já no início do tratamento para todos os estados maniformes mais graves (manias clássicas graves e moderadas, todas manias com características psicóticas, manias furiosas) e consideram o início em monoterapia para os episódios maniformes mais leves (manias clássicas leves, com bom suporte, sem comorbidades e sem maiores vulnerabilidades; hipomanias, estados mistos sem agitação importante ou sem comportamento suicida) (LAFER et al., 2011; GAMA et al., 2016; STOVALL, 2019).

Os agentes recomendados para uso em monoterapia de primeira linha são (por ordem de preferência), considerando não somente eficácia mas também taxas de efeitos colaterais e de abandono): Risperidona, Olanzapina, Haloperidol, Quetiapina, Carbamazepina, Aripiprazol, Ácido Valproico, Lítio, Ziprasidona e Asenapina. Paliperidona ER também é citada como um agente antipsicótico como eficácia antimaníaca comprovada em monoterapia(GAMA et al., 2016; STOVALL, 2019). Os agentes recomendados para uso de terapia combinada são: Lítio ou Ácido Valproico, com preferência por Lítio; MAIS um antipsicótico atípico, preferencialmente Risperidona,

Olanzapina, Quetiapina, Aripiprazol e Asenapina (Cariprazina, ainda não disponível no Brasil, também é incluída, ainda que com menos estudos, na lista de antipsicóticos com eficácia antimaníaca comprovada) (NICE, 2014; GAMA et al., 2016; STOVALL, 2019).

Não há estudos que comparem a eficácia de Lítio e Valproato, quando pareados, na fase aguda do tratamento dos estados maniformes. Contudo, há evidências leves de que o L ítio está associado a um maior tempo até a próxima recaída e a uma menor taxa de recorrência de novos episódios afetivos ao longo do tempo, quando comparado ao valproato. Portanto, considerando tal evidência, ainda que leve, de superioridade no tratamento de continuação e manutenção, o Lítio costuma ser relacionado enquanto primeira opção em relação ao Valproato, porém considerando que este é uma alternativa igualmente eficaz para o controle dos sintomas a curto prazo (GAMA et al., 2016; STOVALL, 2019).

A Tab. 10 classifica as diversas possibilidades de esquema medicamentoso para tratamento dos estados maniformes em terapias de primeira, segunda e terceira linhas:

Tabela 10 – Recomendação para manejo farmacológico dos episódios maniformes

Opções		Tratamentos
Primeira linha	Monoterapia	Lítio, Valproato, Risperidona, Olanzapina, Quetiapina, Ziprasidona, Aripiprazol, Paliperidona, Asenapina, Cariprazina.
	Combinada	Lítio ou Á cido Valproico + Risperidona, Olanzapina Quetiapina, Aripiprazol ou Asenapina.
Segunda linha	Monoterapia	Carbamazepina, Haloperidol[1], ECT[2].
	Combinada	Lítio + Valproato, L ítio ou Valproato + Paliperidona ou Cariprazina[3].
Terceira linha	Monoterapia	Clozapina, C lorpromazina e outros antipsicóticos de 1ª geração, O xcarbazepina.
	Combinada	Lítio ou V alproato + Haloperidol, Lítio + Carbamazepina, Tamoxifeno ou Alopurinol como adjuvantes.
Não usar	Monoterapia	Gabapentina, Topiramato, Lamotrigina, Verapamil, Tiagabina.
	Combinada	Risperidona + Carbamazepina.

Fonte: Elaborado pelo autor a partir de STOVALL, 2018 e 2019; BUTLER, et al. Agency of Healthcare Research and Quality, 2018; e National Institute for Quality and Excellence, 2014.

1 Carbamazepina, Haloperidol e ECT são considerados monoterapias de segunda linha tão eficazes quanto as de primeira linha, porém, com menor perfil de segurança e tolerabilidade

2 ECT = eletroconvulsoterapia.

3 Apesar de resultados promissores em relação à Cariprazina, o corpo de evidência ainda é frágil para considerá-la na primeira linha das terapias combinadas.

Considerando que os primeiros preceitos básicos na eleição do tratamento para o estado maniforme, enumerados no início dessa seção, foram seguidos, a escolha entre os diversos agentes antimaníacos segue em função de um raciocínio que podemos sintetizar como abaixo:

- Da história de eficácia e tolerância a determinado agente de parentes de primeiro grau previamente tratados para episódios maniformes.
- Da própria experiência do clínico que o prescreve.
- Do perfil de efeitos colaterais desejado para o estado psicopatológicos em que o paciente se encontra, ou que não seja tolerado pelo mesmo:
- em caso de sensibilidade excessiva a efeitos extrapiramidais, incluindo acatisia, evitar haloperidol, aripiprazol e risperidona;
- em caso de facilidade de ganho de peso, evitar olanzapina (e considerar evitar quetiapina e risperidona).
- Do acesso ao agente e seu custo.
- Da própria escolha do paciente e/ou seu grupo familiar, quando possível.
- Da presença ou não de comorbidades, que, se não contraindicam o uso daquele agente, limitam seu tempo ou dose de uso ou reduzem sua margem de tolerância:
- em caso de doença renal, mesmo que leve/inicial, evitar lítio;
- em caso de doença hepática, mesmo que leve ou transitória, evitar valproato;
- em caso de obesidade, evitar olanzapina, principalmente, mas também quetiapina e risperidona;
- em caso de mulher grávida ou planejando gravidez, não usar valproato.

Figura 3 – Fluxograma para manejo farmacológico (incluindo ECT) do paciente em estado maniforme agudo

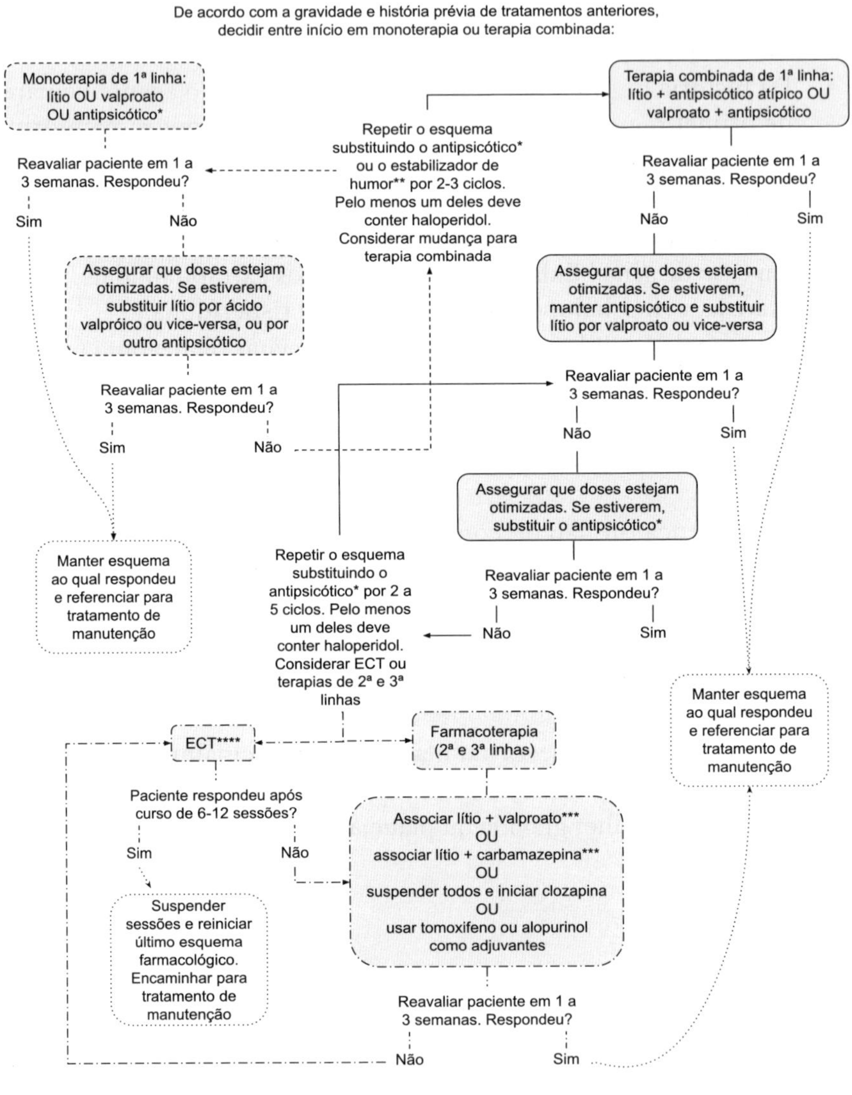

** Os antipsicóticos indicados para tratamento dos estados maniformes são os atípicos (Risperidona, Olanzapina, Quetiapina, Aripiprazol e Asenapina). Haloperidol é considerado como agente de 2ª linha pelo perfil de efeitos colaterais. Em nosso meio, contudo, onde a disponibilidade aos atípicos ainda é limitada, o Haloperidol costuma ser incluído entre os agentes de 1ª linha. Cariprazina, Ziprasidona e Paliperidona são outros agentes de 2ª linha.*

*** Lítio e Valproato são estabilizadores de humor de 1ª linha; carbamazepina, de 2ª linha; e Oxcarbazepina, de 3ª*

**** A priori as associações de dois estabilizadores de humor não incluem antipsicóticos; contudo, associação de três agentes não está contra-indicada (exceto Carbamazepina + Risperidona), devendo-se avaliar o risco-benefício*

***** ECT é realizado preferencialmente em monoterapia, com fármacos suspensos durante curso das sessões*

Fonte: Elaborado pelo autor a partir de STOVALL, 2019.

PACIENTES RESISTENTES E REFRATÁRIOS

Não há uma definição precisa acerca do tempo a se esperar para considerar resistência a um tratamento antimaníaco. Guidelines falam de períodos de uma a três semanas, variando em função da gravidade do quadro psicopatológico (NICE, 2014; STOVALL, 2019). Em nossa experiência podemos afirmar que são poucos os pacientes em estado maniforme que não responderão a algum dos esquemas farmacológicos disponíveis, sendo que a maioria irá responder ao primeiro ou segundo esquema, e um pequena parte ao terceiro ou no máximo quarto. Antes de se considerar que um paciente se encontra resistente ao tratamento, deve-se garantir que as doses estejam otimizadas (estas podem ser elevadas em períodos curto, de três dias) e que ele esteja aderido ao mesmo, inclusive lançando mão de dosagens séricas, quando disponíveis.

Além disso, pacientes refratários já não estão no escopo propriamente da urgência, e sim no seguimento à crise maniforme. Por exemplo, eletroconvulsoterapia (ECT) é procedimento consagrado para tratamento agudo de estados maniformes graves (GAMA et al., 2016; STOVALL, 2019), porém, salvo raríssimos casos com contraindicações absolutas a todos os fármacos indicados, quase nunca será utilizada num primeiro instante, tanto por haver opções mais seguras de primeira linha, quanto pela desinformação, estigma e indisponibilidade associados ao procedimento. Por outro lado, ressalta-se, é uma terapia de segunda linha que não deve ser considerada apenas como "último recurso", cabendo ao médico avaliar sua melhor indicação. Outro exemplo é a Clozapina, fármaco quase sempre destinado aos pacientes refratários, tanto pelo perfil de risco quanto pelo manejo clínico lento e difícil no início do tratamento, ainda mais num paciente maniforme, mas que não deve ser esquecido num quadro refratário. A Fig. 3 (acima) ilustra o manejo destes pacientes.

AGENTES ADJUVANTES

Alopurinol (um agente usado para prevenir ataques de gota) e Tamoxifeno (agente utilizado para prevenir recorrência de câncer de mama) demonstram alguma evidência para tratamento de estados maniformes refratários às terapias de primeira e segunda linha, quando associados a Lítio ou Ácido Valproico (GAMA et al., 2016; STOVALL, 2019). Na prática vemos uma utilização muito restrita desses agentes no tratamento de estados maniformes, contudo, há recomendações bastante expressivas, ainda que com baixo nível de evidência, para sua utilização em casos refratários.

Os benzodiazepínicos, em especial Clonazepam e Lorazepam, são classicamente indicados enquanto adjuvantes para controle dos sintomas de agitação psicomotora e acatisia, muito associados a pacientes em estado maniforme (GAMA et al., 2016; STOVALL, 2019).

Na prática vemos que pacientes maníacos muito agitados recebem um coquetel de medicações que incluem, além dos dois agentes antimaníacos de primeira ou segunda linha classicamente indicados, um segundo ou terceiro estabilizador de humor, MAIS um segundo ou terceiro antipsicótico, MAIS um ou dois benzodiazepínicos, e ainda MAIS um agente sedativo, como um anti-histamínico. Tais combinações levam à complexas e imprevisíveis interações medicamentosas e à ocorrência de efeitos colaterais mais numerosos e graves. Em nossa experiência, mesmo num serviço aberto como o CERSAM, avaliamos como plenamente possível a utilização racional da prescrição, lançando mão apenas do tratamento antimaníaco clássico mais um agente benzodiazepínico, desde que em doses otimizadas e sob intervenção relacional intensiva da equipe, visando controle de riscos, tal como abordado na seção de manejo clínico. Igualmente, não há o que justifique o uso de polifarmácia num paciente com quadro mais leve em manejo de regime parcial ou ambulatorial.

MEDIDAS PÓS ALTA E ENCAMINHAMENTOS/ ARTICULAÇÕES COM REDE DE ATENÇÃO

Um paciente em mania moderada ou grave idealmente deverá ser manejado num serviço de complexidade ao menos secundária e, eventualmente, terciária. Nesses níveis, encontram-se os Centros de Atenção Psicossocial (CAPS) I e II (secundário) e III (terciário), hospitais gerais com ala ou leitos de atenção psiquiátrica, hospitais psiquiátricos e serviços de urgência psiquiátricos com ou sem leitos de atenção à crise.

Durante a avaliação clínica, é definido o *setting* de atenção inicial, que inclui o serviço e o nível de complexidade requeridos e, a partir da melhora clínica, o paciente pode ser mantido no mesmo serviço/nível até remissão ou ser encaminhado para continuidade do tratamento nos níveis de menor complexidade. Caso se opte por essa última opção, a articulação deverá ser direta entre os profissionais dos diferentes serviços, com transferência detalhada de informações e garantia por parte do serviço que encaminha de que o tratamento teve continuidade.

É importante que, mesmo após a remissão clínica o paciente, independentemente do diagnóstico, tenha acesso agendado e livre para reavaliações a curto prazo, com objetivo não só de acompanhar a evolução do quadro, mas também prover psicoeducação e orientações ao paciente e seu grupo familiar e se constituir enquanto uma referência para o mesmo. É comprovado que a proximidade de reavaliações e o estabelecimento de uma referência para o caso de intercorrências está associado a menos recaídas para episódios maniformes.

Um paciente admitido em estado maniforme, e que teve afastadas causas médicas presumíveis ou associadas ao uso de substâncias, muito provavelmente receberá o diagnóstico de TB, mesmo na ausência de episódios depressivos prévios; ou terá o diagnóstico de esquizofrenia alterado para TEA. Portanto, deve-se considerar que tal paciente é portador de um transtorno mental grave e crônico, que exigirá tratamento especializado de continuação (para prevenir recaídas a curto prazo) e manutenção (para prevenir recorrências a longo prazo). Tais pacientes costumam receber recomendação de manter o uso do esquema farmacológico utilizado no controle dos sintomas maniformes até que possam ser reavaliados e vinculados a um tratamento especializado.

Toda atenção é necessária em orientar esse paciente e acolhê-lo em sua singularidade. Um encaminhamento formal não basta. É possível que o paciente – que durante a crise se apresentava com pouca crítica para avaliar a gravidade da situação – tenha pouca disposição para simplesmente aceitar um diagnóstico tão grave e aderir a uma prescrição, em geral, nada livre de efeitos colaterais. Portanto, são necessárias paciência e habilidade ao médico para engajá-lo a manter o tratamento em um serviço de referência de nível secundário de atenção, possivelmente um CAPS ou ambulatório especializado, inicialmente. Lá o paciente prosseguirá com as reavaliações e poderá decidir reduzir as doses dos medicamentos em uso, retirar um agente, ou mesmo substituir o esquema, visando melhor controle de outros sintomas concernentes ao TB.

Uma estratégia psicoterápica consolidada há anos não só no manejo do TB mas também de outras condições médicas e psiquiátricas é a psicoeducação (NEVES; LIMA; MALLOY-DINIZ 2016), cujo caráter é essencialmente pedagógico ao paciente e grupo sociofamiliar. Pode ser realizada individualmente ou em pequenos grupos e, idealmente, contempla pacientes estáveis ou com sintomas depressivos ou maniformes leves. Ela se inicia desde o manejo inicial durante a crise maniforme e prossegue durante todo o tratamento de continuação e manutenção, tendo como objetivos:

- apresentação das características da doença em sua fenomenologia (sintomas de mania, depressão), evolução (fases eutímicas, maniformes, depressivas), prognóstico e tratamento;

- sensibilizar o paciente a compreender o processo em que vive, incluindo as crises, como parte de um quadro patológico potencialmente tratável;
- apresentação dos objetivos da medicação, suas ações no corpo e efeitos colaterais;
- sensibilização para adesão ao tratamento farmacológico enquanto uma estratégia de prevenção de crises e, por conseguinte, de sofrimento mental, com atenção às particularidades da relação da cada indivíduo com a medicação;
- identificação de gatilhos para o desencadeamento de crises, buscando recursos e soluções ou mesmo um planejamento complexo para prevenir ou lidar com os estressores;
- identificação precoce de episódios afetivos, também com estratégias a serem acionadas quando os primeiros sinais surgirem;
- orientação quanto à mudança de hábitos de vida, visando redução de estressores ligados aos episódios afetivos, o que inclui interrupção do uso de substâncias psicoativas como álcool, psicoestimulantes e outros.

Nossa experiência mostra que um dos sinais precoces de recorrência de um episódio maniforme em paciente com diagnóstico de TB é a redução da necessidade de sono diário, uma variável que o paciente não percebe (afinal, não se trata de insônia, mas de uma menor necessidade de dormir), mas identificável por qualquer pessoa que com ele conviva. Aumento da fala, do nível de atividade (fazer mais coisas do que o usual num dia) e da irritabilidade são outros sintomas que pessoas do grupo sociofamiliar costumam perceber com facilidade.

Uma das estratégias mais eficazes, portanto, para uma prevenção de recaída/recorrência de estados maniformes é, além da psicoeducação sistemática, inclusive para o grupo sociofamiliar do paciente, a constituição de equipes de referência, em todos os níveis de atenção possível (desde o serviço de urgência ou terciário que assistiu ao último episódio até a unidade básica de saúde onde o tratamento é conduzido quando se encontra estável) a que o paciente possa recorrer com fácil acesso em caso de mínimas dúvidas. De fato, no CERSAM Leste, por inúmeras vezes acolhemos pacientes já muito conhecidos por suas equipes e que se apresentavam com sintomas mínimos, permitindo uma intervenção precoce e com maior chance de êxito (por exemplo, incrementando a dose de um estabilizador de humor, ou adicionando rapidamente um antipsicótico etc).

Em Belo Horizonte, os CAPS são integralmente do tipo III e acumulam as funções de urgência e de atenção em níveis secundário e terciário. Portanto, o CAPS (nessa cidade nomeado por CERSAM - Centro de Referência em Saúde Mental) serve de porta de entrada no sistema, de local de permanência integral e/ou parcial nos quadros mais graves, se for o caso, e de referência para acompanhamento intensivo na crise, em permanência parcial ou ambulatório, até que o paciente se encontre estável.

Após atingida estabilidade, os pacientes tendem a ser encaminhados para continuidade do tratamento no nível primário de atenção, nos Centros de Saúde, onde deverão ser acompanhados por equipes de referências (Equipes de Saúde da Família - ESF). As ESFs contam o apoio matricial da equipe de saúde mental, presente em todas unidades básicas de saúde da cidade. Tal equipe especializada pode, igualmente, apoiar o tratamento inclusive de casos agudizados mais leves.

Em municípios onde os CAPS cobrem apenas o nível secundário de atenção, há outros dispositivos responsáveis pela urgência e pelo nível terciário de atenção. Nesse caso, deve-se ter atenção aos elementos de articulação na rede, quando o paciente é encaminhado da urgência para o nível terciário (um hospital psiquiátrico ou leito psiquiátrico em hospital geral, por exemplo) ou deste para o nível secundário (um CAPS I ou II, por ex.). Reitera-se a necessidade de transferência plena de cuidados, com compartilhamento detalhado de informações, discussão presencial do caso, se possível, e orientação ao paciente sobre essa nova etapa do tratamento, tomando-se o cuidado de não lhe dar a aparência de estar "perdendo" um dispositivo de atenção.

Como frisado, é de fundamental importância a criação de equipes de referência nos diferentes pontos de atenção para que o tratamento do paciente tenha uma continuidade fluída e coesa, bem como a adoção de tecnologias que facilitem e potencializem a comunicação entre tais equipes, tal como ilustramos na Fig. 4, abaixo.

Figura 4 – Fluxograma do tratamento ao paciente estabilizado de episódio maniforme

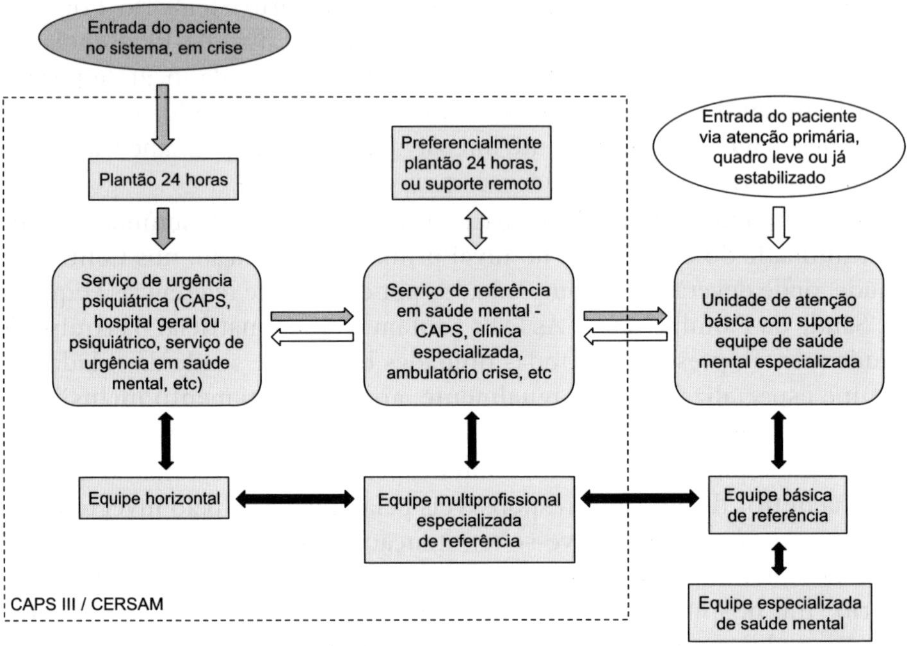

O fluxograma mostra as duas portas de entrada no sistema (na urgência, já em crise, ou via atenção primária, quando já em acompanhamento por esta equipe por outras questões relacionadas à sua saúde). Da urgência ele vai passando dos níveis de maior complexidade para os de menor, até chegar na atenção primária, onde será acompanhado por equipe de referência com apoio de equipe especializada. O fluxo é bidirecional, podendo ser refeito no sentido inverso, se houve recorrência. Em todos os níveis há equipes de referência que devem se intercomunicar, garantindo horizontalidade e longitudinalidade ao tratamento.

REFERÊNCIAS

AMERICAN PSYCHIATRIC ASSOCIATION - APA. *DSM-5: Manual diagnóstico e estatístico de transtornos mentais - DSM.* 5.ed. Porto Alegre: Artmed; 2014.

ANDRADE, L et al. Prevalence of ICD-10 mental disorders in a catchment area in the city of São Paulo, Brazil. *Social psychiatry and psychiatric epidemiology*, v. 37, n. 7, p. 316-325, 2002.

BEESDO, K. et al. Mood episodes and mood disorders: patterns of incidence and conversion in the first three decades of life. *Bipolar disorders*, v. 11, n. 6, p. 637-649, 2009.

BUTLER, M. et al. Treatment for bipolar disorder in adults: a systematic review. Agency for Healthcare Research and Quality (EUA). Treatment for bipolar disorder in adults: a systematic review [Internet]. Minneapolis, MN; 2018. Disponível em <https://effec-

tivehealthcare.ahrq.gov/topics/bipolar-disorder-treatment/final-report-2018>. Acesso em 26/04/2019.

CAMPOS, P. Crise, rede e hospitalidade: uma abordagem para a reforma psiquiátrica. In: JORGE, M. A. S.; CARVALHO, M. C. A.; SILVA, P. R. F. *Políticas e cuidado em saúde mental:* contribuições para a prática profissional. Rio de Janeiro: Editora Fiocruz; 2014.

DEL-PORTO, J. A.; DEL-PORTO, K. O. História da caracterização nosológica do transtorno bipolar. *Archives of Clinical Psychiatry (São Paulo)*, v. 32, p. 7-14, 2005.

GAMA, C. S. et al. Tratamento farmacológico do transtorno bipolar. In: KAPCZINSKI, F.; QUEVEDO, J. *Transtorno Bipolar Teoria e Clínica.* 2. ed. Porto Alegre: Armed; 2016.

LAFER, B. et al. Transtorno bipolar. In: MIGUEL et al. *Clínica Psiquiátrica: A visão do Departamento e do Instituto de Psiquiatria do HCFMUSP.* 1. ed. São Paulo: Manole; 2011.

LIMA, I. C. S.; GUIMARÃES, A. B. Perfil das emergências psiquiátricas atendidas em serviços de urgência e emergência hospitalar. *Revista Interdisciplinar*, v. 8, n. 2, p. 181-190, 2015.

MERIKANGAS, K. R. et al. Prevalence and correlates of bipolar spectrum disorder in the world mental health survey initiative. *Archives of general psychiatry*, v. 68, n. 3, p. 241-251, 2011.

MORENO, D. H.; ANDRADE, L. H. The lifetime prevalence, health services utilization and risk of suicide of bipolar spectrum subjects, including subthreshold categories in the Sao Paulo ECA study. *Journal of affective disorders*, v. 87, n. 2-3, p. 231-241, 2005.

MORENO, R. A., MORENO, D. H. Mania. In: KAPCZINSKI, F.; QUEVEDO, J. *Transtorno Bipolar Teoria e Clínica.* 2. ed. Porto Alegre: Armed; 2016.

NATIONAL INSTITUTE FOR HEALTH AND CARE EXCELLENCE – NICE. *Bipolar disorder: assessment and management*. National Institute for Health and Care Excellence, 2014. Disponível em <https://www.nice.org.uk/guidance/cg185>. Acesso em 26/04/2019.

NEVES, F. S.; LIMA, I. S. M.; MALLOY-DINIZ, L. F. Tratamento psicoterápico do transtorno bipolar. In: KAPCZINSKI ,F.; QUEVEDO, J. *Transtorno Bipolar Teoria e Clínica.* 2. ed. Porto Alegre: Armed; 2016.

PINTO, J. P. et al. Agressividade e agitação psicomotora. In: QUEVEDO, J.; CARVALHO, A. F. *Emergências psiquiátricas*. 3. ed. Porto Alegre: Artmed; 2014.

SIMABUKURO, M. M.; FREITAS, C. H. de A.; CASTRO, L. H. M. A patient with a long history of relapsing psychosis and mania presenting with anti-NMDA receptor encephalitis ten years after first episode. *Dementia & neuropsychologia*, v. 9, n. 3, p. 311-314, 2015.

STOVALL, J. Acute bipolar mania and hypomania in adults: General principles of pharmacotherapy. Waltham, MA: UpToDate Inc. 2018. Acesso em 26/04/2019.

STOVALL, J. *Bipolar mania and hypomania in adults:* Choosing pharmacotherapy. Waltham, MA: UpToDate Inc. 2019. Acesso em 26/04/2019.

SUPPES, T. Bipolar disorder in adults: Assessment and diagnosis. *UptoDate [Online]*, p. 5-150, 2016. Acesso em 26,04/2019.

11. O MANEJO DO PRIMEIRO EPISÓDIO PSICÓTICO

AMANDA ZANON RESENDE
MARIA CAROLINA LOBATO MACHADO

Os sintomas psicóticos se caracterizam por alterações na percepção da realidade. Eles estão associados à prejuízos emocionais, cognitivos e do funcionamento social. Podem ocorrer alterações da sensopercepção (alucinações), do pensamento (delírios, desorganização) e do comportamento. Esses sintomas podem ser manifestações de transtornos psiquiátricos, neurológicos ou uso de algumas substâncias psicoativas (APA, 2013).

O primeiro episódio psicótico (PEP) geralmente é precedido por um funcionamento pré-mórbido abaixo do esperado e de sintomas prodrômicos ou sintomas psicóticos atenuados. Os sintomas psicóticos podem fazer parte do quadro clínico de diversos transtornos psiquiátricos como, por exemplo, esquizofrenia, transtorno bipolar e episódio depressivo grave com sintomas psicóticos. A patogênese não é bem conhecida, sabe-se que os fatores epigenéticos contribuem de forma significativa. Entre os mais citados, estão o estresse, o abuso de substâncias e as infecções maternas (FEINBERG, 1982; WEINBERGER, 1987; KESHAVAN; ANDERSON; PETTERGREW, 1994).

O quadro é marcado por prejuízo funcional significativo, o qual é considerado também um fator prognóstico. O risco de suicídio em pacientes sabidamente esquizofrênicos se aproxima de 5% (HOR; TAYLOR, 2010). O risco de se envolver em atos violentos é quatro vezes maior em indivíduos que apresentam sintomas psicóticos não tratados, comparado com a população geral (LARGE; NIELSSEN, 2011; NIELSSEN, 2012).

EPIDEMIOLOGIA

A incidência de novos casos de psicose gira em torno de 50 a cada 100.000 pessoas no mundo. Quando se considera a esquizofrenia, a incidência é de 15 a cada 100.000 pessoas por ano (MCGRATH et al., 2004). A prevalência geral de sintomas psicóticos na idade adulta é 2% a 3% (KENDLER et al., 1996). As taxas de desencadeamento do quadro aumentam na adolescência, atingindo o ápice entre 15 e 30 anos de idade (MCGRATH et al., 2004). A esquizofrenia de início na infância (menos de13 anos) é muito rara e tem uma prevalência menor que 1 a cada 10.000 casos (ASARNOW; TOMPSON; MCGRATH, 2004). A maior parte das crianças que apresenta sintomas psicóticos não são portadoras de esquizofrenia ou transtorno bipolar. As crianças ansiosas, deprimidas, as que vivem em famílias disfuncionais e as portadoras de Transtorno de Déficit de Atenção e Hiperatividade são mais propensas a apresentar alucinações.

A prevalência de todos os transtornos psicóticos aumenta na adolescência, chegando a uma taxa de 1 a cada 500 pessoas aos 18 anos. Aproximadamente um terço dos adultos psicóticos desencadearam o quadro antes dos 20 anos de idade (KENDLER et al., 1996).

MANIFESTAÇÕES CLÍNICAS

Os episódios psicóticos podem se apresentar com sintomas variados, comprometendo diferentes domínios cognitivos (KAPLAN; SADOCK; SADOCK, 2009; APA, 2013). As apresentações clínicas são diversas, sendo os principais sintomas observados descritos abaixo:

1. **Sintomas Positivos** (descomedimento dos processos cerebrais normais, distorção da realidade):

- **Alucinações:**
  - × Percepção de um estímulo sensorial quando um conteúdo não está presente.
  - × Pode ocorrer nas cinco modalidades sensoriais, listadas em forma decrescente de apresentação: auditiva, visual, tátil, olfatória e gustativa.
  - × As alucinações auditivas representam a forma de alucinação mais presente nos quadros psicóticos, com prevalência estimada em 40% a 80% das pessoas com diagnóstico de esquizofrenia (THOMAS et al. 2007). Podem ter a forma de vozes e sons como músicas e barulhos. São descritas como sons que vm de dentro da cabeça ou localizados externamente.
- **Delírios:**
  - × Falsas crenças que os pacientes têm resistência em mudar, mesmo diante de evidências contraditórias e que não são típicas da realidade cultural e religiosa.
  - × Estão presentes em aproximadamente 80% dos pacientes com diagnóstico de esquizofrenia (ANDREASEN; FLAUM, 1991).
  - × Podem ser classificadas como bizarro e não-bizarro.

- × O conteúdo dos delírios é classificado de acordo com o tema, sendo os principais: persecutório, grandiosidade, erotomania, somáticos, autorreferência e controle.

- **Desorganização do pensamento:**
  - × Avaliado pela fala do paciente durante a entrevista.
  - × Pode estar presente em quadros de *delirium*, alterações neurológicas e cognitivas.
  - × A desorganização do comportamento está diretamente relacionada ao pensamento.
  - × São apresentações possíveis: discurso tangencial ou circunstancial, bloqueio do pensamento, afrouxamento de associações, neologismo e perseveração.
- **Agitação / Agressividade:**
  - × A agitação é caracterizada por aumento da atividade motora, com resposta emocional exacerbada.
  - × Psicoses não tratadas estão associadas a um risco aumentado de agitação e agressividade.

2. **Sintomas Negativos** (diminuição ou ausência dos processos cerebrais normais) (ANDREASEN; FLAUM, 1991).

- Embotamento Afetivo: expressão facial diminuída, contato visual insatisfatório, prosódia monótona, afeto pouco responsivo.
  - × Empobrecimento do discurso e aumento da latência de resposta.
- Apatia: prejuízo no desempenho das atividades de vida diárias:
  - × Prejuízos nas relações sociais
- Os sintomas negativos podem ser primários ou secundários ao desencadeamento do quadro psicótico.

3. **Prejuízo Funcional e Neurocognitivo** (GREEN et al., 2000).

- Alterações na memória, atenção, velocidade de processamento e função executiva
- O prejuízo funcional está presente antes mesmo do desencadeamento o episódio psicótico
- A funcionalidade é um importante elemento na definição do prognóstico

AVALIAÇÃO CLÍNICA

1. HISTÓRIA CLÍNICA

A anamnese é uma ferramenta da clínica que tem por objetivo a construção de um diagnóstico, formulação de um prognóstico e auxílio na construção de um Projeto Terapêutico Singular (PTS) (CHENIAUX, 2013). Em resumo, são objetos principais de investigação na entrevista inicial (KAPLAN; SADOCK; SADOCK, 2009):

- Dados de identificação.
- História pregressa do paciente: comorbidades clínicas e psiquiátricas, história e padrão de uso de álcool, tabaco e substâncias psicoativas.
- História familiar de transtornos psiquiátricos.
- História da gestação e do desenvolvimento neuropsicomotor.
- Queixa principal.
- História da moléstia atual: funcionamento pré-mórbido, sintomas prodrômicos, desencadeamento do quadro, fatores precipitantes, sinais e sintomas apresentados, possíveis diagnósticos ou tratamentos instituídos anteriormente.

Os pacientes que apresentam vivências psicóticas podem não relatar espontaneamente seus sintomas. Se houver suspeita, perguntar ativamente. Em caso de alucinações e delírios, o relato deve ser o mais detalhado possível, descrevendo o conteúdo, o contexto e a intensidade. O psiquiatra pode buscar fonte de informações confirmatórias, quando possível, em se tratando de dúvida diante dos relatos delirantes ou comportamentos inapropriados.

2. EXAME FÍSICO

Os dados vitais de todos os pacientes devem ser avaliados, incluindo pressão arterial, frequência cardíaca, frequência respiratória, temperatura e saturação de oxigênio (O2) . Deve-se avaliar o nível de consciência e possíveis alterações neurológicas. Durante o seguimento, devem ser acompanhados parâmetros como peso, circunferência abdominal, e alterações neuromusculares (parkinsonismo, rigidez).

3. EXAME PSIQUIÁTRICO

O exame do estado mental deve ser feito de forma completa. É importante lembrar que flutuações da consciência, início abrupto, desorientação autopsíquica e alucinações visuais são indícios de quadros orgânicos (CHENIAUX, 2013).

Tabela 1 – Possíveis alterações do exame do estado mental

Aparência	Descuidada, bizarra.
Psicomotricidade	Hipo ou hipercinesia, maneirismos.
Atenção	Rigidez ou labilidade.
Memória	Alomnésias, paramnésias ou hipermnésia seletiva.
Orientação	Falsa orientação alopsíquica.
Afeto	Exaltação, embotamento.
Consciência de morbidade	Prejudicada.
Pensamento	Alterações do curso, forma e conteúdo.
Consciência do eu	Pode alterar-se nas cinco características.
Sensopercepção	Alucinações.

Fonte: Tabela elaborada pelas autoras, com base nas referências citada no texto.

4. AVALIAÇÃO COMPLEMENTAR

A revisão laboratorial deve ser solicitada para todos os pacientes com o intuito de excluir as causas orgânicas e avaliar a condição clínica do paciente. Os exames de base também serão importantes para o acompanhamento clínico após a introdução do antipsicótico. A solicitação deve ser individualizada, havendo sugestões de exames que devem ser solicitados a todos e outros mais específicos, avaliados individualmente. O ECG deve ser solicitado a todos os idosos e portadores de cardiopatias.

Os exames de neuroimagem (TC de crânio e RNM de encéfalo) são indicados quando há história de trauma, doenças cerebrovasculares, déficits neurológicos focais e rebaixamento do nível de consciência. Sugere-se considerar a solicitação quando há febre e alucinações visuais (FUJII; AHMED, 2001, 2002). O EEG deverá ser realizado em todos os pacientes que apresentam convulsão (SAMUELS; EVERS, 2002; GLEASON, 2003). A punção lombar é indicada quando há suspeita de infecções do sistema nervoso central.

Tabela 2 – Exames complementares na avaliação do PEP

Rastreamento básico	Rastreamento complementar	Exames específicos
• Hemograma • Eletrólitos (Na, K, Ca, P) • Função renal • Função hepática • Função tireoidiana • Glicemia • Lipidograma • Ácido fólico • -Vitamina B12 • ECG	• TC de Crânio • EEG • Rastreamento de HIV, Sífilis e Hepatites • Cortisol • Prolactina • Rastreamento de metais pesados • Rastreamento de SPAs • Gasometria arterial • Radiografia de tórax	• Avaliação Neuropsicológica • Punção lombar • Investigação reumatológica

Fonte: Tabela elaborada pelas autoras, com base nas referências citada no texto.

As escalas podem ser usadas como instrumentos acessórios, melhorando a acurácia do diagnóstico. Há desvantagens e limitações inerentes a qualquer ferramenta padronizada (MCCLELLAN; MCCURRY, 1999). Entre as escalas disponíveis, destacam-se:

- PANSS (KAY; FISZBEIN; OPLER, 1987): Avaliação tipológica e dimensional. É um instrumento operacionalizado, sensível a medicamentos, que fornece uma representação equilibrada de sintomas positivos e negativos e mede sua relação entre si e com a psicopatologia global. É composta por quatro escalas que medem síndromes positivas e negativas, seu diferencial e gravidade geral da doença.
- BPRS (OVERALL; GORHAM, 1962): Fornece uma técnica de avaliação rápida, adequada para o rastreio de mudanças no quadro clínico do paciente. A BPRS é composta por 24 subescalas e visa registrar a presença e a intensidade da sintomatologia nos diferentes domínios cognitivos.

DIRETRIZES DIAGNÓSTICAS

O curso do PEP é marcado pelos períodos pré-mórbido, prodrômico e o desencadeamento. É muito provável que, na infância, os pacientes tenham apresentado alterações motoras sutis, atrasos no desenvolvimento (sentar, andar, falar), alterações sociais e emocionais (isolamento, comportamento antissocial), prejuízo cognitivo, movimentos estranhos e tempo de reação lento.

A identificação de pacientes em alto risco possibilita a intervenção precoce e previne o desencadeamento do quadro psicótico. O período prodrômico é caracterizado pela presença de sintomas psicóticos atenuados, deterioração do funcionamento e sintomas negativos. Pesquisas atuais buscam estratégias de prevenção mais apropriadas para psicoses, considerando que a maioria dos pacientes relatam ter apresentado sintomas de risco e aumento do comprometimento psicossocial por um período médio de 5 anos antes do desencadeamento dos sintomas psicóticos (SCHULTZE-LUTTER et al.2010).

O estado de alto risco clínico (*Clinical High Risk* - CHR) é baseado nos sintomas básicos (COPER - critérios de sintomas básicos cognitivo-perceptivos, e COGDIS - distúrbios cognitivos). O objetivo é detectar o risco de psicose o quanto antes no desenvolvimento da doença, idealmente antes de aparecerem comprometimentos funcionais. O estado de *Ultra-High Risk* (*UHR*) compreende os critérios de sintomas psicóticos atenuados, sintomas psicóticos intermitentes limitados (BLIPS) e o risco genético e declínio funcional. Esses critérios foram desenvolvidos com o objetivo de detectar pessoas em risco de desenvolver um primeiro episódio nos próximos 12 meses (SCHULTZE-LUTTER et al. 2015).

As psicoses de origem primária podem ser acompanhadas por comorbidades psiquiátricas nos períodos pré-mórbido, prodrômico e durante o desencadeamento. A história clínica é soberana na diferenciação entre a sintomatologia e a presença de comorbidades (UPTHEGROVE et al., 2010; DALTEG et al., 2014; RHO et al. 2015, ADDINGTON et al., 2017; BRUNETTE et al., 2018).

Tabela 3 – Principais Transtornos Psiquiátricos associados ao PEP

Transtornos de Humor	• Depressão (até 80%). • Depressão e ideias de AE (até 63%).
Transtornos de Ansiedade	• Transtorno de Ansiedade Generalizada. • Transtorno Obsessivo Compulsivo.
Transtornos do Neurodesenvolvimento	• Transtorno do Espectro Autista. • Transtorno de Déficit de Atenção e Hiperatividade (até 50%).
Transtorno por Uso de Substâncias	• Uso de qualquer substância ao longo da vida (50% no PEP). • Maconha (34%). • Estimulantes (4 a 5%). • Álcool (34%).

Fonte: Tabela elaborada pelas autoras, com base nas referências citada no texto.

Assim como nas psicoses, os pacientes autistas podem apresentar declínio no funcionamento e comportamentos estranhos/bizarros. É importante levar em consideração os comportamentos e a cultura no contexto do neurodesenvolvimento. O diagnóstico comórbido de psicose e autismo só pode ser feito na presença de alucinações ou delírios, associados às alterações do comportamento (STARLING; DOSSETOR, 2009).

O uso de substâncias psicoativas, em especial *cannabis*, estimulantes e alucinógenos, pode desencadear o PEP, reduzir a resposta ao tratamento e aumentar o risco de recaída após o *recovery*. Em 2005, foi feita uma coorte na Nova Zelândia que sugeriu que há um aumento de dez vezes no risco de desencadear o PEP com o uso de *cannabis*, em pessoas com um polimorfismo funcional do gene da COMT (produção de dopamina no cérebro) (CASPI, 2005). As SPAs podem ser usadas para automedicar a angústia dos sintomas prodrômico, assim, a psicose antecede o uso de substâncias, mas o uso contínuo faz com que as alucinações e delírios tenham menor probabilidade de responder à medicação (VOLKOW, 2009).

O diagnóstico diferencial entre os transtornos psicóticos primários pode ser difícil e um acompanhamento longitudinal se faz essencial. No caso do PEP, sugere-se descrever o quadro como uma hipótese diagnóstica.

Estão listados na Tabela 4 os principais transtornos mentais que cursam com sintomas psicóticos (APA, 2013).

Tabela 4 – Principais transtornos mentais que cursam com sintomas psicóticos

• Transtorno (da Personalidade) Esquizotípica.
• Transtorno Delirante.
• Transtorno Psicótico Breve.
• Transtorno Esquizofreniforme.
• Esquizofrenia.
• Transtorno Esquizoafetivo.
• Transtorno Psicótico Induzido por substância.
• Transtorno Depressivo Maior com características psicóticas.
• Transtorno Bipolar com características psicóticas (mania ou depressão).

Fonte: Tabela elaborada pelas autoras, com base nas referências citada no texto.

DIAGNÓSTICOS DIFERENCIAIS

Os sintomas psicóticos podem estar presentes tanto em transtornos psiquiátricos primários como em patologias clínicas. A apresentação clínica pode direcionar a construção do diagnóstico. São fatores que sugerem quadros clínicos de base:

- Início abrupto.
- Desencadeamento em pacientes com idade maior que 40 anos.
- Sintomas desencadeados durante internações clínicas.
- Ausência de história familiar de transtornos psiquiátricos.
- Alucinações visuais, táteis e olfativas.

Na Tabela 5, estão listados os principais diagnósticos clínicos a serem descartados (DUKE; MAI, 1999; NISSENKOM et al., 1999; KANNER; DUNN, 2004; PRZYBYLO et al., 2005; SEDEL et al., 2007).

Tabelas 5 – Principais diagnósticos clínicos a serem descartados

Delirium	Infecções, fraturas, distúrbios hidroeletrolíticos, intoxicação.
Alterações hepáticas	Encefalopatia hepática.
Alterações renais	Encefalopatia urêmica.
Alterações endócrinas	Doenças da tireoide, paratireoide e adrenal.
Doenças infectocontagiosas	Sífilis, HIV, encefalite.
Doenças Inflamatórias	LES.
Doenças desmielinizantes	Esclerose múltipla, leucodistrofia.
Doenças metabólicas	Doença de Wilson, porfiria.
Doenças neurodegenerativas	Parkinson, Demência de Alzheimer, Demência por Corpos de Lewy, Huntington.
Neurológicas	Epilepsia, trauma, AVE, tumores.
Deficiência de vitaminas	B12.
Induzido por drogas	Corticoesteróides, Isoniazida, Fenitoína, Topiramato, Levodopa, Digoxina, Quetamina, Metilfenidato, Antibióticos (amoxicilina e claritromicina - mania).
Síndromes Paraneoplásicas	Encefalite límbica.

Fonte: Tabela elaborada pelas autoras, com base nas referências citada no texto.

MANEJO DA SITUAÇÃO CLÍNICA

1. INTERVENÇÕES E MEDIDAS GERAIS

Os principais objetivos do tratamento do PEP incluem a diminuição da duração da psicose não tratada, a remissão total dos sintomas, a redução do número de recaídas e a prevenção da deterioração funcional do indivíduo. Em uma metanálise publicada em 2010, Bird et al concluíram que os serviços de intervenção precoce para psicoses podem melhorar os sintomas e restaurar o funcionamento adaptativo de maneira superior quando comparado ao cuidado padrão. Em 2018, foi publicado um ensaio clínico randomizado que acompanhou 120 pacientes em PEP, que receberam tratamento especializado (medicação, educação da família, terapia cognitivo comportamental, gestão de caso e suporte laboral ou educacional) ou tratamento padrão. Após um ano, os participantes do grupo de tratamento especializado eram menos propensos a internação psiquiátrica e apresentavam melhor desempenho vocacional (CORRELL et al, 2018).

A Austrália foi pioneira na implantação de programas de identificação e intervenção precoce, seguida por América do Norte e Europa, e, mais recentemente, Ásia e América Latina. Entre os componentes do programa estão a psicoeducação, o atendimento por equipes multidisciplinares, oferecer tratamentos que incluam intervenções psicofarmacológicas e psicossociais, reduzir o prejuízo funcional em longo prazo e promover o *recovery*.

O primeiro atendimento de aproximadamente 75% dos pacientes que desencadeiam um PEP é feito em serviços especializados (OLIVEIRA et al., 2010). Segundo a Política Nacional de Saúde Mental, a internação psiquiátrica é atualmente indicada para casos graves, quando foram esgotados os recursos extra hospitalares. As internações devem ter curta duração e visar o restabelecimento de condições clínicas, elucidação diagnóstica e investigação de possíveis comorbidades (BRASIL, 2005). A internação pode ser necessária em até 20% dos casos (DOS SANTOS et al., 2000), considerando os critérios de gravidade: risco de autoagressão ou heteroagressão, suporte familiar frágil, incapacidade de gerir o próprio cuidado, psicose pós-parto e outras situações particulares (SIT; ROTHSCHILD; WISNER, 2006; CARDOSO; GALERA, 2011).

2. MEDIDAS NÃO FARMACOLÓGICAS

No primeiro contato, o paciente deve ser recebido por uma equipe de saúde mental treinada, em um ambiente de empatia e otimismo. É importante utilizar medidas de segurança adequadas para a avaliação e observar o comportamento do paciente, incluindo a linguagem corporal e a entonação da voz (prosódia). Deve ser oferecido a todos os pacientes psicóticos, principalmente os que usam medicação, uma dieta saudável e programas de atividade física. A cessação do tabagismo deve ser estimulada. O peso e os indicadores metabólicos e cardiológicos de morbidade devem ser avaliados rotineiramente (NICE, 2014).

O Projeto Terapêutico Singular (PTS) é um conjunto de propostas de condutas terapêuticas articuladas, para um sujeito individual ou coletivo, resultado da discussão da equipe interdisciplinar. O PTS é composto pelo diagnóstico (avaliação psiquiátrica, psicológica e social), definição de metas a curto, médio e longo prazo (devem ser negociadas com o Sujeito), divisão de responsabilidades e registro das reavaliações. O caso deve ser discutido com a equipe da atenção primária e o PTS pode ser compartilhado BRASIL, 2007).

Nos casos de agitação psicomotora, o profissional deve tentar primeiro a desescalada verbal. As principais medidas envolvem orientações claras e tranquilas sobre os passos do atendimento e redução dos estímulos ambientais, como ruído alto ou excesso de luzes. A contenção física só deve ser usada se todas as tentativas de desescalada falharem e o paciente se tornar agressivo ou violento; jamais a utilizar como método de punição. É necessário monitorização de forma próxima e contínua, assegurando a estabilidade dos dados vitais e o bem-estar físico e emocional (NICE, 2015).

Existem diversas terapias com boa eficácia para o tratamento do PEP. As terapias reduzem o risco de recaídas e auxiliam o paciente e a família no controle dos sintomas e do tratamento. Através da psicoeducação, o paciente e a família são informados sobre a doença e o tratamento, levando assim, à diminuição de recaídas, maior adesão ao tratamento medicamentoso, redução do uso de SPAs e reconhecimento precoce de agudização dos sintomas (XIA; MERINDER; BELGAMWAR, 2011).

A terapia cognitivo-comportamental (TCC) pode ser útil na compreensão e no manejo dos sintomas. Os objetivos da TCC variam de acordo com a sintomatologia apresentada, mas podem incluir estratégias de enfrentamento das experiências psicóticas e manejo das alterações do humor. A abordagem direta dos sintomas psicóticos é mais eficaz na recuperação do que na fase aguda da doença. A psicanálise pode ajudar os pacientes a entender suas vivências e suas relações interpessoais (NICE, 2014).

A arteterapia pode ser oferecida a todos os pacientes que apresentam sintomas psicóticos, promovendo a redução de sintomas negativos. Pode ser iniciada na fase aguda ou crônica e durante a internação (APTER et al., 1978). O acolhimento da família envolve orientações sobre a doença e como isso afeta o pensamento e o comportamento do paciente. As habilidades de resolução de problemas e as estratégias de comunicação ajudam as famílias a lidar com situações difíceis. A família deve ser informada sobre o transtorno, os riscos inerentes a ele e o risco de efeitos colaterais relacionados aos antipsicóticos (ADDINGTON; MCCLEERY; ADDINGTON, 2005).

3. INTERVENÇÕES FARMACOLÓGICAS

3.1. MANEJO AMBULATORIAL

Recomenda-se que os antipsicóticos sejam usados no tratamento dos sintomas psicóticos mesmo que o transtorno de base esteja em investigação (GRADE 1B). Se houver sintomas de humor associados, eles também devem ser tratados. Os antipsicóticos são mais efetivos no tratamento de sintomas positivos quando comparado ao efeito nos sintomas negativos e no prejuízo cognitivo, podendo alcançar uma taxa de resposta de 46% a 96% (ROBINSON et al., 1999).

Até o momento, não existem evidências robustas de que um antipsicótico seja superior ao outro (CROSSLEY et al., 2010). A escolha deve ser feita observando as medicações e formulações disponíveis, o perfil de efeitos colaterais e o custo. O medicamento deve ser introduzido em uma dose inicial e ser ajustado rapidamente, à medida que o paciente tolere, até a dose mínima terapêutica. Se a resposta clínica for insatisfatória, a dose pode ser ajustada após sete dias, respeitando a dose máxima terapêutica. Caso o paciente persista sintomático após duas semanas de uso de dose terapêutica, pode-se considerar a troca do antipsicótico.

O tempo de uso do antipsicótico depende do transtorno de base. Estima-se que 10% a 20% dos pacientes não têm recaída após o PEP (ROBINSON et al., 1999). Em geral, os consensos sugerem que a medicação seja mantida por um a dois anos após a remissão total dos sintomas (BARNES, 2011, NICE, 2014). Não é recomendado usar dose de ataque ou iniciar antipsicóticos combinados. Se prescrever Clorpromazina, alertar sobre o risco de fotossensibilidade (NICE, 2014). Considerar o uso de medicações de depósito quando for uma preferência do paciente ou como medida para evitar o abandono de tratamento.

Tabela 6 – Antipsicóticos: dose mínima e máxima terapêutica e principais efeitos colaterais (TAYLOR; BARNES; YOUNG, 2018)

DROGA	DOSE MÍNIMA	DOSE MÁXIMA	EFEITOS COLATERAIS
Clorpromazina	200 mg	1000mg/dia	↑ prolactina, hipotensão, sedação
Haloperidol	2 mg	20 a 30 mg/dia	Acatisia, parkinsonismo, ↑ prolactina
Sulpirida	400 mg	2400 mg/dia	↑ prolactina
Trifluoperazina	10 mg	30 mg/dia	↑ prolactina, parkinsonismo
Amisulprida	300 mg	1200 mg/dia	↑ prolactina
Aripiprazol	10 mg	30 mg/dia	Acatisia (incomum)
Asenapina	10 mg	20 mg/dia	Sedação, ganho de peso (incomum)
Clozapina	150 mg	900 mg/dia	Sedação, ganho de peso, anticolinérgicos, hipotensão
Lurasidona	40 mg	160 mg/dia	Acatisia, parkinsonismo (incomum)
Olanzapina	5 mg	20 mg/dia	Ganho de peso, sedação
Paliperidona	6 mg	12 mg/dia	↑ prolactina, ganho de peso
Quetiapina	150 mg	800 mg/dia	Ganho de peso, sedação, hipotensão
Risperidona	2 mg	16 mg/dia	↑ prolactina, ganho de peso, hipotensão
Ziprasidona	40 mg	200 mg/dia	Acatisia, hipotensão (incomum)
Flufenazina (decanoato)	12,5 mg	100 mg a cada 2 semanas	↑ prolactina, parkinsonismo
Haloperidol (decanoato)	50 mg	300 mg/mês	Acatisia, parkinsonismo, ↑ prolactina
Paliperidona (decanoato mensal)	50 mg	150 mg/mês	↑ prolactina, ganho de peso
Pipotiazina (undecilinato)	50 mg	200 mg/mês	↑ prolactina, ganho de peso, sedação, anticolinérgico, parkinsonismo
Zuclopentixol (decanoato)	100 mg	600 mg/semana	↑ prolactina, ganho de peso, sedação, anticolinérgico, parkinsonismo

Fonte: Tabela elaborada pelas autoras, com base nas referências citada no texto.

3.2. MANEJO NA URGÊNCIA

O objetivo do tratamento farmacológico é acalmar o paciente sem deixá-lo excessivamente sedado (TAYLOR; BARNES; YOUNG, 2018). O primeiro passo deve ser oferecer ao paciente o medicamento oral:

a. Olanzapina 10mg,
b. ou Risperidona 1-2mg,
c. ou Quetiapina 50-100mg,
d. ou Haloperidol 5mg (melhor quando associado a Prometazina).

Se necessário, a dose pode ser repetida após 45-60 minutos. Considerar associar sedativo ao antipsicótico. A medicação intramuscular deve ser considerada quando as suas doses de antipsicótico oral falharem ou a qualquer momento, caso o paciente coloque a si mesmo ou a terceiros em risco. Medicamentos disponíveis:

a. Haloperidol 5 mg: incidência alta de distonia. Combinar com Prometazina IM. Dose máxima: 30 mg/dia;
b. Prometazina 50 mg: indicada para pacientes tolerantes a benzodiazepínicos ou associada a Haloperidol. Dose máxima: 100 mg/dia;
c. Midazolam 7,5 – 15 mg: risco de depressão respiratória.

Se o efeito for insuficiente, a dose pode ser repetida após 30-60 minutos, respeitando a dose máxima. Em pacientes refratários, pode-se considerar o tratamento endovenoso com Diazepam, Haloperidol e Quetamina (em ambiente hospitalar). Após a administração de drogas parenterais, a temperatura, as frequências cardíaca e respiratória e a pressão arterial devem ser monitoradas a casa 15 minutos por 1 hora e depois, de hora em hora. Se o paciente recusar o exame, devem ser observados sinais e sintomas de febre, hipóxia, hipotensão e sedação.

MEDIDAS PÓS-ALTA

O paciente deve ser acompanhado de maneira próxima. Devem ser acompanhados regularmente a resposta ao tratamento, os efeitos colaterais, o surgimento de transtornos do movimento, o peso (semanalmente nas primeiras 6 semanas, ao completar 12 semanas, 01 ano e depois anualmente) e a circunferência abdominal anualmente (NICE, 2014).

A atenção secundária deve monitorar a saúde física e o efeito dos antipsicóticos por pelo menos 12 meses ou até a estabilização, mesmo que esse tempo se estenda. Informar ao paciente que existe um alto risco de recaída se houver abandono de tratamento nos próximos um a dois anos. Após a suspensão do antipsicótico, o paciente deve ser monitorado por dois anos (NICE, 2014).

ENCAMINHAMENTOS E ARTICULAÇÕES COM A REDE DE ATENÇÃO

No momento em que o paciente é admitido na unidade de urgência/internação, deve-se articular o cuidado com os outros pontos de atenção da Rede de Atenção Psicossocial (RAPS) (BRASIL, 2005). O caso deve ser construído de forma coletiva, com a atenção primária e secundária, de forma que toda a rede seja corresponsável pelo cuidado, sem que haja fragmentação (BRASIL, 2015).

A RAPS é composta pelos Centros de Atenção Psicossocial (CAPS), Serviços de Urgência (SAMU, pronto-socorro e UPA), Serviços Residenciais Terapêuticos (SRT), Unidades de Acolhimento (UA) e Centros de Convivência. A rede deve ser articulada com outros equipamentos da cidade, como educação e assistência social, garantindo resolutividade, promoção da autonomia e da cidadania das pessoas com transtornos mentais. O território é um orientador para a construção desta rede.

REFERÊNCIAS

ADDINGTON, J. et al. Comorbid diagnoses for youth at clinical high risk of psychosis. *Schizophrenia research*, v. 190, p. 90-95, 2017.

ADDINGTON, J.; MCCLEERY, A.; ADDINGTON, D. Three-year outcome of family work in an early psychosis program. *Schizophrenia research*, v. 79, n. 1, p. 107-116, 2005.

AMERICAN PSYCHIATRIC ASSOCIATION - APA. *Diagnostic and statistical manual of mental disorders (DSM-5)*. American Psychiatric Pub, 2013.

ANDREASEN, N. C.; FLAUM, M. Schizophrenia: the characteristic symptoms. *Schizophrenia bulletin*, v. 17, n. 1, p. 27-49, 1991.

APTER, A. et al. Movement therapy with psychotic adolescents. *British Journal of Medical Psychology*, v. 51, n. 2, p. 155-159, 1978.

ASARNOW, J. R.; TOMPSON, M. C.; MCGRATH, E. P. Annotation: Childhood-onset schizophrenia: clinical and treatment issues. *Journal of Child Psychology and Psychiatry*, v. 45, n. 2, p. 180-194, 2004.

BARNES, T. R. E. Schizophrenia Consensus Group of the British Association for Psychopharmacology. Evidence-based guidelines for the pharmacological treatment of schizophrenia: recommendations from the British Association for Psychopharmacology. *J Psychopharmacol*, v. 25, n. 5, p. 567-620, 2011.

BIRD, V. et al. Early intervention services, cognitive–behavioural therapy and family intervention in early psychosis: systematic review. *The British Journal of Psychiatry*, v. 197, n. 5, p. 350-356, 2010.

BRASIL, MINISTÉRIO DA SAÚDE. SECRETARIA DE ATENÇÃO À SAÚDE. DAPE. Coordenação Geral de Saúde Mental. *Reforma Psiquiátrica e Política de Saúde Mental no Brasil. Documento apresentado na Conferência Regional de Reforma dos Serviços de Saúde Mental: 15 Anos depois de Caracas*. Brasília: Ministério da Saúde 2005.

———. *Clínica ampliada, equipe de referência e projeto terapêutico singular.* 2. ed. Brasília: Ministério da Saúde; 2007.
——— SECRETARIA DE ATENÇÃO À SAÚDE. *Crise e Urgência em Saúde Mental* – Módulo 3: Organização da Atenção Psicossocial à Crise em Rede de Cuidado. Brasília: Ministério da Saúde 2015.
BRUNETTE, M. F. et al. Demographic and clinical correlates of substance use disorders in first episode psychosis. *Schizophrenia research*, v. 194, p. 4-12, 2018.
CARDOSO, L.; GALERA, S. A. F. Internação psiquiátrica e a manutenção do tratamento extra-hospitalar. *Revista da Escola de Enfermagem da USP*, v. 45, n. 1, p. 87-94, 2011.
CASPI, A. et al. Moderation of the effect of adolescent-onset cannabis use on adult psychosis by a functional polymorphism in the catechol-O-methyltransferase gene: longitudinal evidence of a gene X environment interaction. *Biological psychiatry*, v. 57, n. 10, p. 1117-1127, 2005.
CHENIAUX, E. *Manual de Psicopatologia*. 4. ed. Rio de janeiro: Guanabara Koogan; 2013
CORRELL, C. U. et al. Comparison of early intervention services vs treatment as usual for early-phase psychosis: a systematic review, meta-analysis, and meta-regression. *JAMA psychiatry*, v. 75, n. 6, p. 555-565, 2018.
CROSSLEY, N. A. et al. Efficacy of atypical v. typical antipsychotics in the treatment of early psychosis: meta-analysis. *The British Journal of Psychiatry*, v. 196, n. 6, p. 434-439, 2010.
DALTEG, A. et al. Psychosis in adulthood is associated with high rates of ADHD and CD problems during childhood. *Nordic Journal of Psychiatry*, v. 68, n. 8, p. 560-566, 2014.
DOS SANTOS, M. E. de S. B. et al. Psychiatric emergency service in a school general hospital: a prospective study. *Revista de saúde pública*, v. 34, n. 5, p. 468-474, 2000.
DUKE, T.; MAI, M. Meningitis or madness: a delicate balance. *Journal of paediatrics and child health*, v. 35, n. 3, p. 319-320, 1999.
FEINBERG, I. Schizophrenia: caused by a fault in programmed synaptic elimination during adolescence? *Journal of psychiatric research*, v. 17, n. 4, p. 319-334, 1982.
FUJII, D. E.; AHMED, I. Risk factors in psychosis secondary to traumatic brain injury. *The Journal of neuropsychiatry and clinical neurosciences*, v. 13, n. 1, p. 61-69, 2001.
——— Psychotic disorder following traumatic brain injury: a conceptual framework. *Cognitive Neuropsychiatry*, v. 7, n. 1, p. 41-62, 2002.
GLEASON, O. C. Delirium. *American family physician*, v. 67, n. 5, p. 1027-1034, 2003.
GREEN, M. F. et al. Neurocognitive deficits and functional outcome in schizophrenia: are we measuring the "right stuff"? *Schizophrenia bulletin*, v. 26, n. 1, p. 119-136, 2000.
HOR, K.; TAYLOR, M. Suicide and schizophrenia: a systematic review of rates and risk factors. *Journal of psychopharmacology*, v. 24, n. 4_suppl, p. 81-90, 2010.
KANNER, A. M.; DUNN, D. W. Diagnosis and management of depression and psychosis in children and adolescents with epilepsy. *Journal of child neurology*, v. 19, n. 1S, p. S65-S72, 2004.
KAPLAN, H. I.; SADOCK, B. J.; SADOCK, V. A. *Comprehensive textbook of psychiatry,* Vol. 1. Williams & Wilkins Co, 2009.
KAY, S. R.; FISZBEIN, A.; OPLER, L. A. The positive and negative syndrome scale (PANSS) for schizophrenia. *Schizophrenia bulletin*, v. 13, n. 2, p. 261, 1987.
KENDLER, K. S. et al. Lifetime prevalence, demographic risk factors, and diagnostic validity of nonaffective psychosis as assessed in a US community sample: the National Comorbidity Survey. *Archives of general psychiatry*, v. 53, n. 11, p. 1022-1031, 1996.

KESHAVAN, M. S.; ANDERSON, S.; PETTERGREW, J. W. Is schizophrenia due to excessive synaptic pruning in the prefrontal cortex? The Feinberg hypothesis revisited. *Journal of psychiatric research*, v. 28, n. 3, p. 239-265, 1994.

LARGE, M. M.; NIELSSEN, O. Violence in first-episode psychosis: a systematic review and meta-analysis. *Schizophrenia research*, v. 125, n. 2-3, p. 209-220, 2011.

MCCLELLAN, J.; MCCURRY, C. Early onset psychotic disorders: diagnostic stability and clinical characteristics. *European child & adolescent psychiatry*, v. 8, n. 1, p. S13-S19, 1999.

MCGRATH, J. et al. A systematic review of the incidence of schizophrenia: the distribution of rates and the influence of sex, urbanicity, migrant status and methodology. *BMC medicine*, v. 2, n. 13, 2004.

National Institute for Health and Clinical Excellence - NICE. *Psychosis and schizophrenia in adults: prevention and management* – Clinical Guideline; Reino Unido: NICE, 2014. Disponível em: https://www.nice.org.uk/guidance/cg178

National Institute for Health and Clinical Excellence - NICE. *Violence and aggression: short-term management in mental health, health and community settings* – Clinical Guideline; Reino Unido: NICE, 2015. Disponível em https://pubmed.ncbi.nlm.nih.gov/26180871/

NIELSSEN, O. B. et al. Overview of violence to self and others during the first episode of psychosis. *The Journal of clinical psychiatry*, v. 73, n. 5, p. 580-587, 2012.

NISSENKOM, A. et al. Postictal psychosis in a child. *Journal of child neurology*, v. 14, n. 12, p. 818-819, 1999.

OLIVEIRA, A. M. et al. Family context and duration of untreated psychosis (DUP): results from the Sao Paulo Study. *Schizophrenia research*, v. 119, n. 1-3, p. 124-130, 2010.

OVERALL, J. E.; GORHAM, D. R. The brief psychiatric rating scale. *Psychological reports*, v. 10, n. 3, p. 799-812, 1962.

PRZYBYLO, H. J. et al. Acute psychosis after anesthesia: the case for antibiomania. *Pediatric Anesthesia*, v. 15, n. 8, p. 703-705, 2005.

RHO, A. et al. Clinical and functional implications of a history of childhood ADHD in first-episode psychosis. *Schizophrenia research*, v. 165, n. 2-3, p. 128-133, 2015.

ROBINSON, D. et al. Predictors of relapse following response from a first episode of schizophrenia or schizoaffective disorder. *Archives of general psychiatry*, v. 56, n. 3, p. 241-247, 1999.

SAMUELS, S. C.; EVERS, M. M. Delirium. Pragmatic guidance for managing a common, confounding, and sometimes lethal condition. *Geriatrics (Basel, Switzerland)*, v. 57, n. 6, p. 33-38, 2002.

SCHULTZE-LUTTER, F. et al. Basic symptoms and ultrahigh risk criteria: symptom development in the initial prodromal state. *Schizophrenia bulletin*, v. 36, n. 1, p. 182-191, 2010.

SCHULTZE-LUTTER, F. et al. EPA guidance on the early detection of clinical high-risk states of psychoses. *European Psychiatry*, v. 30, n. 3, p. 405-416, 2015.

SEDEL, F. et al. Psychiatric manifestations revealing inborn errors of metabolism in adolescents and adults. *Journal of Inherited Metabolic Disease: Official Journal of the Society for the Study of Inborn Errors of Metabolism*, v. 30, n. 5, p. 631-641, 2007.

SIT, D.; ROTHSCHILD, A. J.; WISNER, K. L. A review of postpartum psychosis. *Journal of women's health*, v. 15, n. 4, p. 352-368, 2006.

STARLING, J.; DOSSETOR, D. Pervasive developmental disorders and psychosis. *Current psychiatry reports*, v. 11, n. 3, p. 190-196, 2009.

TAYLOR, D. M.; BARNES, T. R. E.; YOUNG, A. H. *The Maudsley prescribing guidelines in psychiatry*. 13. ed. Londres: John Wiley & Sons, 2018.

THOMAS, P. et al. Correlates of hallucinations in schizophrenia: A cross-cultural evaluation. *Schizophrenia research*, v. 92, n. 1-3, p. 41-49, 2007.

UPTHEGROVE, R. et al. The evolution of depression and suicidality in first episode psychosis. *Acta Psychiatrica Scandinavica*, v. 122, n. 3, p. 211-218, 2010.

VOLKOW, N. D. Substance use disorders in schizophrenia: clinical implications of comorbidity. *Schizophrenia Bulletin*, v. 35, p. 469-472, 2009.

WEINBERGER, D. R. Implications of normal brain development for the pathogenesis of schizophrenia. *Archives of general psychiatry*, v. 44, n. 7, p. 660-669, 1987.

XIA, J.; MERINDER, L. B. l.; BELGAMWAR, M. R. Psychoeducation for schizophrenia. *Cochrane database of systematic reviews*, n. 6, 2011.

12. ABORDAGEM DO TRANSTORNO PSICÓTICO EM FASE DE AGUDIZAÇÃO

RODRIGO BARRETO HUGUET
FLÁVIA CARVALHO B. CESCHIATTI AGRELLO

As reagudizações dos transtornos psicóticos são momentos de estresse e risco para pacientes e seus familiares. No entanto, são também oportunidades para correções nos rumos do tratamento em relação à aderência, psicoeducação, abuso ou dependências químicas, conflitos familiares ou efeitos colaterais de medicações. Nesse capítulo, iremos tratar das principais causas de recaídas psicóticas e do seu manejo.

EPIDEMIOLOGIA

A prevalência ao longo da vida de transtorno delirante se encontra em cerca de 0,2%, transtorno esquizoafetivo 0,3% e transtorno esquizofreniforme e esquizofrenia entre 0,3 e 0,7%, podendo sofrer variações de acordo com a etnia, raça e outros (APA, 2014).

Estudos randomizados compararam a taxa de recaída em pacientes esquizofrênicos e esquizofrênico-*like* em uso de antipsicóticos com pacientes em uso de placebo e foi encontrada uma taxa de recorrência em três meses de 12% no grupo em uso de antipsicóticos contra 37% no grupo placebo. Em quatro a seis meses, a taxa aumenta para 18% no primeiro grupo e 50% (LEUCHT, et al., 2012) no segundo grupo, e em sete a doze meses 27% e 64% (LEUCHT, et al., 2012), respectivamente. Quando os estudos são analisados conjuntamente, os resultados são 22% de recorrência no grupo que fez uso de antipsicótico contra 57% que fez uso de placebo (LEUCHT, et al., 2012; DAVIDSON, 2018).

MANIFESTAÇÕES CLÍNICAS

São diversos os transtornos psiquiátricos que cursam com sintomas psicóticos. Com relação ao espectro da esquizofrenia, sintomas iniciais de agudização podem ser alterações no padrão de sono, inquietação, irritabilidade, discurso vago, olhar perplexo, isolamento social e mussitação. O paciente paranoico pode ter uma atitude tensa e desconfiada com o médico, atribuindo significados autorreferentes a atos banais, como pegar o celular, digitar no computador, ou até mesmo coçar o rosto. Pode apresentar delírios, desconfiança, pensamento desorganizado, comportamento motor anormal e alucinações, podendo chegar à intensa agitação psicomotora com hetero e autoagressividade (STUMPF; BARBOSA; ROCHA, 2014).

Delírios são crenças fixas, não passíveis de mudança apesar de fatos que os contradigam. Podem variar conforme o conteúdo: persecutórios, de grandeza, somáticos, entre outros. Podem ser desde plausíveis, porém sem evidências concretas, como os delírios de ciúme, até bizarros e incompreensíveis. Alucinações são percepções sem objeto. Mais frequentemente são auditivas e os pacientes as descrevem como estrangeiras ao *self*, podendo configurar alterações na consciência do eu (BOTEGA, 2012; STUMPF; BARBOSA; ROCHA, 2014). Alucinações visuais, olfativas ou táteis são frequentemente secundárias à outras patologias orgânicas.

AVALIAÇÃO CLÍNICA

Antes de qualquer avaliação deve-se atentar para a segurança do profissional e do paciente. A sala de atendimento deve ter saída fácil para o paciente e para o profissional. Avaliar se na sala há algum objeto que possa ser usado como arma. Se na triagem ou no início da consulta houver risco de agressão, o profissional deverá chamar um membro da equipe para atendimento em conjunto e deixar o restante da equipe de enfermagem já informada da possibilidade de contenção, física ou farmacológica (ROCHA; HUGUET, 2018; BALDAÇARA, 2019). A partir daí, inicia-se a entrevista do paciente.

Tabela 1 – Cuidados pré-avaliação inicial

1. Ambiente	Ponto de saída com igual distância para o profissional e para o paciente.
	Ausência de objetos que possam ser usados para agressão como abajur, suporte para soro ou outros.
2. Equipe	Solicitar membro da equipe que faça o atendimento em conjunto, caso na avaliação inicial rápida perceba-se alto risco de agitação/agressividade.
	Informar equipe de enfermagem da possibilidade de necessidade de contenção física ou farmacológica do paciente.

Fonte: Tabela elaborada pelos autores.

ANAMNESE

A entrevista pode ser dificultada se o paciente estiver desorganizado ou agitado, e as informações podem ter que ser colhidas com os familiares, após o controle da agitação. A tabela 2 descreve pontos essenciais a serem coletados na história do paciente.

Tabela 2 – História Clínica

História da Moléstia Atual	Questionar o que está acontecendo e o que mudou no comportamento do paciente. Investigar sintomas atuais psíquicos: agitação, comportamento motor aberrante, delírios, alucinações, desorganização do comportamento, sono e alteração do apetite. Interrogar ideação suicida, caso haja suspeita. Avaliar o contexto: houve algum fator ambiental ou conflito que contribuiu para a piora clínica? Investigar sintomas atuais clínicos: perda de peso, febre, sintomas urinários, hábito intestinal (algumas medicações podem causar constipação intestinal grave, que pode ser a causa da agitação e agudização), quedas. Questionar uso de álcool, substâncias psicoativas e tabaco e detalhar história do uso. Questionar medicações em uso atualmente e se há uso regular.
História pregressa	Quando iniciou o acompanhamento psiquiátrico? Que medicações já usou? Já apresentou algum efeito colateral importante? Já apresentou tentativa de autoextermínio prévia?
Anamnese Especial	Questionar comorbidades clínicas, uso de medicações, possibilidade de gravidez.
História Familiar	Algum familiar com história de transtorno mental ou suicídio?
História Social	Com quem mora, onde mora. Recebe benefício? Aposentadoria? É curatelado? O acompanhante é um familiar? Vive com o paciente? Parece ter uma relação hostil com o paciente?

Fonte: Tabela elaborada pelos autores.

EXAME FÍSICO

Após tranquilização do paciente, é importante a realização de exame físico completo para ajudar no raciocínio clínico e avaliação da possibilidade do uso de algumas medicações e diagnóstico diferencial. Na medida do possível, deve-se também realizar um exame neurológico, avaliando a motilidade, sensibilidade, marcha, tônus contraturas, discinesias e sinais focais (BALDAÇARA, 2019).

Atentar para sinais de desidratação, dor, edemas, febre, alteração da frequência cardíaca e respiratória, ritmo cardíaco e pressão arterial, que podem sinalizar um quadro clínico deflagrador da piora do paciente, como uma infecção ou até mesmo um efeito colateral medicamentoso.

EXAME PSIQUIÁTRICO

Tabela 3 – Exame psiquiátrico

Aparência Geral	Vestimenta, cuidado com os cabelos, postura, feição e movimentos.
Nível de Consciência	Alerta, obnubilado, em coma.
Orientação	Quanto ao tempo, espaço e a si mesmo.
Atenção	Avaliar a capacidade de manutenção da atenção – tenacidade e a capacidade de mudar o foco – vigilância.
Sensopercepção	Presença de ilusões, alucinações ou pseudoalucinações.
Pensamento	Verificar curso, forma e conteúdo.
Linguagem	Avaliar se há alterações orgânicas da linguagem como afasias, alexias ou agrafias. Além de alterações como logorreia, mutismo, perseverações, ecolalia, mussitações entre outras.
Juízo de realidade	Identificar se o juízo falso é um erro simples, uma crença cultural ou um delírio.
Humor	Descrever o humor basal.
Volição	Descrever se paciente demonstra vontade ou se há redução.
Psicomotricidade	Lentidão ou aceleração. Caracterizar o quadro de agitação se presente. Se há estereotipias, maneirismos, parkinsonismo, discinesias.

Fonte: ROCHA; HUGUET, 2018.

AVALIAÇÃO COMPLEMENTAR

Os exames complementares devem ser orientados pelo raciocínio clínico, para auxiliarem no diagnóstico diferencial (ROCHA; HUGUET, 2018; BALDAÇARA, 2019). Além disso, a população de pacientes psicóticos se cuida mal, está sujeita a efeitos colaterais medicamentosos e adoece mais. A internação pode ser uma boa oportunidade para a avaliação clínica desses pacientes.

Tabela 4 – Exames complementares

Laboratoriais	Hemograma com plaquetas, ureia, creatinina, sódio, potássio e outros eletrólitos, glicemia, função hepática, TSH, T4 livre. Sorologias como: VDRL, anti-HIV 1 e 2., hepatites Beta-HCG. Urina rotina e pesquisa de drogas na urina.
Eletrocardiograma	ECG.
Eletroencefalograma	EEG.
Imagem	TC de crânio ou RNM de encéfalo.
Outros	De acordo com hipóteses diagnósticas.

Fonte: Adaptado de STUMPF, BARBOSA, ROCHA, 2014.

DIRETRIZES DIAGNÓSTICAS (APA, 2014):

TRANSTORNO PSICÓTICO BREVE

Presença de um ou mais dos sintomas: delírios, alucinações e discurso desorganizado. Pode haver também comportamento desorganizado ou catatônico. Duração de um dia a um mês, com eventual retorno completo ao funcionamento pré-mórbido.

TRANSTORNO ESQUIZOFRENIFORME

Presença de um ou mais dos sintomas: delírios, alucinações e discurso desorganizado. Pode haver também comportamento desorganizado ou catatônico e sintomas negativos, como redução da expressão inicial e apatia. Pelo menos dois desses sintomas devem estar presentes por um a seis meses. Pode ser menos de um mês, se tratados.

ESQUIZOFRENIA

Os mesmos sintomas descritos para transtorno esquizofreniforme, presentes por ao menos um mês ou menos, se tratados. Ocorrem sinais de perturbação do comportamento por ao menos seis meses. Há prejuízo significativo de uma ou mais importantes áreas do funcionamento, como trabalho, relações pessoais ou autocuidado.

TRANSTORNO ESQUIZOAFETIVO

Ocorrem os sintomas de esquizofrenia juntamente com um episódio maníaco ou depressivo. As alterações de humor devem estar presentes na maior parte da doença, mas deve também haver delírios e/ou alucinações por ao menos duas semanas sem um episódio de humor concomitante.

TRANSTORNO DELIRANTE

Presença de um delírio ou mais por ao menos um mês. Alucinações não são proeminentes e são associadas ao delírio, como a alucinação de insetos no corpo no delírio de infestação. Exceto pelo impacto dos delírios, o funcionamento não é claramente prejudicado e nem é bizarro. Pode ser do tipo grandioso, ciumento, persecutório ou erotomaníaco, no qual o paciente crê que outra pessoa, geralmente famosa ou com status superior, está apaixonada por ele.

DIAGNÓSTICOS DIFERENCIAIS

O abuso ou dependência química são frequentes em pacientes psicóticos, pioram o prognóstico e podem precipitar um surto. Maconha, cocaína, crack, álcool, anfetaminas e alucinógenos interferem no sistema dopaminérgico e podem causar sintomas psicóticos.

Os pacientes com psicose induzida por substâncias geralmente têm funcionamento pré-mórbido melhor do que os psicóticos primários, tem menos história familiar positiva para psicose, apresentam frequentemente delírios persecutórios e podem exibir *delirium* e alucinações visuais. Mas o diagnóstico diferencial mais preciso requer um período de abstinência (FIORENTINI, 2011).

Frequentemente o rótulo de "psiquiátrico" turva o raciocínio e prejudica o diagnóstico. Pacientes, em especial idosos, podem apresentar piora comportamental devido a *delirium* e ser confundido com uma agudização psicótica. O paciente com *delirium* pode apresentar sintomas clínicos como febre, prostração, desidratação, dores etc. Apresenta alteração de nível de consciência, se tiver sintomas psicóticos geralmente são pouco elaborados, pode ter alucinações visuais e desorganização. Na dúvida, sempre proceder com a avaliação clínica e propedêutica.

Pacientes em uso de antipsicóticos podem apresentar *delirium* secundário a síndrome neuroléptica maligna, geralmente no primeiro mês de tratamento. Pode ocorrer também quando se aumenta a dose ou outra medicação é associada. As principais alterações, além do *delirium*, são febre, parkinsonismo, hiperatividade adrenérgica e aumento de creatinoquinase. É uma condição potencialmente fatal, que requer suspensão do antipsicótico e tratamento imediato (STRAWN; KECK; CAROFF, 2007). *Delirium* em pacientes usando lítio deve sempre levantar a suspeita de intoxicação. Outros sinais são tremor, ataxia e náuseas.

Pacientes com humor exaltado, logorreia, agitação psicomotora e desinibição podem estar apresentando um episódio de mania, com um provável diagnóstico de transtorno bipolar ou transtorno esquizoafetivo. Delírios de grandeza são frequentes, mas outros tipos de delírio podem estar presentes. Alucinações são menos comuns. Mas o diagnóstico na urgência pode ser enganoso, pois o próprio estresse do paciente em ser conduzido a um serviço de urgência, frequentemente contra sua vontade, sem saber o que irá acontecer consigo, provoca ansiedade e agitação e modifica o quadro clínico.

Pacientes com sintomas atípicos, teatrais, súbitos e relacionados a um evento estressor, principalmente associado a relacionamentos pessoais, podem ter um transtorno dissociativo. Os sintomas psicóticos podem ser exuberantes, com alucinações visuais, porém pouco estruturados. O paciente geralmente tem um histórico de alterações de personalidade, como vitimização, histrionismo e dificuldade nas relações interpessoais, além de episódios dissociativos prévios. No transtorno dissociativo os sintomas são inconscientes. Se a produção dos sintomas é consciente e intencional, porém com ganhos apenas psicológicos, trata-se de transtorno factício. Se há produção intencional de sintomas, com o fim de ganhos materiais, trata-se de simulação (BASS, C.; HALLIGAN, 2014).

A psicose puerperal acontece geralmente nos primeiros quatorze dias do puerpério. Há rápida evolução para franca psicose, com comportamento grosseiramente desorganizado, flutuação do humor, comprometimento cognitivo sugestivo de *delirium*, comportamento bizarro, alucinações visuais e auditivas e até alucinações não usuais, como táteis e olfativas. A puérpera desenvolve delírios autorreferenciais, persecutórios e perda de insight e, frequentemente, delírios associados à maternidade – por exemplo, que o filho está morto. Devido aos sintomas graves, de rápida evolução e ao risco de infanticídio e suicídio, é uma emergência médica e geralmente requer internação. História de transtorno bipolar é fator de risco, e os pacientes com um primeiro surto pós-parto frequentemente evoluem para transtorno bipolar (HUGUET; MOL; FERREIRA, 2018).

MANEJO DA SITUAÇÃO CLÍNICA

Deve ser primeiro avaliado se houve falha na resposta terapêutica ou se há má adesão ao tratamento. Se o problema for aderência à medicação, verificar a causa. Se for devido ao abuso ou dependência de substâncias, instituir tratamento específico, juntamente com o antipsicótico. Se for um problema prático, como dificuldade de acesso ao antipsicótico, auxiliar o paciente na viabilização do tratamento (solicitar na secretaria estadual de saúde) ou instituir uma medicação mais acessível. Se houver rejeição ao tratamento devido ao estigma ou falta de envolvimento da família, deve-se fazer psicoeducação, orientando sobre a necessidade do tratamento de manutenção, e esclarecendo tabus em relação ao diagnóstico. Orientar a família a supervisionar a ingestão das medicações. Se realmente não for possível a aderência pode-se instituir um antipsicótico de depósito. No Brasil temos o Haldol Decanoato (haloperidol), o Clopixol Depot (zuclopentixol), o Risperdal Consta (risperidona) e o Invega Sustenna (paliperidona). Antes de usar a medicação de depósito, o paciente deve ter usado, por via oral, ao menos 15 dias, a mesma medicação ou outra com potencial igual ou maior de causar efeitos neurológicos, como distonias, parkinsonismo, discinesia ou síndrome neuroléptica maligna (GALLETLY et al, 2016). Se houver esses efeitos de forma significativa, evitar a medicação de depósito. Se o paciente estiver recusando medicações, e o médico quiser evitar o antipsicótico de depósito, uma opção é o Clopixol Acuphase, que dura de dois a três dias. No caso do paciente que não adere ao tratamento via oral e não tolera bem a medicação de depósito, pode-se tentar conciliar os dois; usar via oral a medicação que ele tolera e tem melhor resposta e associar o antipsicótico de depósito em doses baixas, para manter uma continuidade do tratamento.

Discinesia tardia pode ocorrer de 20% a 50% dos pacientes usando antipsicóticos. Apesar de ser mais frequente com antipsicóticos de primeira geração e em mulheres de meia idade ou idosas, há uma grande variação na sensibilidade individual, podendo ocorrer mesmo em jovens e com neurolépticos de segunda geração. Pode haver ainda outros sintomas neurológicos, como pseudoparkinsonismo, distonias agudas e síndrome neuroléptica maligna (WALN; JANKOVIC, 2013). Além disso, vários antipsicóticos, como olanzapina, clozapina, risperidona e quetiapina, estão fortemente associados com obesidade, resistência insulínica, diabetes, dislipidemia e aumento do risco cardiovascular. As alterações metabólicas podem estar presentes já com seis meses de tratamento (ROJO, 2015). São efeitos colaterais graves, que trazem sofrimento e impactam a qualidade e expectativa de vida dos pacientes.

Se a falta de aderência é secundária a efeitos colaterais, deve-se procurar instituir a mínima dose efetiva. Se não for possível, trocar a medicação por outra mais bem tolerada. Deve ficar claro para o paciente e familiares que o médico está procurando instituir o tratamento que melhor concilie eficácia e efeitos adversos.

Se houve falha na resposta terapêutica pode-se aumentar a dose ou trocar a medicação. A vantagem de aumentar a medicação até a dose máxima tolerada e mantê-la pelo tempo adequado, pelo menos um mês, é que então teremos clareza do tamanho da resposta clínica àquele tratamento. Se o antipsicótico é suspenso precocemente, pode ficar "queimado" – entrar para o histórico do paciente como um remédio ineficaz, quando não foi testado adequadamente. Porém, em uma meta-análise de Samara et al (2015), pacientes que não tiveram uma melhora mínima com duas semanas de uso de um antipsicótico tiveram grande chance de não responder a essa medicação após seis semanas.

A troca de antipsicóticos, se possível, deve ser feita gradualmente, para evitar sintomas colinérgicos de rebote, piora dos sintomas psicóticos, insônia ou piora da discinesia (GALLETLY et al, 2016).

No caso de troca da medicação, os antipsicóticos que demonstraram melhor eficácia são a olanzapina, risperidona e amissulprida (SMITH.; LEUCHT; DAVIS, 2019). A olanzapina teve resultados melhores nos estudos de eficácia CATIE e SOHO (ATTARD; TAYLOR, 2012). A amissulprida é pouco usada como antipsicótico no Brasil, e os estudos europeus que demostram sua eficácia são em doses maiores do que usamos aqui, de 400 a 800 mg/d (CARRIERE; BONHOMME; LEMPERIERE, 2000).

A clozapina é o antipsicótico com evidências de melhor resposta de todos, mas é deixada como segunda opção devido ao risco de agranulocitose, o que demanda um monitoramento com um hemograma semanal por 18 semanas e depois mensal. Geralmente, é indicada quando há falha terapêutica com pelo menos dois antipsicóticos, mas alguns autores sugerem que, não havendo sucesso com olanzapina, risperidona ou amissulprida, já se poderia usar clozapina como segunda opção (KAHN, 2018). Há fortes argumentos para se fazer uma tentativa terapêutica com olanzapina antes da clozapina; tem efeitos metabólicos parecidos, alta eficácia, boa aderência e posologia, manejo e perfil de efeitos colaterais mais favoráveis do que a clozapina.

No caso de não tolerância à doses maiores de clozapina, por sialorreia, sedação ou outros efeitos colaterais, pode ser tentado doses mais baixas associado a outro antipsicótico. Quando não houver resposta à clozapina, pode-se associar outro antipsicótico, preferencialmente aripiprazol ou amissulprida, eletroconvulsoterapia (ECT) de manutenção, lamotrigina ou estimulação magnética transcraniana (EMT), mas não há comprovação da eficácia dessas medidas (MUSCATELLO et al., 2014).

No tratamento do surto agudo, o uso de benzodiazepínicos em altas doses é útil para contenção farmacológica, juntamente com o antipsicótico. Na medida do possível, deve-se evitar polifarmácia, que aumenta os efeitos colaterais, interações medicamentosas, custo e dificulta a aderência. Os psiquiatras têm o hábito de prescrever mais do que desprescrever, por vezes mantendo a longo prazo medicações que se mostraram ineficazes.

Tabela 5 – Comparação de antipsicóticos:

	Eficácia	Efeitos neurológicos	Ganho de peso	Sedação	Aumento prolactina	Aumento QT	Facilidade posológica[1]
Clozapina	5	-	5	5	-	1	3
Olanzapina	4,5	2	5	4	1	2	4
Risperidona	4	3	3	3	5	2	4
Paliperidona	3,5	2,5	2,5	2	5	1	4
Amissulprida	3,8	2	1	1	5	5	3
Aripiprazol	3	2	1	1	-	-	4
Haloperidol	3	5	1	3	4	2[2]	5

1 Facilidade posológica envolve número de comprimidos e tomadas diários, variedade de apresentação (líquido, depósito).

2 Principalmente com o uso EV.

	Eficácia	Efeitos neurológicos	Ganho de peso	Sedação	Aumento prolactina	Aumento QT	Facilidade posológica'
Quetiapina	3	2	3	4	1	2	3
Ziprazidona	2,5	2	1	3	1	4	3

Fonte: Tabela elaborada pelos autores com base em GALLETLY et al (2016), LEUCHT et al (2013) e ATTARD e TAYLOR (2012).

Fluxograma para o tratamento

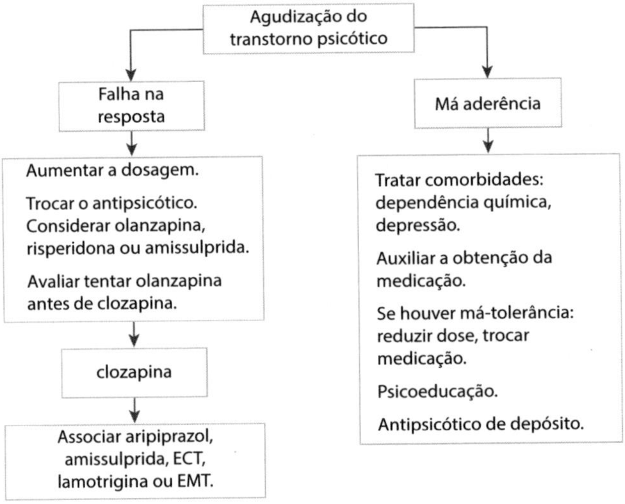

Fonte: Elaborado pelos autores.

MEDIDAS PÓS- ALTA

Após a estabilização, inicia-se um trabalho a longo prazo de reforço do vínculo terapêutico e psicoeducação, principalmente em relação à aderência ao tratamento. Além disso, o médico deve também manter monitoramento frequente de possíveis efeitos colaterais medicamentosos, em especial metabólicos e neurológicos. Deve ainda incentivar e ajudar a reinserir o paciente em uma vida produtiva, com propósito, significado e vínculos sociais. A reinserção funcional tem maior valor prognóstico do que o controle dos sintomas (ALVAREZ-JIMENEZ et al., 2012). Muitas vezes o psiquiatra é o médico de referência do paciente, que deve incentivá-lo a ter hábitos saudáveis, tais como controle do peso, interromper o tabagismo, atividade física etc. A psicoeducação familiar também pode reduzir os riscos de recaídas.

ENCAMINHAMENTO E ARTICULAÇÕES COM A REDE DE ATENÇÃO

A rede de atenção à saúde mental do município de Belo Horizonte se encontra dividida em regionais. Cada regional apresenta seu serviço de atenção básica e serviço de urgência, CERSAM, CERSAM AD (para álcool e drogas) ou CERSAMI (pediátrico), do qual faz parte. Além desses dois níveis há também o suporte hospitalar (PBH, 2019; SES,2019).

O paciente portador de uma doença mental já em acompanhamento estará sob os cuidados da equipe de saúde da família sob matriciamento do psiquiatra de apoio na unidade básica de saúde, além do psicólogo e assistente. Caso se perceba sinais de agudização, pode-se manter o acompanhamento nessa mesma unidade ou encaminhá-lo para o CERSAM.

No CERSAM, o tratamento buscará a estabilização do quadro clínico com a presença constante de equipe multiprofissional (PBH, 2019).

A entrada para o CERSAM se dá via encaminhamento do centro de saúde ou outro serviço de saúde que esteja atendendo o paciente e por demanda espontânea do paciente e seus familiares. O CERSAM funciona das 7 horas às 19 horas (PBH, 2019).

Como suporte às urgências noturnas e ao próprio CERSAM existe o SUP (Serviço de Urgência psiquiátrica). Com funcionamento exclusivamente noturno, oferece cuidado aos casos inscritos em Hospitalidade Noturna nos CERSAM, CERSAM AD e CERSAMI. Também recebe os casos encaminhados pelo SAMU e diversos serviços de urgência da cidade.

Outra porta de urgência para pacientes da Saúde mental são os Hospitais Psiquiátricos (PBH, 2019). Nesses, os casos mais graves poderão permanecer internados até estabilização. A entrada nesses serviços pode ser via encaminhamento de um CERSAM, outros serviços de urgência ou por demanda espontânea do paciente e seus familiares.

A internação psiquiátrica, como outros procedimentos médicos, em si não é boa e nem ruim. Pode ser bem ou mal indicada e pode ser feita em condições adequadas ou não.

CONSIDERAÇÕES FINAIS

Um paciente com ótimo controle dos sintomas esquizofrênicos, mas que teve importante ganho de peso no início do tratamento e posteriormente teve um infarto agudo do miocárdio, me questionou: "doutor, de que adianta controlar a esquizofrenia e morrer de infarto"?

Pacientes com esquizofrenia adoecem mais e morrem mais cedo. Medicações com boa eficácia terapêutica, como risperidona, olanzapina e clozapina, podem causar, a médio e longo prazo, efeitos colaterais metabólicos e aumento da morbidade. Outros antipsicóticos são mais propensos a causar efeitos neurológicos potencialmente graves, como discinesia tardia. Por outro lado, um controle inadequado dos sintomas psicóticos leva ao sofrimento dos pacientes e das famílias, piora da qualidade de vida e repetidas internações.

Não é tarefa fácil achar o equilíbrio entre o maior benefício terapêutico e os menores efeitos colaterais, ainda mais considerando que cada paciente tem uma sensibilidade diferente aos antipsicóticos. Para tal, é preciso diálogo com os pacientes e familiares, respeitando suas prioridades e investimento constante em psicoeducação. Além do incentivo nos cuidados com a saúde, recuperação funcional e social.

O psiquiatra não deve ser só um controlador de sintomas, mas um aliado do paciente em uma busca contínua de uma vida mais saudável e significativa.

REFERÊNCIAS

ALVAREZ-JIMENEZ, M. et al. Road to full recovery: longitudinal relationship between symptomatic remission and psychosocial recovery in first-episode psychosis over 7.5 years. *Psychological medicine*, v. 42, n. 3, p. 595, 2012.

AMERICAN PSYCHIATRIC ASSOCIATION - APA. *DSM-5: Manual diagnóstico e estatístico de transtornos mentais - DSM*. 5.ed. Porto Alegre: Artmed; 2014.

ATTARD, A.; TAYLOR, D. M. Comparative effectiveness of atypical antipsychotics in schizophrenia. *CNS drugs*, v. 26, n. 6, p. 491-508, 2012.

BALDAÇARA, L. et al. Brazilian guidelines for the management of psychomotor agitation. Part 1. Non-pharmacological approach. *Brazilian Journal of Psychiatry*, v. 41, p. 153-167, 2019.

BASS, C.; HALLIGAN, P. Factitious disorders and malingering: challenges for clinical assessment and management. *The Lancet*, v. 383, n. 9926, p. 1422-1432, 2014.

BOTEGA, N. J. *Prática psiquiátrica no hospital geral: interconsulta e emergência*. 3. ed. Porto Alegre: Artmed Editora, 2012.

CARRIERE, P.; BONHOMME, D.; LEMPERIERE, T. Amisulpride has a superior benefit/risk profile to haloperidol in schizophrenia: results of a multicentre, double-blind study (the Amisulpride Study Group. *European psychiatry*, v. 15, n. 5, p. 321-329, 2000.

DAVIDSON, M. The debate regarding maintenance treatment with antipsychotic drugs in schizophrenia. *Dialogues in clinical neuroscience*, v. 20, n. 3, p. 215, 2018.

FIORENTINI, A. et al. Substance-induced psychoses: a critical review of the literature. *Current drug abuse reviews*, v. 4, n. 4, p. 228-240, 2011.

FORLENZA, O. V.; MIGUEL, E. C. *Compêndio de Clínica Psiquiátrica*. Barueri: Manole; 2012

GALLETLY, C. et al. Royal Australian and New Zealand College of Psychiatrists clinical practice guidelines for the management of schizophrenia and related disorders. *Australian & New Zealand Journal of Psychiatry*, v. 50, n. 5, p. 410-472, 2016.

HUGUET, R. B.; MOL, G. C.; FERREIRA, T. A. Intercorrências Psiquiátricas no Puerpério. In: SILVA, C. H.; BONOMI, I. B.; OSANAN, G. C. (Orgs.). Gravidez e Puerpério de Alto Risco. 1. ed. Rio de Janeiro: MedBook, v. 1, p. 429-438, 2018.

KAHN, R. S. et al. Amisulpride and olanzapine followed by open-label treatment with clozapine in first-episode schizophrenia and schizophreniform disorder (OPTiMiSE): a three-phase switching study. *The Lancet Psychiatry*, v. 5, n. 10, p. 797-807, 2018.

LEUCHT, S. et al. Comparative efficacy and tolerability of 15 antipsychotic drugs in schizophrenia: a multiple-treatments meta-analysis. *The Lancet*, v. 382, n. 9896, p. 951-962, 2013.

LEUCHT, S. et al. Maintenance treatment with antipsychotic drugs for schizophrenia. *Cochrane Database of Systematic Reviews*, n. 5, 2012.

MUSCATELLO, M. R. A. et al. Augmentation strategies in partial responder and/or treatment-resistant schizophrenia patients treated with clozapine. *Expert opinion on pharmacotherapy*, v. 15, n. 16, p. 2329-2345, 2014.

Prefeitura de Belo Horizonte. PBH. Saúde Mental. Atualizado em 23/02/2021. Disponível em <https://prefeitura.pbh.gov.br/saude/informacoes/atencao-a-saude/saude-mental>. Acesso em 18/02/2019.

ROCHA, F. L.; HUGUET, R. B. Segurança do Paciente e da Equipe. In: TALLO, F. S.; LOPES, A. C.; COELHO, O. F. (Orgs.). Tratado de Medicina de Urgência e Emergência. 1. ed. São Paulo: Atheneu, v. 1, 2018.

ROJO, L. E. et al. Metabolic syndrome and obesity among users of second generation antipsychotics: a global challenge for modern psychopharmacology. *Pharmacological research*, v. 101, p. 74-85, 2015.

SAMARA, M. T. et al. Early improvement as a predictor of later response to antipsychotics in schizophrenia: a diagnostic test review. *American journal of psychiatry*, v. 172, n. 7, p. 617-629, 2015.

Secretaria de Estado de Saúde de Minas Gerais – SES. Saúde Mental. Disponível em <www.saude.mg.gov.br/saudemental>. Acesso em 18/02/2019.

SMITH, R. C.; LEUCHT, S.; DAVIS, J. M. Maximizing response to first-line antipsychotics in schizophrenia: a review focused on finding from meta-analysis. *Psychopharmacology*, v. 236, n. 2, p. 545-559, 2019.

STRAWN, J. R.; KECK, P. E.; CAROFF, S. N. Neuroleptic malignant syndrome. *American Journal of Psychiatry*, v. 164, n. 6, p. 870-876, 2007.

STUMPF, B. P.; BARBOSA, I. G.; ROCHA, F. L. Abordagem do paciente psicótico. In: ROCHA, F. L.; COELHO, O. F. L; HARA, C. *Atendimento às Urgências e Emergências Psiquiátricas no Pronto-socorro - Uma Abordagem para o Clínico.* 1. ed. São Paulo: Atheneu; 2014.

WALN, O.; JANKOVIC, J. An update on tardive dyskinesia: from phenomenology to treatment. *Tremor and other hyperkinetic movements*, v. 3, 2013.

13. O MANEJO DO *DELIRIUM*

RODOLFO BRAGA LADEIRA
PAULO HENRIQUE TEIXEIRA DO PRADO

O *Delirium* (ou estado confusional agudo) é uma síndrome de "insuficiência cerebral aguda", decorrente da quebra da homeostase cerebral por insultos de diversas naturezas (como infecciosos, metabólicos, hidroeletrolíticos, nutricionais, inflamatórios, medicamentosos, entre outros). É caracterizado por uma perturbação aguda e potencialmente transitória da consciência e das funções cognitivas. O termo *delirium* deriva do latim *delirare*, que significa "estar fora do lugar" e não deve ser confundido com o sintoma delírio – crença fixa, caracterizada por interpretações anômalas da realidade, não passível de mudança à argumentação lógica. O *delirium* é, portanto, uma síndrome que difere do "delírio" – um sintoma que pode ocorrer em diversas síndromes psiquiátricas, inclusive no *delirium*.

Há descrições do quadro clínico compatível com *delirium* por Hipócrates há cerca de 2500 anos, mas esse transtorno só entrou para a nosografia psiquiátrica (DSM-III-R) (APA, 1987) na década de 1980. Apesar de ser uma condição frequente ainda na atualidade, continua a ser mal compreendido fisiopatologicamente, pouco reconhecido na prática clínica e, consequentemente, não tratado. Pode ser passível de prevenção em cerca de metade dos pacientes e está associado a diversos desfechos negativos, como morte ou demência (INOUYE, 2006; WITLOX et al., 2010). Por isso, a ocorrência de *delirium* tem sido cada vez mais utilizada como um indicador de qualidade de assistência de saúde, e a redução da sua incidência em hospitais (principalmente nas unidades de terapia intensiva) deve ser um alvo a ser perseguido, representando melhoria no processo de prestação de cuidados ao doente (INOUYE, 2006; FARIA; MORENO, 2013).

EPIDEMIOLOGIA

A incidência do *delirium* aumenta com a idade, sendo mais comum em idosos, e tem relação direta com a reserva cognitiva e cerebral, o que torna indivíduos com Transtornos neurocognitivos (TNC), maiores e menores, um grupo de maior risco. É mais frequente em prontos atendimentos, hospitais, unidades de tratamento intensivo, instituições de longa permanência para idosos e nos cuidados paliativos. É o transtorno mental de maior prevalência entre idosos internados, presente em 18% a 35% das admissões nessa faixa etária. Pelo menos 30% dos idosos admitidos desenvolverão *delirium* em algum momento da internação hospitalar, percentual que se eleva até 90% em pacientes internados em unidades de terapia intensiva e pacientes terminais em cuidados paliativos (INOUYE; WESTENDORP; SACZYNSKI, 2014). Pacientes com *delirium* apresentam uma série de desfechos negativos a curto prazo como maior risco de queda, dificuldade de desmame de ventilação mecânica (VM), tempo mais prolongado de internação e taxas mais elevadas de mortalidade – comparáveis com aquelas relacionadas ao infarto agudo do miocárdio ou à sepse (INOUYE; WESTENDORP; SACZYNSKI, 2014). A médio e a longo prazo, está associado a aumento do risco de desenvolvimento de demência (WITLOX et al., 2010) ou de aceleração do declínio cognitivo e funcional em quem já tem uma demência estabelecida, com consequente aumento do risco de institucionalização (GROSS et al., 2012). Cerca de um terço dos idosos que desenvolvem *delirium* morrerão no primeiro ano após esse evento (INOUYE, 2006).

ETIOLOGIA

Como regra, o *delirium* é multifatorial, exigindo a investigação de mais de uma causa etiológica. Vários fatores de risco interagem no desenvolvimento do *delirium* e seu surgimento dependerá da interação entre os insultos e a vulnerabilidade do indivíduo. Quanto mais frágil o paciente, menor será o insulto necessário pra precipitar o *delirium*. Didaticamente, os fatores de risco podem ser classificados em fatores predisponentes – que aumentam a vulnerabilidade individual do paciente ao transtorno – e fatores precipitantes – considerados o gatilho para a eclosão da síndrome (Tab. 1). Alguns fatores podem ser tanto predisponentes quanto precipitantes. A maioria dos fatores predisponentes corresponde a características de alta prevalência na população idosa, especialmente entre indivíduos hospitalizados.

Tabela 1 – Fatores de risco para o desenvolvimento de *delirium*.

Fatores predisponentes	Fatores precipitantes
Idade avançada (≥ 65 ou 70 anos)	Hospitalização/ indicação de terapia intensiva.
Gênero masculino.	Pós-operatório, p. ex., cirurgias torácicas, vasculares ou ortopédicas.
Demência ou comprometimento cognitivo prévios.	Fatores cirúrgicos, p. ex., complicações pós-operatórias, escolha do anestésico e analgesia, necessidade de transfusão. *
História prévia de *delirium*	Fatores cirúrgicos, p. ex., tipo de cirurgia, urgência, uso de circulação extracorpórea
Dor crônica. *	Dor/ Analgesia inadequada. *

Fatores predisponentes	Fatores precipitantes
Declínio funcional prévio.	Múltiplos procedimentos. sondagem vesical, VM
Déficit sensorial: visual ou auditivo. *	Distúrbios metabólicos: hidroeletrolíticos, acidobásico, hipovitaminose, desidratação. *
Desnutrição/ Desidratação. *	Hipoalbuminemia.
Polifarmácia. *	Iatrogenia / Hospitalização prolongada. *
Dependência para atividades e Imobilidade. *	Imobilização.
Comorbidades clínicas graves: AVC, HIV, câncer, hepatopatia, insuficiência renal, doença neurológica, pulmonar ou cardiovascular.	Doença médica aguda, p. ex. infecções de vias aéreas inferiores ou do trato urinário, insuficiência cardíaca, hipóxia, anemia, insuficiência renal, convulsões. *
História de quedas	Trauma, especialmente traumatismo craniano
Polimorbidade.	Condições médicas não tratáveis, p. acidente vascular cerebral, infarto do miocárdio, doença de Parkinson
Doença terminal	Síndrome paraneoplásica.
História de abuso de álcool ou de outras substâncias.	Intoxicação ou Abstinência de substâncias psicoativas, sobretudo álcool e benzodiazepínicos
Depressão. *	Estresse emocional. *
Medicamentos anticolinérgicos. *	Medicamentos, p. ex., fármacos com propriedades anticolinérgicas, anti-histamínicos, benzodiazepínicos, sedativos, opioides, anticonvulsivantes, corticoides, antiparkinsonianos, imunossupressores, digitálicos, cefalosporinas, quinolonas.
Fragilidade. *	Fatores ambientais, p. ex., desorientação, barulho, mudanças frequentes na enfermaria, contenção física prolongada, dicas ambientais precárias, disponibilidade de equipe e treinamento inadequados. *
Constipação. *	Constipação. *
-	Privação de sono. *

*** Fatores de risco potencialmente modificáveis.**

AVC = acidente vascular cerebral; HIV = human immunodeficiency virus (vírus da imunodeficiência humana); VM = ventilação mecânica.

Fonte: Adaptado de FORD, 2016

Os fatores predisponentes mais importantes para o *delirium* em idosos residentes na comunidade parecem ser a existência de um transtorno cognitivo, neurológico ou a coexistência de ambos. As infecções (principalmente pulmonares ou urinárias) seriam os fatores precipitantes mais frequentes, seguidas por medicamentos e pelos distúrbios hidroeletrolíticos – como desidratação e hiponatremia (MAGNY et al., 2018).

Em idosos internados, os medicamentos constituem a principal causa de *delirium*, responsável por 11% a 30% dos casos (MOORE; O'KEEFFE, 1999). Diversos fármacos estão implicados na etiologia do *delirium*, destacando-se aqueles com propriedades anticolinérgicas, sedativas ou hipnóticas. Por vezes, podem ser medicamentos essenciais no processo de tratamento, como corticoides, opioides ou imunossupressores, porém, comumente, são medicamentos inapropriados (associados a alto risco de efeitos adversos ou prescritos em doses sub ou sobreterapêuticas) ou intervenções fúteis (ineficazes terapeuticamente). Tais medicamentos são, frequentemente, substituíveis ou desnecessários. A revisão da prescrição e adequação das medidas farmacoterápicas está associada a uma redução de quase 50% na duração do *delirium* de idosos hospitalizados (VAN VELTHUIJSEN et al., 2018). O uso de tabelas ou calculadoras de risco anticolinérgico (como a disponível no site http://www.acbcalc.com/) (KING e RABINO, 2019) pode ser uma ferramenta útil para prever os riscos de efeitos colaterais anticolinérgicos – cuja relação com *delirium* ainda é controversa em idosos em geral (GORZONI; FABBRI, 2017), mas parece ser mais evidente em idosos com demência (AH et al., 2019; PASINA et al., 2019).

Os mecanismos fisiopatológicos do *delirium* ainda são pouco compreendidos. Várias teorias são propostas para explicar a disfunção na conectividade cerebral que desencadearia os déficits cognitivos e alterações comportamentais. Dentre elas, estão a hipótese do desequilíbrio dos neurotransmissores (sobretudo, deficiência colinérgica, excesso dopaminérgico, alterações do tônus GABAérgico e glutamatérgico), as hipóteses endócrina, inflamatória e do estresse oxidativo, distúrbios metabólicos, entre outras. É possível que diferentes mecanismos se inter-relacionem no aparecimento e evolução de *delirium* (INOUYE; WESTENDORP; SACZYNSKI, 2014).

MANIFESTAÇÕES CLÍNICAS

A seguir, descrevemos as principais características clínicas do *delirium* (Quadro 1).

Quadro 1 – Principais características clínicas do *delirium*.

• Início agudo.
• Declínio a partir de um nível cognitivo-funcional prévio.
• Curso flutuante no decorrer do mesmo dia.
• Déficit na atenção e vigilância.
• Alteração no nível de consciência, desde alterações sutis a torpor e coma.
• Desorganização do pensamento, por vezes discurso ilógico, delirante, sem nexos associativos.

• Alterações comportamentais, desde agitação e agressividade - nas formas hiperativas - a sonolência e torpor - nas formas hipoativas.
• Desorientação temporoespacial.
• Alterações senso-perceptivas, como alucinações visuais e auditivas.
• Alterações afetivas, principalmente manifestações de afetividade negativa.
• Inversão do ciclo sono-vigília.

Fonte: Quadro elaborado pelos autores, baseado em APA, 2013.

AVALIAÇÃO CLÍNICA

O diagnóstico de *delirium* é eminentemente clínico (Fig. 1). Além da entrevista clínica e da avaliação à beira do leito, são cruciais as informações fornecidas pelos acompanhantes e pela equipe de enfermagem. Escalas e entrevistas semiestruturadas, como a versão curta do *Confusion Assessment Method* (CAM) (INOUYE, 2014) (Quadro 2), podem auxiliar tanto no rastreio quanto no diagnóstico. Alguns instrumentos de rastreio cognitivo, como o Mini-Exame do Estado Mental (MEEM) (BRUCKI, 2003), o *Montreal Cognitive Assessment* (MoCA) (MEMÓRIA et al., 2013) e o Teste do Desenho do Relógio (SUNDERLAND, T. et al., 1989) também podem ser úteis para a triagem do *delirium*, embora não consigam distinguir essa condição de outras causas de alterações cognitivas, como as demências. Esses instrumentos de rastreio também podem ajudar a identificar os pacientes com maior risco para essa condição, por exemplo, quando aplicados no pré-operatório de idosos elencados para uma cirurgia ortopédica (PUUSTINEN et al., 2016) ou em pacientes internados por outras circunstâncias, sobretudo idosos, que tenham outros fatores de risco para *delirium*. Esses pacientes devem ser reavaliados rotineiramente, para a detecção ou o monitoramento dos déficits cognitivos (ALMEIDA, 2006)

O psiquiatra atua conjuntamente com a equipe clínica e multidisciplinar na identificação de pacientes sob risco de *delirium* e na implementação de medidas preventivas. Tem papel fundamental no diagnóstico de *delirium* e na identificação e abordagem de fatores precipitantes, predisponentes e mantenedores. Além disso, coordena o manejo dos sintomas comportamentais, atua na educação da equipe assistencial e de familiares e participa do acompanhamento pós-alta hospitalar. Entretanto, esse profissional só é convocado pela equipe assistencial na emergência de sintomas psiquiátricos e alterações de comportamento do paciente, sobretudo agitação – e isso depende, ainda, da disponibilidade de um psiquiatra na equipe.

Figura 1 – Fluxograma da avaliação clínica do *delirium*

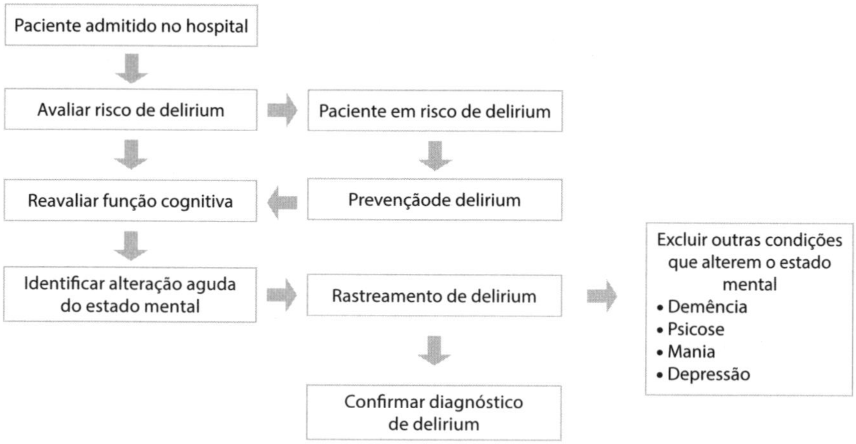

Fonte: Adaptado de OH et al., 2017.

HISTÓRIA CLÍNICA

O curso flutuante do *delirium* pode trazer dificuldades na avaliação. Um paciente com relato de confusão e agitação durante a noite pode estar sereno e orientado pela manhã ou torporoso e sem condições de ser entrevistado. Geralmente os pacientes acometidos têm dificuldades em fornecer informações fidedignas sobre sua funcionalidade prévia e evolução dos sintomas. Muitos estão sedados ou com graves déficits cognitivos, que os impedem de se expressar adequadamente, outros, impossibilitados de se comunicar devido às intervenções ou condições clínicas. Os registros do prontuário e a comunicação com a equipe assistencial, sobretudo a enfermagem, são preciosos na identificação de manifestações clínicas sugestivas de *delirium*, como flutuação do nível de consciência, inversão do ciclo sono-vigília, ou alterações psicomotoras, do pensamento ou senso-perceptivas. Na maioria das vezes essas alterações são descritas de forma imprecisa com o termo "confuso". A entrevista de familiares e acompanhantes pode trazer informações sobre o extrato funcional e o desempenho cognitivo basal do paciente, bem como ajudar na identificação de comorbidades clínicas e psiquiátricas, que podem ser inferidas pelo uso domiciliar de medicamentos e substâncias psicoativas. A evolução temporal dos sintomas, a concomitância com outros sintomas clínicos, alterações na prescrição medicamentosa e a existência de outros estressores podem oferecer importantes pistas etiológicas.

EXAME FÍSICO

O exame físico deve ser abrangente e cuidadoso, com o objetivo de identificar quadros clínicos graves que necessitem intervenção imediata, e deve abranger a avaliação das vias aéreas, respiração, circulação e nível de consciência – com a obtenção do escore da escala de coma de Glasgow (ECG) (TEASDALE et al., 2014). Assegurada a estabilidade clínica e a segurança, continua-se com a obtenção da história clínica e a investigação clínico laboratorial. Alterações da temperatura, dos sinais vitais e do exame físico podem guiar a propedêutica mais adequada. No exame neurológico, investiga-se rigidez de nuca, déficits neurológicos focais e sinais de transtornos do movimento (mioclonias, tremores, parkinsonismo, síndrome catatônica). O clínico geral é tecnicamente mais capacitado para o exame físico, assim como o neurologista para o exame neurológico. Apesar disso, o psiquiatra não pode negligenciar essa etapa da avaliação. O contato e o exame físico têm papel no estabelecimento do vínculo terapêutico com o paciente e com sua família. Também é possível identificar situações emergenciais que necessitem assistência imediata (como choque, hipoglicemia, sepse, insuficiência respiratória) ou transtornos neuropsiquiátricos (como nistagmo e ataxia na encefalopatia de Wernicke, rigidez e hipertermia na síndrome neuroléptica maligna).

EXAME PSIQUIÁTRICO

Profissionais menos experientes não percebem alterações mais sutis nas funções cognitivas, geralmente embasando suas impressões em avaliações superficiais ou em escalas como a ECG. Nem sempre o paciente estará sonolento ou com o nível de consciência claramente rebaixado. Um acometimento discreto do nível de consciência pode ser perceptível ao se avaliar a atenção. Frequentemente, o paciente se encontra incapaz para manter o foco em um estímulo novo, ou se distrai facilmente, comprometendo a memória recente e dificultando o diálogo com o examinador. A atenção pode ser rapidamente avaliada por testes simples, como o *digit span* (teste de sequência de dígitos) ou ao solicitar que o paciente repita sequências de números ou meses do ano em ordem direta e inversa, ou alternativamente, faça cálculos seriados. É comum a desorientação temporal e espacial (idealmente, avaliada por meio das 10 primeiras perguntas do MEEM), e autopsíquica em casos mais graves. O pensamento evidencia afrouxamento de nexos associativos ou mesmo grave desorganização, com discurso incoerente e tangencial. Os delírios são, em sua maioria, não-sistematizados e transitórios e as alterações senso-perceptivas mais comuns são ilusões e alucinações visuais. O ciclo sono-vigília se encontra comumente desregulado ou invertido. Há um fenômeno peculiar de piora dos sintomas a partir do entardecer, conhecido como *sundowning*.

Conforme as alterações psicomotoras, classificamos o *delirium* em hiperativo, hipoativo ou misto. O tipo hiperativo ocorre em cerca de 25% dos idosos com *delirium* e, apesar de menos comum, é mais facilmente reconhecido e mais frequentemente diagnosticado que os demais tipos, devido seu quadro clínico exuberante, agitação psicomotora, agressividade, hipervigilância, delírios e alucinações, humor lábil e falta de cooperação com equipe. A apresentação hipoativa é a mais comum entre idosos, porém pouco diagnosticada e com pior prognóstico (YANG, F. M. et al., 2009). Não raro, o tipo hipoativo segue despercebido pela equipe e suas características (hipovigilância, lentificação psicomotora, hipoprosexia, bradifasia, sonolência e pouca interação) são frequentemente atribuídas a quadros depressivos ou apatia.

O *Confusion Assessment Method* (CAM) foi desenvolvido, baseado nos critérios do DSM-III-R, para permitir que médicos (principalmente os não psiquiatras) pudessem identificar rapidamente o *delirium* (WEI et al., 2008). Em função de sua acurácia, rápida aplicação e facilidade, tornou-se o instrumento padronizado mais utilizado na prática clínica e em pesquisas sobre *delirium*, nas últimas décadas. Existem diversas versões relacionadas ao CAM, para o rastreamento, diagnóstico ou para avaliar a gravidade do *delirium* (inclusive algumas em português). Esses instrumentos, seus manuais e vídeos de treinamento estão disponíveis gratuitamente para uso na prática clínica, após um breve registro no site www.hospitalelderlifeprogram.org.

O CAM foi validado para o português e apresenta boa sensibilidade e especificidade, além de ser de fácil aplicação (FABBRI et al., 2001; MAHMUD et al., 2014). Quando comparado com os padrões de referência de psiquiatras geriátricos, baseados em avaliação psiquiátrica abrangente, a CAM teve uma sensibilidade de 94-100%, especificidade de 90-95% e alta confiabilidade interobservadores no estudo original de 50 pacientes (INOUYE et al., 1990). Posteriormente, esse trabalho foi ampliado e, em sete estudos de validação de alta qualidade em mais de 1.000 indivíduos, a CAM teve uma sensibilidade de 94% (95% CI 91-97%) e especificidade de 89% (95% CI 85-94%) (INOUYE; WESTENDORP; SACZYNSKI, 2014). O diagnóstico de *delirium* requer a presença dos critérios 1 e 2 mais critérios 3 ou 4 (Fig. 2).

Figura 2 - Algoritmo do CAM - *Confusion Assessment Method.* Copyright 1988, 2003, Hospital Elder Life Program.

***CONFUSION ASSESSMENT METHOD* (CAM)**
ALGORÍTMO

(1) início agudo e curso flutuante

-e-

(2) desatenção

-e / ou-

(3) pensamento desorganizado

-ou-

(4) alteração do nível de consciência

[Escore baseado na testagem cognitiva. Ver detalhes em: www.hospitalelderlifeprogram.org]

Fonte: Adaptado de: INOUYE, 1990. Não pode ser reproduzido sem autorização prévia.

AVALIAÇÃO COMPLEMENTAR

O manejo do *delirium* tem como passo fundamental a identificação e a abordagem dos fatores etiológicos. O rastreamento das causas é feito por meio das entrevistas, estudo do prontuário desde a admissão, revisão das medicações e substâncias psicoativas em uso domiciliar e intra-hospitalar, guiado pelos exames físico e complementado pelos exames laboratoriais, de imagem, entre outros.

Como regra, o *delirium* no idoso é multifatorial, o que exige a prudência de investigação complementar de mais de uma causa etiológica precipitante ou mesmo mantenedora (por exemplo, metabólicas, nutricionais, hidroeletrolíticas, infecciosas ou estruturais). É razoável solicitar a dosagem sérica de eletrólitos, creatinina, glicose, cálcio, hemograma completo, além de rotina de urina, Gram e urocultura para a maioria dos pacientes, quando uma causa não é imediatamente óbvia (FRANCIS; YOUNG, 2012). Ocasionalmente, torna-se necessária a investigação complementar mais aprofundada, com exames de imagem, exame de líquor ou eletroencefalograma (EEG). O EEG, além de ajudar no diagnóstico diferencial de status epiléptico não convulsivo, pode evidenciar uma lentificação difusa do traçado – típica do *delirium* – que reflete a redução do metabolismo cerebral.

DIRETRIZES DIAGNÓSTICAS

Na última edição do Manual diagnóstico e estatístico de transtornos mentais (DSM-5) (APA, 2013), o *delirium* é categorizado como um TNC agudo, em que o déficit clínico principal está nas funções cognitivas (atenção e outros domínios como memória, orientação, linguagem, habilidade visuoespacial ou percepção), representando um declínio a partir de um nível de funcionamento alcançado anteriormente (Quadro 2).

Quadro 2 – Critérios diagnósticos para *delirium* segundo o DSM-5

A. Perturbação da atenção (p. ex., capacidade reduzida para direcionar, focalizar, manter e mudar a atenção) e da consciência (menor orientação para o ambiente).
B. A perturbação se desenvolve em um período breve de tempo (normalmente de horas a poucos dias), representa uma mudança da atenção e da consciência basais e tende a oscilar quanto à gravidade ao longo de um dia.
C. Perturbação adicional na cognição (p. ex. déficit de memória, desorientação, linguagem, capacidade visuoespacial ou percepção).
D. As perturbações dos Critérios A e C não são mais bem explicadas por outro transtorno neurocognitivo preexistente, estabelecido ou em desenvolvimento e não ocorrem no contexto de um nível gravemente diminuído de estimulação, como no coma
E. Há evidências a partir da história, do exame físico ou de achados laboratoriais de que a perturbação é uma consequência fisiológica direta de outra condição médica, intoxicação ou abstinência de substâncias (p. ex., devido a uma droga de abuso ou a um medicamento), de exposição a uma toxina ou de que ela se deva a múltiplas etiologias.

Determinar o subtipo:

- *Delirium* por intoxicação por substância.
- *Delirium* por abstinência de substância.
- *Delirium* induzido por medicamentos.
- *Delirium* devido a outra condição médica.
- *Delirium* devido a múltiplas etiologias.

Especificar se:

- Agudo ou persistente.
- Hiperativo, hipoativo ou misto.

Fonte: Adaptado de APA, 2013.

DIAGNÓSTICOS DIFERENCIAIS

O diagnóstico diferencial de *delirium* pode ser desafiador em muitos casos e é feito principalmente com as demências (ou TNC maiores), transtornos do humor e transtornos psicóticos (Tab. 2). Frequentemente, essas síndromes podem ocorrer simultaneamente. As características que mais auxiliam na diferenciação do *delirium* em relação a esses transtornos são o início agudo e a alteração do nível de consciência. A forma hipoativa do *delirium* pode ser confundida com depressão, a forma hiperativa, com mania ou transtorno psicótico, e ambas podem ser confundidas com TNC maior. O curso insidioso e não abrupto do declínio cognitivo é mais característico da demência (Tab. 3). Já o rebaixamento do nível de consciência é característica central no *delirium* e só ocorre nas fases mais avançadas das demências. A oscilação da cognição, com flutuações na atenção e no estado de alerta, é característica do *delirium* e incomum nas demências – exceto no TNC com corpos de Lewy. Quando um quadro de *delirium* sobrepõe um TNC maior ou menor, observa-se um incremento agudo dos prejuízos cognitivos e funcionais pré-existentes.

Tabela 2 – Características clínicas das doenças que podem simular o delirium.

	Delirium	Demência	Depressão	Psicose
Mudança aguda estado mental	+	-	-	+-
Desatenção	+	+-	+-	+-
Nível de consciência alterado	+	-	-	-
Pensamento desorganizado	+	+-	-	+
Atividade motora alterada	+	+-	+	+
Duração crônica	+-	+	+	+-

+ Indica que a característica está presente; - ausente; +- pode estar presente.

Fonte: Adaptado de OH et al., 2017.

Tabela 3 – Características que diferem o *Delirium* da Demência.

	Delirium	Demência
Início	Abrupto/ subagudo	Insidioso
Curso	Flutuante	Lentamente progressivo
Duração	Horas a semanas	Meses a anos
Vigilância	Anormalmente alta ou baixa	Tipicamente normal
Ciclo sono-vigília	Prejudicado	Tipicamente normal
Atenção	Prejudicada	Tipicamente normal
Orientação	Prejudicada	Intacta nas fases iniciais
Memória de trabalho	Prejudicada	Intacta nas fases iniciais
Memória episódica	Prejudicada	Intacta nas fases iniciais
Pensamento	Desorganizado, delirante	Empobrecido
Fala	Lentificada/rápida, incoerente	Dificuldade em encontrar palavras
Percepção	Ilusões e alucinações	Intacta nas fases iniciais
Comportamento	Retraído/agitado	Variável; intacto nas fases iniciais

Fonte: Adaptado de BUTLER e ZEMAN, 2005.

MANEJO DA SITUAÇÃO CLÍNICA

A integração dos cuidados da equipe assistencial, familiares e acompanhantes é primordial para o sucesso das intervenções preventivas e terapêuticas e para a diminuição dos desfechos negativos associados ao *delirium*.

ESTRATÉGIAS DE PREVENÇÃO

Quando um paciente é admitido no hospital, os fatores de risco para desenvolvimento de *delirium* devem ser rastreados (Tab. 1). Dentre esses fatores de risco, destacam-se a idade maior que 70 anos, déficit cognitivo prévio ou atual e presença de doença grave (YOUNG et al., 2010). Aqueles pacientes identificados sob risco devem ser submetidos a estratégias de prevenção multidimensionais e interdisciplinares (Tab. 4). Em pacientes com fatores de risco, a reavaliação das alterações da cognição e do comportamento e a pesquisa de novos fatores de risco deve ser rotineira.

As diretrizes do NICE (National Institute of Health and Clinical Excellence) e o programa HELP (Hospital Elder Life Program) são as principais recomendações sistematizadas de rastreamento, prevenção e intervenção terapêutica interdisciplinares no *delirium*. Sua implementação demonstra efetividade na diminuição da incidência de *delirium* em 50%, redução das quedas intra-hospitalares e uma tendência a menor período de internação hospitalar e menor risco de institucionalização (HSHIEH et al., 2015). Intervenções farmacológicas para prevenção do *delirium* não são recomendadas (SIDDIQI et al., 2016).

INTERVENÇÕES E MEDIDAS GERAIS

O *delirium* é uma emergência clínica e seu manejo tem como passo fundamental a investigação e atuação nos fatores etiológicos modificáveis, o manejo de sintomas comportamentais e a prevenção de complicações pela equipe multidisciplinar (Fig. 3).

Figura 3 – Fluxograma do manejo do *delirium*

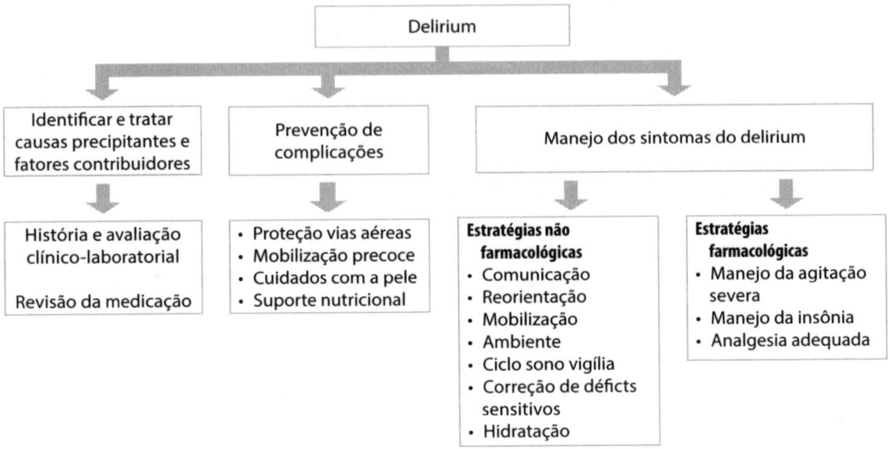

Fonte: Adaptado de OH et al., 2017.

INTERVENÇÕES NÃO FARMACOLÓGICAS

Intervenções não-farmacológicas são úteis na abordagem dos principais fatores de risco modificáveis e devem ser instituídas para todos os pacientes em risco ou com *delirium* diagnosticado (Tab. 4). Sua implementação efetiva requer um esforço combinado de familiares e de todos os profissionais de saúde envolvidos no cuidado do paciente. Podemos agrupar essas medidas nos seguintes domínios:

- Ambiental: controle de estímulos e manejo ambiental do ciclo sono-vigília; uso de objetos de reorientação, como calendários e relógios.
- Comunicação/cognição: apresentação ao paciente, descrevendo sua função, com linguagem e instruções claras e simples; reorientação frequente pela equipe e acompanhantes; incentivo ao uso de óculos e próteses auditivas.
- Paciente: mobilização e hidratação; permitir que o paciente participe das decisões e expresse sentimentos e preocupações; manejo da dor e do hábito intestinal.
- Assistência: equipe menos heterogênea possível, com habilidades de comunicação com pacientes confusos; revisão diária da prescrição e procedimentos.
- Social: estímulo à presença de acompanhante familiar, objetos pessoais ou fotografias.

Tabela 4 – Intervenções não farmacológicas preventivas e terapêuticas no delirium

Comprometimento cognitivo	Disponibilização de relógio e calendário. Identificação da equipe assistencial. Reorientação têmporo-espacial. Atividades de estimulação cognitiva. Presença de acompanhantes e familiares.
Comprometimento visual	Uso de lentes corretivas. Iluminação adequada. Material impresso com letras grandes.
Comprometimento auditivo	Uso de aparelhos de auxílio auditivo. Remoção de cerúmen. Melhoria da forma de comunicação.
Sono	Higiene do sono. Redução de sons no local. Adequação dos horários das avaliações e da administração de medicamentos para não interromper o sono.
Desidratação	Reconhecimento precoce de desidratação (clínica e laboratorialmente). Encorajar a ingestão de líquidos.
Nutrição e constipação	Uso de próteses dentárias. Assistência nas dificuldades em se alimentar. Correção do hábito intestinal.
Imobilidade	Mobilização e deambulação precoces. Atividades 3 vezes ao dia. Minimizar uso de equipamentos "imobilizadores", como contenção ou sondas.
Dor	Avaliar constantemente a dor, com atenção aos sinais não verbais da dor naqueles pacientes com dificuldades de comunicação. Supervisionar manejo apropriado da dor.
Polifarmácia	Identificar medicamentos inapropriados e fúteis. Avaliar as interações medicamentosas. Simplificação da prescrição. Reavaliação diária da prescrição.
Infecção	Rastreamento de infecções. Evitar cateterizações desnecessárias.
Hipóxia	Verificar saturação de oxigênio em pacientes de alto risco.

Fonte: Adaptado de YOUNG et al. 2010.

INTERVENÇÕES FARMACOLÓGICAS

O tratamento farmacológico é destinado às alterações comportamentais graves (por exemplo, agitação, agressividade, sintomas psicóticos) em pacientes com *delirium* hiperativo e misto, e está reservado para quando as estratégias não farmacológicas foram insuficientes para o controle comportamental, e esse comportamento põe em risco a condução do tratamento ou a segurança do paciente ou de terceiros (Tab. 5). Pacientes em unidades de terapia intensiva frequentemente necessitarão de farmacoterapia durante adaptação ou desmame de intervenções invasivas, como acesso central e VM.

Em algumas situações, o tratamento medicamentoso é iniciado concomitantemente às intervenções não farmacológicas. O uso de benzodiazepínicos deve ser precoce na síndrome de abstinência alcoólica (especialmente, no *delirium tremens*), na abstinência de benzodiazepínicos e na catatonia. Deve-se dar atenção ao uso de tiamina em altas doses na suspeita de encefalopatia de Wernicke, assim como ao uso de dissacarídeos não degradáveis (como a lactulose) na encefalopatia hepática.

Os antipsicóticos são as medicações de primeira escolha para a tranquilização do paciente, sem objetivar a sedação. O Haloperidol é o mais estudado e utilizado pela variedade de apresentações, ampla disponibilidade no meio hospitalar, baixo risco de interações, pouco efeito anticolinérgico, baixo potencial de hipotensão ortostática ou de sedação, além de bom perfil de segurança hepática e renal. Em pacientes colaborativos, a via oral de administração é preferida, não somente para o haloperidol, mas para outros medicamentos escolhidos. O Haloperidol também pode ser administrado via intramuscular ou intravenosa. Quando administrado por via intravenosa, requer monitoramento eletrocardiográfico (risco de prolongamento do intervalo QT e *torsade de pointes*) (TISDALE et al., 2001). Quando altas doses de Haloperidol são necessárias para controle do comportamento, ou mesmo necessita-se do uso por vários dias, é mais prudente a substituição por antipsicóticos de segunda geração (ASG) – como Risperidona, Olanzapina e Quetiapina – pelo menor risco de desenvolvimento sintomas extrapiramidais e suas graves complicações, como pneumonia aspirativa. Os ASGs vêm sendo cada vez mais usados, dado seu menor potencial de induzir parkinsonismo medicamentoso e um possível perfil mais favorável de efeitos colaterais. Segundo a literatura atual, tanto o Haloperidol quanto os ASGs teriam igual eficácia no controle de exacerbações comportamentais do *delirium* (INOUYE; WESTENDORP; SACZYNSKI, 2014).

Os antipsicóticos devem ser iniciados em doses baixas, sobretudo em idosos e pacientes frágeis, e mantidos nas menores doses possíveis enquanto persistirem agitação e sintomas psicóticos, apesar das medidas não farmacológicas. A dose do antipsicótico e a presença de efeitos colaterais deve ser reavaliada diariamente. Deve-se ter muita cautela com o uso de antipsicóticos na doença de Parkinson, na demência por corpos de Lewy e na catatonia (risco de catatonia maligna).

Tabela 5 – Intervenções farmacológicas nas alterações comportamentais do *delirium*

Medicações	Apresentações	Dose recomendada	Dose máxima	Precauções Comentários
Haloperidol	Oral: comprimidos de 1 ou 5mg, frasco de 2 mg/ml.	Meio a 1 mg até de hora em hora até tranquilização. Doses mais altas podem ser iniciadas em pacientes mais robustos. Depois manter menor dose eficaz	Até 3 mg em idosos	Risco de sintomas extrapiramidais, como acatisia, distonia e parkinsonismo medicamentoso.
	Intramuscular ou intravenosa: ampola de 5 mg/ml.	1 a 5 mg, podendo ser repetido a cada 30 minutos, até tranquilização.	Indeterminada	Uso EV tem maior risco de alargamento do iQTc.
Risperidona	Oral: comprimidos de 1, 2 e 3 mg.	Meio a 1 mg de hora em hora, até tranquilização.	6 mg/dia	Maior risco de parkinsonismo dentre ASG.
Olanzapina	Oral: comprimidos de 2,5, 5 e 10 mg.	2,5 a 5 mg até duas vezes ao dia.	10 mg/dia	Efeito anticolinérgico pode piorar *delirium*.
Quetiapina	Oral: comprimidos de 25, 50, 100 e 200 mg.	25 mg até de hora em hora, geralmente dose necessária de 25 a 50 mg de 12 em 12 horas.	300 mg/dia	Risco de hipotensão e sedação. Menor risco de parkinsonismo.
Lorazepam	Oral: Comprimidos de 1 e 2 mg.	Conforme sintomas na SAA.	Na SAA não há dose limite	Hipotensão, sedação, depressão respiratória.
Dexmedetomidina	Uso EV BIC.			Opção no desmame da VM.

EV = endovenoso; iQTc = intervalo Q-T corrigido; ASG = antipsicótico de segunda geração; SAA = síndrome de abstinência alcoólica; BIC = bomba de infusão contínua; VM = ventilação mecânica.

Fonte: Adaptado de INOUYE, 2006.

É proscrito o uso de anti-histamínicos (por exemplo, Prometazina) e de antipsicóticos Fenotiazídicos (exemplo, Clorpromazina), não só pela ação anticolinérgica, potencialmente precipitante ou mantenedora do *delirium*, mas também pelo risco de sedação intensa (INOUYE; WESTENDORP; SACZYNSKI, 2014). A Dexmedetomidina (medicamento utilizado em procedimentos anestésicos) pode ser uma opção adjuvante para pacientes com agitação intensa em unidade intensiva ou com dificuldade de desmame da VM (BARR et al., 2013). Benzodiazepínicos devem ser reservados e priorizados no *delirium* secundário a abstinência de álcool ou de benzodiazepínicos, ou na catatonia. A associação de Haloperidol e Lorazepam é uma opção segura em quadros de difícil controle comportamental (WU et al., 2019). A terapia de reposição de nicotina em tabagistas pesados em *delirium* é controversa (NG; GILLIES; GRIFFITH, 2017). Inibidores de acetilcolinesterase são estratégias farmacológicas no plano terapêutico pós-alta hospitalar de pacientes com demência estabelecida.

Uma causa não rara de agitação no idoso é a acatisia secundária ao uso de medicamentos antagonistas dopaminérgicos (como antipsicóticos e a Metoclopramida). Nesses casos, a retirada ou diminuição do fármaco envolvido pode ser efetiva.

MEDIDAS PÓS-ALTA

A maioria dos indivíduos com *delirium* apresenta uma recuperação completa após o tratamento da causa subjacente. Entretanto, a recuperação completa é menos provável em idosos – nos quais os déficits cognitivos e prejuízos funcionais podem persistir por meses, indeterminadamente, ou assumir um curso progressivo e inexorável. Até 45% dos pacientes idosos que desenvolveram *delirium* durante uma internação persistirão com *delirium* no momento da alta; 33% dos casos persistirão em *delirium* no mês após a alta; e cerca de 20%, seis meses após a alta. São fatores de risco para o curso persistente: idade avançada, demência prévia, múltiplas patologias, severidade do *delirium*, e uso de contenção mecânica durante a internação (COLE, M. G. et al., 2009).

A ocorrência de *delirium* está associada a maior risco de morte (HR 1.95), de institucionalização (OR 2,41) e de demência (OR 12,52) – independentemente de outros fatores como idade, déficit cognitivo prévio e doenças comórbidas – e contribui para o declínio funcional, aumento da sobrecarga do cuidador e aumento dos gastos com a assistência (WITLOX et al., 2010). Portanto, torna-se necessária uma abordagem multidisciplinar após a alta, para a identificação e o tratamento de doenças clínicas, o acompanhamento da cognição, da funcionalidade, e a identificação e tratamento de transtornos psiquiátricos comórbidos, como TNC maiores.

ENCAMINHAMENTOS E ARTICULAÇÕES COM A REDE DE ATENÇÃO

O hospital geral é o local mais adequado para tratamento do paciente que apresenta *delirium*. Esse serviço deve estar equipado adequadamente com todos os recursos necessários para melhor abordagem diagnóstica e terapêutica, de modo a prevenir complicações clínicas graves, ou mesmo o óbito (ESPÍRITO SANTO, 2018).

Todavia, muitos pacientes com *delirium* são admitidos em hospitais psiquiátricos ou desenvolvem esse quadro durante uma internação psiquiátrica. Nesses casos, deve-se considerar encaminhar o paciente a uma unidade de emergência clínica, principalmente, nas seguintes situações:

- Se a causa não estiver clara, apesar da investigação realizada.
- Se o paciente não estiver respondendo ao manejo adotado.
- Se a equipe não estiver segura o suficiente para manejar o paciente no hospital psiquiátrico.
- Se a causa não puder ser manejada no hospital psiquiátrico devido à sua gravidade ou porque o estabelecimento não possui acesso à terapêutica necessária para o caso.

REFERÊNCIAS

AH, Y. Mi et al. Effect of anticholinergic burden on treatment modification, delirium and mortality in newly diagnosed dementia patients starting a cholinesterase inhibitor: a population-based study. *Basic & clinical pharmacology & toxicology*, v. 124, n. 6, p. 741-748, 2019.

ALMEIDA, O. P. Confusão mental e demência. In: BOTEGA, N. J. *Prática psiquiátrica no hospital geral: interconsulta e emergência*. 2. ed. Porto Alegre: Artmed Editora, 2006.

AMERICAN PSYCHIATRIC ASSOCIATION - APA. *Diagnostic and statistical manual of mental disorders (DSM-5)*. American Psychiatric Pub, 2013.

AMERICAN PSYCHIATRIC ASSOCIATION - APA. *DSM-3: Manual diagnóstico e estatístico de transtornos mentais - DSM*. 3.ed. Porto Alegre: Artmed; 1987.

BARR, J. et al. Clinical practice guidelines for the management of pain, agitation, and delirium in adult patients in the intensive care unit. *Critical care medicine*, v. 41, n. 1, p. 263-306, 2013.

BRUCKI, S. et al. Sugestões para o uso do mini-exame do estado mental no Brasil. *Arquivos de Neuro-psiquiatria*, v. 61, n. 3B, p. 777-781, 2003.

BUTLER, C.; ZEMAN, A. Z. J. Neurological syndromes which can be mistaken for psychiatric conditions. *Journal of Neurology, Neurosurgery & Psychiatry*, v. 76, n. suppl 1, p. i31-i38, 2005.

COLE, M. G. et al. Persistent delirium in older hospital patients: a systematic review of frequency and prognosis. *Age and ageing*, v. 38, n. 1, p. 19-26, 2009.

ESPÍRITO SANTO - Secretaria de Estado da Saúde do Espírito Santo. Estado Confusional Agudo (Delirium). In: Secretaria de Estado da Saúde do Espírito Santo. *Diretrizes Clínicas em Saúde mental*. Vitória: Secretaria de Estado da Saúde do Espírito Santo; 2018.

FABBRI, R. M. A. et al. Validity and reliability of the Portuguese version of the Confusion Assessment Method (CAM) for the detection of delirium in the elderly. *Arquivos de neuropsiquiatria*, v. 59, n. 2A, p. 175-179, 2001.

FARIA, R. da S. B.; MORENO, R. P. Delirium in intensive care: an under-diagnosed reality. *Revista Brasileira de terapia intensiva*, v. 25, n. 2, p. 137, 2013.

FORD, A. H. Preventing delirium in dementia: Managing risk factors. *Maturitas*, v. 92, p. 35-40, 2016.

FRANCIS, J.; YOUNG, G. B. Diagnosis of delirium and confusional states. *UpToDate: Waltham, MA*, 2012. Disponível em: http://www.uptodate.com/contents/diagnosis-of-delirium-and-confusional-states. Acesso em 20/05/2019.

GORZONI, M. L.; FABBRI, R. M. A. Aplicabilidade da Escala de Risco Anticolinérgico em idosos hospitalizados. *Revista Brasileira de Geriatria e Gerontologia*, v. 20, n. 1, p. 123-128, 2017.

GROSS, A. L. et al. Delirium and long-term cognitive trajectory among persons with dementia. *Archives of internal medicine*, v. 172, n. 17, p. 1324-1331, 2012.

HSHIEH, T. T. et al. Effectiveness of multicomponent nonpharmacological delirium interventions: a meta-analysis. *JAMA internal medicine*, v. 175, n. 4, p. 512-520, 2015.

INOUYE, S. K. Delirium in older persons. *New England journal of medicine*, v. 354, n. 11, p. 1157-1165, 2006.

INOUYE, S. K. et al. Clarifying confusion: the confusion assessment method: a new method for detection of delirium. *Annals of internal medicine*, v. 113, n. 12, p. 941-948, 1990.

INOUYE, S. K. *The Short Confusion Assessment Method (Short CAM):* Training Manual and Coding Guide. Boston: Hospital Elder Life Program, 2014.

INOUYE, S. K.; WESTENDORP, R. G. J.; SACZYNSKI, J. S. Delirium in elderly people. *The Lancet*, v. 383, n. 9920, p. 911-922, 2014.

KING, R.; RABINO, S. *ACB Calculator*. Reino Unido. Disponível em: http://www.acbcalc.com/. Acesso em 20/05/2019.

MAGNY, E. et al. Predisposing and precipitating factors for delirium in community-dwelling older adults admitted to hospital with this condition: A prospective case series. *PLoS One*, v. 13, n. 2, p. e0193034, 2018.

MAHMUD, S. J. et al. Avaliação e manejo domiciliar do delirium. Universidade Federal do Maranhão. UNA-SUS/UFMA.Disponível em *<https://ares. unasus. gov. br/acervo/handle/ARES/1161>*, 2014. Acesso em 20/05/2019.

MEMÓRIA, C. M. et al. Brief screening for mild cognitive impairment: validation of the Brazilian version of the Montreal cognitive assessment. *International Journal of Geriatric Psychiatry*, v. 28, n. 1, p. 34-40, 2013.

MOORE, A. R.; O'KEEFFE, S. T. Drug-induced cognitive impairment in the elderly. *Drugs & aging*, v. 15, n. 1, p. 15-28, 1999.

NG, K. T.; GILLIES, M.; GRIFFITH, D. M. Effect of nicotine replacement therapy on mortality, delirium, and duration of therapy in critically ill smokers: a systematic review and meta-analysis. *Anaesthesia and intensive care*, v. 45, n. 5, p. 556-561, 2017.

OH, E. S. et al. Delirium in older persons: advances in diagnosis and treatment. *Jama*, v. 318, n. 12, p. 1161-1174, 2017.

PASINA, L. et al. Relation between delirium and anticholinergic drug burden in a cohort of hospitalized older patients: an observational study. *Drugs & aging*, v. 36, n. 1, p. 85-91, 2019.

PUUSTINEN, J. et al. The use of MoCA and other cognitive tests in evaluation of cognitive impairment in elderly patients undergoing arthroplasty. *Geriatric orthopaedic surgery & rehabilitation*, v. 7, n. 4, p. 183-187, 2016.

SIDDIQI, N. et al. Interventions for preventing delirium in hospitalised non-ICU patients. *Cochrane Database of Systematic Reviews*, n. 3, 2016.

SUNDERLAND, T. et al. Clock drawing in Alzheimer's disease: a novel measure of dementia severity. *Journal of the American Geriatrics society*, v. 37, n. 8, p. 725-729, 1989.

TEASDALE, G. et al. The Glasgow Coma Scale at 40 years: standing the test of time. *The Lancet Neurology*, v. 13, n. 8, p. 844-854, 2014.

THE HOSPITAL ELDER LIFE PROGRAM Hospital Elder Life Program (HELP) for Prevention of Delirium Página inicial. Boston: The Hospital Elder Life Program. Disponível em: <https://www.hospitalelderlifeprogram.org/>. Acesso em 20/05/2019.

TISDALE, J. E. et al. The effect of intravenous haloperidol on QT interval dispersion in critically ill patients: comparison with QT interval prolongation for assessment of risk of torsades de pointes. *The Journal of Clinical Pharmacology*, v. 41, n. 12, p. 1310-1318, 2001.

VAN VELTHUIJSEN, E. L. et al. Effects of a medication review on delirium in older hospitalised patients: a comparative retrospective cohort study. *Drugs & aging*, v. 35, n. 2, p. 153-161, 2018.

WEI, L. A. et al. The Confusion Assessment Method: a systematic review of current usage. *Journal of the American Geriatrics Society*, v. 56, n. 5, p. 823-830, 2008.

WITLOX, J. et al. Delirium in elderly patients and the risk of postdischarge mortality, institutionalization, and dementia: a meta-analysis. *Jama*, v. 304, n. 4, p. 443-451, 2010.

WU, Y-C. et al. Association of delirium response and safety of pharmacological interventions for the management and prevention of delirium: a network meta-analysis. *JAMA psychiatry*, v. 76, n. 5, p. 526-535, 2019.

YANG, F. M. et al. Phenomenological subtypes of delirium in older persons: patterns, prevalence, and prognosis. *Psychosomatics*, v. 50, n. 3, p. 248-254, 2009.

YOUNG, J. et al. Diagnosis, prevention, and management of delirium: summary of NICE guidance. *Bmj*, v. 341, 2010.

14. ESTADOS CATATÔNICOS E SEU MANEJO NA URGÊNCIA

ANA LETÍCIA SANTOS NUNES

Karl Kahlbaum (1873, 1874/2006) usou o termo catatonia para descrever o que ele chamou de *loucura da tensão*. Esse termo designa uma síndrome caracterizada por alterações motoras, a qual representaria a fase de uma doença progressiva, que ainda incluiria estágios de mania, depressão e psicose, com típico desfecho demencial. Ele considerava a catatonia uma entidade nosológica distinta. Entretanto, em 1899, Emil Kraepelin (1913/2006) a incluiu no conceito de demência precoce; e, similarmente, Eugen Bleuler, em 1916, a manteve como um subtipo de esquizofrenia. Em 1934, Stauder descreveu a catatonia maligna (ou letal), um quadro que acometia jovens, os quais apresentavam mutismo, rigidez, estupor ou excitação, febre e disfunção autonômica.

Durante a maior parte do século XX, a catatonia foi considerada um subtipo da esquizofrenia, o que se refletiu nas modernas classificações nosológicas. Essa visão permaneceu até a nona edição da Classificação Internacional de Doenças (CID-9), da Organização Mundial da Saúde (WHO, 1975), e o Manual Diagnóstico e Estatístico de Transtornos Mentais em sua terceira edição revisada (DSM-III-R), da Associação Psiquiátrica Americana (APA, 1980).

Contudo, já na década de 1970, diversos autores americanos identificaram a catatonia em pacientes com mania ou depressão, intoxicações, condições médicas gerais e doenças neurológicas (FINK; SHORTER; TAYLOR, 2010), o que influenciou as versões atuais das classificações nosológicas. Embora, na décima edição da Classificação Internacional de Doenças (CID-10) da OMS (WHO, 1992) e no Manual Diagnóstico e Estatístico de Transtornos Mentais em sua quarta edição revisada (DSM-IV-TR) (APA, 1994) a catatonia continue a ser incluída como uma forma de esquizofrenia, na classificação da OMS já são encontradas as categorias diagnósticas transtorno catatônico orgânico e estupor dissociativo.

A catatonia veio sendo cada vez mais relacionada a outras categorias diagnósticas, tais como condições orgânicas e diversos transtornos mentais (ABRAMS; TAYLOR, 1976; RIES, 1985; BARNES et al., 1986).

A quinta edição do Manual Diagnóstico e Estatístico de Transtornos Mentais (APA, 2013) não considera a catatonia uma categoria nosológica independente, mas reconhece:

a. catatonia associada a outros transtornos mentais (por exemplo, transtornos do neurodesenvolvimento, transtornos psicóticos, transtorno bipolar);

b. transtorno catatônico relacionado a outra condição médica;

c. catatonia inespecífica.

Assim como sua classificação, o diagnóstico e o tratamento da catatonia se impõem como desafios para clínicos e psiquiatras no cenário hospitalar. Por ser uma condição de elevada morbidade e mortalidade, quando não abordada pronta e adequadamente, e, ao contrário disso, encontrar altas taxas de remissão quando tratada, a catatonia exige rápido reconhecimento e abordagem eficaz

EPIDEMIOLOGIA

A incidência aproximada é de 10%, com estimativas podendo variar ente 5% e 20% em estudos prospectivos em unidades psiquiátricas (FINK; TAYLOR, 2003; SEETHALAKSHMI et al., 2008).

Embora exista a crença de que tenha se tornado menos frequente com o advento dos antipsicóticos, considera-se que a catatonia seja, na verdade, subdiagnosticada, sendo dificilmente reconhecida por examinadores não treinados (ROSEBUSH et al., 1990; FINK; TAYLOR, 2003; CHALASANI; HEALY; MORRISS, 2005; VAN DER HEIJDEN, 2005). Um estudo holandês com 139 pacientes internados, agudamente psicóticos, evidenciou que a equipe assistente reconhecia a catatonia nove vezes menos que os pesquisadores (VAN DER HEIJDEN, 2005).

Não há relação clara entre a catatonia e nenhum fator de risco sociodemográfico e tende a ser mais frequente em indivíduos que já apresentaram um episódio prévio. A catatonia tem como causas subjacentes mais comumente relacionadas a depressão maior unipolar e o transtorno bipolar do humor (FINK; TAYLOR, 2003), podendo ainda ter como causa de base outros transtornos psiquiátricos, bem como causas neurológicas e condições clínicas diversas. Uma revisão retrospectiva com 95 pacientes identificou catatonia ligada a condição médica geral, transtornos psicóticos, ou transtorno do humor em 21%, 23% e 56% dos pacientes respectivamente (SMITH et al., 2012).

Por se tratar de um quadro grave e potencialmente letal, é comum que o primeiro contato com o paciente catatônico se dê no cenário do atendimento de urgência e que o quadro requeira internação. O diagnóstico e o tratamento precoces são de grande importância.

MANIFESTAÇÕES CLÍNICAS

A catatonia usualmente se apresenta agudamente, mas pode assumir curso crônico e é caracterizada por um conjunto de sinais motores, comportamentais, afetivos e autonômicos (JAIMES-ALBORNOZ; SERRA-MESTRES, 2012). Cerca de 40 sinais de catatonia já foram descritos, os quais podem ser agrupados em 03 subtipos:

- Catatonia retardada: mutismo, inibição do movimento, posturas, negativismo, perplexidade. Pode haver recusa hídrica e alimentar e incontinência urinária e fecal.
- Catatonia excitada: atividade motora excessiva e despropositada, inquietação, estereotipias, impulsividade e combatividade. *Delirium* pode ocorrer. Pode haver risco de lesões a si e a terceiros nos momentos de agitação.
- Catatonia maligna: quadro potencialmente letal com febre, manifesta-se com instabilidade autonômica (pressão arterial instável ou elevada, taquicardia, taquipneia, diaforese), *delirium* e rigidez. Fulminante, rapidamente progressiva. Achados laboratoriais frequentemente encontrados nesse subtipo são leucocitose, aumento de creatinofosfoquinase (CPK) e redução de ferro sérico. Vários sinais sobrepõem o quadro de Síndrome Neuroléptica Maligna.

AVALIAÇÃO CLÍNICA

Não existe consenso sobre qual é o número de sinais clínicos necessários para diagnosticar a catatonia. A maioria dos autores concorda que a presença de dois ou mais sinais durante uma hora ou mais, ou que eles possam ser reproduzidos em duas ou mais ocasiões, seria o suficiente para concluir o diagnóstico (FINK; TAYLOR, 2003; CAROFF et al., 2004). Os sinais catatônicos podem ser observados ou provocados.

O DSM-5 estabelece que o diagnóstico de catatonia possa ser feito se estão presentes três ou mais dentre os doze sinais listados no momento da avaliação (APA, 2013):

> (1) mutismo, (2) estupor, (3) catalepsia, (4) flexibilidade cérea, (5) agitação, (6) negativismo, (7) posturas anormais, (8) maneirismos, (9) estereotipias, (10) "caretas faciais", (11) ecolalia, ou (12) ecopraxia.

HISTÓRIA CLÍNICA

A história clínica deverá conter o máximo de informações possíveis sobre o episódio atual e possíveis episódios prévios. É importante questionar sobre início, tipo de instalação do quadro (se agudo ou crônico), manifestações clínicas, medicações de uso contínuo ou eventual, uso de substâncias psicoativas, comorbidades, tratamentos em curso, tratamentos prévios, histórico familiar.

Devido ao próprio quadro clínico, muitas vezes, o paciente catatônico não está apto a fornecer informações e será necessário convocar familiares, cuidadores, profissionais que o trataram anteriormente ou pessoas do convívio próximo para informar.

Após o paciente se recuperar e readquirir a condição de fornecer as informações, deverão ser colhidos novamente os dados e ser revisada a história.

A coleta de uma história clínica completa é de suma importância, sobretudo para a construção do raciocínio clínico quanto às causas subjacentes e quanto ao diagnóstico diferencial.

EXAME FÍSICO

Deverá ser realizado exame físico completo com coleta de dados vitais e exame neurológico.

Atentar, desde o primeiro momento, para os sinais de instabilidade autonômica e para as evidências de complicações do quadro (aspiração, tromboembolismo, contraturas, úlceras de decúbito, desidratação, desnutrição, constipação, fecaloma, retenção urinária, infecção).

EXAME PSIQUIÁTRICO

Ao se examinar o paciente catatônico, alguns sinais precisam ser provocados, como, por exemplo, a flexibilidade cerácea e a obediência automática. Além disso, o diagnóstico pode exigir a observação do paciente por tempo prolongado ou por mais de um momento. Com o objetivo de padronizar a avaliação dos pacientes catatoniformes, foram desenvolvidos alguns instrumentos psicométricos. Dentre eles, o mais largamente utilizado, por ser de fácil e rápida aplicação e por sua validade e confiabilidade, é a Escala de Bush & Francis de Avaliação da Catatonia, uma escala de 23 itens cujos 14 iniciais são utilizados para triagem. Nessa escala, a presença de dois ou mais sinais é sugestiva de catatonia. Tal instrumento dispõe de uma versão traduzida e validada para o português do Brasil (NUNES et al., 2017) – ANEXO 1.

AVALIAÇÃO COMPLEMENTAR

Deverão ser solicitados exames laboratoriais, de imagem, eletroencefalograma e demais testes guiados pelos sintomas, história e achados do exame físico.

No que tange à revisão laboratorial inicial, é importante solicitar hemograma completo e uma ampla triagem bioquímica, incluindo marcadores inflamatórios como proteína C reativa, glicemia, ureia, eletrólitos, função hepática, proteínas, cálcio, função tireoidiana, creatinofosfoquinase (CPK), elementos e sedimentos anormais da urina (EAS), urocultura, e quaisquer outros exames que se mostrem necessários de acordo com os achados da história ou do exame físico (JAIMES-ALBORNOZ; SERRA-MESTRES, 2012).

Exames de neuroimagem como tomografia e ressonância magnética são especialmente úteis quando uma causa neurológica é suspeitada. Eletroencefalograma é fundamental na investigação de pacientes irresponsivos, pois ajuda a evidenciar a atividade convulsiva e auxilia em diagnósticos diferenciais, como o de estado epiléptico não convulsivo (JAIMES-ALBORNOZ; SERRA-MESTRES, 2012). Não existem alterações laboratoriais específicas da catatonia, mas, no caso do subtipo maligna, aumento de CPK, redução de ferro sérico e leucocitose costumam estar presentes, o que não ocorre na catatonia simples (CAROFF et al., 2004).

Um estudo retrospectivo evidenciou que, quando a suspeita inicial é de que a causa subjacente é uma condição clínica, tende a existir uma investigação diagnóstica mais vasta, com solicitação de maior número de exames do que quando uma causa psiquiátrica é atribuída inicialmente (LLESUY et al. 2017).

Tem sido proposto que, diante de pacientes catatônicos, uma extensa investigação para exclusão de causas clínicas seja instituída antes de atribuir causa psiquiátrica, mesmo que haja um histórico de adoecimento psíquico (JAIMES-ALBORNOZ; SERRA-MESTRES, 2012; TAKÁCS et al. 2017).

Como não existe uma padronização na semiologia da catatonia para distinção de causas clínicas das causas psiquiátricas, é prudente considerar etiologia clínica em todos os pacientes que apresentam quadro catatônico agudo independentemente de diagnóstico psiquiátrico prévio (FINK; SHORTER; TAYLOR, 2010).

DIAGNÓSTICOS DIFERENCIAIS

No contexto da urgência, tanto no hospital geral quanto no hospital psiquiátrico, há inúmeras condições que cursam com estupor e anormalidades do movimento. A Catatonia deve ser considerada como diagnóstico diferencial nesses quadros (JAIMES-ALBORNOZ; SERRA-MESTRES, 2012).

Quadro 1 – Diagnósticos diferenciais importantes em catatonia

Síndrome neuroléptica maligna.
Síndrome serotoninérgica.
Acidente vascular encefálico
Síndrome Locked-in.
Doença de Parkinson.
Demência.
Delirium.
Mutismo eletivo.
Estado epiléptico não convulsivo.
Mutismo acinético.
Hipertermia maligna.
Transtorno factício.

Fonte: Quadro elaborado pela autora

Merece uma atenção especial por ser, muitas vezes, desafiador, o diagnóstico diferencial entre catatonia e *delirium*. Ambas as condições cursam com alterações da psicomotricidade. A classificação do *delirium* destaca os aspectos motores, dividindo em hipoativo, hiperativo e misto. A catatonia também conta com subdivisões semelhantes: excitada e retardada. O *delirium* figura entre os diagnósticos diferenciais da catatonia, mas o inverso raramente ocorre (OLDHAM; LEE, 2015). As causas de ambas as condições podem se sobrepor, porém, há diferenças nos respectivos manejos farmacológicos. O Lorazepam, tratamento de escolha na catatonia, é raramente o tratamento de escolha no *delirium*, exceto quando causado por abstinência de benzodiazepínicos. Os antipsicóticos, largamente utilizados como tratamento sintomático no *delirium*, são contraindicados no manejo da catatonia. Dessa forma, a habilidade clínica em perceber sintomas catatônicos nos quadros de *delirium* ou diferenciar tais condições auxiliará na escolha do tratamento.

MANEJO DA SITUAÇÃO CLÍNICA

A catatonia é uma condição grave, porém tratável, com elevados índices de resposta terapêutica, atingindo completa resolução clínica em 60-80% dos casos agudos ((UNGVARI et al., 1994; BUSH et al., 1996). quando prontamente identificada e adequadamente tratada. A abordagem terapêutica deve seguir três vertentes. Em primeiro lugar, o tratamento sintomático do próprio quadro catatônico. Em segundo lugar, o tratamento da causa subjacente. E, em terceiro, instituir medidas suportivas para prevenir complicações (SERRA-MESTRES; JAIMES-ALBORNOZ, 2018).

INTERVENÇÕES E MEDIDAS GERAIS

A presença de catatonia indica que o paciente está gravemente doente, seja por uma causa psiquiátrica ou clínica. Geralmente, o paciente encontra-se hospitalizado para tratar a síndrome catatônica e a condição subjacente, bem como para prevenir complicações como tromboembolismos, infecções, pneumonia aspirativa, constipação, retenção urinária (ZISSELMAN; JAFFE, 2010).

CONDIÇÕES QUE DEVEM SER PREVENIDAS E MANEJADAS (ZISSELMAN; JAFFE, 2010; COFFEY ET AL., 2016):

- Desidratação e desnutrição: recusa hídrica e alimentar são comuns, devendo-se monitorar ingestas e perdas para avaliar administração de fluidos e dieta enteral ou parenteral oportunamente.
- Trombose venosa e pulmonar: há risco maior no subtipo retardado. Prevenção e tratamento incluem administração de medicação anticoagulante, compressão intermitente, meias compressivas.
- Contraturas: estudos com pacientes acometidos por dano neurológico sugerem que alongamentos e exercícios de amplitude passiva do movimento podem prevenir e tratar contraturas, porém, com resultados inconsistentes.
- Úlceras de pressão: limpeza adequada da pele, adequado posicionamento, mudanças regulares e padronizadas de decúbito, técnica correta de mobilização do paciente e utilização de dispositivos como colchões, almofadas e travesseiros apropriados para reduzir a pressão nas protuberâncias ósseas e evitar o contato de uma protuberância com a outra (como os joelhos).
- Excitação e impulsividade: excitação e impulsividade catatônicas são mais seguramente tratadas com benzodiazepínicos, entretanto, contenções físicas podem ser necessárias. Medicamentos neurolépticos devem ser evitados.

CAUSA DE BASE

A abordagem da catatonia inclui o tratamento da causa subjacente assim que identificada, o que é fundamental para a melhora do quadro como um todo. A catatonia é mais frequentemente correlacionada ao transtorno bipolar com sintomas psicóticos e à depressão psicótica (ABRAMS; TAYLOR, 1976; ROSEBUSH; MAZUREK, 2010), mas também relacionada com outros transtornos psicóticos e do espectro autista (APA, 2013). Muitas condições clínicas podem evoluir com sintomas catatônicos, incluindo infecções, doenças metabólicas e quadros neurológicos.

Quadro 2 – Etiologias da catatonia

Neurológicas	• Infarto bilateral de lobo parietal, infarto temporal, lesões talâmicas, lesões bilaterais de globo pálido. • Aneurismas. • Hematoma subdural. • Hidrocefalia. • Contusões e neoplasias em lobo frontal. • Encefalites. • Estados pós-encefalites. • Neurossífilis e outras afecções do Sistema Nervoso Central. • Doença de Parkinson. • Demências. • Doença do neurônio motor, Doença de Wilson, Doença de Huntington, Esclerose múltipla. • Epilepsia. • Trauma encefálico agudo e suas sequelas. • Encefalopatia de Wernicke, encefalopatia hepática. • Mielinólise pontina central. • Narcolepsia, Doença de Tay-Sachs, Esclerose tuberosa.
Metabólicas e endócrinas, hematológicas e imunológicas	• Cetoacidose diabética, hipercalcemia, insuficiência renal, insuficiência hepática. • Porfiria aguda intermitente, homocistinúria, glomerulonefrite membranosa, hiponatremia e hipernatremia. • Doença lisossoma, hipotireoidismo, hipertireoidismo, hiperparatireoidismo, hipoglicemia, Síndrome de Sheehan. • Doença de Addison, Doença de Cushing, Síndroma de secreção inapropriada do hormônio antidiurético. • Deficiência de vitamina B12, deficiência de ácido nicotínico, pelagra. • Lúpus eritematoso sistêmico, síndrome antifosfolípide, transplantes renal e hepático, carcinoma Langerhans.
Farmacológicas, tóxicas e outras	• Antipsicóticos típicos e atípicos (uso e retirada), incluindo Clozapina; Levodopa, Amantadina, drogas serotoninérgicas, inibidores seletivos de recaptação da serotonina (ISRS), Trazodona, Venlafaxina, Lítio. • Cefalosporinas, Ciprofloxacina, Levofloxacina, Azitromicina, Levetiracetam, Valproato De Sódio, Gabapentina. • Dissulfiram, Paracetamol, Aspirina, Tramadol, Hidroxizina, antirretrovirais, hormônios adrenocorticotrópicos, esteroides. • Ciclosporinas, Clorfenamina, Metilfenidato, Morfina, Metadona, Meperidina, Alopurinol. • Benzodiazepínicos, cocaína, canabis, ácido lisérgico, mescalina, Quetamina, Fenilciclidina, anfetaminas, organofosfatos, etileno, monóxido de carbono, queimaduras severas.
Psiquiátricas e neurodesenvolvimentais	• Mania e depressão (transtorno bipolar), depressão unipolar, depressão de instalação tardia, esquizofrenia e psicoses crônicas • Transtornos ansiosos, transtornos dissociativos, síndroma de Ganser, transtornos de ajustamento, reações agudas ao estresse, transtorno obsessivo-compulsivo, síndrome de Prader-Willi, transtorno do espectro autista.

Fonte: Adaptado de JAIMES-ALBORNOZ e SERRA-MESTRES (2012)

INTERVENÇÕES FARMACOLÓGICAS

As opções terapêuticas estabelecidas como primeira linha no tratamento da catatonia são os benzodiazepínicos e a eletroconvulsoterapia (ECT), dependendo do subtipo da catatonia, urgência clínica e disponibilidade do tratamento para sua indicação de cada opção (FINK; TAYLOR, 2009).

Para os pacientes com catatonia maligna e para aqueles cujo quadro configura elevada gravidade e risco de morte, é recomendado iniciar benzodiazepínicos e imediata preparação para administração de ECT. Se houver melhora significativa nas primeiras 24-48 horas, esse tratamento pode ser continuado no lugar de ECT.

Para pacientes com catatonia não maligna, seja retardada ou excitada, é recomendável iniciar a terapêutica com benzodiazepínicos. Caso não haja resposta ao benzodiazepínico em aproximadamente uma semana, indica-se ECT (BUSH et al., 1996; FINK; TAYLOR, 2009; FRANCIS, 2010).

CATATONIA MALIGNA

ECT é o tratamento mais indicado para os pacientes diagnosticados com catatonia maligna.

A administração de benzodiazepínicos deve ser iniciada concomitantemente com a obtenção do consentimento informado e procedimentos de risco cirúrgico. Se não houver resposta ao benzodiazepínico nas primeiras 24-48 horas, deverá iniciar ECT e suspender benzodiazepínico. Revisões de caso apontam que a mortalidade aumenta se ECT não se inicia em até cinco dias da instalação dos sintomas (FINK; TAYLOR, 2003; FREUDENREICH et al., 2011).

Em caso de não resposta inicial à ECT, é recomendável continuar até alcançar uma completa remissão do quadro. Porém, se isso não ocorrer, ou em caso de remissão parcial, recomenda-se retomar o uso do benzodiazepínico inicialmente administrado e continuar ECT. Caso não se observe melhora adicional, deverá ser avaliada a qualidade da ECT e rever se o diagnóstico é realmente catatonia maligna. Uma vez confirmado que ECT está sendo administrada apropriadamente e o diagnóstico é catatonia maligna, a recomendação é reforçar o tratamento da causa de base (COFFEY et al., 2016).

CATATONIA NÃO MALIGNA

O tratamento inicial recomendado para os quadros de catatonia não maligna, independentemente do subtipo (retardada ou excitada), é o uso de benzodiazepínicos.

A literatura disponível sugere que os benzodiazepínicos, em especial o Lorazepam são muito efetivos em melhorar quadros catatônicos agudos em 60-80% dos casos (BUSH et al., 1996) e são seguros para a maior parte dos pacientes (FINK; TAYLOR, 2001; DENYSENKO et al., 2018), provavelmente, devido à sua afinidade e efeito sobre os receptores que respondem ao neurotransmissor ácido gama aminobutírico do tipo A (GABA-A) (ROSEBUSH; MAZUREK, 2010). O tratamento deve ser mantido até que a causa de base esteja sob controle e se atinja a remissão dos sinais catatônicos. Baseado em experiência clínica, catatonia retardada e excitada respondem ao tratamento com benzodiazepínicos em aproximadamente uma semana. Para aqueles que não apresentam essa resposta em uma semana, ECT é o tratamento indicado (BUSH et al., 1996; FINK; TAYLOR, 2003; FREUDENREICH et al., 2011).

O Lorazepam, benzodiazepínico mais estudado no tratamento da catatonia, tem como indicação a dose inicial de 1 a 2 mg três vezes ao dia; devendo ser aumentado 3 mg por dia a cada um a dois dias, a depender da resposta clínica, tolerabilidade e urgência global do quadro. Doses entre 6 e 21 mg costumam ser efetivas, porém, até 30 mg pode ser necessário (FINK; TAYLOR, 2009).

Maior cautela na abordagem e manejo é necessária quando se tratar de pacientes com risco de comprometimento cardiorrespiratório ou sedação excessiva, como é o caso de portadores de doença cardiovascular ou respiratória, idosos, obesos, com depleção de volume, em uso de analgésicos opioides. Nesses casos, a dose inicial indicada é a metade da dose usual, ou seja, 0,5 mg três vezes ao dia, além de monitorização próxima.

O tempo necessário para a remissão do quadro catatônico com o uso de benzodiazepínicos costuma ser de 4 a 10 dias (FINK; TAYLOR, 2003). O benzodiazepínico é usualmente mantido na dose efetiva por três a seis meses para manter a remissão do quadro e, então, deverá ser paulatinamente reduzido e descontinuado, embora, em alguns casos, um tempo maior de uso possa ser necessário (MANJUNATHA; SADDICHHA; KHESS, 2007).

Quando não há resposta ao uso de benzodiazepínicos em cerca de uma semana, ECT é o tratamento de escolha. Também para aqueles pacientes cuja causa de base é o transtorno bipolar ou transtorno depressivo, ou para aqueles pacientes cujo quadro, por sua gravidade, demanda rápida resposta ao tratamento, ECT se mostra a opção terapêutica mais efetiva (GIRISH; GILL, 2003). A taxa estimada de resposta terapêutica de pacientes catatônicos tratados com ECT é de 60%, incluindo aqueles que foram irresponsivos aos benzodiazepínicos (BUSH et al., 1996). Não existem preditores bem estabelecidos de resposta a ECT em catatonia, entretanto, pacientes agudamente catatônicos e com transtorno bipolar ou transtorno depressivo de base aparentam responder mais favoravelmente do que pacientes esquizofrênicos (UNGVARI; CAROFF; GEREVICH, 2010).

Para pacientes acometidos de catatonia excitada ou retardada que não respondem aos benzodiazepínicos inicialmente e nem a ECT posteriormente, recomenda-se continuar ECT e reiniciar o benzodiazepínico usado no início da abordagem. Se não houver melhora, deverá ser avaliada a qualidade da ECT e reavaliado o diagnóstico de catatonia excitada ou retardada. O passo seguinte seria reforçar o tratamento da causa subjacente do quadro (COFFEY et al., 2016).

Caso não haja resposta ao uso de benzodiazepínicos e nem a ECT, existem algumas drogas cuja evidência é limitada, mas que são apontadas como sendo potencialmente benéficas no tratamento da catatonia: Zolpidem, Amantadina, Memantina, Bromocriptina, Valproato de Sódio, Carbamazepina e Topiramato (DENYSENKO et al., 2018).

MEDIDAS PÓS-ALTA

Após resolução do quadro catatônico, quando o quadro de base for um transtorno psicótico, medicamentos neurolépticos podem ser reintroduzidos cautelosamente (ROSEBUSH. et al., 1990). O benzodiazepínico que tratou o quadro deverá ser mantido por três a seis meses e depois deverá ser suspenso gradualmente (ROSEBUSH; MAZUREK, 2010).

ENCAMINHAMENTOS E ARTICULAÇÕES COM A REDE DE ATENÇÃO

A catatonia costuma ser uma expressão de gravidade independentemente do quadro de base (WHO, 1992; APA, 1994). É um estado que geralmente demanda internação, observação próxima e atenção por parte de uma equipe multiprofissional. É uma condição que, se não diagnosticada e tratada prontamente, pode evoluir com complicações e elevado risco de morbidade e mortalidade. Os tratamentos mais amplamente indicados demonstram altas taxas de eficácia na remissão dos sinais.

Os pacientes catatônicos costumam ser tratados em leitos de hospitais psiquiátricos ou leitos psiquiátricos em hospitais gerais. Entretanto, gravidade do quadro por si só, as complicações decorrentes ou o tratamento da causa subjacente identificada, podem ocasionar a necessidade de transferência para um leito clínico em hospital geral ou até mesmo para a unidade de terapia intensiva em quadros de catatonia maligna.

Embora não se tenha estudos suficientes sobre resultados a longo prazo, há indícios de que a catatonia tenha um prognóstico favorável, sobretudo nos subtipos retardada e excitada e quando a causa de base é um transtorno bipolar, transtorno depressivo maior ou desordem tóxico metabólica (FREUDENREICH et al., 2011). Após a remissão dos sinais catatônicos e controle da causa subjacente, é recomendada a manutenção e manejo cuidadoso do tratamento farmacológico por longo período com a finalidade de evitar recorrência de episódios (MANJUNATHA; SADDICHHA; KHESS, 2007), sendo fundamental o encaminhamento e continuidade do tratamento em nível ambulatorial.

REFERÊNCIAS

ABRAMS, R.; TAYLOR, M. A. Catatonia: a prospective clinical study. *Archives of General Psychiatry*, v. 33, n. 5, p. 579-581, 1976.

AMERICAN PSYCHIATRIC ASSOCIATION - APA. *Diagnostic and Statistical Manual of Mental Disorders*. 3. ed. Washington: American Psychiatric Association, 1980.

AMERICAN PSYCHIATRIC ASSOCIATION - APA. *Diagnostic and Statistical Manual of Mental Disorders*. 4. ed. Washington: American Psychiatric Association Press, 1994.

AMERICAN PSYCHIATRIC ASSOCIATION - APA. *Diagnostic and statistical manual of mental disorders* 5. ed. Washington, DC: Author, 2013.

BARNES, M. P. et al. The syndrome of Karl Ludwig Kahlbaum. *Journal of Neurology, Neurosurgery & Psychiatry*, v. 49, n. 9, p. 991-996, 1986.

BLAULER, E. *Lehrbuch der Psychiatrie*. Berlin: Springer, 1916.

BUSH, G. et al. Catatonia. II. Treatment with lorazepam and electroconvulsive therapy. *Acta Psychiatrica Scandinavica*, v. 93, n. 2, p. 137-143, 1996.

CAROFF, S. N. et al. (Ed.). *Catatonia: From psychopathology to neurobiology*. Washington, DC: American Psychiatric Publishing; 2004

CHALASANI, P.; HEALY, D.; MORRISS, R. Presentation and frequency of catatonia in new admissions to two acute psychiatric admission units in India and Wales. *Psychological medicine*, v. 35, n. 11, p. 1667, 2005.

COFFEY, M. J. et al. Catatonia: treatment and prognosis. *Uptodate*, v. 11, p. 1-11, 2016. Disponível em < https://www.uptodate.com/contents/catatonia-treatment-and-prognosis?search=Catatonia:%20Treatment%20and%20prognosis&source=search_result&selectedTitle=1~55&usage_type=default&display_rank=1>. Acesso em: 30/04/2019.

DENYSENKO, L. et al. Catatonia in the medically ill: Etiology, diagnosis, and treatment. The Academy of Consultation-Liaison Psychiatry Evidence-Based Medicine Subcommittee Monograph. *Annals of clinical psychiatry: official journal of the American Academy of Clinical Psychiatrists*, v. 30, n. 2, p. 140-155, 2018.

FINK, M.; TAYLOR, M. A. The many varieties of catatonia. *European archives of psychiatry and clinical neuroscience*, v. 251, n. 1, p. I8-I13, 2001.

——— *Catatonia: a clinician's guide to diagnosis and treatment*. Cambridge University Press, 2003.

——— The catatonia syndrome: forgotten but not gone. *Archives of General Psychiatry*, v. 66, n. 11, p. 1173-1177, 2009.

FINK, M.; SHORTER, E.; TAYLOR, M. A. Catatonia is not schizophrenia: Kraepelin's error and the need to recognize catatonia as an independent syndrome in medical nomenclature. *Schizophrenia bulletin*, v. 36, n. 2, p. 314-320, 2010.

FRANCIS, A. Catatonia: diagnosis, classification, and treatment. *Current psychiatry reports*, v. 12, n. 3, p. 180-185, 2010.

FREUDENREICH, O. et al. Psychosis, mania, and catatonia. *Textbook of Psychosomatic Medicine: Psychiatric Care of the Medically Ill, Second Edition, Levenson JL (Ed), American Psychiatric Publishing, Washington, DC*, p. 219, 2011.

GIRISH, K. G. N. S.; GILL, N. S. Electroconvulsive therapy in lorazepam non-responsive catatonia. *Indian journal of psychiatry*, v. 45, n. 1, p. 21, 2003.

JAIMES-ALBORNOZ, W.; SERRA-MESTRES, J. Catatonia in the emergency department. *Emergency Medicine Journal*, v. 29, n. 11, p. 863-867, 2012.

KAHLBAUM, K. L. Die Katatonie oder das Spannungsirresein. Berlin: Verlag August Hirshwald, 1874. In: FINK, Max; TAYLOR, Michael Alan. *Catatonia: a clinician's guide to diagnosis and treatment*. Cambridge University Press, 2006.

KAHLBAUM, K. L., LEVIJ; Y.; PRIDON, T. Catatonia. Baltimore: Johns Hopkins University Press, 1973. In: FINK, Max; TAYLOR, Michael Alan. *Catatonia: a clinician's guide to diagnosis and treatment*. Cambridge University Press, 2003.

KRAEPELIN, E. Psychiatrie: Ein Lehrbuch. 8. ed. Leipzig: Barth, 1913 In: FINK, Max; TAYLOR, Michael Alan. *Catatonia: a clinician's guide to diagnosis and treatment*. Cambridge University Press, 2003.

LLESUY, J. R et al. Suspected delirium predicts the thoroughness of catatonia evaluation. *The Journal of neuropsychiatry and clinical neurosciences*, v. 29, n. 2, p. 148-154, 2017.

MANJUNATHA, N.; SADDICHHA, S.; KHESS, C. R.-J. Idiopathic recurrent catatonia needs maintenance lorazepam: case report and review. *Australian & New Zealand Journal of Psychiatry*, v. 41, n. 7, p. 625-627, 2007.

NUNES, A. L. S et al. Development and validation of the Bush-Francis Catatonia Rating Scale–Brazilian version. *Arquivos de neuro-psiquiatria*, v. 75, n. 1, p. 44-49, 2017.

OLDHAM, M. A.; LEE, H. B. Catatonia vis-à-vis delirium: the significance of recognizing catatonia in altered mental status. *General hospital psychiatry*, v. 37, n. 6, p. 554-559, 2015.

RIES, R. K. DSM-III implications of the diagnoses of catatonia and bipolar disorder. *The American journal of psychiatry*, 1985.

ROSEBUSH, P. I. et al. Catatonic syndrome in a general psychiatric inpatient population: frequency, clinical presentation, and response to lorazepam. *The Journal of clinical psychiatry*, 1990.

ROSEBUSH, P. I.; MAZUREK, M. F. Catatonia and its treatment. *Schizophrenia bulletin*, v. 36, n. 2, p. 239-242, 2010.

SEETHALAKSHMI, R. et al. Catatonic syndrome: importance of detection and treatment with lorazepam. *Annals of Clinical Psychiatry*, v. 20, n. 1, p. 5-8, 2008.

SERRA-MESTRES, J; JAIMES-ALBORNOZ, W. Recognizing catatonia in medically hospitalized older adults: why it matters. *Geriatrics*, v. 3, n. 3, p. 37, 2018.
SMITH, J. H. et al. Catatonic disorder due to a general medical or psychiatric condition. *The Journal of neuropsychiatry and clinical neurosciences*, v. 24, n. 2, p. 198-207, 2012.
STAUDER, Karl Heinz. Die tödliche katatonie. *Archiv für Psychiatrie und Nervenkrankheiten*, v. 102, n. 1, p. 614-634, 1934.
TAKÁCS, R. et al. Catatonia in an inpatient gerontopsychiatric population. *Psychiatry research*, v. 255, p. 215-218, 2017.
UNGVARI, G. S. et al. Benzodiazepines in the treatment of catatonic syndrome. *Acta Psychiatrica Scandinavica*, v. 89, n. 4, p. 285-288, 1994.
UNGVARI, G. S.; CAROFF, S. N.; GEREVICH, J. The catatonia conundrum: evidence of psychomotor phenomena as a symptom dimension in psychotic disorders. *Schizophrenia bulletin*, v. 36, n. 2, p. 231-238, 2010.
VAN DER HEIJDEN, F. M. M. A. et al. Catatonia: disappeared or under-diagnosed? *Psychopathology*, v. 38, n. 1, p. 3-8, 2005.
WORLD HEALTH ORGANIZATION – WHO. *The ICD-9 Classification of Mental and Behavioural Disorders*. Geneva: WHO, 1975.
———. *The ICD-10 Classification of Mental and Behavioural Disorders*. Geneva: WHO, 1992.
ZISSELMAN, M. H.; JAFFE, R. L. ECT in the treatment of a patient with catatonia: consent and complications. *American Journal of Psychiatry*, v. 167, n. 2, p. 127-132, 2010.

ANEXO I – ESCALA DE AVALIAÇÃO DE CATATONIA DE BUSH-FRANCIS

Use presença ou ausência nos itens 1-14 para triagem
Use a escala de 0-3 nos itens 1-23 para avaliar gravidade

1. EXCITAÇÃO:

Hiperatividade extrema, constante inquietação motora aparentemente sem propósito. Não pode ser atribuída a acatisia ou agitação dirigida a um objetivo.

0 = Ausente
1 = Movimentação excessiva, intermitente.
2 = Movimentação constante, hipercinético sem períodos de descanso.
3 = Excitação catatônica plena, atividade motora frenética incessante.

2. IMOBILIDADE/ESTUPOR:

Hipoatividade extrema, imobilidade, minimamente responsiva a estímulos.

0 = Ausente.
1 = Permanece anormalmente imóvel, pode interagir brevemente.
2 = Praticamente não interage com o mundo externo.
3 = Estupor, não reativo a estímulos dolorosos.

3. MUTISMO:

Verbalmente não responsivo ou minimamente responsivo
0 = Ausente.
1 = Verbalmente não responsivo à maioria das perguntas, sussurro incompreensível.
2 = Fala menos de 20 palavras em 5 minutos.
3 = Não fala.

4. OLHAR FIXO:

Olhar fixo, pouca ou nenhuma sondagem visual do ambiente, redução do movimento de piscar os olhos.
0 = Ausente
1 = Contato visual pobre, repetidamente fixa o olhar por menos de 20 segundos entre mudanças do foco da atenção; redução do movimento de piscar os olhos.
2 = Olhar fixo por mais de 20 segundos, ocasionalmente muda o foco da atenção.
3 = Olhar fixo, não reativo.

5. POSTURA/CATALEPSIA:

Manutenção espontânea de postura(s), inclusive comum(ns) (ex. permanecer sentado ou de pé por longos períodos sem reação).
0 = Ausente
1 = Menos que 1 minuto.
2 = Mais de 1 minuto, menos de 15 minutos.
3 = Postura bizarra ou corriqueira mantida por mais de 15 minutos.

6. MÍMICA FACIAL/CARETAS

Manutenção de expressões faciais estranhas
0 = Ausente.
1 = Menos de 10 segundos.
2 = Menos de 1 minuto.
3 = Expressão(ões) bizarra(s) ou mantida(s) por mais de 1 minuto.

7. ECOPRAXIA/ECOLALIA:

Imitação dos movimentos/fala do examinador.
0 = Ausente.
1 = Ocasional.
2 = Frequente.
3 = Constante.

8. ESTEREOTIPIA:

Atividade motora repetitiva, não direcionada a um objetivo (por ex., brincar com os dedos; tocar-se, afagar-se ou esfregar-se repetidamente); anormalidade não inerente ao ato em si, mas à sua frequência.
0 = Ausente.
1 = Ocasional.
2 = Frequente.
3 = Constante.

9. MANEIRISMOS:

Movimentos estranhos dirigidos a um propósito (pular num só pé ou andar na ponta dos pés, saudar transeuntes ou caricaturas exageradas de movimentos comuns)
0 = Ausente.
1 = Ocasional.
2 = Frequente.
3 = Constante.

10. VERBIGERAÇÃO:

Repetição de frases ou sentenças (como um disco arranhado).
0 = Ausente.
1 = Ocasional.
2 = Frequente, difícil de interromper.
3 = Constante.

11. RIGIDEZ:

Manutenção de postura rígida, apesar dos esforços para movimentá-lo. Excluir se sinal da roda denteada ou tremor estiver presente.
0 = Ausente.
1 = Leve resistência.
2 = Moderada.
3= Grave, não se pode mudar a postura.

12. NEGATIVISMO:

Resistência, aparentemente imotivada, às instruções ou tentativas de mover/ examinar o paciente. Comportamento contrário, faz exatamente o oposto da instrução.
0 = Ausente.
1 = Resistência leve e/ou ocasionalmente contrária.
2 = Resistência moderada e/ou frequentemente contrária.
3 = Resistência grave e/ou continuamente contrária.

13. FLEXIBILIDADE CERÁCEA:

Ao se tentar modificar a postura do paciente, o mesmo oferece uma resistência inicial antes de permitir ser reposicionado, semelhante a uma vela sendo vergada.
0 = Ausente.
3 = Presente.

14. RECUSA/ RETRAIMENTO SOCIAL

Recusa-se a comer, beber e/ou estabelecer contato visual.
0 = Ausente
1 = Mínima ingestão por via oral/interação por menos de 1 dia.
2 = Mínima ingestão por via oral/interação por mais de 1 dia.
3 = Nenhuma ingestão por via oral/interação por 1 dia ou mais.

15. IMPULSIVIDADE:

O paciente repentinamente se engaja em comportamento inadequado (por exemplo, sai correndo desenfreado, começa a gritar ou tira as roupas) sem provocação. Posteriormente, não consegue explicar ou apenas fornece uma explicação simplista.
0 = Ausente.
1 = Ocasional.
2 = Frequente.
3 = Constante ou incontrolável.

16. OBEDIÊNCIA AUTOMÁTICA:

Cooperação exagerada com as solicitações do examinador ou continuação espontânea de movimento solicitado.
0 = Ausente.
1 = Ocasional.
2 = Frequente.
3 = Constante.

17. *MITGEHEN* ("IR COM"):

Elevação do braço, como uma luminária articulada, em resposta a uma leve pressão digital, apesar das instruções contrárias.
0 = Ausente
3 = Presente

18. *GEGENHALTEN* (PARATONIA INIBITÓRIA):

Resistência ao movimento passivo que é proporcional à força do estímulo, aparentemente automática e não intencional.
0 = Ausente.
3 = Presente.

19. AMBITENDÊNCIA:

O paciente parece fisicamente "empacado" pela indecisão, movimento hesitante.
0 = Ausente.
3 = Presente.

20. REFLEXO DA PREENSÃO PALMAR:

Pelo exame neurológico.
0 = Ausente.
3 = Presente.

21. PERSEVERAÇÃO:

Repetidamente retorna ao mesmo tema ou persiste com um movimento.
0 = Ausente.
3 = Presente.

22. COMBATIVIDADE:

Geralmente de modo não direcionado, posteriormente sem explicação ou apenas uma explicação simplista.
0 = Ausente.
1 = Ocasionalmente bate, baixo potencial de injúria.
2 = Frequentemente bate, moderado potencial de injúria.
3 = Grave perigo para os outros.

23. ANORMALIDADE AUTONÔMICA:

Temperatura, pressão arterial, pulso, frequência respiratória, diaforese
0 = Ausente.
1 = Anormalidade de um parâmetro (excluir hipertensão pré-existente).
2 = Anormalidade de dois parâmetros.
3 = Anormalidade de três ou mais parâmetros.

PROCEDIMENTOS:

1. Observe o paciente enquanto tenta estabelecer uma conversação.
2. O examinador coça a cabeça de forma exagerada.
3. Examine o braço do paciente quanto à presença do sinal da roda denteada. Preste atenção na nova postura, instruindo o paciente a "manter seu braço solto" - mova o braço alternando força menor e maior intensa.
4. Peça que o paciente estenda o braço. Coloque um dedo embaixo da mão e tente levantá-la lentamente depois de dizer: "NÃO me deixe levantar seu braço".
5. Estenda a mão dizendo: "NÃO aperte a minha mão".

6. Coloque a mão no bolso e fale: "ponha sua língua para fora, eu quero espetar um alfinete nela".
7. Verifique o reflexo de preensão palmar.
8. Procure no prontuário relatos das últimas 24 horas. Particularmente, verifique ingestão oral, sinais vitais e quaisquer incidentes.
9. Tente observar o paciente indiretamente, pelo menos por um breve período, a cada dia.

TRADUÇÃO/ADAPTAÇÃO/VALIDAÇÃO

Ana Letícia Santos Nunes[1]
Alberto Filgueiras[2]
Rodrigo Nicolato[3]
Jussara Mendonça Alvarenga[4]
Luciana Angélica Silva Silveira[1]
Rafael Assis da Silva[5]
Elie Cheniaux[1,6]

1 Universidade Federal do Rio de Janeiro, Instituto de Psiquiatria, Rio de Janeiro RJ, Brasil.

2 Universidade do Estado do Rio de Janeiro, Instituto de Psicologia, Rio de Janeiro RJ, Brasil.

3 Universidade Federal de Minas Gerais, Belo Horizonte MG, Brasil.

4 Hospital da Polícia Militar de Minas Gerais, Belo Horizonte MG, Brasil.

5 Universidade Federal do Estado do Rio de Janeiro, Rio de Janeiro RJ, Brasil.

6 Universidade do Estado do Rio de Janeiro, Faculdade de Ciências Médicas, Rio de Janeiro RJ, Brasil.

15. A ABORDAGEM DO COMPORTAMENTO SUICIDA

CARLOS EDUARDO LEAL VIDAL
CAMILA MENDES GUIMARÃES
MANOEL VICENTE DE BARROS

O suicídio é um fenômeno complexo, universal e constitui um dos principais problemas de saúde pública em todo o mundo (VIDAL; GONTIJO; LIMA, 2013; WHO, 2014; TURECKI; BRENT, 2016; WHO, 2018). Anualmente, mais de 800 mil pessoas morrem por suicídio, o que equivale a uma taxa de mortalidade aproximada de 11 óbitos para cada 100 mil habitantes (KLONSKY; MAY; SAFFER, 2016, TURECKI; BRENT, 2016). Estima-se que para cada morte por suicídio ocorram mais de 20 tentativas (TURECKI; BRENT, 2016). No Brasil registram-se cerca de 10 mil mortes por suicídio a cada ano, com taxa de mortalidade em torno de 5,5 óbitos por 100 mil habitantes (VIDAL; GONTIJO; LIMA, 2013; Brasil, 2017). Além das mortes, os pensamentos suicidas e as tentativas de suicídio não fatais representam importante motivo de preocupação, tanto pelo seu impacto médico, sociofamiliar e econômico, quanto por serem fortes preditores de mortes por suicídio (NOCK et al., 2009; KLONSKY; MAY; SAFFER, 2016).

O comportamento suicida, que inclui os pensamentos, as tentativas e os atos consumados, é de etiologia multifatorial, compreendendo fatores genéticos, neurobiológicos, psicológicos e socioambientais, que interagem de forma complexa até progredir para o desfecho final (VIDAL; GONTIJO; LIMA, 2013; DE BERARDIS et al., 2018). Modelos teóricos, como o modelo diátese-estresse (MANN et al.,1999), sugerem que eventos de vida precoce contribuem para o desenvolvimento de traços de personalidade e alterações cognitivas associados à maior propensão para agir impulsivamente e de forma autodestrutiva em resposta a determinados estressores ou acontecimentos da vida (BRODSKY; STANLEY, 2008; O'CONNOR; NOCK, 2014; BRODSKY, 2016). Mais especificamente, evidências recentes apontam que os eventos traumáticos precoces podem aumentar a diátese para comportamentos suicidas por afetar mecanismos moleculares e ocasionar mudanças epigenéticas e neurobiológicas (metilação do DNA, modificações das histonas, alterações na neurotransmissão de serotonina, opioides, ocitocina e eixo hipotálamo-hipófise-adrenal, entre outras), as quais estariam envolvidas na regulação do comportamento, na cognição e associadas à maior suscetibilidade ao suicídio (POSNER et al., 2007;TURECKI; LABONTÉ, 2014; SUDOL, K.; MANN, 2017).

DEFINIÇÕES E TERMINOLOGIA

O comportamento suicida envolve uma série de manifestações, as quais, para fins epidemiológicos, preventivos e terapêuticos, devem ser diferenciadas. Os conceitos associados muitas vezes são sobrepostos e, se não forem bem definidos, podem prejudicar a condução dos casos atendidos. No Quadro 1, são apresentados os referidos conceitos.

Quadro 1 – Terminologia associada ao comportamento suicida.

Classificação	Definição
Suicídio	Comportamento autoagressivo que resultou em morte e associado com alguma evidência de intenção de morrer.
Tentativa de suicídio	Comportamento potencialmente autoagressivo, associado a alguma intenção de morrer como resultado do ato.
Ideação suicida ativa	Pensamentos sobre acabar com a vida, incluindo identificar um método, ter um plano ou ter intenção de agir.
Ideação suicida passiva	Pensamentos sobre a morte ou querer morrer, mas sem qualquer plano ou intenção.
Autolesão não suicida	Comportamento autoagressivo sem intenção suicida.
Comportamento autolesivo interrompido	O indivíduo dá início a uma tentativa de suicídio, que é interrompida por ele mesmo ou por outra pessoa.
Comportamento autolesivo indeterminado	Comportamento onde a intenção de morrer é desconhecida e não pode ser inferida.
Autolesão não intencional	Sem evidência de intenção suicida ou comportamento autolesivo. O evento pode ser acidental, sintoma psiquiátrico ou médico.

Fonte: Adaptado das referências POSNER et al., 2007; APA, 2014; POSNER et al., 2014; TURECKI; BRENT, 2016.

EPIDEMIOLOGIA

O comportamento suicida apresenta diferenças com relação ao sexo, grupos etários, regiões geográficas, fatores de risco e quanto à presença de transtornos mentais, o que parece sugerir heterogeneidade etiológica (TURECKI; BRENT, 2016). A taxa média bruta mundial de mortalidade, de 11 óbitos por 100 mil habitantes, varia entre as diferentes regiões do planeta e também entre os sexos, com razão média de suicídios homem/mulher igual a 1,7 (BACHMANN, 2018).

O número de suicídios aumentou quase 7% de 1990 a 2016, mas houve redução de quase 30% na taxa de mortalidade padronizada por idade no mesmo período (NAGHAVI, 2019). Ideação suicida e tentativa de suicídio exibem, respectivamente, taxas de prevalência ao longo da vida de 9,2% e 2,7%, com maiores taxas entre os jovens e entre as mulheres (KLONSKY; MAY; SAFFER, 2016; TURECKI; BRENT, 2016, WHO, 2018). As taxas de suicídio são pequenas entre crianças e adolescentes com menos de 15 anos e mais elevadas em idosos acima dos 70 anos de idade.

Mais de 75% dos suicídios ocorrem em países de renda média ou baixa e, nesses países, adultos jovens e mulheres mais velhas apresentam taxas mais elevadas que nos países desenvolvidos, enquanto homens de meia-idade que vivem em países de maior renda apresentam taxas mais altas que os seus correspondentes em países menos desenvolvidos (WHO, 2014, WHO, 2018).

Os fatores de risco mais fortemente associados ao suicídio são a história de tentativa prévia e a presença de doença mental. Transtornos mentais constituem uma causa geralmente necessária, mas não suficiente, para o suicídio e menos da metade dos indivíduos que cometeram suicídio têm histórico de tentativa prévia (MANN et al., 1999). Estima-se que 90% dos indivíduos que morrem por suicídio tenham algum transtorno mental identificado antes da morte (TURECKI; BRENT, 2016). Por outro lado, cerca de 98% daqueles portadores de transtornos mentais não morrem devido ao suicídio (KLONSKY; MAY; SAFFER, 2016), mas alguns transtornos, como depressão, esquizofrenia, transtornos por uso de substância e transtornos comórbidos são mais fortemente associados ao suicídio do que outros (TURECKI; BRENT, 2016). Embora a presença de transtorno mental seja forte preditor de ideação suicida, não auxilia em predizer quais indivíduos irão planejar ou realizar uma tentativa.

Indivíduos com elevada agressividade e impulsividade, desesperança, abuso de substâncias e história de abuso na infância são mais vulneráveis a realizar tentativas de suicídio. Outros fatores de risco incluem o desemprego, dificuldades econômicas, baixo nível educacional, ausência de suporte social e a capacidade limitada para resolução de problemas (POSNER et al., 2014; BACHMANN, 2018). Populações indígenas e alguns grupos sociais minoritários e discriminados também exibem risco aumentado para comportamento suicida (BRASIL, 2017; BACHMANN, 2018). Entre os métodos mais usados para o suicídio destacam-se o enforcamento, a intoxicação por pesticidas e o uso de armas de fogo, existindo variações entre regiões e países (BACHMANN, 2018).

AVALIAÇÃO CLÍNICA

A avaliação do paciente requer exame clínico/psiquiátrico, a partir da qual será possível orientar o manejo do caso e priorizar os alvos para uma ação terapêutica.

Os objetivos da avaliação são:

1. tomar o ato do paciente com a devida seriedade, resgatando-o de uma situação de intenso sofrimento psíquico;
2. tentar esclarecer o que motivou a tentativa de suicídio (fator precipitante) e suas circunstâncias;
3. estimar a gravidade da tentativa;
4. identificar fatores de risco;
5. obter história psiquiátrica completa;
6. reavaliar o tratamento psiquiátrico em curso, caso haja;
7. investigar condições clínicas;
8. definir o plano terapêutico, visando redução do risco de nova tentativa.

A avaliação clínica deverá incluir:

1. medidas gerais;
2. exame físico;
3. avaliação complementar;
4. história psiquiátrica;
5. exame do estado mental.

MEDIDAS GERAIS

O atendimento imediato deve priorizar a estabilização clínica, com medidas de manejo das intoxicações exógenas, ou outra situação médica que se apresente.

Na ausência de risco clínico iminente à vida decorrente do método utilizado na tentativa, a atenção inicial deve ser voltada para impedir nova tentativa de autoagressão. A equipe assistencial deve garantir que o paciente não tenha acesso a medicamentos, objetos perfurocortantes, cordas ou qualquer outro material trazido por ele ou que estejam presentes no local de atendimento, como lençóis, roupas, cintos ou cadarços, e que possam ser usados em nova tentativa. Procedimento semelhante deve ser observado com relação à existência de janelas, sacadas ou saídas de incêndio, de onde o paciente possa se atirar ou fugir. O acesso ao posto de enfermagem, ou à outras enfermarias sem estrutura segura, deve ser restrito.

No momento agudo o paciente não deve ser deixado sem companhia, sendo necessária vigilância constante, inclusive ao usar o banheiro. Crianças e adolescentes que tentaram suicídio não devem permanecer sozinhos quando os pais estiverem sendo entrevistados (BOTEGA, 2015). Orientar claramente e envolver um familiar para essa vigilância pode auxiliar na responsabilização da família.

Em raros casos, o paciente pode evoluir com hostilidade, agitação ou ameaçar algum membro da equipe. A abordagem verbal e a presença de mais profissionais nessas situações costuma ser suficiente para que o paciente colabore, sem necessidade de recorrer ao serviço de segurança do estabelecimento. Contenção física supervisionada pode ser necessária, realizada por pessoal treinado e pelo menor tempo possível.

EXAME FÍSICO

Os serviços de emergência recebem pacientes sobreviventes de tentativas de suicídio por traumatismos, intoxicações, ferimentos por arma, dentre outros meios potencialmente letais. O exame físico deve incluir, inicialmente, a aferição de dados vitais e a pesquisa de sinais de intoxicação exógena (envenenamento, consumo de etílicos ou outras substâncias psicoativas), para que o examinador tome as providências relacionadas à estabilização do quadro clínico e possa então prosseguir na avaliação psiquiátrica (Quadro 2).

Quadro 2 – Principais aspectos relacionados ao exame físico

Dados vitais	• Glicemia capilar. • Pressão arterial. • Frequência cardíaca. • Frequência respiratória. • Temperatura corporal.
Ectoscopia	• Estado geral. • Postura. • Higiene pessoal. • Peso. • Hidratação. • Ferimentos.
Alguns sinais de intoxicação exógena	• Hálito. • Náuseas e vômitos. • Sonolência. • Confusão mental. • Torpor. • Convulsões. • Tremores de extremidades. • Alteração na motricidade.

Fonte: Quadro elaborado pelos autores.

AVALIAÇÃO COMPLEMENTAR

Os exames complementares serão basicamente voltados para a melhor avaliação dos agravos clínicos que o evento causou, como exames laboratoriais para casos de intoxicação aguda, eletrocardiograma ou exames de imagem.

Caso disponível, pode ser colhido material para a dosagem de álcool ou outras drogas no sangue e urina, já que o uso dessas substâncias está altamente relacionado ao comportamento suicida (IRIGOYEN et al., 2019). A ida ao serviço de emergência também pode ser estratégica para a dosagem de medicações psiquiátricas prescritas, podendo indicar que o episódio atual se relaciona com má adesão terapêutica ou com esquema farmacológico a ser otimizado pelo médico de referência (SADEK, 2018). A dosagem de lítio, anticonvulsivantes e determinados antipsicóticos pode estar disponível em alguns serviços.

HISTÓRIA CLÍNICA

A entrevista visa obter informações sobre a tentativa de suicídio e possibilitar a formação de aliança terapêutica (BOTEGA, 2015). Recomenda-se iniciar com perguntas não diretivas, permitindo que o paciente fale livremente sobre seus sentimentos e motivações (BOTEGA, 2015). Progressivamente, passa-se a investigar o ocorrido e a persistência da ideação suicida, avaliando a intencionalidade do ato. Para tal, deve-se interrogar sobre a presença e natureza das ideias de morte (passivas ou ativas), a persistência e intensidade da ideação suicida e a existência de plano suicida.

Em algumas situações, o paciente pode negar o comportamento autoagressivo ou a existência de ideação suicida, embora outros indícios sugiram sua existência. Nesses casos torna-se necessária a obtenção de informações a partir de fontes secundárias (familiares, amigos ou colegas de trabalho, por exemplo).

A partir do conjunto de informações obtidas por meio da entrevista, é possível estimar o risco global, levando-se em consideração os fatores de risco (predisponentes e precipitantes) e os fatores de proteção (Quadros 3 e 4, respectivamente).

Quadro 3 – Fatores de risco para suicídio

Fatores predisponentes	• Presença de Transtorno Mental. • Tentativa prévia de suicídio. • Sexo masculino. • Idade (jovens e idosos). • Solteiros, separados, viúvos. • Desempregados. • Abuso na infância. • Abuso de álcool/drogas. • Isolamento social. • Desesperança. • Impulsividade. • Alta hospitalar recente. • Pertencer a minorias sexuais/étnicas. • Atos de autolesão. • História familiar de comportamento suicida.
Fatores precipitantes	• Separação conjugal. • Rompimento afetivo. • Perda recente. • Instabilidade familiar. • Gravidez indesejada. • Problemas financeiros. • Temor de ser descoberto por algo feito. • Alta recente de hospital psiquiátrico. • Doenças incapacitantes, dolorosas, terminais.

Fonte: Adaptado das referências: BERTOLOTE; MELLO-SANTOS; BOTEGA, 2010; BOTEGA, 2015.

Quadro 4 – Fatores de proteção para suicídio

• Crença e frequência a cultos religiosos.
• Suporte social satisfatório/rede de apoio social disponível.
• Otimismo.
• Capacidade de estabelecer bom vínculo terapêutico.
• Boa saúde física.
• Estar empregado.
• Presença de filhos em casa/gravidez.
• Capacidade em lidar com adversidades/senso de responsabilidade.
• Bom relacionamento interpessoal.
• Padrão de sono regular.

Fonte: Adaptado da referência SADEK, 2018.

EXAME PSIQUIÁTRICO

A apresentação do paciente ao exame psiquiátrico pode variar conforme o transtorno mental subjacente ou o quadro clínico relacionado. Cada condição pode contribuir de forma independente para o risco de suicídio, que aumenta na presença de comorbidade psiquiátrica (MORENO; CORDÁS, 2018).

Apesar de mais frequentemente observado nos transtornos do humor, o comportamento suicida pode ocorrer na vigência de sintomas psicóticos (por exemplo, na esquizofrenia), de estados confusionais agudos (por exemplo, no delirium) ou de euforia (por exemplo, em intoxicação por substâncias psicoativas) (MORENO; CORDÁS, 2018). Em portadores de transtorno de personalidade, o risco aumentado pode resultar da impulsividade, labilidade de humor, baixa tolerância à frustração e uso de substâncias psicoativas (MORENO; CORDÁS, 2018). O médico deve considerar também a possibilidade de autolesão sem intenção suicida, simulação ou transtorno factício.

INTERVENÇÕES FARMACOLÓGICAS

A estratégia medicamentosa para pacientes com comportamento suicida deve ser orientada para o tratamento da doença psiquiátrica de base ou da comorbidade, caso haja, sendo, portanto, individualizada e preferencialmente guiada por médico psiquiatra. No contexto dos episódios agudos, pode haver ansiedade intensa, ataques de pânico, agitação e insônia, que podem ser tratados com benzodiazepínicos, optando-se pelos de meia-vida longa para evitar potencial abuso (JACOBS et al., 2010). Em caso de uso crônico do medicamento, a medicação deve ser mantida, otimizada ou associada a outros fármacos, pois sua suspensão pode ocasionar piora geral do quadro, ansiedade de rebote e aumento do comportamento suicida (GAERTNER et al., 2002).

Os neurolépticos possuem indicação clara em pacientes com sintomas psicóticos, bem como no manejo comportamental. Os medicamentos dessa classe, chamados de primeira geração, como o Haloperidol, possuem alta eficácia na redução desses sintomas, porém com potencial ocorrência de efeitos sedativos e extrapiramidais, mas a sedação pode ser útil em casos de insônia ou de agressividade/agitação. Antipsicóticos de segunda geração, por sua vez, apresentam menor risco de efeitos colaterais agudos (JACOBS et al., 2010). Entre esses, destaca-se a Clozapina como tratamento de primeira linha, dada suas propriedades de redução do comportamento suicida em pacientes esquizofrênicos (SAFONT; BERNARDO, 2017). Para pacientes psicóticos que exibem fraca adesão ao tratamento medicamentoso, deve ser considerado o uso de medicação de depósito, sendo o Haloperidol

Decanoato o mais comumente utilizado (JACOBS et al., 2010). Tal medicação, no entanto, só deve ser utilizada naqueles pacientes que já fazem uso regular de Haloperidol por via oral, pelo risco de ocorrência de reações extrapiramidais graves.

Os antidepressivos são fundamentais no tratamento de quadros depressivos, mas o início do efeito terapêutico só ocorre depois de pelo menos duas semanas de uso contínuo. Caso se opte por iniciar tratamento com antidepressivos tricíclicos, o clínico deve estar ciente do risco de toxicidade letal associado a doses elevadas desses fármacos (JACOBS et al., 2010). Antidepressivos mais modernos, como os Inibidores Seletivos da Recaptação da Serotonina (ISRS), apresentam menor risco de intoxicação aguda grave em caso de ingestão excessiva. Em pacientes portadores de transtorno bipolar, o uso de antidepressivos, de forma isolada, deve ser evitado pelo risco de piora ou exacerbação da sintomatologia. Entre todos os medicamentos psiquiátricos disponíveis o Lítio é o que se apresenta como tratamento efetivo na redução do risco de suicídio em pacientes com transtorno do humor, tanto por reduzir recaídas quanto por diminuir comportamentos impulsivos e agressivos (CIPRIANI et al., 2013).

ELETROCONVULSOTERAPIA

A Eletroconvulsoterapia (ECT), se disponível no serviço, permanece como opção de primeira linha no tratamento de pacientes graves com ideação suicida intensa, catatônicos ou que recusem o uso de medicação (BOTEGA, 2015; SILVERMAN et al., 2015; MILEV et al., 2016). As evidências da eficácia e segurança da intervenção são robustas e consistentes. No curto prazo, apresenta respostas superiores às intervenções farmacológicas, com estudos apontando melhora de sintomas depressivos em até 80% dos pacientes deprimidos (NORDENSKJÖLD, 2015; KOLAR, 2017).

A indicação do procedimento deve ser feita por médico psiquiatra e pode ser realizada em pacientes internados ou em seguimento extra-hospitalar.

KETAMINA

O uso da Ketamina parece ser uma abordagem promissora no tratamento agudo de ideação suicida e sintomas depressivos, mas carecendo ainda de mais estudos. Utilizada em doses baixas, muito menores que em procedimentos anestésicos, a infusão endovenosa ou intranasal induz alívio dos sintomas em menos de 24 horas, sem efeitos colaterais graves. O uso sistemático esbarra na possibilidade de abuso da substância e na aparente curta duração do efeito antidepressivo (KRAUS, 2017)

DEFINIR O AMBIENTE DE TRATAMENTO

A definição do ambiente mais seguro de tratamento e das medidas do manejo do comportamento suicida dependem da avaliação de risco de suicídio. O uso de escalas ou questionários padronizados não encontra respaldo na literatura em sua capacidade de predizer o risco eminente de suicídio (KENE; YEE; GIMMESTAD, 2019).

A avaliação deve ser realizada, simultaneamente, de forma global e individualizada, levando-se em consideração os fatores de risco e de proteção do paciente (Quadros 3 e 4). A avaliação deve levar em conta, os fatores abaixo (SADEK, 2018), não se limitando a eles:

i. Critérios para Internação Hospitalar:
- aumento recente da intensidade dos pensamentos suicidas com planejamento;
- tentativa grave, violenta, quase letal, premeditada ou que não se concretizou por intervenção de terceiros;
- planejamento ou intenção persistente;
- uso de estratégias para não ser descoberto ou resgatado;
- arrependimento por ter sobrevivido;
- sintomas psicóticos;
- comportamento impulsivo, agitação severa ou ansiedade intensa;
- recusa de cuidados;
- suporte social e familiar limitado ou falta de instrumentos na rede para referenciar cuidado;
- necessidade de eletroconvulsoterapia ou início supervisionado de medicação;
- indicação de internação pelo psiquiatra ou profissional assistente.

ii. Critérios para seguimento ambulatorial:
- comportamento suicida como reação de fatores precipitantes claros (brigas, frustações momentâneas), principalmente quando a opinião do paciente sobre o acontecimento mudou desde a admissão, se mostrando arrependido do ato;
- planejamento/método ou intenção de baixa letalidade;
- paciente afirma não ter tido a intenção de morrer em sua autoagressão (cortes ou queimaduras superficiais) e as lesões não necessitam de tratamento médico;
- suporte social e familiar estáveis;
- disposição em colaborar com recomendações de seguimento e tratamento;

- realizado contato com o serviço de referência que acompanha o paciente;
- paciente disposto a seguir planos de segurança em situações semelhantes.

O gráfico abaixo apresenta, de forma resumida, os referidos critérios e os locais preferenciais para encaminhamento dos pacientes.

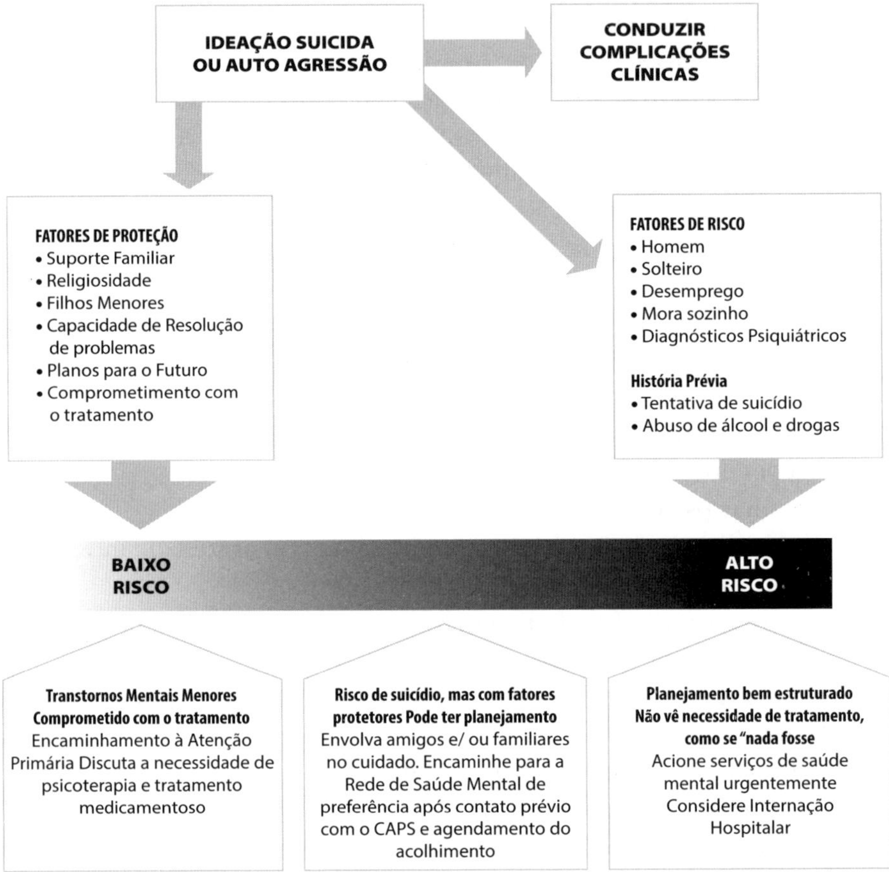

Fonte: SINCLAIR, LEACH, 2017.

MEDIDAS PÓS-ALTA

MEDIDAS GERAIS

É importante estar atento à quantidade de medicação dispensada ou prescrita ao paciente, pois o acesso a grande quantidade de comprimidos (psiquiátricos ou não) pode ser perigoso no caso de nova crise suicida. É recomendado, portanto, orientar e responsabilizar os familiares sobre o armazenamento, administração e uso correto da medicação. Esclarecer sobre observação constante do paciente no período pós-alta imediato, bem como reduzir a exposição ou acesso a quaisquer meios para tentativa de suicídio, como medicamentos, armas de fogo, facas, locais altos e outros. Considerando que o risco de suicídio é fluido, variando conforme a situação de vida do indivíduo, recomendar tais medidas de observação para todos os casos parece se constituir como medida de segurança adequada.

INTERVENÇÕES PSICOSSOCIAIS

Após uma tentativa de suicídio, a introdução de psicoterapia pode auxiliar na prevenção de tentativas ou autoagressões subsequentes. As modalidades com evidências mais consolidadas são a Terapia Cognitiva Comportamental e a Terapia de Resolução de Problemas, ambas visando reduzir o comportamento suicida após um episódio de autoagressão (HAWTON et al., 2016).

Estabelecer um plano de segurança claro pode ser bastante útil, indicando a que serviço a pessoa deve se direcionar em caso de intensa ideação suicida, que profissionais de referência deve procurar e quais gatilhos/situações evitar[22].

Uma modalidade de intervenção muito utilizada são os "Contratos de Segurança" ou "Contratos de Prevenção de Suicídio", feitos de forma escrita ou verbal como um "acordo" entre o paciente e o profissional como forma de prevenir novos episódios suicidas. Apesar de amplamente utilizado ainda é uma estratégia que carece de validação, com seu efeito sendo muitas vezes sobrevalorizado (SADEK, 2018). Tais estratégias apenas são confiáveis dependendo da aliança terapêutica e conhecimento do caso específico, podendo perder sua efetividade em situações de crise (JACOBS et al., 2010).

NOTIFICAÇÃO

A notificação das tentativas de suicídio é obrigatória e imediata, devendo ser realizada em até 24 horas para a autoridade de saúde, de acordo com a Portaria GM/MS nº1.271/2014 (BRASIL, 2014). Pode ser realizada pelos médicos e demais profissionais de saúde ou responsáveis pelos estabelecimentos de saúde, públicos ou privados.

ENCAMINHAMENTOS E ARTICULAÇÕES COM A REDE DE ATENÇÃO

Considerando que a porta de entrada do paciente em risco de suicídio no serviço de saúde pode ser variada (emergências clínicas/psiquiátricas, atenção básica de saúde, centros de atenção psicossocial etc.), melhorar a capacidade dos profissionais de saúde em detectar e lidar com essas situações é uma forma de prevenção. Há que se garantir que o indivíduo que acabou de realizar uma tentativa de suicídio seja imediatamente colocado em tratamento para reduzir o risco de nova tentativa e de suicídio completo (ABP, 2014).

Atribuições da atenção primária: Identificar, avaliar e manejar situações de baixo risco (ABP, 2014). Pacientes que apresentam risco de suicídio moderado ou alto devem ser encaminhados para a rede especializada de saúde mental, após contato direto com o profissional que fará o atendimento.

Atribuições da atenção secundária e terciária: as Unidades Ambulatoriais Especializadas, os Centros de Atenção Psicossocial (CAPS), os Hospitais de Urgência e Emergência (geral ou psiquiátrico) e outros pontos de atenção da rede devem avaliar o risco de suicídio do paciente e orientar o manejo clínico. Esses serviços precisam estar sintonizados e integrados a todos os equipamentos e dispositivos disponíveis na rede para que haja fluxo, encaminhamentos e planos terapêuticos mais eficientes e eficazes (ABP, 2014).

A referência a outro serviço deve ser feita de forma clara, por escrito, com endereço, número de telefone, horário de funcionamento, preferencialmente com o nome do profissional de referência ciente do encaminhamento. Idealmente, deve ser feito contato direto com o profissional que receberá o paciente, pois não é incomum que pacientes minimizem sintomas e os motivos para o encaminhamento (SADEK, 2018). Deve-se obter contrarreferência do atendimento e manter acompanhamento posterior.

REFERÊNCIAS

AMERICAN PSYCHIATRIC ASSOCIATION - APA. *DSM-5: Manual diagnóstico e estatístico de transtornos mentais - DSM.* 5.ed. Porto Alegre: Artmed; 2014.

ASSOCIAÇÃO BRASILEIRA DE PSIQUIATRIA - ABP. Suicídio: informando para prevenir / Associação Brasileira de Psiquiatria, Comissão de Estudos e Prevenção de Suicídio. – Brasília: CFM/ABP, 2014.

BACHMANN, Silke. Epidemiology of suicide and the psychiatric perspective. *International journal of environmental research and public health*, v. 15, n. 7, p. 1425, 2018.

BERTOLOTE, J. M.; MELLO-SANTOS, C. de; BOTEGA, N. J. Detecção do risco de suicídio nos serviços de emergência psiquiátrica. *Rev. Bras. Psiq.*, v. 32, p. S87-S95, 2010.

BOTEGA, N. J. *Crise suicida*. Porto Alegre: Artmed Editora, 2015.

BRASIL. MINISTÉRIO DA SAÚDE. Agenda de ações estratégicas para a vigilância e prevenção do suicídio e promoção da saúde no Brasil. Brasília: BVSMS, 2017.

BRASIL. Portaria nº 1.271, de 06 de junho de 2014. Define a lista nacional de notificação compulsória de doenças, agravos e eventos de saúde pública nos serviços de saúde públicos e privados em todo o território nacional, nos termos do anexo, e dá outras providências. *Diário Oficial da União*, 2014.

BRODSKY, B. S. Early childhood environment and genetic interactions: the diathesis for suicidal behavior. *Current psychiatry reports*, v. 18, n. 9, p. 1-8, 2016.

BRODSKY, B. S.; STANLEY, B. Adverse childhood experiences and suicidal behavior. *Psychiatric Clinics of North America*, v. 31, n. 2, p. 223-235, 2008.

CIPRIANI, A. et al. Lithium in the prevention of suicide in mood disorders: updated systematic review and meta-analysis. *Bmj*, v. 346, 2013.

DE BERARDIS, Domenico et al. Eradicating suicide at its roots: preclinical bases and clinical evidence of the efficacy of ketamine in the treatment of suicidal behaviors. *International journal of molecular sciences*, v. 19, n. 10, p. 2888, 2018.

GAERTNER, I. et al. A case control study on psychopharmacotherapy before suicide committed by 61 psychiatric inpatients. *Pharmacopsychiatry*, v. 35, n. 02, p. 37-43, 2002.

HAWTON, K. et al. Psychosocial interventions following self-harm in adults: a systematic review and meta-analysis. *The Lancet Psychiatry*, v. 3, n. 8, p. 740-750, 2016.

IRIGOYEN, M. et al. Predictors of re-attempt in a cohort of suicide attempters: a survival analysis. *Journal of affective disorders*, v. 247, p. 20-28, 2019.

JACOBS, D. G. et al. Assessment and treatment of patients with suicidal behaviors. *APA Practice Guidelines*, p. 1-183, 2010.

KENE, P.; YEE, E. T.; GIMMESTAD, K. D. Suicide assessment and treatment: Gaps between theory, research, and practice. *Death studies*, v. 43, n. 3, p. 164-172, 2019.

KLONSKY, E. D.; MAY, A. M.; SAFFER, B. Y. Suicide, suicide attempts, and suicidal ideation. *Annual review of clinical psychology*, v. 12, 2016.

KOLAR, D. Current status of electroconvulsive therapy for mood disorders: a clinical review. *Evidence-Based Mental Health*, v. 20, n. 1, p. 12-14, 2017.

KRAUS, C. et al. Administration of ketamine for unipolar and bipolar depression. *International journal of psychiatry in clinical practice*, v. 21, n. 1, p. 2-12, 2017.

MANN, J. J. et al. Toward a clinical model of suicidal behavior in psychiatric patients. *American journal of Psychiatry*, v. 156, n. 2, p. 181-189, 1999.

MILEV, R. V. et al. Canadian Network for Mood and Anxiety Treatments (CANMAT) Clinical guidelines for the management of adults with major depressive disorder: section 4. Neurostimulation treatments. *Can J Psychiatry*, v. 61, n. 9, p. 561-575, 2016.

MORENO, R. A.; CORDÁS, T. A. *Condutas em psiquiatria: consulta rápida*. 2. ed. Porto Alegre: Artmed Editora, 2018.

NAGHAVI, M. Global, regional, and national burden of suicide mortality 1990 to 2016: systematic analysis for the Global Burden of Disease Study 2016. *Bmj*, v. 364, 2019.

NOCK, M. K. et al. Cross-national analysis of the associations among mental disorders and suicidal behavior: findings from the WHO World Mental Health Surveys. *PLoS med*, v. 6, n. 8, p. e1000123, 2009.

NORDENSKJÖLD, A. ECT is superior to pharmacotherapy for the short-term treatment of medication-resistant inpatients with bipolar depression. *Evidence-based mental health*, v. 18, n. 4, p. 118-118, 2015.

O'CONNOR, R. C.; NOCK, M. K. The psychology of suicidal behaviour. *The Lancet Psychiatry*, v. 1, n. 1, p. 73-85, 2014.

POSNER, K. et al. Columbia Classification Algorithm of Suicide Assessment (C-CASA): classification of suicidal events in the FDA's pediatric suicidal risk analysis of antidepressants. *American journal of psychiatry*, v. 164, n. 7, p. 1035-1043, 2007.

POSNER, K. et al. Identification and screening of suicide risk. In: KOSLOW, S. H.; RUIZ, P.; NEMEROFF, C. B. (Ed.). *A concise guide to understanding suicide: epidemiology, pathophysiology and prevention*. Cambridge University Press, 2014.

SADEK, J. *A Clinician's Guide to Suicide Risk Assessment and Management*. Springer, 2018.

SAFONT, G.; BERNARDO, M. Documento de posicionamiento de consenso por el Colectivo de Psiquiatras por la Actualización de Clozapina. *Psiquiatría Biológica*, v. 2, n. 24, p. 64-66, 2017.

SILVERMAN, Joel J. et al. The American Psychiatric Association practice guidelines for the psychiatric evaluation of adults. *American Journal of Psychiatry*, v. 172, n. 8, p. 798-802, 2015.

SINCLAIR, L.; LEACH, R. Exploring thoughts of suicide. *Bmj*, v. 356, 2017.

SUDOL, K.; MANN, J. J. Biomarkers of suicide attempt behavior: towards a biological model of risk. *Current psychiatry reports*, v. 19, n. 6, p. 31, 2017.

TURECKI, G.; BRENT, D. A. Suicide and suicidal behaviour. *The Lancet*, v. 387, n. 10024, p. 1227-1239, 2016.

TURECKI, G.; LABONTÉ, B. Epigenetics. In: KOSLOW, S. H.; RUIZ, P.; NEMEROFF, C. B. (Ed.). *A concise guide to understanding suicide: epidemiology, pathophysiology and prevention*. Cambridge University Press, 2014.

VIDAL, C. E. L.; GONTIJO, E. C. D. M.; LIMA, L. A. Tentativas de suicídio: fatores prognósticos e estimativa do excesso de mortalidade. *Cadernos de saúde pública*, v. 29, n. 1, p. 175-187, 2013.

WORLD HEALTH ORGANIZATION et al. – WHO. *Preventing suicide: A global imperative*. World Health Organization, Geneva: World Health Organization 2014.

——— *National suicide prevention strategies:* Progress, examples and indicators. Geneva: World Health Organization, 2018.

16. ANSIEDADE PAROXÍSTICA AGUDA E ESTADOS AFINS

VINICIUS DA CUNHA TAVARES
ANA PAULA ALVES SANTOS
PRISCILA DE ALMEIDA COSTA

A ansiedade paroxística aguda - mais conhecida como ataque de pânico - é caracterizada como um episódio de medo intenso de início espontâneo e abrupto, com duração entre alguns minutos a uma hora. São frequentes manifestações somáticas como dor torácica, taquicardia e sensação de asfixia, fazendo com que muitas vezes a porta de entrada para a rede de saúde se dê junto aos serviços de clínica médica, seja na atenção primária em saúde (APS) ou em serviços de pronto atendimento (PA). Embora muito associados ao diagnóstico Transtorno de Pânico, os ataques de pânico podem surgir dentro do contexto de várias outras condições psiquiátricas, doenças clínicas e abuso de substâncias.

No diagnóstico Transtorno de Pânico os pacientes vivenciam ataques de pânico espontâneos de forma recorrente e passam a apresentar por no mínimo um mês preocupações persistentes e/ou alterações de comportamento associadas ao temor de um novo episódio e suas potenciais consequências (ansiedade antecipatória/esquiva fóbica).

Neste capítulo discutiremos elementos de avaliação e conduta ante a vigência dos picos de ansiedade paroxística, nos detendo em particular na abordagem do Transtorno de Pânico.

EPIDEMIOLOGIA

Ataques de pânico são muito mais comuns que o Transtorno de Pânico, acometendo cerca de um terço dos indivíduos em algum momento da vida (KATON et al., 1987; SMOLLER et al., 2003; KESSLER et al., 2006). Um importante estudo de representatividade nacional, realizado em 2005 na população norte-americana entre 15 e 54 anos, demonstrou prevalência de Transtorno de Pânico em 12 meses de 2,7% e prevalência ao longo da vida de 4,7% (KESSLER et al., 2005; KESSLER et al., 2006). Uma revisão sistemática de 13 estudos europeus evidenciou uma taxa de prevalência de transtorno do pânico de 1,8% (GOODWIN et al, 2005).

O TP tem uma idade média de aparecimento de 24 anos (KESSLER et al, 2005) e é aproximadamente duas vezes mais comum entre mulheres em comparação aos homens, com 5% de prevalência ao longo da vida em mulheres e 2% entre homens (KESSLER et al., 1994). A prevalência declina significativamente após 60 anos (KESSLER et al., 2005).

MANIFESTAÇÕES CLÍNICAS

Um ataque de pânico típico se inicia de modo abrupto e evolui rapidamente para um estado máximo de manifestação dos sintomas, durando de poucos minutos até uma hora. Embora com alguma variabilidade, a ansiedade vivenciada é caracteristicamente intensa, muitas vezes referida como sensação de morte iminente. A presença de sintomas físicos como dor torácica, palpitação e sensação de falta de ar contribui para que parte dos pacientes acredite estar de fato sofrendo um episódio cardiovascular agudo potencialmente fatal. Podem ocorrer ainda queixas como sudorese, tremores, abalos, náusea, desconforto abdominal, sentir-se prestes a desmaiar, tontura, instabilidade, vertigem, calafrios, ondas de calor e parestesias. Os pacientes também podem relatar medo de perder o controle ou "enlouquecer" e alterações subjetivas que sugerem desrealização (sensação de irrealidade) ou despersonalização (sensação de estar afastado de si mesmo). Após o episódio, os sintomas somáticos caracteristicamente melhoram com rapidez, embora permaneça ainda certo desconforto relativo à intensa vivência de angústia e ansiedade.

AVALIAÇÃO CLÍNICA

1. HISTÓRIA CLÍNICA

Para estabelecimento do diagnóstico correto é necessário avaliar a história de evolução dos sintomas daquele momento, saber sobre episódios prévios e investigar potenciais comorbidades.

Elementos da anamnese contribuem de forma decisiva para o diagnóstico de um ataque de pânico, com grande parte dos pacientes relatando quadros relativamente típicos. Contudo, diversas condições clínicas podem cursar com episódios de hiperatividade adrenérgica, tendo sintomas muitos próximos dos ataques de pânico. É importante lembrar que diagnósticos psiquiátricos são, em certa medida, quase sempre diagnósticos de exclusão, particularmente na vigência de um quadro recente.

- Queixas como dor torácica e dispneia devem seguir o protocolo clínico específico – a classificação de risco e definição da propedêutica levará em conta a presença de sinais e sintomas clínicos objetivos, assim como idade, condição física, comorbidades e história familiar.
- Alterações metabólicas como a hipoglicemia são marcadas por hiperatividade autonômica e podem ser vivenciadas subjetivamente como grande pico de ansiedade em pacientes sensíveis.
- Ataques de pânico tendem a ter menor prevalência com o envelhecimento, particularmente após os 60 anos. Sendo assim, pacientes mais idosos com alterações sugestivas de ataques de pânico precisam de avaliação mais minuciosa.
- É preciso investigar associação com uso e abuso de substâncias psicoativas, com especial atenção para uso de drogas estimulantes – cafeína e demais energéticos de venda liberada, anfetaminas, cocaína, crack etc. – e abstinência de drogas de abuso em geral – incluindo benzodiazepínicos, álcool e nicotina.
- Episódios semelhantes prévios, presença de preocupações com recorrência e associação com alterações de comportamento como esquiva fóbica de elementos que o paciente julga precipitantes para ataques de pânico são sugestivos de Transtorno de Pânico.

2. EXAME FÍSICO

O exame físico é direcionado às queixas do paciente e normalmente deve ser atento à identificação de alterações cardiorrespiratórias e do trato digestivo para critérios da classificação de risco, orientação da avaliação complementar e decisão de conduta.

- Certamente não é esperado nos ataques de pânico que o paciente evolua com rebaixamento do nível de consciência, alterações neurológicas focais ou disautonomia, como flutuações atípicas das frequências respiratória e cardíaca, níveis pressóricos muito alterados, perda do controle dos esfíncteres etc.

3. HISTÓRIA E EXAME PSIQUIÁTRICOS

Como já foi dito, o ataque de pânico pode estar presente em outras condições psiquiátricas além do Transtorno de Pânico propriamente dito. Portanto, a investigação de história psiquiátrica torna-se recurso valioso no estabelecimento de diagnósticos diferenciais e interrupção dos retornos do paciente aos serviços de PA e acolhimento na APS.

- É possível que o paciente descreva episódio de trauma recente com presença de outras alterações típicas que possam sugerir um Transtorno de Estresse Agudo. Uma intervenção que privilegie o acolhimento por parte da rede de saúde e do círculo social do paciente pode fortalecê-lo no enfrentamento da situação e prevenir o agravamento e cronificação do quadro. Vale lembrar que há crescente evidência de que o uso de benzodiazepínicos nessa fase inicial de enfrentamento do trauma parece favorecer a instalação do Transtorno de Estresse Pós-Traumático (GUINA et al., 2015).
- Outros pacientes podem relatar histórias sugestivas de transtornos prévios do humor ou outros transtornos de ansiedade (fobias simples, fobia social etc.) além de patologias do espectro obsessivo-compulsivo. Em todos eles, particularmente se recorrentes ou refratários, podemos observar acutizações significativas de manifestações ansiosas. Em casos dessa natureza, em geral encontram-se gatilhos específicos associados ao quadro de base, sendo menos comum a ocorrência de episódios de fato paroxísticos e inesperados como no Transtorno do Pânico.
- É possível que pacientes com pensamentos suicidas ou mesmo na iminência de uma tentativa de autoextermínio revelem seu sofrimento em um momento agudo de ansiedade permitindo, assim, que a rede de saúde possa atuar.
- Pacientes que manifestaram um ataque de pânico devido ao uso abusivo ou abstinência de substâncias podem ser acolhidos e informados nesse momento da possibilidade de ajuda que a rede de saúde oferece. De fato, mesmo vivências negativas como um episódio de angústia podem ser úteis no trabalho clínico da dependência química, servindo como impulso na construção de crítica e avançando nos passos da entrevista motivacional.
- Por fim, manifestações ansiosas intensas podem estar presentes dentro de um contexto psicótico, em especial nos momentos iniciais do desencadeamento de um quadro esquizofrênico. Além de história pessoal e familiar compatível, a escuta cuidadosa dos determinantes psíquicos de cada paciente deve elucidar elementos da súmula que apontem nesse sentido, como presença de interpretações delirantes, alucinações etc.

AVALIAÇÃO COMPLEMENTAR

A avaliação complementar deve seguir os protocolos clínicos da classificação de risco conforme a síndrome aventada como hipótese diagnóstica de cada paciente, seja em ambientes de urgência ou na atenção básica. Disso depende a idade, o gênero, a condição física, as comorbidades, a história familiar e os achados do exame físico inicial.

- É preciso considerar que a realização de exames que afastem hipótese de eventos agudos cardiovasculares ou outros, além de importante auxílio no diagnóstico diferencial, pode ter efeito tranquilizador por si, abrindo espaço para aprofundar investigação psiquiátrica.

DIRETRIZES DIAGNÓSTICAS

Tabela 1 – Critérios Diagnósticos DSM-V para Transtorno de Pânico - 300.01

a)	Ataques de pânico recorrentes e inesperados. Um ataque de pânico é um surto abrupto de medo intenso ou desconforto intenso que alcança um pico em minutos e durante o qual ocorrem quatro (ou mais) dos seguintes sintomas: **Nota:** O surto abrupto pode ocorrer a partir de um estado calmo ou de um estado ansioso. 1. Palpitações, coração acelerado, taquicardia. 2. Sudorese. 3. Tremores ou abalos. 4. Sensações de falta de ar ou sufocamento. 5. Sensações de asfixia. 6. Dor ou desconforto torácico. 7. Náusea ou desconforto abdominal. 8. Sensação de tontura, instabilidade, vertigem ou desmaio. 9. Calafrios ou ondas de calor. 10. Parestesias (anestesia ou sensações de formigamento). 11. Desrealização (sensações de irrealidade) ou despersonalização (sensação de estar distanciado de si mesmo). 12. Medo de perder o controle ou "enlouquecer". 13. Medo de morrer. **Nota:** Podem ser vistos sintomas específicos da cultura (p. ex., tinido, dor na nuca, cefaleia, gritos ou choro incontrolável). Esses sintomas não devem contar como um dos quatro sintomas exigidos.
b)	Pelo menos um dos ataques foi seguido de um mês (ou mais) de uma ou de ambas das seguintes características: 1. Apreensão ou preocupação persistente acerca de ataques de pânico adicionais ou sobre suas consequências (p. ex., perder o controle, ter um ataque cardíaco, "enlouquecer"). 2. Uma mudança desadaptativa significativa no comportamento relacionada aos ataques (p. ex., comportamentos que têm por finalidade evitar ter ataques de pânico, como a esquiva de exercícios ou situações desconhecidas).
c)	A perturbação não é consequência dos efeitos psicológicos de uma substância (p. ex., droga de abuso, medicamento) ou de outra condição médica (p. ex., hipertireoidismo, doenças cardiopulmonares).
d)	A perturbação não é mais bem explicada por outro transtorno mental (p. ex., os ataques de pânico não ocorrem apenas em resposta a situações sociais temidas, como no transtorno de ansiedade social; em resposta aos objetos ou situações fóbicas circunscritas, como na fobia específica; em resposta às obsessões, como no transtorno obsessivo-compulsivo; em resposta à evocação de eventos traumáticos, como no transtorno de estresse pós-traumático; ou em resposta à separação de figuras de apego, como no transtorno de ansiedade de separação).

Fonte: DSM-5 (APA, 2013)

Tabela 2 – Critérios Diagnósticos CID-10 para Transtorno de pânico [ansiedade paroxística episódica] - F41.0

- A característica essencial deste transtorno são os ataques recorrentes de uma ansiedade grave (ataques de pânico), que não ocorrem exclusivamente numa situação ou em circunstâncias determinadas, mas de fato são imprevisíveis.
- Como em outros transtornos ansiosos, os sintomas essenciais comportam a ocorrência brutal de palpitação e dores torácicas, sensações de asfixia, tonturas e sentimentos de irrealidade (despersonalização ou desrrealização).
- Existe, além disso, frequentemente um medo secundário de morrer, de perder o autocontrole ou de ficar louco.
- Não se deve fazer um diagnóstico principal de transtorno de pânico quando o sujeito apresenta um transtorno depressivo no momento da ocorrência de um ataque de pânico, uma vez que os ataques de pânico são provavelmente secundários à depressão, nesse caso.

Fonte: CID-10 (OMS, 1993)

Tabela 3 – Condições médicas gerais associadas a ataques de pânico

- Angina
- Arritmias.
- DPOC.
- Crises epiléticas parciais simples e complexas.
- Embolia pulmonar.
- Asma.
- Hipertireoidismo.
- Feocromocitoma.
- *Diabetes mellitus* descompensado.
- Hipoglicemia.
- Intoxicação aguda por substâncias
  – particularmente uso excessivo de cafeína e drogas estimulantes em geral, como cocaína e anfetaminas.
- Crises de abstinência de substâncias psicoativas
  – particularmente retirada de hipnóticos sedativos, álcool e opiáceos.

Fonte: Adaptado de NICE, 2019; LEVITAN et al., 2013.

MANEJO DA SITUAÇÃO CLÍNICA

Uma vez diagnosticado o Transtorno de Pânico, o próximo passo é determinar o manejo da situação clínica baseado na severidade dos sintomas, na extensão do sofrimento e impacto nos diversos aspectos da vida, além de considerar as preferências do paciente em relação ao tratamento.

- Pacientes com quadros leves, nos quais os sintomas não interferem significativamente na funcionalidade, podem responder a um acolhimento que afaste temores de quadros graves e medidas educativas simples voltadas para aceitação, integração e manejo dos sentimentos ansiosos.
- Casos com maior severidade de sintomas, impacto na vida cotidiana e/ou refratariedade aos cuidados iniciais demandam tratamento formal:

- para uma primeira abordagem não existe evidência de diferença significativa entre o uso de medicamentos e a psicoterapia - a escolha deve se basear na disponibilidade, custo e preferência do paciente;
- entre os vários métodos psicoterápicos, a terapia cognitivo-comportamental tem demonstrado resultados superiores em estudos sucessivos.

TRATAMENTO FARMACOLÓGICO

Muitos medicamentos demonstraram eficácia em aliviar os grupos sintomáticos do Transtorno do Pânico, interferindo na frequência de ataques, ansiedade antecipatória e evitação fóbica. A primeira linha de tratamento para TP são os inibidores seletivos de recaptação de serotonina (ISRS). Outras opções incluem os inibidores de recaptação de serotonina-noradrenalina (IRSN), os antidepressivos tricíclicos (AT), os inibidores de monoaminoxidase (IMAO) e os benzodiazepínicos.

TRATAMENTO COM ANTIDEPRESSIVOS:

- Os ISRS são apontados como primeira escolha devido ao perfil favorável, considerando custo, tolerância e eficácia. Potenciais problemas incluem cefaléia, irritabilidade, problemas gastrointestinais, insônia e disfunção sexual, além de um teórico risco ampliado de suicídio em pacientes jovens. Não existem evidências cabais de superioridade entre eles – a escolha deve ser pautada pela maior adequação da singularidade de cada caso às características particulares dos diversos fármacos (ver Tab. 4).
- Entre os IRSN, a Venlafaxina XR se destaca com boas evidências e aprovação específica para TP. Alguns autores atestam que os efeitos ativantes noradrenérgicos em doses acima de 150-225 mg/dia podem se mostrar menos interessantes em pacientes com TP.
- Os tricíclicos clomipramina e imipramina demonstraram eficácia no TP, com alguns estudos sugerindo eficácia melhor para frequência de crises do que ansiedade antecipatória e evitação fóbica. Estudos menores também apontam eficácia de outros fármacos dessa classe. Perfil menos favorável de efeitos colaterais, inclui efeitos anticolinérgicos, hipotensão ortostática, ganho de peso, alterações cardiovasculares e gastrointestinais, disfunção sexual, entre outros. Baixo custo e disponibilidade na rede de saúde pública são fatores a serem considerados em sua escolha.

- Os IMAO apresentam eficácia para os sintomas centrais do Transtorno do Pânico, embora com menos estudos em comparação com os demais. As necessárias restrições dietéticas e interações medicamentosas complexas restringem seu uso em casos mais seletos de intolerância ou ineficácia de outras classes, embora não exista evidência clara de superioridade na refratariedade propriamente dita. Inibidores reversíveis (p. exemplo: Moclobemida) demonstraram efeitos menos robustos nos poucos estudos realizados até o momento.
- Mirtazapina tem poucos estudos controlados, mas pode ser opção de segunda linha ou adjuvante onde sedação seja desejável.
- As doses comprovadamente terapêuticas dos antidepressivos para o tratamento de TP são as mesmas para o tratamento de depressão. Apesar disso, os pacientes com transtorno do pânico são com frequência sensíveis à superestimulação com antidepressivos, sendo recomendável que o tratamento se inicie com doses mais baixas, ao menos na primeira semana. É também relativamente comum que seja observada boa resposta em doses terapêuticas mínimas.
- Depois de alcançada, a dose mínima deve ser continuada por 4 a 6 semanas. Se após esse tempo o paciente não apresentar resposta considerável, deve-se aumentar a dose a cada 1 a 2 semanas, tateando tolerância até melhora do quadro ou dose máxima recomendada.
- O tempo para a melhora clínica com uso de antidepressivos é bastante variável. Embora alguns pacientes descrevam alívio mais rapidamente, é comum latência para início dos efeitos de 2 a 4 semanas, com plena resposta clínica podendo demorar de 8 a 12 semanas. Além disso, muitos estudos demonstraram que a eficácia segue aumentando gradativamente a longo prazo, com incrementos apreciáveis após 6 a 12 meses de tratamento, em especial quanto à ansiedade antecipatória e evitação fóbica.
- Em caso de refratariedade, tenta-se outro fármaco, sendo possível considerar tentativas dentro da mesma classe (ex: ISRS por outro ISRS) ou de classe distinta (ISRS por IRSN, tricíclicos ou IMAO), avaliando elementos como histórico de resposta, disponibilidade, custo, tolerância aos efeitos colaterais e preferência do paciente.

Tabela 4 – Antidepressivos mais comumente utilizados no tratamento do Transtorno do Pânico

Nome	Doses usuais	Observações
Fluoxetina	20-40 mg/dia (máx.: 80 mg/dia)	ISRS. Mais estimulante. Interação medicamentosa significativa. Ansiedade e insônia como efeitos colaterais possíveis. Meia-vida longa. Baixa propensão à Síndrome de Retirada.
Paroxetina	20-60 mg/dia	ISRS. Efeitos anticolinérgicos. Mais sedativa. Interação medicamentosa significativa. Meia-vida relativamente curta. Maior propensão a Síndrome de Retirada.
Sertralina	50-200 mg/dia	ISRS. Diarréia mais frequente que outros ISRS. Perfil de interação melhor que os dois acima.
Citalopram	20-40 mg/dia	ISRS. Perfil favorável de interação medicamentosa.
Escitalopram	10-20 mg/dia	ISRS. Perfil favorável de interação medicamentosa.
Imipramina	25-200 mg/dia (máx.: 300 mg/dia)	Tricíclico. Perfil complexo de efeitos colaterais e interações medicamentosas.
Clomipramina	25-200 mg/dia (máx.: 300 mg/dia)	Tricíclico. Perfil complexo de efeitos colaterais e interações medicamentosas. Maior efeito sobre sistema serotoninérgico entre tricíclicos – potencialmente útil para comorbidade com TOC e outros transtornos ansiosos.
Mirtazapina	15-30 mg/dia (máx.: 45 mg/dia)	Bom perfil de interações medicamentosas. Doses menores tendem a ser mais sedativas. Ganho de peso. Uso como adjuvante em casos selecionados. Evidências menores para uso especificamente em TP.
Venlafaxina	37,5-225 mg/dia	IRSN. Maior propensão a Síndrome de Retirada. Monitorar pressão arterial, particularmente em doses elevadas. Dose acima de faixa terapêutica utilizada com cautela em casos especiais.

Fonte: Adaptado de BANDELOW. et al., 2012; NICE, 2019; KATZMAN et al, 2014.

TRATAMENTO COM BENZODIAZEPÍNICOS

- Vários estudos demonstram a eficácia dos benzodiazepínicos no tratamento do transtorno do pânico, em especial clonazepam e alprazolam. Há vantagens quanto ao alívio sintomático, comparativamente mais breve, boa tolerabilidade, auxílio na indução de sono e interação medicamentosa relativamente favorável.
- Apesar disso, dificuldades típicas dessa classe quanto à sedação diurna, risco de abuso/dependência e comprometimento cognitivo limitam seu uso quase sempre aos momentos iniciais de um tratamento até início de resposta de antidepressivos. Vale ressaltar que o uso isolado de benzodiazepínicos não demonstra eficácia para tratamento de potenciais comorbidades como depressão e a maior parte dos outros transtornos ansiosos. Uso como adjuvante de longo prazo em pacientes com TP que fazem resposta parcial aos antidepressivos é frequente na clínica, mas há poucos estudos controlados apoiando essa combinação.

- Anunciar a retirada futura de um benzodiazepínico já no momento da introdução, discutindo elementos de custo/benefício do uso dessa classe, é prática importante de prevenção de quadros de dependência. Sempre que possível, evitar em pacientes com histórico de abuso de substâncias psicoativas.
- Para a maioria dos pacientes com TP e angústia inicial, é sugerida a adição de benzodiazepínicos de ação mais prolongada, por exemplo, o Clonazepam. Começando com uma dose de 0,25 mg a 0,5 mg ao deitar e aumentando, se necessário, de 0,25 mg a 0,5 mg a cada três dias, até melhora dos sintomas.
- Embora seja bastante disseminada a proposta de pacientes terem consigo benzodiazepínicos de ação rápida/meia-vida curta (ex: Alprazolam) para uso em caso de um ataque de pânico, essa prática não encontra subsídios claros em termos estritamente psicofarmacológicos, já que um ataque típico tem duração menor que o tempo para início de ação dos benzodiazepínicos.

Tabela 5 – Benzodiazepínicos mais comumente utilizados no Transtorno do Pânico

Nome	Doses usuais*	Observações
Alprazolam	0,25-6,0 mg/dia	Meia-vida curta. Lipossolubilidade adicional garante início de ação mais rápido. Necessita várias tomadas diárias para manter equilíbrio plasmático. Tem aprovação específica para TP.
Clonazepam	0,5-6,0 mg/dia	Meia-vida intermediária. Para pleno equilíbrio plasmático seriam necessárias duas tomadas, mas a maior parte dos pacientes se adapta com uso apenas à noite. Sintomas de retirada menos intensos que Alprazolam. Tem aprovação específica para TP.
Lorazepam	1-6 mg/dia	Meia-vida curta/intermediária. Metabolização favorável, melhor escolha para uso cauteloso em hepatopatas
Diazepam	10-20 mg/dia	Meia-vida longa. Risco menor de sintomas intensos de abstinência

*Nota: embora perfil de segurança permita faixa terapêutica ampla, o limite superior raramente é alcançado

Fonte: Adaptado de BANDELOW et al., 2012; NICE, 2019; KATZMAN et al, 2014.

SUBGRUPOS QUE NECESSITAM DE TRATAMENTO ESPECIAL

- Risco de suicídio ou transtornos mentais concomitantes: Depressão, TEPT ou outros transtornos mentais podem ocorrer juntamente com o TP. Nesses pacientes, sugere-se tratamento de primeira linha com a combinação de um antidepressivo ISRS e acompanhamento psicoterápico

- Apresentações atípicas do transtorno bipolar tipo II, com predomínio de agitação, insônia, ansiedade e/ou ciclagem rápida podem confundir-se com Transtornos Ansiosos – trata-se de um quadro que não se beneficia do uso de antidepressivos e sempre deve ser considerado em caso de refratariedade ou piora com uso desses fármacos
- Uso concomitante com outras substâncias: em paciente com uso de outras substâncias psicoativas ou história de uso de drogas psicoativas, os sintomas de pânico preferencialmente não devem ser tratados com benzodiazepínicos, seja por sofrimento acentuado inicial, resposta parcial a antidepressivos ou resistência ao tratamento. Para esses pacientes, é possível utilizar tratamento adjuvante ao uso de antidepressivo com Gabapentina, Pregabalina ou mesmo Mirtazapina. Esses agentes também podem ser utilizados como monoterapia na falta de resposta aos ISRS.

MEDIDAS PÓS-ALTA

Não existem estudos que estabeleçam definitivamente a duração ideal do tratamento, mas as evidências disponíveis sugerem que a farmacoterapia deve ser continuada por pelo menos um ano após o controle dos sintomas. Os pacientes com sintomas graves devem receber tratamento prolongado, sendo sugerido dois anos ou mais.

ENCAMINHAMENTO E ARTICULAÇÕES COM A REDE

O desafio no pronto atendimento de um episódio agudo de ansiedade em ambiente de urgência envolve a realização de diagnóstico diferencial entre as condições de base, ao mesmo tempo em que são oferecidas medidas de apoio para a condição do momento. Uma vez diagnosticado o quadro em questão como Transtorno de Pânico, é importante atuar favorecendo a sensação de segurança quanto a não haver ameaça imediata à integridade física e psíquica, abrindo espaço para um trabalho terapêutico que, via de regra, se dará em ambiente ambulatorial.

Dentro da rede SUS, o tratamento do TP deve ser oferecido na atenção primária. Grande parte dos casos pode alcançar estabilidade com acompanhamento junto à equipe de saúde da família, tendo o matriciamento em saúde mental como melhor opção para uma estratégica capacitação longitudinal dos diversos atores da rede de saúde. De fato, qualquer profissional da APS que apresente vínculo com o paciente pode colaborar no acolhimento e se capacitar para implantação e monitoramento de medidas não medicamentosas. Para os casos refratários ou de difícil controle, torna-se necessária a realização de interconsulta com profissional psiquiatra e/ou seguimento complementar com profissionais de saúde mental de apoio, como psicólogos e terapeutas ocupacionais do Núcleo de Apoio à Saúde da Família.

REFERÊNCIAS

AMERICAN PSYCHIATRIC ASSOCIATION - APA. *Diagnostic and statistical manual of mental disorders (DSM-5)*. American Psychiatric Pub, 2013.

BANDELOW, B. et al. Guidelines for the pharmacological treatment of anxiety disorders, obsessive–compulsive disorder and posttraumatic stress disorder in primary care. *International journal of psychiatry in clinical practice*, v. 16, n. 2, p. 77-84, 2012.

GUINA, Jeffrey et al. Benzodiazepines for PTSD: a systematic review and meta-analysis. *Journal of Psychiatric Practice®*, v. 21, n. 4, p. 281-303, 2015.

GOODWIN, R. D. et al. The epidemiology of panic disorder and agoraphobia in Europe. *European Neuropsychopharmacology*, v. 15, n. 4, p. 435-443, 2005.

KATON, W. et al. Panic disorder: spectrum of severity and somatization. *Journal of Nervous and Mental Disease*, v. 175, n. 2, 1987.

KATZMAN, M. A. et al. Canadian clinical practice guidelines for the management of anxiety, posttraumatic stress and obsessive-compulsive disorders. *BMC psychiatry*, v. 14, n. 1, p. 1-83, 2014.

KESSLER, R. C. et al. Lifetime and 12-month prevalence of DSM-III-R psychiatric disorders in the United States: results from the National Comorbidity Survey. *Archives of general psychiatry*, v. 51, n. 1, p. 8-19, 1994.

———, R. C. et al. Prevalence, severity, and comorbidity of 12-month DSM-IV disorders in the National Comorbidity Survey Replication. *Archives of general psychiatry*, v. 62, n. 6, p. 617-627, 2005.

———, R. C. et al. The epidemiology of panic attacks, panic disorder, and agoraphobia in the National Comorbidity Survey Replication. *Archives of general psychiatry*, v. 63, n. 4, p. 415-424, 2006.

LEVITAN, M. N. et al. Brazilian Medical Association guidelines for the diagnosis and differential diagnosis of panic disorder. *Rev Bras Psiquiatr*, v. 35, n. 4, p. 406-415, 2013.

NATIONAL INSTITUTE FOR HEALTH AND CLINICAL EXCELLENCE - NICE. *Generalised anxiety disorder and panic disorder in adults: management* – Clinical Guideline; Reino Unido: NICE, 2019. Disponível em: https://www.nice.org.uk/guidance/cg113

ORGANIZAÇÃO MUNDIAL DE SAÚDE - OMS. *Classificação dos transtornos mentais e do comportamento da CID-10: descrições clínicas e diretrizes diagnósticas*. Porto Alegre: Artes Médicas, 1993.

SARCHIAPONE, M. et al. Mirtazapine in the treatment of panic disorder: an open-label trial. *International clinical psychopharmacology*, v. 18, n. 1, p. 35-38, 2003.

SMOLLER, J. W. et al. Prevalence and correlates of panic attacks in postmenopausal women: results from an ancillary study to the Women's Health Initiative. *Archives of internal medicine*, v. 163, n. 17, p. 2041-2050, 2003.

STEIN M. et al. Practice Guideline for the treatment of patients with panic disorder: Second edition. *Am J Psychiatry*, v. 166, n. 2, 2009.

17. ESTADOS DISSOCIATIVOS E CONVERSIVOS

ROBERTA NASCIMENTO
RAFAEL MIRANDA DE OLIVEIRA

Profissionais de saúde, especialmente aqueles que trabalham em prontos atendimentos, deparam-se rotineiramente com situações nas quais os sintomas conversivos e dissociativos estão em primeiro plano. Em virtude de suas características, tais como a heterogeneidade sintomatológica, com feições somáticas polivalentes, de caráter flutuante, mimetismo para com outras condições patológicas e relação com reações vivenciais, tais situações clínicas demandam do profissional expertise para o diagnóstico diferencial e sua condução.

Classicamente referenciados ao campo nosológico da histeria, os sintomas conversivos e dissociativos foram reordenados nos manuais classificatórios contemporâneos em categorias nosológicas autônomas e nomeados respectivamente de transtornos conversivos e transtornos dissociativos (APA, 2014).

Paul Briquet e Charcot observaram a influência da hereditariedade no sintoma histérico e a associação comum com um evento traumático e assim contribuíram para o desenvolvimento do conceito de transtorno conversivo. O termo conversão foi introduzido nos estudos de Sigmund Freud, nos quais a ansiedade é "convertida" em sintomas físicos; há um sintoma físico em substituição a uma ideia reprimida (SADOCK, 2016).

Os sintomas dissociativos são considerados mecanismos de defesa inconscientes, decorrentes de conflitos intrapsíquicos, encontrados com frequência como consequência de traumas. O constrangimento, confusão ou desejo de ocultar tais conflitos são precipitantes dos sintomas, além da própria proximidade ou possibilidade de revivência de situações traumáticas (APA, 2014, SADOCK, 2016).

EPIDEMIOLOGIA

A incidência de sintomas conversivos persistentes é estimada em 2 a 5/100.000 ao ano; pode corresponder a até 5% dos encaminhamentos aos ambulatórios de neurologia, e até 15% das consultas psiquiátricas de urgência. Dados epidemiológicos apontam que o transtorno conversivo é duas a três vezes mais comum em pessoas do sexo feminino (QUEVEDO; CARVALHO, 2014).

Já a prevalência dos transtornos dissociativos é variável; em serviços de emergência pode chegar a 19% dos atendimentos. Na população adulta, a prevalência de transtornos de despersonalização e desrealização é de cerca de 2%, e a proporção é igual entre os gêneros. Para a amnésia dissociativa, estudos mostram prevalência de 1% para homens e 2,6% para mulheres; para o transtorno dissociativo de identidade, 1,6% e 1,4%, respectivamente (APA, 2014).

MANIFESTAÇÕES CLÍNICAS DOS SINTOMAS CONVERSIVOS E DISSOCIATIVOS

O transtorno conversivo, também denominado de transtorno neurológico funcional, é caracterizado pela presença de sinais e sintomas que afetam as funções motoras ou sensoriais voluntárias, sugerindo uma condição neurológica, porém, condicionada por fatores psicológicos e de origem não intencional (FOOTE, 2013). Os sintomas deficitários, em geral, são inconsistentes com uma doença neurológica, tanto do ponto de vista clínico-semiológico como propedêutico, não são produzidos intencionalmente, contudo, são capazes de gerar sofrimento psíquico ou prejuízo funcional. O curso dos sintomas conversivos é variável, podem se apresentar de forma aguda ou crônica, episódica ou sustentada, sendo geralmente precedidos por fatores estressores. São exemplos de sintomas conversivos comuns: as crises não epilépticas, queixa de fraqueza ou paralisia de membros, os transtornos do movimento, os distúrbios da fala, a sensação de globus, as queixas sensoriais, visuais ou cognitivas (FOOTE, 2013; STONE; SHARPE, 2018).

O transtorno dissociativo caracteriza-se por um espectro de sintomas psíquicos secundários à segregação de processos mentais do resto da atividade psíquica, culminando, portando, em alterações qualitativas da consciência, classicamente nomeadas como estados crepusculares.

Os sintomas dissociativos são vivenciados como a intrusão espontânea na consciência e no comportamento, com perda da continuidade na experiência subjetiva e incapacidade de acessar informações ou controlar funções mentais normais. Ocorre uma desintegração das funções mentais, que se manifesta de diversas formas: os pacientes relatam perda de memória relacionada a certos períodos, eventos ou pessoas, podem esquecer uma série de comportamentos habituais (ou não), sentir falta de um período do tempo em suas experiências; queixam-se de desprendimento do *self*, do ambiente, de fragmentação ou confusão quanto a própria identidade; podem relatar uma sensação de ser "tirado de si mesmo", ou de terem a percepção de que as pessoas e as coisas a sua volta estão distorcidas ou pouco reais. A duração dos sintomas é variável, podendo cursar por minutos, horas, dias ou semanas, e geralmente estão associados a traumas específicos, conflitos evidentes ou dilemas insuperáveis (FOOTE, 2013; APA, 2014).

Tabela 1 – Características clínicas gerais dos sintomas conversivos

Sintomas conversivos
1. Início abrupto
2. Geralmente associado a eventos estressores como traumas, conflitos emocionais ou dilemas insuperáveis
2. Podem ocorrer em qualquer época da vida
3. Curso variável (agudo ou crônico).
4. Sintomas de caráter flutuante e sugestionável
5. Remissão (comum) após resolução da situação estressora desencadeante.
6. Podem cursar com sinais e sintomas autonômicos
7. Relato vago ou inconsistente
8. *La belle indifférence* – atitude indiferente a gravidade aparente do sintoma

Fonte: Tabela elaborada pelo autor.

Tabela 2 – Sinais e sintomas conversivos mais comuns

Sintomas motores	Sintomas sensitivos
• Crises convulsivas não epilépticas • Movimentos anormais • Tiques • Blefaroespasmos • Tremores • Distonias • Opistótono • Fraqueza muscular • Paralisias motoras • Alterações da marcha • Atasia-abasia • Quedas • Distúrbios da linguagem • disartria, disfonia, afonia.	• Anestesias, principalmente de extremidades • anestesia na linha média • Parestesias • Anosmia • Amaurose • Visão de túnel • Hipoacusia • Surdez

Fonte: Tabela elaborada pelo autor.

Tabela 3 – Sintomas viscerais autonômicos comumente associados aos sintomas conversivos

- Síncope
- Lipotímia
- Vertígem
- Náuseas
- Vômitos recorrentes
- Diarreia funcional
- Globus
- Alterações do trato gastrointestinal
- Alterações urinárias
- Pseudociese
- Distúrbios álgicos múltiplos e recorrentes
- Dor torácica não cardíaca
- Dispneia suspirosa

Fonte: Tabela elaborada pelo autor.

Tabela 4 – Exame do estado mental no transtorno conversivo

- Consciência preservada ou com estreitamento de campo.
- Atitude teatral, histriônica, indiferente ou mesmo sugestionável.
- Afeto incongruente ou lábil.
- Sintomas cognitivos funcionais.
- Comprometimento da memória para dados autobiográficos.
- Dificuldade de concentração.
- Inabilidade de executar comandos simples poderá estar presente.
- Discurso vago, sobrevalorado ou excessivamente impressionista.
- Humor poderá apresentar-se aflito, ansioso ou impaciente.
- Pensamento com forma e curso geralmente preservados podendo haver conteúdo de queixa somática sobrevalorada.
- Leve inquietude motora até mesmo quadros de agitação psicomotora com posturas distônicas ou opistótonos.
- Sintomas dissociativos poderão acompanhar o quadro.

Fonte: Tabela elaborada pelo autor.

Tabela 5 – Características clínicas gerais do transtorno dissociativo

1. Início súbito
2. Geralmente associada a traumas específicos, conflitos emocionais evidentes (ou não), ou dilemas insuperáveis
3. Duração de horas a dias (forma aguda) ou meses e anos (forma crônica – rara)

4-Curso variável

5. Remissão comum quando afastado do evento estressor

6-Característica dramática

7. Acompanhado de sintomas somatoformes ou de conversão intercorrentes.
8. Geralmente apresenta comórbidos quadros de humor e de personalidade

Fonte: Tabela elaborada pelo autor.

Tabela 6 – Sintomas dissociativos mais comuns e suas características

Sintoma dissociativo	Característica
Amnésia	lacunas amnésticas (comumente de horas), que não conseguem recordar; comumente acompanhados de alterações de comportamento (ataques de raiva, frangofilia)
Despersonalização	sensação de estranhamento de si próprio, sentir-se fora do corpo, ou de estar observando a si mesmo
Desrealização	sensação de que o mundo externo é estranho, irreal
Alteração da identidade	sensação de que uma parte de si está diferente do restante; desdobramento de personalidades identidades
Estado de transe	estado de estreitamento da consciência, comumente associado a comportamentos ou movimentos estereotipados, como se estivesse sob comando de um outro.
Estados delirantes alucinatórios	alucinações auditivas podem ser encontradas e se referem mais a fenômenos auto hipnóticos do que a um processo psicótico.
Fuga dissociativa	perambulação ou viagem aparentemente proposital, sem rumo, associada a amnésia de identidade ou outras informações autobiográficas importantes

Fonte: Tabela elaborada pelo autor.

Tabela 7 – Exame do estado mental no transtorno dissociativo

- Alterações qualitativas da consciência (estados crepusculares, estados hipnóticos, síndrome de Ganser, estreitamento de campo da consciência).
- Alterações da atividade do eu em estados de transe e possessão.
- Atitude indiferente, dramática ou pueril.
- Incapacidade de orientar-se acerca dos dados pessoais, porém de forma desproporcional para com a avaliação global.
- Sugestionabilidade.
- Teatralidade.
- Hipertenacidade.
- Amnésia seletiva (incapacidade de lembrar fatos ou períodos específicos).
- Amnésia generalizada (incapacidade de lembrar a vida inteira).
- *Flashbacks*.
- Despersonalização.
- Desrealização.
- Regressão espontânea da idade.
- Distanciamento das emoções.
- Afeto lábil.
- Humor disfórico ou mudanças abruptas do humor.
- Inquietação motora.
- Excitabilidade aumentada.
- Descarga motora deliberativa.
- Mudanças da personalidade.
- Comportamento repetitivo.
- Comportamento infantil.
- Fuga dissociativa (perambulação sem rumo).
- Alterações de linguagem (voz pueril, mudança no tom/timbre da voz, ou presença de sotaque no discurso).
- O quadro poderá acompanhar-se de fragmentação do pensamento na vigência de estados deliroides e alucinações de caráter complexo, geralmente visuais e associadas com carga afetiva.

Fonte: Tabela elaborada pelo autor.

AVALIAÇÃO CLÍNICA

A avaliação de pacientes com sintomas conversivos ou dissociativos deve incluir uma história clínica, exame físico, exames laboratoriais, quando necessários, história psiquiátrica e exame do estado mental.

O médico deve, primariamente, excluir causas orgânicas, doenças clínicas ou uso de substâncias que justifiquem os sintomas apresentados antes de considerar tratar-se de um transtorno conversivo ou dissociativo.

A presença de um sintoma conversivo não exclui a possibilidade de uma doença clínica associada, assim como a presença de uma condição clínica não exclui a possibilidade de um transtorno mental comórbido, incluindo um transtorno de sintomas somáticos e transtornos relacionados.

A presença de sintomas dissociativos deve ser diferenciada, principalmente, de condições neurológicas, intoxicações exógenas e estados psicóticos primários.

O médico deve proceder com a anamnese de forma empática, não denotar julgamento pessoal, a fim de obter o maior número de informações sobre o histórico clínico e psiquiátrico.

São objetivos da avaliação clínica de pacientes com sintomas conversivos ou dissociativos (ver tabelas 1 a 7):

1. definir o diagnóstico;
2. reconhecer sinais que comprometam a segurança do paciente;
3. identificar comorbidades clínicas e excluir causas orgânicas;
4. avaliar repercussões psíquicas e sociais do transtorno;
6. identificar possíveis transtornos psiquiátricos comórbidos;
7. reconhecer o suporte social e identificar fatores precipitantes ou perpetuadores dos sintomas;
8. definir encaminhamentos para a transferência de cuidados.

A avaliação clínica deverá constar dos seguintes requisitos:

1. história médica geral;
2. histórico da sintomatologia (ver tabelas 8 e 9);
3. história familiar e social;
4. dados vitais;
5. exame físico geral e neurológico;
6. exame psiquiátrico;
7. avaliação complementar e laboratorial quando necessárias.

A anamnese do paciente com sintoma dissociativo ou conversivo deve enfatizar o estudo dos sintomas somáticos em suas características semiológicas, a revisão dos sistemas bem como a história psiquiátrica prévia. Incluir a pesquisa de traumas pregressos, como negligência infantil, abuso físico e sexual, tragédias ambientais, acidentes; associação a gatilhos estressores recentes, pendência de conflitos interpessoais. Investigar a possibilidade de ganho secundário, ainda que não intencional.

Ressalta-se na investigação fatores comórbidos como: história de comportamento ou ideação suicida, história de uso de álcool e outras drogas, histórico de refratariedade ou pouca resposta ao tratamento farmacológico; presença de comorbidades psiquiátricas, tais como: transtorno de estresse pós-trauma, depressão, transtornos somatoformes (cefaleia, crises não-epilépticas, sintomas conversivos) e transtornos de personalidade.

O exame clínico detalhado é essencial e visa excluir causalidade orgânica, assim como detectar a presença de doenças clinicamente relevantes associadas que possam cursar com sintomas flutuantes e prevenir a submissão do paciente a procedimentos invasivos desnecessários e/ou a condutas iatrogênicas.

Estabelecer confiança, minimizar as chances de o paciente se sentir rejeitado ou humilhado é essencial. O paciente precisa se sentir respeitado e compreendido, e um exame físico cuidadoso o ajudará a sentir-se confortável e confiante.

O exame físico do paciente com sintoma conversivo objetiva a busca por achados positivos de inconsistências entre sintomas clínicos e sinais evidenciados. O paciente deve ser avaliado desde o primeiro contato com o médico, pois os sintomas podem flutuar durante a avaliação clínica. Por exemplo, observar a marcha do paciente ao adentrar no consultório, ou enquanto maneja suas vestimentas e objetos pessoais; ou, como o paciente incapaz de elevar o braço durante o exame, mas é capaz de buscar por suas roupas em sua bolsa; sinais positivos como o de Hoover, de abdução do quadril e outros validam de forma objetiva a suspeita de transtorno conversivo. Para maiores detalhes, ver o capítulo *Avaliação Neurológica nas Urgências Psiquiátricas e Transtornos Neurológicos Funcionais*.

Tabela 8 – Histórico dos sintomas conversivos

Curso da doença Circunstância do início dos sintomas	Tratamentos médicos e internações anteriores
Crenças do paciente sobre seus sintomas	Eventos estressores recentes
Grau de comprometimento funcional	Histórico de traumas anteriores, incluindo abuso físico ou sexual
Repercussões psicossociais para si e outros	História familiar: se há familiares com doenças crônicas; se há sintomas conversivos em outros familiares
Presença de sintomas somáticos ou outros sintomas conversivos associados ou outros sintomas conversivos prévios	

Fonte: Tabela elaborada pelo autor.

Tabela 9 – Histórico dos sintomas dissociativos

Investigar os fatores de risco predisponentes.	Abuso físico, abuso sexual; negligência infantil; procedimentos médicos e cirúrgicos na infância; guerra, desastres naturais; prostituição infantil; terrorismo.
Histórico de comportamento ou ideação suicida.	Histórico de uso de álcool e outras drogas.
Histórico de refratariedade ou pouca resposta a tratamentos farmacológicos prévios.	Conflitos intra ou interpessoais pendentes, situações financeiras, judiciais.

Fonte: Tabela elaborada pelo autor.

EXAMES LABORATORIAIS

A realização de exames laboratoriais pode ser considerada para avaliação do sintoma atual e descartar causas orgânicas, em especial, com o surgimento de novas queixas. Importante salientar que o diagnóstico de transtorno conversivo ou dissociativo é de exclusão. Contudo, é frequente observar que inúmeros exames já foram realizados previamente, de modo excessivo e invasivo, em busca de reafirmar um outro diagnóstico, mesmo diante da evidência de um transtorno psiquiátrico. Os efeitos adversos de exames laboratoriais desnecessários são um grande número de resultados falsos positivos, que por sua vez levam a procedimentos adicionais e dispensáveis, além de aumento de custos.

DIAGNÓSTICO DIFERENCIAL

As tabelas a seguir apresentam algumas das principais condições clínicas e psiquiátricas a serem consideradas no diagnóstico diferencial dos transtornos conversivos e dissociativos.

Tabela 10 – Principais condições médicas gerais, neurológicas e psiquiátricas a serem consideradas no diagnóstico diferencial de sintomas conversivos

Condições médicas gerais e neurológicas	Condições psiquiátricas (DD)
infarto agudo do miocárdio; acidente isquêmico transitório; quadros demenciais; doenças degenerativas (periféricas e de gânglios da base); epilepsias; neurite óptica; síndrome de Guillain Barré; miopatias adquiridas; síndrome *on-off* na doença de Parkinson.	transtorno de sintomas somáticos; transtorno dismórfico corporal; transtorno factício; simulação; transtornos de pânico.

Fonte: Tabela elaborada pelo autor.

Tabela 11 – Principais condições médicas gerais e psiquiátricas a serem consideradas no diagnóstico diferencial de sintomas dissociativos

Condições médicas gerais e neurológicas	Condições psiquiátricas
Intoxicações exógenas especialmente por: álcool, opiáceos, inalantes, anfetamínicos, cocaína, cannabis, barbitúricos, ketamina e alucinógenos. Condições médicas gerais. Estados confusionais. Acidente vascular cerebral. Demência. Epilepsia de lobo temporal. Esclerose múltipla. Síndrome de Wernicke-Korsakoff. Traumatismo cranioencefálico. Amnésia pós-trauma cerebral. Outros transtornos amnésticos;	Transtornos do humor. Transtornos de ansiedade. Transtorno de estresse pós-traumático. Transtornos psicóticos. Transtorno de personalidade *borderline*. Transtornos neurocognitivos. Estupor catatônico. Transtorno factício. Simulação.

Fonte: Tabela elaborada pelo autor.

CLASSIFICAÇÃO DIAGNÓSTICA

Nas tabelas abaixo, são apresentadas as principais diretrizes diagnósticas para o Transtorno Conversivo e Transtornos Dissociativos, de acordo com a American Psychiatry Association (2014).

Tabela 12 – Transtorno Conversivo (Transtorno de Sintomas Neurológicos Funcionais)

Critérios Diagnósticos
A. Um ou mais sintomas de função motora ou sensorial afetada. B. Achados físicos evidenciam incompatibilidade entre o sintoma e as condições médicas ou neurológicas encontradas. C. O sintoma ou déficit não é mais bem explicado por outro transtorno mental ou médico. D. O sintoma ou déficit causa sofrimento clinicamente significativo ou prejuízo no funcionamento social, profissional ou em áreas importantes da vida do indivíduo ou requer avaliação médica.
Especificar o tipo do sintoma: com fraqueza ou paralisia, com sintomas de fala, com ataques ou convulsões, com anestesia ou perda sensorial, com sintomas mistos. Especificar se episódio agudo (sintomas há menos de 6 meses), persistente (sintomas ocorrendo há 6 meses ou mais). Especificar se com ou sem estressor psicológico.

Fonte: APA, 2014.

Tabela 13 – Transtorno Dissociativo de Identidade

Critérios Diagnósticos
A. Ruptura da identidade, caracterizada pela presença de 2 ou mais estados de personalidade distintos, é descrita em algumas culturas como uma experiência de possessão. A ruptura da identidade envolve descontinuidade acentuada no senso de si mesmo e de domínio das próprias ações, acompanhadas por alterações do afeto, no comportamento, na consciência, na memória, na percepção, na cognição e/ou no funcionamento sensório-motor. Esses sinais e sintomas podem ser observados por outros ou relatados pelo indivíduo. B. Lacunas recorrentes na recordação de eventos cotidianos, informações pessoais importantes e/ou eventos traumáticos que são incompatíveis com o esquecimento comum. C. Os sintomas causam sofrimento clinicamente significativo e prejuízo no funcionamento social, profissional ou em outras áreas importantes da vida do indivíduo. D. A perturbação não é parte normal de uma prática religiosa ou cultural amplamente aceita. Nota: Em crianças, os sintomas não são mais bem explicados por amigos imaginários ou outros jogos de fantasia. E. Os sintomas não são atribuíveis aos efeitos fisiológicos de uma substância (p.ex., apagões ou comportamento caótico durante intoxicação alcoólica) ou a outra condição médica (p.ex., convulsões parciais complexas).

Fonte: APA, 2014.

Tabela 14 – Amnésia dissociativa

Critérios Diagnósticos
A. Incapacidade de recordar informações autobiográficas importantes, geralmente de natureza traumática, estressante, incompatível com o esquecimento normal. Nota: consiste frequentemente em amnésia localizada ou seletiva de um evento ou eventos específicos ou amnésia generalizada da identidade e da história de vida. B. Os sintomas causam sofrimento clinicamente significativo e prejuízo no funcionamento social, profissional ou em outras áreas importantes do funcionamento. C. A perturbação não é atribuível aos efeitos fisiológicos de uma substância (p.ex., álcool ou outra droga de abuso, um medicamento) ou a uma condição neurológica ou médica (p.ex., convulsões complexas parciais, amnésia global transitória, sequelas de traumatismo craniano/lesão cerebral traumática, outra condição neurológica). D. A perturbação não é mais bem explicada por transtorno dissociativo de identidade, transtornos de estresse pós-traumático, transtorno de estresse agudo, transtorno de sintomas somáticos ou transtorno neurocognitivo menor ou maior.
Especificar se com fuga dissociativa.

Fonte: APA, 2014.

Tabela 15 – Transtorno de Despersonalização/desrealização

Critérios Diagnósticos
A. Presença de experiências persistentes ou recorrentes de despersonalização, desrealização ou ambas: 1. despersonalização: experiências de irrealidade, distanciamento ou de ser um observador externo dos próprios pensamentos, sentimentos, sensações, corpo ou ações (p.ex., alterações da percepção, senso distorcido do tempo, sensação de irrealidade ou senso de si mesmo irreal ou ausente, anestesia emocional e/ou física). 2. desrealização: experiências de irrealidade ou distanciamento em relação ao ambiente ao redor (p.ex., indivíduos ou objetos são vivenciados como irreais, oníricos, nebulosos, inertes ou visualmente distorcidos). B. Durante as experiências de despersonalização ou desrealização, o teste de realidade permanece intacto. C. Os sintomas causam sofrimento clinicamente significativo ou prejuízo no funcionamento social, profissional ou em outras áreas importantes da vida do indivíduo D. A perturbação não é atribuível aos efeitos fisiológicos de uma substância (p.ex. droga de abuso, medicamento) ou outra condição médica (p.ex. Convulsões) E. A perturbação não é mais bem explicada por outro transtorno mental, como esquizofrenia, transtorno de pânico, transtorno depressivo maior, transtorno de estresse agudo, transtorno de estresse pós-traumático ou outro transtorno dissociativo.

Fonte: APA, 2014.

Tabela 16 – Outro Transtorno Dissociativo Especificado

Esta categoria se aplica a apresentações com sintomas característicos de um transtorno dissociativo, capazes de gerar sofrimento e prejuízo funcional, social ou pessoal ao indivíduo, mas que não satisfazem os critérios para qualquer transtorno da classe diagnóstica dos transtornos dissociativos
1. Síndromes crônicas e recorrentes de sintomas dissociativos mistos: incluem perturbação da identidade associada a alterações brandas no senso de si mesmo e no senso de domínio das próprias ações ou alterações da identidade ou episódios de possessão em um indivíduo que relata não ter amnésia dissociativa
2. Perturbação da identidade devido a persuasão coercitiva prolongada e intensa: indivíduos sujeitos a persuasão coercitiva intensa, como lavagem cerebral, reforma de pensamentos, doutrinação em cativeiro, tortura, prisão, política prolongada, recrutamento por seitas, cultos ou organizações terroristas podem apresentar mudanças na própria identidade, ou questionamento consciente desta.
3. Reações dissociativas agudas a eventos estressantes: incluem condições transitórias agudas que geralmente duram menos de um mês e as vezes poucas horas ou dias. Essas condições são caracterizadas pelo estreitamento da consciência; despersonalização; desrealização; perturbações da percepção (lentificação do tempo, macropsia); microamnésias; estupor transitório; e/ou alterações no funcionamento sensório-motor (p.ex., analgesia, paralisia)
4. Transe dissociativo: caracterizada pelo estreitamento ou perda completa da consciência do ambiente que se manifesta como ausência profunda de responsividade ou insensibilidade a estímulos ambientais. A ausência de responsividade pode estar acompanhada por comportamentos estereotipados menores (p.ex., Movimentos dos dedos) que o indivíduo não percebe e/ou não consegue controlar, bem como paralisia transitória ou perda da consciência. O transe dissociativo não é parte habitual de práticas culturais ou religiosas coletivas amplamente aceitas.

Fonte: APA, 2014.

TRATAMENTO

Um passo importante no atendimento de urgência durante as crises conversivas ou dissociativas é esclarecer o caráter emocional do quadro, com linguagem suave, empática e em posição de ajuda. As abordagens terapêuticas implicam postura psicoterápica de apoio, tanto no serviço de urgência quando na rede básica de saúde. Deve-se dar preferência a uma escuta atenciosa, ao invés de manejo farmacológico imediato.

Para ambos os transtornos, é importante ressaltar que a abordagem deve ser acolhedora, evitando-se o confronto direto, uma vez que o paciente pode não ser capaz de compreender ou lidar com a natureza de seu problema. Escolha o diagnóstico mais adequado à condição do paciente, entre os termos sugeridos: transtorno de somatização, psicogênico, transtorno de sintoma neurológico funcional, transtorno conversivo ou dissociativo. Busque valorar as questões subjetivas envolvidas e ajudar o paciente na identificação e manejo de possíveis conflitos envolvidos

MANEJO DO TRANSTORNO CONVERSIVO

ABORDAGEM NÃO FARMACOLÓGICA

Para os transtornos conversivos, a primeira linha de abordagem terapêutica é a escuta empática e a comunicação correta do diagnóstico ao paciente. O acolhimento subjetivo e uma clara explicação do diagnóstico corrobora para o estabelecimento de uma aliança terapêutica, essencial para o seguimento no tratamento. Pacientes que não acreditam em seus diagnósticos provavelmente não colaborarão com o tratamento, e mais, continuarão a buscar por explicações médicas mais convincentes. Geralmente, a informação técnica, atribuindo elementos de uma dinâmica psicossomática e valorizando o real da experiência do sujeito, costumam ter maior efetividade em relação à comunicação, tendo como base a ausência de achados positivos, do tipo "o senhor ou a senhora não têm nada". (ver tabela 17). Durante o acolhimento do paciente, deve-se gradualmente fazer uma mudança de ênfase da queixa somática para abordar os estressores psicossociais relacionados. Ajudar o paciente a subjetivar e compreender o papel da ansiedade no desencadeamento dos sintomas é um fator importante.

A terapia cognitiva comportamental, psicoterapia dinâmica breve, terapia familiar, entre outras abordagens psicoterápicas estão indicadas para o tratamento a longo prazo (ALI et al., 2015).

ABORDAGEM FARMACOLÓGICA

Não há evidência robusta para o tratamento farmacológico do transtorno conversivo, bem como também não há drogas especificamente aprovadas pelo FDA para o transtorno. Muitas das vezes os pacientes com queixas conversivas apresentam-se nos serviços de urgências acompanhados de sintomas ansiosos que poderão persistir apesar do comunicado negativo dos exames, do acolhimento subjetivo e do manejo adequado por parte da equipe. Nessas situações, a administração de benzodiazepínicos via oral é recomendada com objetivo ansiolítico.

A médio e longo prazo, em contextos ambulatoriais, o transtorno conversivo pode ser melhorado quando tratada a comorbidade psiquiátrica de base, como depressão e ansiedade. As medicações indicadas incluem antidepressivos, ansiolíticos ou outros, e também drogas para o manejo de dor ou insônia, quando presentes. Um acompanhamento regular com psiquiatra está indicado, a fim de minimizar visitas recorrentes do paciente ao pronto atendimento e a submissão a procedimentos invasivos e diagnósticos desnecessários (FOOTE, 2013; ALI et al., 2015).

MANEJO DO TRANSTORNO DISSOCIATIVO

ABORDAGEM NÃO FARMACOLÓGICA

A abordagem dos sintomas dissociativos, em um contexto de urgência, visa a estabilização da crise com o manejo dos sintomas, a viabilização de ambiente de seguro ao paciente, e o reestabelecimento de estratégias de enfrentamento (ISSTD, 2011; GENTILE; DILLON, 2013; LIU-BARBARO; STEIN, 2015). É importante que os profissionais de saúde estejam preparados para emergência de ideias suicidas ou autodestrutivas, conforme as situações traumáticas ou estressantes são revividas ou reveladas ao paciente, portanto, medidas de segurança devem ser prontamente estabelecidas.

O manejo dos estados dissociativos envolve essencialmente abordagens psicoterápicas e multidisciplinares. As intervenções devem incluir acolhimento subjetivo, escuta empática, manejo de conflitos, psicoeducação, acolhimento da família, dentre outros; entretanto, não há propostas estruturas e evidências robustas na literatura. De toda forma, uma escuta atenciosa e empática costuma favorecer o manejo do caso.

ABORDAGEM FARMACOLÓGICA

Não há evidência de tratamentos farmacológicos específicos para os transtornos dissociativos.

No contexto de urgência, medicações para ansiedade ou agitação, como os benzodiazepínicos ou neurolépticos, podem colaborar na redução da agitação e prevenção de crises de modo pontual. Contudo, benzodiazepínicos devem ser prescritos com cautela, pois em alguns casos podem exacerbar os sintomas dissociativos (LIU-BARBARO; STEIN, 2015).O potencial de adicção dos benzodiazepínicos é significativo e deve-se dar preferência para os fármacos de meia vida mais prolongada, como o Clonazepam, em detrimento dos de meia vida curta, como o Alprazolam. Medicações com efeito hipnótico estão indicadas: Trazodona, Mirtazapina, baixas doses de antidepressivos tricíclicos e de antipsicóticos típicos ou atípicos (ISSTD, 2011; GENTILE; DILLON, 2013).

A médio e longo prazo, há registros na literatura de que o tratamento farmacológico possa reduzir os sintomas de intrusão da consciência, do humor, sintomas obsessivos-compulsivos, além de alterações do sono. Contudo, não há consenso ou evidências robustas sobre as estratégias farmacológicas adequadas para cada um dos transtornos. No tratamento de indivíduos com transtorno dissociativo de identidade, o uso de inibidores seletivos de recaptação de serotonina, antidepressivos tricíclicos, inibidores de monoaminoxidases, betabloqueadores, Clonidina, anticonvulsivantes ou benzodiazepínicos podem colaborar na redução de sintomas ansiosos e de instabilidade do humor (ISSTD, 2011).

Nos casos de sintomas dissociativos comórbidos a transtorno de estresse pós trauma, os antipsicóticos atípicos (segunda geração) também estão indicados para manejo de sintomas ansiosos, intrusivos, de hipervigilância e para estabilização do humor. Outras drogas com relatos de resultados positivos no manejo de sintomas dissociativos são: a Prazosina, para reduzir pesadelos; Carbamazepina para reduzir agressividade; Naltrexona para reduzir comportamento autoagressivo recorrente (GENTILE; DILLON, 2013).

Tabela 17 – Orientações para comunicação diagnóstica nos transtornos conversivos e dissociativos

Explane ao paciente como o diagnóstico foi feito.	Enfatize nos mecanismos que fazem com que o paciente apresente aquele sintoma, e não na causa dos sintomas.
Valide o sofrimento e forneça um diagnóstico ao paciente.	Evite expressões como: *"não há doença", "isso é coisa da sua cabeça".*
Responsabilize o paciente em sua melhora.	Esclareça que embora o paciente não tenha causado intencionalmente seus sintomas, ele deve participar ativamente em sua melhora, aderindo aos tratamentos recomendados, realizando atividades físicas e outros.
Explicite a possibilidade de reversão dos sintomas.	

Fonte: Tabela elaborada pelo autor.

ENCAMINHAMENTO

Após estabilização do quadro clínico, o paciente deverá ser referenciado para acompanhamento longitudinal com seu médico e equipe de saúde mental de referência. A gestão do caso deve se concentrar em uma referência assistencial, podendo ser o médico de confiança, a unidade básica de saúde, dentre outros, de modo a evitar dispersar os atendimentos e procedimentos desnecessários. A identificação e o reconhecimento do caso na rede assistencial, o estabelecimento de um vínculo centralizado e o acesso ao acompanhamento psicoterápico são medidas que favorecem o desfecho do caso e evitam as constantes demandas direcionadas aos prontos atendimentos.

O acompanhamento psiquiátrico ambulatorial é recomendado para todos os casos. Situações com comorbidades psiquiátricas e sintomatologia mais complexa poderão precisar de acompanhamento multiprofissional em regime de hospitalidade dia como os Centros de Atenção Psicossocial. Internação hospitalar psiquiátrica na maior parte dos casos é desnecessária, podendo ocorrer em caso de comorbidades psiquiátricas graves e insuficiência sociofamiliar.

Algoritmo de atenção ao paciente com sintomas conversivos ou dissociativos no serviço de urgência

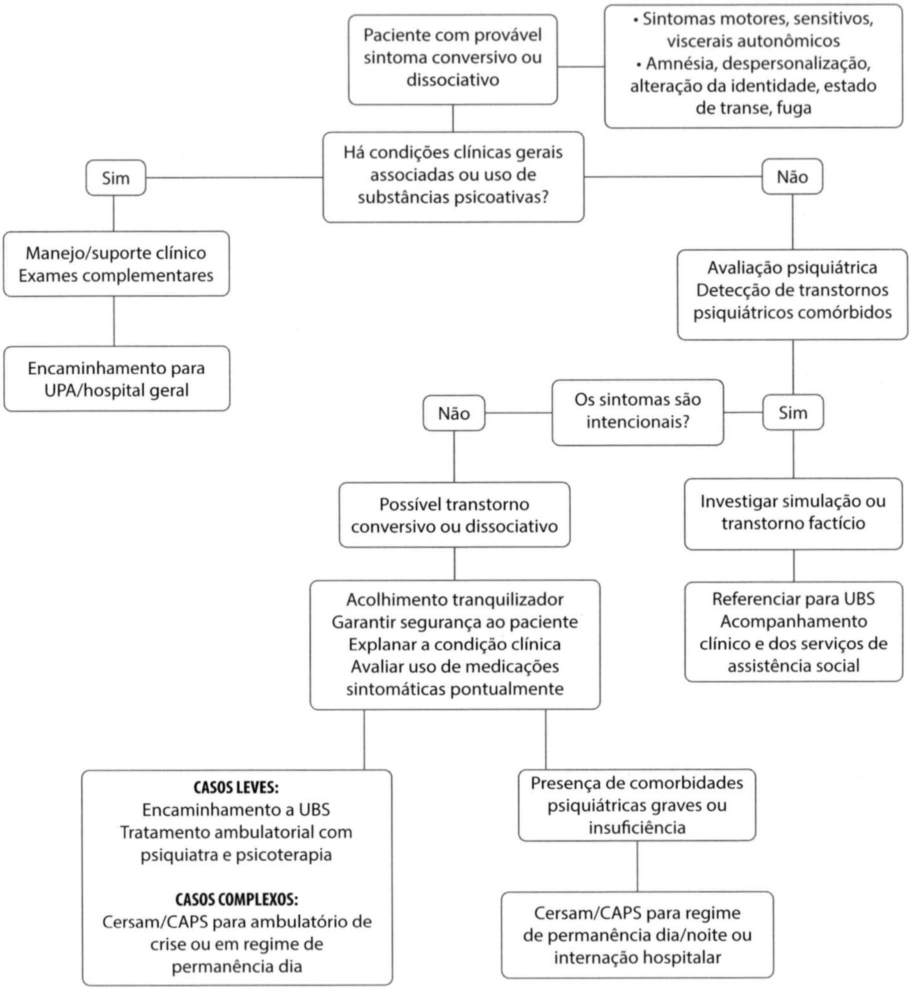

Fonte: Organograma elaborado pelo autor

REFERÊNCIAS

ALI, S. et al. Conversion disorder—mind versus body: a review. *Innovations in clinical neuroscience*, v. 12, n. 5-6, p. 27, 2015.

AMERICAN PSYCHIATRIC ASSOCIATION - APA. *DSM-5: Manual diagnóstico e estatístico de transtornos mentais - DSM.* 5.ed. Porto Alegre: Artmed; 2014.

FOOTE, B. Dissociative identity disorder: epidemiology, pathogenesis, clinical manifestations, course, assessment, and diagnosis. *UpToDate. Waltham, MA: Wolters Kluwer. Retrieved from https://www. uptodate. com/contents/dissociative-identity-disorder-epidemiology-pathogenesis-clinical-manifestations-course-assessment-and-diagnosis*, 2013. Disponível em <https://www.uptodate.com/contents/dissociative-identity-disorder--epidemiology-pathogenesis-clinical-manifestations-course-assessment-and-diagnosis>. Acesso em 29/06/2019.

GENTILE, J. P.; DILLON, K. S.; G, Paulette Marie. Psychotherapy and pharmacotherapy for patients with dissociative identity disorder. *Innovations in clinical neuroscience*, v. 10, n. 2, p. 22, 2013.

INTERNATIONAL SOCIETY FOR THE STUDY OF TRAUMA AND DISSOCIATION. Guidelines for treating dissociative identity disorder in adults, third revision. *Journal of Trauma & Dissociation*, v. 12, n. 2, p. 115-187, 2011.

LIU-BARBARO, D.; STEIN, M. Psychopharmacologic treatment of dissociative fugue and PTSD in an Ethiopian refugee. *The Journal of clinical psychiatry*, v. 76, n. 7, p. 958-958, 2015.

QUEVEDO, J.; CARVALHO, A. F. Emergências psiquiátricas. In: BRIETZKE, E; CUNHA, A E. R. da. *Transtornos conversivos e dissociativos.* 3 ed. Porto Alegre: Artmed; 2014.

SADOCK, B. J. Transtornos dissociativos. In: SADOCK, B. J.; SADOCK, V. A.; RUIZ, P. *Compêndio de Psiquiatria-: Ciência do Comportamento e Psiquiatria Clínica.* Artmed Editora, 2016.

SISTEMA ÚNICO DE SAÚDE. SUS. *Transtornos dissociativos, conversivos e somatoformes. Protocolo de acolhimento.* Protocolo da Rede de Atenção Psicossocial, para o acolhimento de dissociações, conversões, outros quadros histéricos, e de transtornos somatoformes. Estado de Santa Catarina, 2015.

STONE, J.; SHARPE, M. *Conversion disorder in adults:* Clinical features, assessment, and comorbidity. 2018. Disponível em < https://www.uptodate.com/contents/conversion-disorder-in-adults-clinical-features-assessment-and-comorbidity>

18. O MANEJO DA HISTERIA NA URGÊNCIA

LAURA FILGUEIRAS DE CAMPOS
SÉRGIO DE CAMPOS

A psiquiatria contemporânea optou por novos modelos nosológicos, de sorte que compartimentou a histeria, dividindo-a em transtornos somatoformes, os transtornos conversivos e dissociativos e, por fim, coloca a fobia, designada anteriormente como histeria de angústia, nos transtornos de ansiedade. Ao dividir a histeria e compartimentá-la em transtornos, os manuais de psiquiatria acabaram por dificultar a compreensão lógica dessa delicada e complexa entidade clínica, de sorte que, se por um lado, a medicina fez a histeria se camuflar entre outras entidades clínicas, em virtude de sua psicopatoplastia; por outro, as histéricas continuam a colocar os médicos em dificuldades no que concerne ao diagnóstico, no manejo da transferência e na condução do tratamento.

É pertinente advertir que não obstante os manuais de psiquiatria contemporâneos, particularmente, a partir do DSM III-R, não incluírem a histeria no catálogo das doenças mentais, esqueceram de avisar as histéricas, de modo que elas continuam a chegar nos nossos consultórios médicos, lançando-nos seus desafios para se sustentarem no desejo como insatisfeito. Assim, com a finalidade de alcançar uma condição didática e um maior esclarecimento, recorreremos tanto ao DSM-IV quanto a 5ª edição do Manual Diagnóstico de Transtornos Mentais (DSM-5) (APA, 2013) com fins de classificação.

Abordaremos inicialmente, a histeria do ponto de vista psiquiátrico, na medida em que ela foi dividida em transtorno de personalidade histriônica, transtornos conversivos, dissociativos e somatoformes. No final desse texto, versaremos a histeria sob o ângulo da psicanálise. Logo, por opção, abordaremos apenas a histeria feminina. Embora sejam mais raros, existem homens histéricos. Lacan (1992) afirma que fazemos da histérica uma mulher, mas isso não é seu privilégio.

TRANSTORNO DE PERSONALIDADE HISTRIÔNICA

O transtorno de personalidade histriônica, corresponde ao CID-10 F60.4. A prevalência é de 2% a 3% da população geral e de até 15% em uma população de ambulatório ou internadas em instituições de saúde mental. Esse transtorno pode estar associado aos transtornos de somatização, disfunções sexuais e de abuso de álcool. Esses sujeitos apresentam como mecanismos de defesa os estados dissociativos e o recalque, de sorte que tornam seus motivos inconsciente e não conseguem explicar suas verdadeiras razões do comportamento (SADOCK; SADOCK; RUIZ, 2007).

As pessoas portadoras desse transtorno, em grande parte mulheres, são excitáveis emocionalmente e se comportam de maneira colorida, dramática e extrovertida (SADOCK; SADOCK; RUIZ, 2007, p. 864). O transtorno confere uma personalidade ao sujeito caracterizada por um comportamento sedutor, um afeto lábil, superficial, dado a teatralidade, com expressões exageradas nas emoções. O sujeito é facilmente sugestionável ao egocentrismo, autocomplacência e falta de consideração para com o outro. A exibição dos afetos é comum, contudo, quando são confrontados e pressionados a reconhecerem suas atitudes, respondem com surpresa, indignação, negação e raiva. Ademais, o sujeito mantém um desejo sedutor permanente de ser apreciado e de constituir-se como objeto de atenção e tem a inclinação de se sentir facilmente ferido ou desprezado, o que acarreta ódio e sentimentos de vingança.

Ainda do ponto de vista clínico, que nos permite realizar o diagnóstico, podemos localizar o desconforto em situações quando não são o centro das atenções, a interação sexual inadequada do tipo sedutor com o outro, oscilação nas mudanças das expressões dos afetos, uso da aparência física para chamar atenção sobre si mesmo, discurso impressionista e carente de detalhes, dramaticidade, teatralidade e expressão verbal e afetiva exageradas, influenciável por outros e por circunstâncias e, por fim, têm a inclinação de considerarem os relacionamentos mais íntimos do que são.

Sobre o tratamento, pode-se assinalar que os pacientes não têm consciência de seus próprios sentimentos, de modo que um esclarecimento que vise o aprendizado da tradução dos afetos é extremamente relevante. A psicoterapia de orientação psicanalítica é o tratamento de escolha (SADOCK; SADOCK; RUIZ, 2007, p. 865). São usados psicofármacos quando existem sintomas alvo. O uso de ansiolíticos para angústia e para ansiedade; os antidepressivos podem ser usados nas queixas somáticas, nos quadros de distimias e de depressão; e o uso de neurolépticos para eventuais estados de despersonalizações, ilusões e desrealização.

MEDICINA PSICOSSOMÁTICA

A palavra "psicossomática" vem das palavras gregas *psique* (alma) e *soma* (corpo) e se refere, literalmente, a como a mente afeta o corpo. O texto do livro de Kaplan & Sadock (SADOCK; SADOCK; RUIZ, 2007) agrupa, no capítulo 13, de nome "Medicina psicossomática" uma série de doenças completamente diversas. A medicina psicossomática engloba problemas psiquiátricos resultados de doenças clínicas, tais como *delirium* e demências; uma condição clínica causando uma reação que favorece o surgimento de sintomas psiquiátricos, tal como uma ansiedade secundária à quimioterapia ou amputação de membro; fatores psicogênicos que precipitam doenças clínicas, como os transtornos somatoformes; complicações clínicas de condições psiquiátricas, como síndrome neuroléptica maligna e abstinência alcóolica.

A avaliação médica na medicina psicossomática, inicia-se pela realização de um exame psiquiátrico padrão, com um foco na história médica e história psiquiátrica. A queixa somática sempre deve ser levada em conta, de forma que, além de um exame do estado mental, deve ser realizado um exame cognitivo e, dependendo da queixa, podem ser solicitados exame físico, neurológico e exames laboratoriais.

Contudo, na "Medicina psicossomática", o agrupamento de doenças, síndromes e condições médicas de origens tão díspares não ajudam os médicos a discernir os diagnósticos, classificar as doenças e tampouco conduzir os tratamentos.

TRANSTORNOS SOMATOFORMES

Os transtornos somatoformes agrupam um grande grupo de doenças que possuem sintomas concernentes ao corpo. Estão agrupados dentro dos transtornos somatoformes: o transtorno de somatização, caracterizado por várias queixas físicas sem correspondência anátomo-clínica; o transtorno conversivo, caracterizado por queixas neurológicas funcionais; hipocondria, na qual o paciente acredita que possui uma doença; transtorno dimórfico corporal, no qual o sujeito tem a crença perceptiva de que seu corpo possui uma deformidade; transtornos dolorosos, como a fibromialgia.

TRANSTORNO DE SOMATIZAÇÃO

A prevalência do transtorno de somatização alcança 2% das mulheres e 0,2% dos homens. Estão presentes em cerca de 10% nos consultórios de clínica médica. Cerca de metade dos casos possuem outro transtorno mental e dois terços possuem transtornos psiquiátricos diagnosticados, particularmente transtornos obsessivos compulsivos, transtornos de personalidade histriônicos, evitação e autossabotagem (SADOCK; SADOCK; RUIZ, 2007, p. 688).

O transtorno se inicia antes dos 30 anos e pode se cronificar, mantendo-se durante toda uma vida e ocasionando um prejuízo significativo no funcionamento social e laborativo. Quando se fala sobre somatização, trata-se de como fatores psicológicos afetam condições físicas, sendo ela um quadro clínico frequentemente encontrado em pessoas de personalidade histérica.

Os sujeitos apresentam uma história médica longa e complicada. Acreditam que estão doentes na maior parte de suas vidas. O sofrimento pode advir não apenas dos sintomas, mas das dificuldades interpessoais em razão da somatização. As queixas são vagas, inconsistentes, desorganizadas e imprecisas. A depressão e a ansiedade são as condições psiquiátricas associadas mais prevalentes.

O transtorno de somatização é caracterizado por sintomas somáticos que não podem ser explicados por uma base orgânica, tampouco são evidenciados pelo exame físico e pela propedêutica. Estão incluídos no transtorno de somatização como caraterística uma combinação de disfunções sexuais, distúrbios gastrointestinais, dores e sintomas pseudoneurológicos (SADOCK; SADOCK; RUIZ, 2007, p. 686).

Um atributo importante da somatização é a falta de lesão anatomopatológica, configurando, portanto, doenças funcionais. As doenças que ocasionam lesões, tais como artrite reumatoide, lúpus eritematoso sistêmico, asma são consideradas doenças psicossomáticas.

A somatização é comum na prática médica e pode despertar no médico a irritação, a admoestação, a repreensão e a censura ao cliente. Não é raro o médico acusar o paciente de estar tentando enganá-lo para obter ganhos secundários. Em contrapartida, os pacientes se sentem rejeitados, culpados, envergonhados e, via de regra, abandonam o tratamento. Uma anamnese detalhada, um exame clínico minucioso e exames complementares criteriosos servem para afastar doenças graves. Ademais, se a somatização não for cogitada, os pacientes podem se tornar objetos de investigação iatrogênica, contribuindo para a cronicidade das queixas. A história clínica é dramática, vaga e inconsistente; o exame clínico e a propedêutica são normais.

TRANSTORNOS CONVERSIVOS

O conceito denominado transtorno conversivo foi construído com a ajuda de Paul Briquet e Jean-Martin Charcot, que observaram a associação do sintoma com um evento traumático e o termo conversão foi introduzido por Sigmund Freud, que formulou em seu trabalho com Anna O, que sintomas do transtorno conversivo refletem conflitos inconscientes. Além disso, esses pacientes costumam ter uma atitude denominada por Charcot de *La belle indifférence* (STONE; WARLOW; SHARPE, 2010), traduzida do francês como a bela indiferença ou uma indiferença branda.

Segundo a 5ª edição do Manual Diagnóstico de Transtornos Mentais (DSM-5) (APA,2013), da Associação Americana de Psiquiatria, acredita-se que a incidência de sintomas conversivos persistentes individuais é estimada em dois a 5/100.000 por ano. Em questões de epidemiologia, sabe-se que sintomas conversivos durante a vida são comuns, mas a prevalência exata do transtorno é desconhecida. Isso ocorre porque alguns sintomas do transtorno não são suficientemente graves para que pessoas busquem atendimento médico e recebam diagnóstico.

O transtorno conversivo, denominado no DSM-5 como transtorno de sintomas neurológicos funcionais, é uma condição de sintomas ou déficits que afetam funções motoras ou sensoriais voluntárias. A apresentação do transtorno faz com que outra condição clínica seja sugerida como causadora dos sintomas, mas, por ser precedida por conflitos ou outros estressores, acredita-se ser causada por fatores psicogênicos.

De acordo com a psicanálise, o transtorno conversivo é resultado de um conflito entre as pulsões do Isso, advindas do inconsciente e a ação do recalque que denota a censura de sua expressão. O transtorno conversivo permite uma expressão parcial e disfarçada das pulsões inaceitáveis e do desejo proibido pelo Superego. Logo, o transtorno conversivo tem uma equivalência simbólica com o conflito original recalcado (SADOCK; SADOCK; RUIZ, 2007, p. 691). Percebe-se em pacientes com sintomas em associação com outros transtornos psiquiátricos que, muitas vezes, o transtorno depressivo e o de ansiedade podem estar associados em pacientes com sintomas conversivos e, em menor grau, na esquizofrenia; além disso, nos transtornos de personalidade, em especial o tipo histriônico e o tipo passivo-dependente.

As características clínicas do transtorno conversivo são sintomas físicos que não são explicados por uma doença orgânica propriamente dita, e com associação direta a fatores psicológicos. Os sintomas principais dividem-se em sintomas motores, déficits sensoriais e sintomas viscerais. Nos primeiros, os sintomas motores podem ser espásticos ou flácidos, tais como paralisias movimentos involuntários, blefaroespasmo, torcicolo, opistótono, convulsões, marcha anormal, quedas, fraqueza, afonia. Nos segundos, os sintomas sensoriais se configuram como anestesias, cegueira, visão em túnel, surdez e mutismo. Por último, nos terceiros, os sintomas viscerais podem ser vômitos psicogênicos, pseudociese, *globus hystericus*, desmaios, tonturas ou sincopes, diarreia e retenção urinária (SADOCK; SADOCK; RUIZ, 2007, p. 690).

É possível encontrar nesses pacientes fatos que sugerem que eles possam possuir algum ganho por estarem doentes. Isso se observa no fato de que eles podem manter os conflitos inconscientes e o fato de estarem doentes pode fazer com que eles acumulem vantagens, como serem dispensados de obrigações. O termo significa que o sujeito esteja despreocupado em relação aos sintomas, que supostamente trariam consequências ruins.

Em alguns casos de transtorno conversivo, o fenômeno da identificação está presente, visto que esses pacientes moldam seus sintomas de acordo com alguém importante para eles, por exemplo, se o esposo ou o amigo sofreu de alguma doença, como *Alzheimer*, é possível que o paciente comece a apresentar sintomas relacionados à memória, também conhecida como a síndrome do cuidador.

Às vezes, torna-se difícil diferenciar os sintomas do transtorno conversivo com sintomas de doenças orgânicas. Com a finalidade de afirmar um transtorno conversivo, é necessário excluir um diagnóstico de doença orgânica. Portanto, a anamnese, o exame físico e o neurológico, a história pregressa e exames complementares não podem ser deixados de lado.

O prognóstico dessa doença varia de acordo com como ela surge, se é de maneira aguda ou insidiosa. O transtorno conversivo pode se tornar crônico. Os sintomas abruptos tendem a ter uma resolução espontânea na maior parte dos casos, contudo, os insidiosos e os crônicos têm uma menor taxa de resolução e uma maior taxa de recorrência.

O tratamento dessa doença se baseia no fato de que a maioria dos transtornos possui remissão espontânea. Entretanto, essa remissão pode ser facilitada com psicoterapia. Em pacientes que não possuírem remissão espontânea, a psicoterapia também está indicada. Uma das ações principais do terapeuta nesses casos é explicar para o paciente sobre o seu diagnóstico. Quando o paciente com transtorno conversivo recebe uma explicação plausível para o seu diagnóstico, algumas vezes, ele apresenta uma melhora espontânea, apesar de ocorrer a recorrência em alguns casos. Em pacientes que a psicoterapia não for efetiva ou em casos em que o paciente não deseje receber a psicoterapia, a psicofarmacoterapia pode ser indicada. As drogas mais utilizadas para essa doença são os antidepressivos, porém ansiolíticos também podem ser utilizados (SADOCK; SADOCK; RUIZ, 2007, p. 693).

TRANSTORNOS DISSOCIATIVOS

Os transtornos dissociativos ocorrem quando há descontinuidade da integração normal de funções mentais como: memória, consciência, identidade, emoção, percepção, representação corporal, controle motor e comportamento. O DSM-5 inclui no capítulo de Transtornos Dissociativos, o

Transtorno Dissociativo de Identidade, a Amnésia Dissociativa, o Transtorno de Despersonalização/Desrealização e outros Transtornos Dissociativos Especificados e Não Especificados. Os sintomas podem ser repentinos ou graduais, transitórios ou crônicos e costumam ser causados por trauma psicológico. Acredita-se que os Transtornos dissociativos sejam encontrados em cerca de 1% da população (ROSS, 1991; ŞAR; AKYÜZ; DOĞAN, 2007), com uma média de idade de 31,3 anos (ROSS, 1991) e 89% em mulheres (MODESTIN et al., 1996), porém essa grande prevalência em mulheres pode ser explicada devido ao maior número de mulheres que procura atendimento psiquiátrico quando se compara com homens.

TRANSTORNO DISSOCIATIVO DE IDENTIDADE

Esse transtorno se caracteriza pela presença de duas ou mais identidades distintas ou personalidades que uma pessoa pode apresentar. Benjamin Rush foi quem fez a primeira descrição clínica da fenomenologia do transtorno dissociativo de identidade. Seguido por Jean-Martin Charcot e Pierre Janet, que descreveram os sintomas do transtorno e, posteriormente, Sigmund Freud atribuiu o transtorno dissociativo de identidade a uma natureza inconsciente. Pouco se sabe sobre a epidemiologia desse transtorno, porém, acredita-se ser mais comum em mulheres e estar ligado a experiências de trauma infantil (HAFERKAMP et al., 2015).

O elemento mais marcante para o diagnóstico é a presença de dois ou mais estados distintos de personalidade, porém, existem outros que estão presentes e são necessários para o diagnóstico, podendo ser acessados pela leitura do DSM-5.

Além disso, esse quadro de transtornos de identidade pode acontecer em pacientes com transtornos de personalidade, portadores de esquizofrenia ou pacientes que estejam simulando. É importante dizer que quando esse quadro estiver presente na esquizofrenia, ele é resultado da alteração da consciência do eu de identidade, que pode também se manifestar como alteração não apenas da identidade, mas da unidade, atividade e oposição ao mundo externo. Em contrapartida, os transtornos de identidades nos estados neuróticos se devem a conflitos entre as pulsões inconsciente e o recalque, de sorte que o sujeito, ao assumir outra identidade, se esquiva desses conflitos.

Pouco se conhece sobre o prognóstico da doença, mas sabe-se que ele é pior em pacientes com transtornos mentais orgânicos, pacientes portadores de esquizofrenia e com doenças clínicas graves (SADOCK; SADOCK; RUIZ, 2007, p. 730). Pelo fato de a psiquiatria contemporânea agrupar entidades distintas em razão de sintomas supostamente aparentes, como uma alteração de consciência do eu na esquizofrenia e um transtorno de identidade histérico, resulta em uma confusão e acarreta uma dificuldade no diagnóstico diferencial.

O tratamento é feito com psicoterapias, mas intervenções farmacológicas podem ajudar no manejo desse tipo de paciente, principalmente em casos em que o paciente sofre, concomitantemente, de algum outro transtorno psiquiátrico, como transtorno de humor e transtorno de estresse pós-traumático (TEPT). Os medicamentos mais utilizados nesse caso são os antidepressivos, principalmente os inibidores da receptação de serotonina (ISRS) (SADOCK; SADOCK; RUIZ, 2007, p. 730).

AMNÉSIA DISSOCIATIVA

Na amnésia dissociativa ocorre a perda da capacidade de lembrar de informações pessoais, normalmente resultado de uma natureza estressante, impossível de se explicar como esquecimento habitual. Além disso, o sintoma não é decorrente de efeito de substância ou doença neurológica.

A amnésia dissociativa costuma aparecer após trauma, estresse emocional ou conflito intrapsíquico inconsciente, de sorte que os pacientes podem apresentar, de forma concomitante, transtornos somatoformes e conversivos. A amnésia ocorre em maneira de flashbacks momentâneos relacionados ao trauma. Em uma apresentação não clássica, esses pacientes podem apresentar quadros associados a outros transtornos psiquiátricos, como transtornos de humor.

Como amnésia não é um transtorno exclusivamente psiquiátrico, devem ser excluídas outras formas de amnésia e esquecimento como esquecimento comum, amnésia global transitória, relacionada às substâncias, pós-traumática, transtornos convulsivos, amnésia factícia e demências. Existe pouco conhecimento sistematizado sobre o curso e prognóstico da amnésia dissociativa, sendo que em alguns pacientes ela é transitória e em outros ela permanece crônica. O tratamento desse tipo de amnésia é baseado principalmente na psicoterapia.

TRANSTORNO DE DESPERSONALIZAÇÃO/DESREALIZAÇÃO

Acredita-se que a prevalência desse transtorno esteja entre 0,8% e 2,8% da população (ROSS; JOSHI; CURRIE, 1991; HUNTER; SIERRA; DAVID, 2004). E sabe-se que experiências de despersonalização transitória são extremamente comuns (MICHAL et al., 2015). Os pacientes com esse transtorno possuem sentimento recorrente e persistente de estranhamento do próprio eu e da realidade.

Nesse caso, o paciente pode relatar como se estivesse sonhando ou que a vida fosse como se ele estivesse assistindo a um filme. Componentes importantes para o diagnóstico desse transtorno incluem um senso de alterações corporais, dualidade do eu como observador e ator, distanciamento dos outros e distanciamento das próprias emoções que se refletem no discurso do paciente, que costuma se expressar com frases simples e banais e estão aparentemente tranquilos enquanto falam de seu sofrimento.

É necessário para o diagnóstico dessa patologia realizar o diagnóstico diferencial com outras doenças clínicas, neurológicas e psiquiátricas, tais como o Transtorno de Estresse Pós-Traumático e a esquizofrenia. A despersonificação tem um prognóstico que se relaciona ao trauma, de maneira que, ao excluir a situação traumática, o transtorno tende a entrar em remissão. Ademais, se a despersonalização estiver associada a um transtorno de humor, ela também tende a entrar em remissão com o tratamento da doença.

Sujeitos que possuem o transtorno de despersonalização em si, costumam ter um curso de remissão mais difícil, sendo o tratamento com psicoterapia indicado. Contudo, nem sempre se obtém o sucesso. Os psicofármacos, particularmente os ISRS, são os mais indicados, porém, apresentam um baixo nível de evidência e de eficácia. Ademais, no que concerne aos psicofármacos, podem ser utilizados estabilizadores do humor, neurolépticos típicos e atípicos e anticonvulsivantes, conforme a clínica. Contudo, todos eles com baixa evidência científica de eficácia (SADOCK; SADOCK; RUIZ, 2007, p. 456).

A HISTERIA DO PONTO DE VISTA PSICANALÍTICO

Embora haja descrições sobre a histeria desde a época de Hipócrates, passando por uma idade média, na qual mulheres foram consideradas bruxas, foi apenas com Freud que ela ganhou o estatuto de entidade clínica. Inclusive, não é exagero dizer que as histéricas foram cofundadoras da psicanálise, pois, graças a elas, Freud estabelecera o discurso do psicanalisante. Logo, com a finalidade de entrar na regra do jogo da associação livre, suporte da psicanálise, o analisante necessita histericizar o seu discurso, na medida em que ele motiva o desejo de saber e ocasiona como seu efeito o objeto como causa de desejo. Aliás, histericizar o discurso não é exclusivo da histérica, mas condição do analisante para seguir a sua análise, na medida em que ele deve abandonar suas referências para que possa se abrir a um campo de produções significantes advindas do inconsciente estruturado como linguagem.

Portanto, pode-se dizer que a histeria é um discurso no qual o sujeito, ao se endereçar ao Outro, se coloca como dividido. Via de regra, a histérica, ao escolher um Outro que supostamente detém um significante mestre, o coloca a trabalho para que ele seja capaz de produzir um saber capaz de preencher a sua falta. A princípio, a histérica se aliena do discurso do mestre, particularmente, no que concerne aos significantes mestre que a dividem. Entretanto, da produção de saber gerada pelo mestre, a histérica nada deseja saber, de sorte que ela mantém a sua falta e o seu desejo insatisfeito, inobstante em todas as tentativas dele em satisfazê-la. Na histeria, o sujeito idealiza o saber do mestre e o solicita, para depois desvalorizá-lo e recusá-lo, visto que a histérica não se coloca como a escrava do mestre.

"O senhor tem todo um saber, mas vou demostrar ao doutor através do meu pequeno sonho que o senhor não sabe de nada. Do meu caso, em particular, o senhor não sabe nada". Pode-se dizer que essa frase – proferida a Freud pela sua cliente "a bela açougueira" (FREUD, 1990) – continua bastante atual e poderia ser bem escutada por um médico desavisado que recebe uma histérica, particularmente, em razão da psiquiatria ter relegada a histeria ao seu desaparecimento. Assim, a histérica desmascara o mestre, permanecendo-lhe solidária. Com efeito, a histérica, ao oferecer a sua falta ao Outro, provoca o mestre e lhe escapa como causa de desejo, inclusive para ela mesma, revelando que o objeto que causa o seu desejo se encontra oculto, no lugar da verdade que ela não deseja saber.

No fundo, a histérica sabe que aquilo que nos pede não é exatamente o que ela deseja. Podemos constatar esse desejo insatisfeito numa cena do cotidiano de um casal. A mulher queixa-se ao seu companheiro: "você nunca me manda flores". O homem corre à floricultura e compra-lhe rosas e lhe oferece o buquê. Ela reclama irritada: "não é disso que estava falando!". O marido. sem entender nada, quer dar o que a esposa pede, que não é exatamente o que ela deseja e muito menos o que ela suspeita que ele deseja. Se ela quisesse flores e ele pudesse comprá-las e as presentear, ambos ficariam tranquilos e felizes (TORRES, 2017, p. 408).

A histérica se coloca sempre em perigo, na condição de carente de amor, na posição de débil ou de pobre, assim demanda ao mestre ser salva pelo amor, pelo saber ou pelo dinheiro. Contudo, se a histérica se oferece para ser salva pelo mestre; depois que ele se aventura nessa empreitada, ela lhe escapa, se recusa a ser salva e o desmerece e o desbanca como seu salvador. A relação de salvamento entre o mestre a histérica reconfigura a cena do velho ditado que enuncia: "o dia da ajuda é a véspera da ingratidão".

A histérica concerne o seu desejo como a estrutura mesma do desejo, ressaltada por Lacan, de que "o desejo é o desejo do Outro". Assim, a histérica é especialmente sensível à palavra do Outro, muito sugestionável e aparentemente fácil de se seduzir. Digo-lhe aparentemente fácil, contudo, essa afirmação não é verdadeira. O médico ou o analista deve estar advertido quanto a essa lógica para não ser capturado por essa aventura destinada ao fracasso, visto que sempre é saudável deixar de ofertar respostas ao seu desejo insatisfeito. Portanto, a histérica deseja constituir um Outro que não responda totalmente sua satisfação da demanda, já que sabe que seu desejo é essencialmente insatisfeito. Logo, a histérica é um mestre que nos ensina, às duras penas, a diferença entre a demanda e o desejo, já que a estrutura do desejo é sempre enigmática e insatisfeita por natureza, de sorte que ela está sempre às voltas com a pergunta: "o que quer uma mulher?".

A histeria tem várias apresentações, desde desaparecer perante os manuais de psiquiatria e – em razão de sua psicoplasticidade – reaparecer disfarçada por diversas máscaras. Pode-se dizer que a histérica clássica de Freud não tem sido encontrada com facilidade de outrora. No contemporâneo, a histeria pode se manifestar em quadros de anorexia e bulimia, obesidade, quadro de compulsão às compras, fibromialgias ou quadros depressivos e ansiosos, ser vítima do Outro, simular quadros de psicose, inclusive de esquizofrenias.

O corpo da histérica é palco de vários acontecimentos. Muitas das pacientes de Freud, tais como Dora, Elisabeth von R., Anna O. apresentaram sintomas corporais graves. Freud denominara esse fenômeno de complacência somática. O corpo histérico é aquele que recusa o saber do mestre, muitas vezes localizado no saber médico. No contemporâneo, os rechaços do saber médico não ocorrem mais como nos tempos de Freud. No entanto, eles podem se produzir de outras maneiras, tais como as depressões, as anorexias, bulimias, escarificações, frigidez, entre outros. Trata-se de um duplo rechaço, visto que se negam a seguir o saber médico e, ocasionalmente, podem rechaçar de maneira radical a pulsão de autopreservação, colocando a própria vida em risco, como a anoréxica que recusa alimentação.

Na esfera da sexualidade, pode-se dizer que a histérica rechaça o corpo do Outro, na medida em que, ao invés de se sentir excitada, sente nojo e asco pelo sexo. Em seu rechaço, a histérica se sente sempre excluída, no que concerne ao gozo da privação, na medida em que se exclui da lei que impõe o discurso mestre, mesmo que ela o leve às últimas consequências, para o seu próprio infortúnio (TORRES, 2017, p. 418). A histérica, por vezes, se coloca na posição da "bela alma", de sorte que apenas o seu coração é virtuoso, nobre, justo e puro e que todos os outros são hipócritas, cínicos, injustos e abomináveis. Assim, ela acaba por se colocar no lugar de exceção ao mundo que ela condena e nada faz para contribuir com sua mudança.

O pai da histérica, segundo Lacan, é um ex-combatente que sustenta a posição de respeito em relação a uma mulher, ainda que esteja fora de serviço. Logo, trata-se de um pai impotente. Por ser um ex-combatente, até o fim de sua vida sustenta suas medalhas e por isso é idealizado pela filha histérica, o que implica a palavra *pai* estar sempre referida à potência da criação. Portanto, o pai, ao sustentar sua posição em relação a uma mulher, mesmo fora de forma, como mestre castrado, institui uma relação simbólica com a histérica que desempenha um papel pivô fundamental em seu discurso (LACAN, 1992, p. 89).

Ainda sobre a histeria, Lacan diz que, no que concerne ao gozo da privação, a histérica não goza tanto com o falo como quando está privada dele. A histérica faz greve ao gozo fálico. Portanto, a histérica goza da privação do falo e goza de privar o parceiro do falo, de maneira que, no fundo, ela deseja castrar o parceiro, deixando-lhe, assim como ela, com o desejo insatisfeito. Contudo, é necessário situar que a castração não é uma castração real, já que se trata de uma castração simbólica referente à evolução, ao progresso e à maturação do desejo humano (LACAN, 1999, p. 318).

No que se refere ao amor, muitas vezes a histérica se coloca no papel de vítima, numa posição masoquista. Entretanto, vale dizer que, no fundo, esse masoquismo se trata de uma máscara. Com efeito, na sexualidade feminina, no que concerne ao masoquismo, a mulher se faz de mascarada, tornando-se um objeto de brilho fálico para a fantasia masculina. Portanto, o lugar que ela ocupa não se articula em relação ao seu próprio desejo, mas ao desejo de seu parceiro, já que o desejo da histérica permanece como insatisfeito. Trata-se de uma pantomima em ser para o Outro o objeto que compense sua castração característica da sexualidade masculina concernida à posição fetichista. Assim, a mulher condicionada pela forma erotomaníaca do amor feminino, consente em ser o objeto eleito, a condição do desejo masculino de seu parceiro (BESSA, 2012, p. 18).

Enfim, os sujeitos histéricos muitas vezes são de difícil manejo e colocam à prova a paciência do médico, em virtude de diversos *acting out* – atuações – e passagens ao ato. Esses sujeitos têm a inclinação de expressar os seus afetos e intenções mediante o comportamento e não através das palavras. Assim, é necessário que o médico estimule que o sujeito histérico fale e que ele esteja disponível para uma escuta empática, acolhedora e atenciosa para que uma transferência se instale. A transferência é um sentimento que o paciente nutre pelo médico, que geralmente **são projeções de afetos passad**os de imagos paternas. O paciente tende a adotar um comportamento similar ao que ele tinha quando era criança diante dos pais. Uma vez instalada a transferência, é possível que o sujeito encontre, mediante as palavras, recursos de tradução de seus afetos e comportamentos. Logo, os afetos do sujeito podem encontrar um sentido que pode ser expresso pelo discurso histérico.

Assim, o sujeito, ao entrar no discurso, se coloca no ponto de partida para o tratamento psicanalítico da histeria. O primeiro passo do tratamento é a subjetivação, na qual o sujeito descreve o seu romance familiar, seus pontos de conflitos, fantasias e traumas; o segundo, é a localização subjetiva, na qual o sujeito localizar os seu sintoma, se ele está no âmbito amoroso ou laborativo; e por último, a retificação subjetiva, quando sujeito responsabiliza pelos seus sintomas, diminui suas queixas e deixa de culpabilizar o Outro, de modo que ele assume a responsabilidade por sua existência, pelas suas escolhas e sua felicidade.

REFERÊNCIAS

AMERICAN PSYCHIATRIC ASSOCIATION - APA. *Diagnostic and statistical manual of mental disorders (DSM-5)*. American Psychiatric Pub, 2013.

BESSA, G. L. P. *Feminino: um conjunto aberto ao infinito*. Coleção Estudos clínicos. Belo Horizonte: Scriptum, 2012

FREUD, S. A interpretação dos sonhos. In: *Edição Standard Brasileira das Obras Completas de Sigmund Freud*. Vol. XVI. Rio de Janeiro: Imago, 1990.

HAFERKAMP, L. et al. Dissociation is associated with emotional maltreatment in a sample of traumatized women with a history of child abuse. *Journal of Trauma & Dissociation*, v. 16, n. 1, p. 86-99, 2015.

HUNTER, E. C. M.; SIERRA, M.; DAVID, A. S. The epidemiology of depersonalization and derealisation. *Social psychiatry and psychiatric epidemiology*, v. 39, n. 1, p. 9-18, 2004.

LACAN, J. As formações do inconsciente, *O Seminário*. livro 5, Rio de Janeiro: Jorge Zahar, 1999.

——— (1969-70) O avesso da psicanálise: *O Seminário*, livro 17. Rio de Janeiro: Jorge Zahar editor, 1992.

——— Relações de objeto, *O Seminário*. livro 4. Rio de Janeiro: Jorge Zahar, 1995.

MICHAL, M, et al. Prevalence and correlates of depersonalization in students aged 12–18 years in Germany. *Social psychiatry and psychiatric epidemiology*, v. 50, n. 6, p. 995-1003, 2015.

MODESTIN, J. et al. Dissociative experiences and dissociative disorders in acute psychiatric inpatients. *Comprehensive psychiatry*, v. 37, n. 5, p. 355-361, 1996.

ROSS, C. A. Epidemiology of multiple personality disorder and dissociation. *Psychiatric Clinics of North America*, v. 14, n. 3, p. 503-517, 1991.

ROSS, C. A.; JOSHI, S.; CURRIE, R. Dissociative experiences in the general population: A factor analysis. *Psychiatric Services*, v. 42, n. 3, p. 297-301, 1991.

SADOCK, B. J.; SADOCK, V. A.; RUIZ, P. *Compêndio de Psiquiatria: Ciência do Comportamento e Psiquiatria Clínica*. Artmed Editora, 2007.

ŞAR, V.; AKYÜZ, G.; DOĞAN, O. Prevalence of dissociative disorders among women in the general population. *Psychiatry Research*, v. 149, n. 1-3, p. 169-176, 2007.

STONE, J.; WARLOW, C.; SHARPE, M. The symptom of functional weakness: a controlled study of 107 patients. *Brain*, v. 133, n. 5, p. 1537-1551, 2010.

TORRES, M. La histeria. In: DESSAL, G.; CHORNE, M. (Eds.). *Jacques Lacan:* el psicoanálisis y su aporte a la cultura contemporánea. Fondo de Cultura Económica, 2017.

19. TRANSTORNO DE ESTRESSE AGUDO E TRANSTORNO DE ESTRESSE PÓS-TRAUMÁTICO

ELISA FERREIRA VIDAL
ALEXANDRE DE AGUIAR FERREIRA

A palavra estresse é um aportuguesamento de stress, da língua inglesa, e tem sua origem do latim, stringere, que significa tenso, rígido, apertado. Desde o século XVII, o termo já era usado na Inglaterra para designar um estado de angústia decorrente de adversidades e sofrimento, mas foi em 1914 que Cannon (MARTIN; PREEDY; PATEL, 2016) usou a palavra para designar uma "reação fisiológica ligada às emoções".

Apesar de o estresse pós-traumático ter sido formalizado como um transtorno psiquiátrico com a publicação do DSM-III (1980), encontram-se registros muito anteriores a essa data com relatos de padecimento de indivíduos após intensas experiências emocionais. Com os estudos psicopatológicos ganhando mais consistência e com a ocorrência de conflitos bélicos de grande proporção no século XX, o desenvolvimento nosológico e os estudos das condições psicopatológicas pós-traumáticas foram francamente impulsionados (MARTIN; PREEDY; PATEL, 2016).

O DSM-III traz a denominação de "Transtorno do Estresse Pós-Traumático", que foi diferenciada do "Transtorno do Estresse Agudo" no DSM-IV (1994) e se mantém até o manual diagnóstico atual (DSM-5) (KAPCZINSKI; MARGIS. 2003; APA, 2014; MARTIN; PREEDY; PATEL, 2016).

No contexto da urgência, é importante que se saiba manejar e orientar adequadamente vítimas de eventos traumáticos agudos a fim de se evitar ou, ao menos, minimizar a intensidade de reações posteriores associadas às memórias do trauma. Importante ressaltar que o acompanhamento de tais pacientes deve ser feito de maneira continuada, não bastando a abordagem pontual do atendimento de urgência.

EPIDEMIOLOGIA

Pesquisas epidemiológicas revelam que eventos traumáticos são mais comuns do que o esperado, com estimativas de que até 65% da população geral seja exposta, em algum momento, a pelo menos um evento com ameaça real à vida (MARTIN; PREEDY; PATEL, 2016). Apesar disso, a maioria dos indivíduos expostos ao trauma não desenvolvem TEPT após a exposição traumática (APA, 2014).

Em todo o mundo, os eventos traumáticos mais frequentemente relatados são acidentes e ferimentos. Taxas mais altas de TEPT foram documentadas entre pessoas socialmente desfavorecidas, jovens, mulheres, militares, policiais, bombeiros, socorristas de desastres e grupos de vítimas de traumas em massa.

Nos Estados Unidos, o risco de desenvolver TEPT ao longo da vida, de acordo com os critérios do DSM-IV, é de 8,7%. A prevalência em 12 meses entre adultos norte-americanos é de aproximadamente 3,5%. Estimativas menores são vistas na Europa e na maioria dos países da Ásia, da África e da América Latina, agrupando-se em torno de 0,5 a 1,0% (APA, 2014).

A probabilidade condicional do TEPT se desenvolver varia de acordo com o gênero e o tipo de trauma, o que reflete os papéis de gênero e de fatores situacionais no desenvolvimento, na expressão e na persistência de sintomas de TEPT. A agressão física, por exemplo, pode ser percebida diferentemente por homens e mulheres e por combatentes treinados (SHALEV; LIBERZON; MARMAR, 2017).

MANIFESTAÇÕES CLÍNICAS E CRITÉRIOS DIAGNÓSTICOS

1. DEFINIÇÃO DE EVENTO TRAUMÁTICO E REAÇÃO AGUDA AO ESTRESSE

Reações orgânicas, cognitivas e comportamentais são esperadas após uma exposição traumática e representam mecanismos adaptativos para a preservação do indivíduo. No contexto da urgência, é importante definir os padrões patológicos de reatividade ao trauma, a fim de possibilitar intervenção precoce e minimização de potenciais consequências para a saúde mental do indivíduo. Assim, na Tab. 1, tem-se o conceito de experiência traumática:

Tabela 1 – Definição de evento traumático

Exposição a episódio concreto ou ameaça de morte, lesão grave ou violação sexual em uma (ou mais) das seguintes formas:
1. Vivenciar diretamente o evento traumático.
2. Testemunhar pessoalmente o evento ocorrido a outras pessoas.
3. Saber que o evento ocorreu com familiar ou amigo próximo.
4. Ser exposto de forma repetida ou extrema a detalhes aversivos do evento traumático (por exemplo., socorristas, policiais).
Nota: Isso não se aplica à exposição por intermédio de mídia eletrônica, televisão, filmes ou fotografias, a menos que tal exposição esteja relacionada ao trabalho.

Fonte: DSM-5 (APA, 2014).

O Transtorno de Estresse Agudo (TEA) é um diagnóstico possível após um evento traumático. Para que esse diagnóstico de TAE seja estabelecido, o indivíduo deve apresentar, no mínimo, nove manifestações clínicas que sejam incluídas em cinco grupos de categorias sintomáticas: **intrusão, humor negativo, dissociação, comportamento evitativo e excitação**, melhor definidos abaixo (APA, 2014):

- **Sintomas intrusivos:** lembranças angustiantes, recorrentes e involuntárias do acontecimento traumático; pode ocorrer por meio de sonhos ou por **eventos dissociativos** envolvendo a revivência do acontecimento. É comum que os indivíduos apresentem sofrimento psicológico ou reações fisiológicas intensas (taquicardia, sudorese, tremor).
- **Sintomas ansiosos:** fazem com que o indivíduo desenvolva **comportamento de esquiva**, no intuito de evitar recordações, pensamentos ou sentimentos angustiantes que envolvam o episódio traumático.
- **Alterações negativas na cognição e no humor** se manifestam por amnésia dissociativa e por crenças negativas persistentes e exageradas ("O mundo é perigoso"; "Não se deve confiar em ninguém"). Podem surgir pensamentos enviesados a respeito da causa ou das consequências do evento traumático, com possível sensação de culpa e levando a um **estado emocional negativo persistente**. O paciente pode perder o interesse em atividades significativas para ele, demonstrando distanciamento em relação aos outros e incapacidade de sentir emoções positivas.
- **Alterações marcantes na excitação e na reatividade** também fazem parte do quadro clínico. Observa-se comportamento irritadiço e até mesmo imprudente ou autodestrutivo; podem ocorrer hipervigilância, problemas de concentração e/ou distúrbios do sono.

A identificação correta e precoce do TEA é muito importante na prática clínica da urgência, tendo em vista que esse transtorno representa um importante fator de risco para o desenvolvimento do TEPT.

2. TRANSTORNO DE ESTRESSE PÓS-TRAUMÁTICO

A suspeita de TEPT ocorre quado os sintomas pós-trauma persistem por um tempo maior que 1 mês. O sofrimento psicológico subsequente à exposição a um evento traumático é bastante variável, entretanto, está claro que muitos indivíduos exibem um fenótipo específico, cujas características clínicas mais proeminentes são sintomas anedônicos, disfóricos, externalizações de raiva e agressividade e/ou sintomas dissociativos (APA, 2014). Isso exige cuidadosa coleta de dados, mesmo em contexto de urgência, a fim de se investigar o quadro clínico que o paciente apresenta. Na Tab. 2, temos a atual definição do diagnóstico de TEPT, como um balizador para o raciocínio clínico:

Tabela 2 – Diagnóstico TEPT

Manifestação clínica associada aos quatro grupos de sintomas (intrusão; esquiva; alterações negativas nas cognições e no humor; alterações de excitação e reatividade).
Início ou piora dos sintomas após o trauma.
Persistência dos sintomas por mais de 1 mês.
Comprometimento funcional relacionado aos sintomas.
Exclusão da etiologia dos sintomas por do uso de substâncias, medicação ou condição clínica.

Fonte: DSM-5 (APA, 2014).

É importante dar atenção às manifestações clínicas específicas de cada faixa etária. No caso de indivíduos idosos, a deterioração da saúde, a piora do funcionamento cognitivo e o isolamento social podem exacerbar os sintomas de TEPT. Por outro lado, crianças pequenas podem relatar o surgimento de sonhos assustadores sem conteúdo específico do evento traumático. Antes dos 6 anos de idade, as crianças pequenas são mais propensas a expressar sintomas de revivência por meio de brincadeiras que se referem direta ou simbolicamente ao trauma. Elas podem não manifestar reações de medo no momento da exposição ou durante a revivência e é importante a observação de mudanças no padrão emocional e/ou comportamental (APA, 2014).

ALTERAÇÕES COGNITIVAS E COMPORTAMENTAIS DO TEPT

No desenvolvimento do TEPT, há uma forma de condicionamento pavloviano por meio de pareamentos de estímulos neutros e respostas condicionadas. Se, por exemplo, uma pessoa experimenta uma manifestação de ansiedade durante um sequestro no qual ela foi mantida em um cômodo apertado, pode haver um pareamento de estímulos. Assim, estímulos neutros, como locais fechados, passam a gerar ansiedade, tornando-se capazes de gerar respostas condicionadas de ansiedade (KNAPP, 2004). Esses eventos pareados são importantes na caracterização clínica do TEPT e são particulares de cada caso específico.

A manutenção das manifestações ansiosas geradas pelos mais diversos estímulos faz com que o indivíduo busque evitar o contato com as situações associadas ao trauma. Esse comportamento de esquiva, então, é reforçado negativamente devido ao suposto sentimento de "controle da situação" e dos sintomas de ansiedade (modelo skinneriano). A ampliação do comportamento evitativo contribui para o caráter gravemente debilitante do TEPT (KNAPP, 2004).

Paralelamente a esse padrão de comportamento, a memória traumática tende a se repetir constantemente, no intuito de destacar o acontecimento do trauma, que se estrutura como um esquema hipervalente em relação aos demais. Esse mecanismo possui uma lógica evolutiva e visa à adaptação/preservação da vida do indivíduo, na medida em que induz a evocação constante de uma situação de perigo potencial, como se o prevenisse de esquecê-las e, consequentemente, subestimá-las (KNAPP, 2004).

Quando as memórias do trauma são acionadas (esquema hipervalente), o acesso a outros arquivos de memória é prejudicado. Isso faz com que o indivíduo tenha dificuldades em analisar ponderadamente a situação que lhe causa ansiedade (estímulo neutro), compará-la com situações anteriores e concluir que não há perigo iminente (KNAPP, 2004).

Algumas pessoas podem alterar drasticamente os esquemas anteriores, substituindo-os por crenças negativas excessivamente generalizadas. Isso pode resultar, por exemplo, na desconfiança generalizada dos outros e senso crônico de ameaça (MARTIN; PREEDY; PATEL, 2016).

Tabela 3 – Alterações cognitivas e comportamentais do TEPT

Pareamento de estímulos neutros e respostas condicionadas.
Comportamento evitativo.
Memória traumática como um "esquema hipervalente".
Aumento de número e impacto de crenças negativas.

Fonte: KNAPP, 2004.

FATORES DE RISCO PARA O DESENVOLVIMENTO DE TEPT

Alguns fatores pré, peri e pós-traumáticos podem influenciar o risco do desenvolvimento do TEPT e o seu prognóstico (APA, 2014; MARTIN; PREEDY; PATEL, 2016). Os principais fatores já identificados estão listados na Tab. 4.

Tabela 4 – Fatores de risco e agravamento prognóstico TEPT

Exposição traumática precoce.
Transtornos mentais prévios e persistência de sintomas dissociativos.
Baixo suporte socioeconômico e menor amparo social.
Gênero feminino.
Idade jovem no momento da exposição.
Maior gravidade do evento traumático.
Reexposição ao trauma ou a eventos associados ao trauma.

Fonte: MARTIN; PREEDY; PATEL, 2016.

NEUROBIOLOGIA DO TEPT

A capacidade de um organismo responder instintivamente a uma ameaça com uma resposta de estresse é característica crítica para sua sobrevivência e também representa um mecanismo adaptativo, desde que essa reação termine no momento em que a ameaça for removida (MARTIN; PREEDY; PATEL, 2016). No entanto, essa transitoriedade de resposta não acontece no TEPT, que pode ser entendido como um conjunto de alterações orgânicas e comportamentais persistentes e mediadas por mecanismos de aprendizagem, sensibilização e reatividade a esses traumas (MIGUEL; VALENTIM; GATTAZ, 2011).

Em condições normais, o eixo sistema nervoso simpático/medula adrenal e o eixo hipotálamo/hipófise-adrenal (HHA) medeiam as respostas do organismo às ameaças físicas e emocionais. O sistema límbico, ao ser estimulado por um estressor, ativa o hipotálamo, o qual recebe e integra as informações neurais e humorais e estimula a atividade simpática e a secreção de dois neuro-hormônios: o hormônio liberador de corticotrofina (CRH) e a vasopressina. Esses são transportados para a hipófise anterior, onde estimulam a liberação do hormônio adrenocorticotrófico (ACTH). O ACTH, ao atuar na glândula adrenal, promove maior secreção de glicocorticoides (MARTIN; PREEDY; PATEL, 2016).

O eixo HHA é um dos principais sistemas efetores ativados durante a exposição a um estressor agudo. Por mecanismos de retroalimentação em diferentes níveis, os glicocorticoides regulam sua própria secreção, inibindo a sua síntese na adrenal, a síntese de ACTH na hipófise e a síntese de CRH no hipotálamo. Como a noradrenalina é considerada o mais potente estimulador dos neurônios secretores de CRH no núcleo paraventricular hipotalâmico, neurônios noradrenérgicos centrais que terminam nesse núcleo têm sido indicados como o sítio de atuação dos mecanismos de retroalimentação negativa pelos quais os glicocorticoides atenuam as respostas neuroendócrinas aos estressores. A função destes mecanismos é proteger o organismo contra os efeitos deletérios de uma exposição contínua a níveis elevados de corticosteroides (MARTIN; PREEDY; PATEL, 2016).

O TEPT tem sido associado à desregulação dos hormônios do eixo HHA. Vários estudos evidenciaram que pacientes com TEPT apresentam diminuição do cortisol em amostras de plasma e amostras de urina, aumento da função de receptores de glicocorticoides e aumento de concentrações de CRH no líquido cefalorraquidiano. A relação entre TEPT e hipocortisolismo sugere uma desinibição do feedback negativo para o hipotálamo e hipófise anterior, resultando em alteração na codificação de estresse e no processamento de medo, bem como níveis sustentadamente elevados de CRH. A exposição prolongada do hipocampo ao CRH também pode estar associada a uma degeneração neuronal nessa região, o que explicaria os achados de atrofia hipocampal, frequentemente encontrada em pacientes com TEPT (MARTIN; PREEDY; PATEL, 2016).

De fato, estudos prospectivos mostram que baixos níveis de cortisol na época do trauma predizem evolução para TEPT. Como dito anteriormente, é proposto que o cortisol exerça um efeito inibitório sobre a liberação de noradrenalina no núcleo paraventricular hipotalâmico e, consequentemente, sobre a liberação de CRH. Sabe-se que a noradrenalina está associada ao aumento da consolidação de memórias e que o CRH parece participar de processos como o condicionamento de respostas de medo, aumento de reações de sobressalto e hiper-reatividade. Dessa forma, o estado de hipocortisolemia observado no TEPT deixaria desinibidas tais respostas orgânicas ao trauma, bem como seus correlatos comportamentais e cognitivos (MIGUEL; VALENTIM; GATTAZ, 2011).

Dentre as anormalidades morfoneurológicas descritas, a redução do volume do hipocampo é o achado mais consistentemente encontrado em pacientes com TEPT. O hipocampo tem função de controle nas respostas ao estresse, memória declarativa e contextualização das respostas condicionadas aos estressores (MIGUEL; VALENTIM; GATTAZ, 2011).

As alterações da amígdala também parecem justificar boa parte dos sintomas do TEPT. Essa estrutura projeta vias para regiões do tronco encefálico e mesencéfalo que coordenam algumas das respostas autonômicas, endocrinológicas e comportamentais a estressores, principalmente os relacionados à ameaças iminentes. Além disso, projeções para o hipocampo influenciam seu papel na contextualização das ameaças. As alterações de amígdala mais consistentemente observadas neste transtorno são de caráter funcional e constituem na hiper-responsividade à estímulos aversivos, relacionados ou não ao trauma (MIGUEL; VALENTIM; GATTAZ, 2011). Da mesma forma, a hiperestimulação do locus ceruleus (secreção de catecolaminas) parece contribuir para os sintomas do TEPT (KNAPP, 2004).

Outra observação já relatada em pacientes com TEPT é a hipofunção do córtex pré-frontal (CPF), possivelmente associada à hiper-reatividade noradrenérgica. Em condições normais, o CPF exerce papel inibitório sobre a amígdala, participando do processo de extinção do medo a partir do momento em que o evento estressor deixa de ser uma ameaça. No TEPT, porém, há uma dificuldade em extinguir certas respostas condicionadas ao trauma, dado que o CPF se encontra insuficiente e a amígdala, consequentemente, hiper-reativa (MIGUEL; VALENTIM; GATTAZ, 2011; SHALEV; LIBERZON; MARMAR, 2017).

COMORBIDADES DO TEPT

Há, atualmente, evidências da associação do TEPT não só a transtornos psiquiátricos, mas também a doenças orgânicas e à morte prematura. Tais constatações fazem com que o TEPT seja considerado, por alguns autores, como uma doença sistêmica (MARTIN; PREEDY; PATEL, 2016; SHALEV; LIBERZON; MARMAR, 2017).

O grande número de comorbidades psiquiátricas no TEPT gera prejuízo funcional significativo para aqueles por ele afetados. Em mais de 50% dos casos, o TEPT coocorre com transtornos de humor, ansiedade ou com o abuso de substâncias (MARTIN; PREEDY; PATEL, 2016; SHALEV; LIBERZON; MARMAR, 2017). Nesse aspecto, faz-se importante a verificação de coexistência do abuso de álcool e substâncias ilícitas, não raramente utilizados como estratégia de atenuação dos sintomas do transtorno, o que contribui para o aumento de gravidade e complexidade do quadro clínico. É descrita, ainda, associação de TEPT com comportamento suicida, transtornos neurocognitivos, TDAH, distúrbios do sono, transtornos do controle de impulso e transtornos alimentares, dentre outros (MARTIN; PREEDY; PATEL, 2016).

Sintomas cardiovasculares são frequentemente relatados, podendo ter como possível explicação o aumento da transmissão simpática e a desregulação do eixo hipotálamo-hipófise-adrenal presentes no TEPT. Há relatos de associação do transtorno à hipertensão arterial, angina pectoris, taquicardia, doença arterial periférica, dentre outros (MARTIN; PREEDY; PATEL, 2016).

Outras condições também relacionadas ao TEPT são síndrome do intestino irritável, doença do refluxo gastresofágico, gastrite, úlcera gástrica, artrite reumatoide, urticária e psoríase (MARTIN; PREEDY; PATEL, 2016).

TRATAMENTO

1. PRIMEIRO SOCORRO NA FASE AGUDA

O atendimento a uma reação aguda ao estresse não é só terapêutico, mas também é profilático para o TEPT. O chamado "primeiro socorro psicológico" se baseia no oferecimento de suporte e de escuta empática que respeite os limites de fala do paciente. Orientações práticas devem ser dadas nesse momento, como aquelas que instruam o indivíduo a garantir sua segurança e o suprimento de suas necessidades básicas. Nesse contexto, os suportes familiar, social e mesmo religioso mostram-se eficazes em melhorar o desfecho clínico do indivíduo a médio e longo prazo. Naqueles pacientes instáveis e que apresentem grau de sofrimento exacerbado, pode-se considerar o tratamento medicamentoso, idealmente, inibidores seletivos da receptação de serotonina (ISRS). [6] Recomenda-se cautela com o uso de benzodiazepínicos, pois já foi evidenciado que o uso dessa classe de medicamentos em estreita proximidade temporal com a exposição a um trauma pode, na verdade, aumentar o risco de desenvolvimento de TEPT (MARTIN; PREEDY; PATEL, 2016; SHALEV; LIBERZON; MARMAR, 2017).

2. TRATAMENTO DO TEPT

Diante de um quadro diagnosticado como TEPT, as seguintes abordagens são importantes:

2.1. Afastamento do estressor e aumento do amparo social e familiar: a extinção ou, ao menos, o afastamento adequado do contato do paciente com o agente estressor que desencadeou o transtorno deve ser planejada, assim como buscar a ampliação do repertório de suporte familiar e social devem estar dentro do plano terapêutico (KNAPP, 2004; MARTIN; PREEDY; PATEL, 2016).

2.2. Abordagem Psicoterápica: as diretrizes para tratamento do TEPT apontam as intervenções da terapia cognitivo-comportamental (TCC) como uma das estratégias mais eficazes na condução do transtorno. Geralmente, a TCC utiliza técnicas de psicoeducação, estratégias cognitivas que confrontem pensamentos mantenedores da resposta ao estresse traumático (distorções cognitivas) e estratégias comportamentais, que incentivem o indivíduo a extinguir o comportamento de esquiva (KNAPP, 2004; MARTIN; PREEDY; PATEL, 2016).

A terapia de exposição consiste em provocar a evocação do trauma em um ambiente seguro, de forma repetida e progressiva, levando ao processamento da memória traumática. O paciente é estimulado a revisitar tais lembranças, é treinado em técnicas de autorregulação (exemplo: respiração profunda) e é solicitado a examinar o conteúdo das crenças relacionadas ao trauma e seu impacto em seus sentimentos e comportamentos. A exposição é graduada de uma modalidade imaginativa para a modalidade in-vivo (MARTIN; PREEDY; PATEL, 2016; SHALEV; LIBERZON; MARMAR, 2017).

2.3. **Tratamento Farmacoterápico:** as principais diretrizes recomendam, preferencialmente, o uso de inibidores seletivos de recaptação de serotonina (ISRS), como sertralina, ou inibidores da recaptação de serotonina e noradrenalina (IRSN), como venlafaxina, geralmente em altas dosagens para um tratamento efetivo (por exemplo: aumento gradual da sertralina até doses de 150 mg/dia, tendo a opção dos duais como a venlafaxina a partir de 37,5 mg/dia sendo necessário o aumento gradual até 225 mg/dia) (SHALEV; LIBERZON; MARMAR, 2017; NICE, 2018). Há a recomendação de uso de antipsicóticos associados no caso de ocorrência de sintomas psicóticos, hiperatividade severa e inadequação comportamental.

2.4. **EMDR:** a técnica de Dessensibilização e Reprocessamento Através de Movimentos Oculares (Eye Movement Desensitization and Reprocessing – EMDR). Em acordo com esse modelo, os sintomas de TEPT são decorrentes de uma falha no processamento de memórias episódicas. Movimentos oculares bilaterais (ou outros tipos de estímulos bilaterais, táteis ou sonoros) facilitariam a interação inter-hemisférica através de maior ativação e conectividade neuronal, o que promoveria o processamento de informações. Uma segunda explicação para os efeitos terapêuticos da EMDR é a de que os movimentos oculares causam alterações fisiológicas semelhantes às que ocorrem durante a fase do sono REM (movimento rápido dos olhos), momento em que ocorre a integração da memória episódica à memória semântica, possibilitando a integração das recordações traumáticas. Independentemente do mecanismo de atuação da EMDR, ensaios clínicos randomizados já demonstram eficácia estabelecida da técnica do tratamento do TEPT. É importante ressaltar que a EMDR exige capacitação específica para que seja realizada (MARTIN; PREEDY; PATEL, 2016; NAVARRO, 2018).

2.5. **Abordagem das Comorbidades:** atenção especial deve ser dada à investigação e ao tratamento de transtornos de humor, ansiedade e abuso de substâncias. Por fim, é importante ressaltar que há profundas diferenças individuais na resposta farmacológica entre pacientes com TEPT. Além disso, os antidepressivos aliviam os sintomas do transtorno, mas raramente induzem sua remissão, havendo um considerável risco de recaída no momento de sua descontinuação. Assim, reforça-se a valorização da abordagem psicoterápica, bem como do amparo social ao indivíduo, que deve idealmente sentir-se pertencente a grupos e arranjos sociais. Quanto maior a plasticidade social de um sujeito, maiores suas condições de reparar os efeitos de uma vivência traumática (KNAPP, 2004; SHALEV; LIBERZON; MARMAR, 2017).

REFERÊNCIAS

AMERICAN PSYCHIATRIC ASSOCIATION - APA. *DSM-5: Manual diagnóstico e estatístico de transtornos mentais*. 5.ed. Porto Alegre: Artmed; 2014.

KAPCZINSKI, F.; MARGIS, R. Transtorno de estresse pós-traumático: critérios diagnósticos. *Rev Bras Psiquiatr*, v. 25, p. 3-7, 2003.

KNAPP, P. *Terapia cognitivo-comportamental na prática psiquiátrica*. Porto Alegre: Artmed; 2004.

MARTIN, C. R.; PREEDY, V. R.; PATEL, V. B. (Ed.). *Comprehensive guide to post-traumatic stress disorders*. Springer International Publishing, 2016.

MIGUEL, E. C; VALENTIM, V.; GATTAZ, W. F. *Clínica psiquiátrica*. Barueri: Manole; 2011.

NATIONAL INSTITUTE FOR HEALTH AND CLINICAL EXCELLENCE - NICE. *Post-traumatic stress disorder* - Guideline; Reino Unido: NICE, 2018. Disponível em https://www.nice.org.uk/guidance/ng116

NAVARRO, P. N. et al. 25 años de Eye Movement Desensitization and Reprocessing: protocolo de aplicación, hipótesis de funcionamiento y revisión sistemática de su eficacia en el trastorno por estrés postraumático. Revista de Psiquiatría y Salud Mental, v. 11, n. 2, p. 101-114, 2018.

SHALEV, A.; LIBERZON, I.; MARMAR, C. Post-traumatic stress disorder. *New England Journal of Medicine*, v. 376, n. 25, p. 2459-2469, 2017.

20. EMERGÊNCIAS RELACIONADAS À INTOXICAÇÃO POR COCAÍNA E DERIVADOS

RAFAEL MIRANDA DE OLIVEIRA

Transtornos por uso de cocaína são prevalentes nos setores de urgências psiquiátricas e pronto atendimento gerais, necessitando de abordagem específica. O uso continuado da cocaína é responsável por problemas diversos, afetando as dimensões biológica, psíquica e social. A intoxicação aguda por cocaína é uma condição autolimitada caracterizada pelo desenvolvimento de sintomas de ativação psíquica e adrenérgica, passíveis de complicações psiquiátricas e clínico-somáticas. Avaliação integral e abrangente no setor de urgência visa não só a remissão dos sintomas agudos, mas também identificar as principais complicações e comorbidades e estabelecer os encaminhamentos adequados para a continuidade do tratamento (NIDA, 2009; AMARAL; MALBERGIER; ANDRADE, 2010; SAMHSA, 2013).

EPIDEMIOLOGIA

Transtornos por uso de substâncias alcançam taxas de até 30% das ocorrências totais em setores de urgências psiquiátricas. A cocaína é a droga ilegal mais frequentemente relacionada aos atendimentos em serviços de urgência. Até 25% dos pacientes que procuram serviços de emergência para "desintoxicação" estão relacionados ao uso de cocaína (CARLINI et al., 2007; AMARAL; MALBERGIER; ANDRADE, 2010; ANDRADE; DUARTE; OLIVEIRA, 2010; SAMHSA, 2013.

De acordo com o II Levantamento Domiciliar sobre uso de Drogas Psicotrópicas no Brasil, em 2005, a taxa de uso de cocaína foi de aproximadamente 3%. A população de usuários caracteriza-se por ser jovem, com predomínio na faixa etária de 20 a 30 anos. O consumo da cocaína é altamente associado ao uso de outras substâncias lícitas e ilícitas, assim como é prevalente entre pacientes portadores de outros transtornos psiquiátricos. Entre os usuários de cocaína, 92% fazem uso comórbido de álcool e 79% de tabaco e quase 25% possuem um transtorno psiquiátrico grave comórbido (CARLINI et al., 2007; ANDRADE; DUARTE; OLIVEIRA, 2010; SAMHSA, 2013; GIOGLIOTTI et al., 2016).

MANIFESTAÇÕES CLÍNICAS

A intoxicação aguda por cocaína caracteriza-se pelo desenvolvimento de uma síndrome basal de ativação psíquica e somático-adrenérgica (ver Tab. 1). Os sintomas de ativação psíquica são identificados principalmente pela presença de euforia, aumento da energia, hipervigilância e hiperatividade motora, verbal e ideativa. Sobrepõem-se aos sintomas psíquicos a presença de sintomas de hiperatividade adrenérgica tais como taquicardia, sudorese, piloereção, dilatação pupilar, tremores de extremidade e aumento da pressão arterial (ABP, 2011; GIOGLIOTTI et al., 2016).

O início de ação e a duração dos sintomas de ativação dependem da via de administração (ver Tab. 2). Em geral, os sintomas da intoxicação por cocaína são autolimitados, não persistindo por mais de algumas horas. Para além de uma síndrome basal de ativação psíquica e adrenérgica, alguns casos poderão complicar-se com sintomas psiquiátricos maiores ou mesmo complicações clínico-somática que requeiram suporte hospitalar intensivo (ver Tab. 3 e 4). Não há consenso sobre a dose de cocaína necessária para o desenvolvimento de complicações clínicas. De modo geral, doses maiores que as habituais, uso prolongado e administração por vias que propiciam uma maior biodisponibilidade (via endovenosa ou inalatória) intensificam os efeitos, correndo risco maior de complicações (RIBEIRO; LARANJEIRA; ABP, 2011; GROSSI; OLIVEIRA, 2013; GIOGLIOTTI et al., 2016).

Tabela 1 – Manifestações clínicas gerais da intoxicação por cocaína – síndrome de ativação psíquica e adrenérgica.

SINTOMAS PSÍQUICOS	SINTOMAS SOMÁTICOS
Euforia	Aumento da frequência cardíaca
Hipervigilância	Aumento da frequência respiratória
Aceleração do pensamento	Aumento da temperatura corporal
Elação do humor	Sudorese
Hiperatividade	Tremores finos em extremidades
Desinibição	Espasmos musculares
Aumento da autoestima	Tiques
Ideação de grandeza	Midríase
Prejuízo da crítica	Pico hipertensivo
Loquacidade	Inquietação motora
Hipersexualidade	Distonias
Diminuição da necessidade do sono	Discinesias
Síndrome Mania Like	Náuseas e vômitos

Fonte: Tabela elaborada pelo autor.

Tabela 2 – Vias de administração e suas características

Via de administração	Duração dos efeitos
Infusão oral	30 a 60 minutos
Tópica ou intranasal	30 a 60 minutos
Endovenosa	10 a 20 minutos
Inalatória ou fumada	5 a 10 minutos

Fonte: Tabela adaptada de RIBEIRO e LARANJEIRA. 2010.

Tabela 3 – Complicações psiquiátricas da intoxicação aguda por cocaína

Sintomas comportamentais	• Agitação psicomotora • Comportamento violento • Comportamento de risco
Sintomas psicóticos	• Ideação paranoide • Alucinações
Sintomas disfóricos ou ansiosos	• Disforia • Irritabilidade • Ansiedade paroxística

Fonte: Tabela elaborada pelo autor

Tabela 4 – Principais complicações clínico-somáticas secundárias à intoxicação por cocaína

<table>
<tr><td rowspan="2">APARELHO CARDIOVASCULAR</td><td>Qualquer via de administração</td><td>• Hipertensão Arterial.
• Arritmias cardíacas.
• Síndrome Coronariana Aguda (Angina). Infarto agudo do miocárdio (IAM).
• Cardiomiopatias.
• Dissecção ou ruptura de aorta.</td></tr>
<tr><td>Via endovenosa</td><td>• Endocardite bacteriana.
• Vasculite.
• Trombose vascular.</td></tr>
<tr><td rowspan="3">APARELHO PULMONAR</td><td>Via intranasal</td><td>• Broncopneumonias.</td></tr>
<tr><td>Via inalatória</td><td>• Broncopneumonias.
• Hemorragia pulmonar.
• Edema pulmonar.
• Pneumomediastino.
• Pneumotórax.
• Asma- Exacerbação aguda.
• Bronquite.
• Bronquiolite obliterante.
• Depósito de resíduos.
• Corpo estranho.
• Lesões térmicas.
• Pneumonite intersticial inespecífica
• Hemorragia alveolar difusa
• "Pulmão de crack"
• Hipertensão pulmonar
• Infarto pulmonar</td></tr>
<tr><td>Via endovenosa</td><td>• Embolia pulmonar</td></tr>
<tr><td rowspan="2">SISTEMA NERVOSO CENTRAL</td><td>Qualquer via de administração</td><td>• Cefaleias
• Convulsões
• Acidente vascular cerebral
• Hemorragia intracraniana
• Hemorragia subaracnóidea
• Transtornos do movimento</td></tr>
<tr><td>Via endovenosa</td><td>• Aneurismas micóticos</td></tr>
<tr><td>APARELHO EXCRETOR E DISTURBIOS METABÓLICOS</td><td>Qualquer via de administração</td><td>• Insuficiência renal aguda secundária à rabdomiólise.
• Hipertermia.
• Hipoglicemia.
• Acidose láctica.
• Hipocalemia.
• Hipercalemia.</td></tr>
</table>

APARELHO DIGESTIVO	**Qualquer via de administração**	• Isquemia mesentérica. • Úlcera gastroduodenal. • Infarto mesentérico. • Pneumoperitônio. • Colite.
	Via inalatória	• Esofagite.
OLHOS, OUVIDOS, NARIZ E GARGANTA	**Via intranasal**	• Queimaduras de nariz, orofaringe, septo nasal. • Necrose de septo nasal. • Rinite. • Sinusite. • Laringite.
	Via inalatória	• Lesões térmicas.
DOENÇAS INFECCIOSAS	**Via endovenosa**	• AIDS. • Hepatite B e C.
APARELHO GINECOLÓGICO	**Qualquer via de administração**	• Gravidez de alto risco (má formação, prematuridade, baixo peso, descolamento de placenta). • Lactação (indicada suspensão da lactação).

Fonte: Tabela elaborada pelo autor.

AVALIAÇÃO CLÍNICA

A abordagem do paciente com transtorno por uso de cocaína nos serviços de urgência deve constar de uma avaliação integral e abrangente, a fim de precisar o diagnóstico clínico, identificar as principais complicações e comorbidades, orientar o tratamento e constatar as particularidades clínicas para uma adequada transferência dos cuidados (RIBEIRO; LARANJEIRA 2010; ABP, 2011; APA, 2013; GROSSI; OLIVEIRA, 2013; GIOGLIOTTI et al, 2016).

São objetivos da avaliação clínica:

1. Precisar o diagnóstico.
2. Identificar a gravidade.
3. Identificar as principais complicações clínicas.
4. Identificar as principais comorbidades clínicas.
5. Avaliar os riscos envolvidos.
6. Identificar os fatores de vulnerabilidade e a motivação para o tratamento.
7. Definir os encaminhamentos adequados envolvidos na transferência dos cuidados.

A avaliação clínica deverá constar dos seguintes requisitos:

1. História médica geral e psiquiátrica.

2. História social e familiar.
3. Histórico do uso de substâncias (ver Tab. 5..
4. Dados vitais.
5. Exame físico geral (ver Tab. 8..
6. Exame neurológico.
7. Exame psiquiátrico.
8. Avaliação complementar.

Tabela 5 – Histórico do uso de substância

Histórico do uso de substâncias	Análise longitudinal do uso da substância e características associadas.	Início do uso da substância, períodos de abstinência, períodos de intensificação do uso, desencadeadores, desenvolvimento de tolerância, histórico do uso de outras substâncias.
Padrão de consumo	Avalia determinantes quantitativos do uso afim de orientar gravidade e caráter dependogênico.	Quantidade utilizada, frequência e tempo de uso.
Último consumo	Precisão temporal do último consumo.	Orientação quanto sintomas de abstinência ou de intoxicação.
Via de administração	A via de administração está correlacionada ao caráter dependogênico e o desenvolvimento de complicações clínicas	Via intranasal, via endovenosa, via inalatória (crack).
Substâncias de uso comórbido	Uso atual de outras substâncias lícitas ou ilícitas	Álcool, tabaco, canabis, solventes, benzodiazepínicos, anfetamina etc.
Problemas ligados ao uso	Avaliação das complicações biopsicossociais correlacionadas ao uso da substância.	Exposição às situações de risco, envolvimento com questões ilegais, disfunções laborais, endividamento, conflitos familiares, rompimento dos laços sociais.
Gravidade	Avaliação do comportamento de dependência e sua gradação.	Análise sintomatológica a partir de parâmetros clínicos tais como abstinência, tolerância e compulsão pelo uso – (consultar Tab. 6)
Complicações clínicas	Complicações clínico-somáticas e psiquiátricas secundárias ao uso de substâncias.	Transtornos psiquiátricos induzidos ou residuais tais como Transtornos cognitivos, psicóticos, do humor, etc. Complicações somáticas secundárias tais como cardiovasculares e respiratórias, renais etc.
Comorbidades psiquiátricas	Presença de transtorno dual.	Transtornos psicóticos, transtornos do humor, transtornos de personalidade.
História de tratamentos atuais ou anteriores	Dispositivos assistenciais e medicamentos utilizados.	Tratamentos comunitários (Caps, Cersams, PSF, atenção básica). Internações hospitalares, Internações em comunidades terapêuticas. Grupos de apoio. Fármacos em uso atual e histórico de uso anterior.

Crítica para com as nocividades do uso	Avaliação da crítica de morbidade.	Avalia a crítica parcial, integral ou ausência dessa para com a nocividade e repercussões do uso.
Estágio motivacional	Avaliação motivacional	Avaliação das expectativas do paciente para com o tratamento (consultar Tab. 7).
Fatores de risco	Avaliação de vulnerabilidades que propiciam o uso e dificultam a adesão ao tratamento.	Suporte social frágil, estreitamento do repertório, prejuízo em habilidades sociais.

Fonte: Tabela elaborada pelo autor.

Tabela 6 – Critérios Diagnóstico DSM-V para transtorno por uso de estimulantes com especificadores de gravidade.

A. um padrão de uso da substância, levando ao comprometimento ou sofrimento clinicamente significativo, manifestado por pelo menos dois dos seguintes critérios, ocorrendo durante um período de 12 meses:	
1. a cocaína é frequentemente consumida em maiores quantidades ou por um período mais longo que o pretendido.	7. importantes atividades sociais, profissionais ou recreacionais são abandonadas ou reduzidas em virtude do uso de estimulantes.
2. existe desejo persistente ou esforço malsucedido no sentido de reduzir ou controlar o uso da cocaína.	8. uso recorrente de estimulantes em situações nas quais isso representa perigo para a integridade física.
3. muito tempo é gasto em atividades necessárias para a obtenção, utilização ou recuperação de seus efeitos.	9. uso de estimulante é mantido apesar da consciência de ter um problema físico ou psicológico persistente ou recorrente que tende a ser causado ou exacerbado pelo estimulante.
4. fissura ou forte desejo ou necessidade de utilizar a substância.	10. tolerância definida por qualquer um dos seguintes aspectos: a. necessidade de quantidades progressivamente maiores do estimulante para atingir a intoxicação ou o efeito desejado. b. Efeito acentuadamente menor com o uso continuado da mesma quantidade do estimulante.
5. uso recorrente do estimulante, resultando em fracasso em cumprir obrigações importantes no trabalho, na escola ou em casa.	11. abstinência manifestada por qualquer dos seguintes aspectos: a. síndrome de abstinência característica para o estimulante. b. O estimulante é consumido para aliviar ou evitar os sintomas de abstinência.
6. uso continuado de estimulante apesar de problemas sociais ou interpessoais persistentes ou recorrentes causados ou exacerbados pelos efeitos do estimulante.	
Especificadores para gravidade da doença baseados no número de sintomas:	
1. Leve: dois a três sintomas	
2. Moderado: quatro a cinco sintomas	
3. Grave: seis ou mais sintomas	

Fonte: Tabela adaptada de DSM-V (2013).

Tabela 7 – Estágio motivacional

Estágio	Característica
Pré-contemplação	O usuário não cogita mudança. Essa fase é marcada pela resistência.
Contemplação	O usuário reconhece o problema relacionado ao uso, até cogita a necessidade de mudar, mas também valoriza os efeitos positivos da substância. Essa fase é caracterizada pela ambivalencia.
Preparação	O usuário reconhece o problema, sente-se incapaz de resolvê-lo sozinho e pede ajuda. Essa fase pode ser passageira, por isso, é indispensável reconhecê-la, fazer a abordagem e encaminhamento adequados.
Ação	O usuário interrompe o consumo e começa o tratamento. Ambivalência ainda se faz presente, o que determina o acompanhamento frequente.
Manutenção	A manutenção da abstinência será colocada em xeque pela ambivalência e pelos fatores de risco. É um período dedicado a prevenção de recaídas.
Recaída	Fala-se em "lapso" quando o retorno do uso acontece dentro de uma situação pontual. O termo "recaída" é reservado para o retorno ao consumo, após um período considerável de abstinência. Trata-se de uma fase em que é possível aprender com os erros.

Fonte: Tabela adaptada de RIBEIRO e LARANJEIRA, 2010.

Tabela 8 – Principais sinais e sintomas ao exame físico

Dados vitais	• Hipoglicemia. • Taquicardia. • Pico hipertensivo. • Taquipneia. • Febrícula.
Ectoscopia	• Estado geral comprometido. • Emagrecimento. • Desidratação. • Lesões tegumentares. • Lesões de queimadura em polegares. • Resquícios de cocaína em narinas.
Cabeça e pescoço	• Lesões de TCE. • Fissuras labiais. • Midríase.
Aparelho cardiovascular	• Arritmias. • Bulhas hiperfonéticas. • Presença de B3 e/ou B4.
Aparelho respiratório	• Murmúrio vesicular diminuído. • Presença de sons adventícios.
Aparelho digestivo	• Ruídos hidroaéreos aumentados. • Dor à palpação abdominal.
Aparelho neurológico	• Tremores em extremidades, hiperrreflexia • alterações da coordenação motora, • presença de sinais focais.

Exame psiquiátrico	• Atitude hostil, iracunda, desinibida, hipersexualizada, • hipervigilância, • hipertimia, elação do humor. • Comportamento impulsivo. • Inquietação motora. • Taquipsiquismo, loquacidade. • Ideação persecutória, autorreferente ou de grandeza. • Alucinações. • Crítica de morbidade comprometida.

Fonte: Tabela elaborada pelo autor.

DIAGNÓSTICO DIFERENCIAL

Numerosos medicamentos ou estados patológicos podem mimetizar um quadro de intoxicação por cocaína. Exame físico completo e anamnese abrangente, incluindo fármacos e outras substâncias de uso, geralmente são suficientes para esclarecer o diagnóstico. Algumas situações específicas poderão necessitar de testes complementares para a precisão diagnóstica (DEA, 2013; GROSSI; OLIVEIRA, 2013; GIOGLIOTTI et al., 2016).

Tabela 9 – Diagnósticos diferenciais para intoxicação por cocaína.

Intoxicação por anfetamina
Outras intoxicações exógenas
Síndrome de abstinência alcoólica
Síndrome de abstinência por benzodiazepínicos
Síndrome serotoninérgica
Síndrome neuroléptica maligna
Tempestade tireoidiana
Crise adrenérgica secundária ao feocromocitoma
Hipoglicemia
Hipóxia
Infecções do SNC
Hemorragia subaracnoide
Traumatismo Cranioencefálico
Síndrome do pânico
Estados dissociativos
Transtorno afetivo bipolar - episódio maniforme.

Fonte: Tabela elaborada pelo autor.

AVALIAÇÃO COMPLEMENTAR

Exames complementares não são necessários para o diagnóstico da intoxicação por cocaína. Não há consenso definido para avalição complementar de rotina do paciente em situação de intoxicação por cocaína nos serviços de urgência. Avaliação adicional poderá ser utilitária na suspeita de complicações ou conforme necessidades clínicas específicas. Glicemia capilar, ECG e teste de gravidez para mulheres em idade fértil geralmente são propostos (ABP, 2011; GROSSI; OLIVEIRA, 2013; GIOGLIOTTI et al., 2016).

Tabela 10 – Avaliação laboratorial sugerida para abordagem da intoxicação aguda

Glicemia capilar
Hemograma
Íons e metabólitos
Teste de gravidez para mulheres em idade fértil
Eletrocardiograma

Fonte: Tabela elaborada pelo autor.

TESTE TOXICOLÓGICO DE URINA

A dosagem de cocaína na urina é indicada para a detecção de seu uso recente. A presença da substância e seus metabólitos pode ser detectada até cinco dias após seu consumo. O teste toxicológico de urina não é uma rotina estabelecida, porém, pode ser útil para o esclarecimento diagnóstico em casos de dúvida ou de necessária confirmação (RIBEIRO; LARANJEIRA 2010; GROSSI; OLIVEIRA, 2013).

O MANEJO DA INTOXICAÇÃO AGUDA

Os sintomas agudos da intoxicação por cocaína são autolimitados, havendo remissão em algumas horas. Seu tratamento visa o controle dos efeitos agudos e de suas complicações. Intoxicações leves exigem apenas acompanhamento e medidas gerais. Alguns casos poderão evoluir para formas complicadas na vigência de sintomas psiquiátricos maiores ou complicações clínico-somáticas (KOOB, 2006; UNODC, 2010; GROSSI; OLIVEIRA, 2013).

MEDIDAS GERAIS

- Promover ao paciente ambiente confortável com a diminuição de estímulos.
- Proporcionar confiança e orientar o paciente quanto aos procedimentos a serem realizados.
- Observação próxima em ambiente controlado e seguro.
- Avaliar dados vitais, glicemia capilar e nível de consciência de forma rotineira.
- Estabilizar de efeitos físicos da intoxicação quando necessário (priorizar benzodiazepínicos).

MANEJO DAS FORMAS COMPLICADAS

COMPLICAÇÕES PSIQUIÁTRICAS AGUDAS

As complicações psiquiátricas são o principal motivo pela busca de assistência médica por parte dos usuários. Por meio de uma abordagem sindrômica, é possível classificar as complicações psiquiátricas em três as principais categorias:

1. SINTOMAS COMPORTAMENTAIS:

Alterações comportamentais são frequentes no contexto da intoxicação aguda por cocaína e caracterizam-se pela presença da tríade: impulsividade, euforia e comprometimento da crítica. Boa parte dos pacientes são admitidos nos serviços de urgência em estados de agitação psicomotora com risco de auto ou heteroagressão. História de envolvimento em lutas corporais, agressão domiciliar, frangofilia e encaminhamento escoltado por agentes da segurança pública não são raros. Em situações extremadas, com risco iminente de passagem ao ato, a tranquilização química e contenção física poderá ser conduta imediata. Após medicado, o paciente deverá ser mantido em monitoramento regular com avaliação dos parâmetros vitais e níveis de consciência. A traquilização química deverá priorizar como primeira escolha benzodiazepínicos ou antipsicóticos (ver Tab. 11). Benzodiazepínicos são úteis para o controle concomitante dos sintomas de ativação adrenérgica. Em virtude da não colaboração do paciente, boa parte dos casos necessitam ser medicados pela via de administração intramuscular (IM). Os serviços públicos, em sua maioria, disponibilizam como opção de benzodiazepínicos na forma (IM), apenas o Diazepam e Midazolam, com relatos de absorção errática por parte do primeiro. O Diazepam poderá também ser administrado na forma endovenosa (EV) com dose inicial de 10 mg e posterior doses de 5 a 10 mg a cada cinco minutos, até que a agitação seja controlada. Para a administração endovenosa, é necessária estrutura adequada para o manejo de eventual depressão respiratória (BOTEGA, 2006; QUEVEDO; SCHMITT; KAPCZINSKI, 2008; GROSSI; OLIVEIRA, 2013).

2. SINTOMAS PSICÓTICOS

A presença de sintomas psicóticos (delírios e alucinações) no contexto da intoxicação caracteriza-se por ser autolimitada, remitindo ao longo das primeiras 12 horas. Apesar de seu caráter remissível, uma parte dos pacientes necessitam de abordagem medicamentosa para sua tranquilização diante do risco de passagem ao ato. Agitação psicomotora, ideação suicida ou heteroagressiva poderão se desenvolver no contexto de sintomas psicóticos induzidos. Antipsicóticos e benzodiazepínicos são escolhas para sua abordagem farmacológica (ver Tab. 11) (DIEHL, 2010; MARTINS et al., 2012; GROSSI; OLIVEIRA, 2013; ACEP, 2018).

3. SINTOMAS ANSIOSOS

Sintomas disfóricos ou episódios de ansiedade paroxística poderão desenvolver-se no curso de uma intoxicação aguda por cocaína. Geralmente, o espectro sintomatológico caracteriza-se por angústia extremada, inquietude, mal-estar subjetivo, sentimentos de despersonalização ou desrealização e estados paniformes. Casos leves são abordados por meio do acolhimento, oferta de ambiente tranquilo e monitorização. Casos moderados a graves necessitam de intervenção medicamentosa, havendo priorização para o uso de benzodiazepínicos (ver Tab. 11) (APA et al., 2000; MARTINS et al., 2012; GROSSI; OLIVEIRA, 2013).

Tabela 11 – Manejo farmacológico da intoxicação por cocaína complicada

	Leve	Moderado a Grave
Agitação psicomotora e comportamento violento	Medidas gerais	Benzodiazepínicos (Diazepam 5 a 10 mg Vo, Im ou EV) *(EV) repetir a dose a cada 5 min. até que a agitação seja controlada. Antipsicóticos (Haloperidol 5 mg VO, IM ou EV) *(IM) repetir a dose a cada 30 a 40 min., até que a agitação seja controlada.
Sintomas psicóticos	Medidas gerais	Haloperidol 5 mg VO, IM ou EV
Sintomas ansiosos e disfóricos	Medidas gerais	Benzodiazepínico Lorazepam 2 mg VO

Fonte: Adaptado de GROSSI e OLIVEIRA, 2013.

COMPLICAÇÕES CLÍNICO-SOMÁTICAS AGUDAS

A abordagem da intoxicação aguda por cocaína deverá constar sempre de uma avaliação clínica cuidadosa com monitoramento de parâmetros vitais, exame físico, neurológico, acrescidos de avaliação complementar, quando necessária. Na vigência de complicações clínico-somáticas a condução do caso deverá se dar em ambiente hospitalar geral ou unidade de pronto atendimento (UPA) com estrutura adequada. Na Tab. 4, são descritas as principais complicações clínico-somáticas relacionadas ao consumo de cocaína (RIBEIRO; LARANJEIRA 2010; GROSSI; OLIVEIRA, 2013).

OVERDOSE

Dentre as complicações clínico-somáticas agudas da intoxicação por cocaína, a overdose configura situação de maior gravidade e mortalidade. Definida pela falência de um ou mais órgão decorrente do uso agudo da substância, a overdose configura situação de emergência médica, requerendo intervenção específica e imediata em ambiente com suporte adequado (RIBEIRO; LARANJEIRA 2010; GROSSI; OLIVEIRA, 2013).

ENCAMINHAMENTOS, ARTICULAÇÃO COM A REDE ASSISTENCIAL E FLUXOGRAMAS

Pacientes que desenvolvem sintomas agudos de toxicidade por cocaína, e que retornam aos níveis basais, devem permanecer em observação por período de seis a 12 horas, com posterior transferência de cuidados o tratamento da condição de fármaco-dependência em dispositivo adequado. O termo "desintoxicação" se limita aos efeitos agudos da substância e seus cuidados paliativos. É de importância a ciência por parte do clínico que atua no setor de urgência, que essa é a primeira etapa de um *continuum* de cuidados para o paciente fármaco-dependente. A orientação e articulação na transferência dos cuidados, deverá ser realizada de forma cuidadosa, a fim de garantir a continuidade e o êxito do tratamento (RIBEIRO; LARANJEIRA 2010; SAMHSA, 2013).

O sistema de atenção ao usuário de drogas é formado por uma rede integrada composta por diversos dispositivos. Compõe esta rede leitos em hospital geral e psiquiátrico, hospitalização diurna em CAPS ad, Consultórios de Rua, tratamento ambulatorial, albergamento socioterapêutico e moradia assistida.

Pacientes que cursam com complicações clínico-somáticas deverão, num primeiro momento, ser conduzidos em unidade com estrutura adequada, tal como hospitais gerais ou Unidades de Pronto Atendimento (UPAs). Pacientes com transtornos por uso de cocaína leve, história de uso esporádico ou experimental, sem agravantes clínicos ou comorbidades psiquiátricas, deverão ser encaminhados para continuidade de tratamento junto à atenção básica, programa de saúde da família ou ambulatório psiquiátrico. Pacientes com transtorno por uso de cocaína moderado a grave (DSM-V) deverão ser encaminhados para continuidade de tratamento em serviço de referência para o tratamento de usuários de álcool ou outras drogas em seu território (Caps AD, Cersam Ad, CMT, hospital dia para atenção a usuários). Pacientes com comorbidades psiquiátricas, especialmente transtornos psicóticos e afetivos graves, deverão ser encaminhados para serviços de saúde mental geral para continuidade de tratamento (Caps, Cersam, Hospital psiquiátrico, outro serviço de referência em saúde mental).

CRITÉRIOS PARA INTERNAÇÃO HOSPITALAR - HOSPITAL PSIQUIÁTRICO, LEITO PSIQUIÁTRICO EM HOSPITAL GERAL OU CAPS AD III COM RETAGUARDA PSIQUIÁTRICA

- História bem documentada de não adesão ou de não se beneficiarem de tratamento em regime extra-hospitalar na vigência de vulnerabilidades.
- Comorbidade psiquiátrica importante que por si só exigiria atendimento hospitalar ou cujos transtornos impossibilitem adesão a tratamento extra-hospitalar.
- Casos em que o uso das substâncias ou comportamentos constituem perigo iminente para si ou para terceiros.
- Usuários com fissura vividas com angústia/ansiedade, pouco empenhados em abster-se do uso da substância ilícita associado à vulnerabilidade social e fácil acesso ao uso da droga (RIBEIRO; LARANJEIRA 2010).

Tabela 12 – Contexto clínico e estrutura assistencial para acompanhamento.

Intoxicação sem comorbidades	Abordagem da intoxicação, intervenção breve, orientações gerais, sensibilização de familiares e referenciamento à RAPS, CAPS AD, atenção básica ou PSF.
Intoxicação com comórbido diagnóstico de dependência (DSM IV).	Abordagem da intoxicação, intervenção breve, sensibilização de familiares e referenciamento para continuidade de tratamento em serviço específico de atenção em saúde mental voltado para pacientes usuários de álcool e outras drogas.
Intoxicação com comorbidade psiquiátricas.	Abordagem da intoxicação com especificador terapêutico, observação quanto a manutenção de sintomas psiquiátricos e posterior referenciamento ao serviço específico de saúde mental.
Intoxicação com complicações clínicas.	Abordagem da intoxicação e referenciamento para condução em setor de urgências e emergências clínicas.
Intoxicação com precário suporte social.	Abordagem da intoxicação e articulação com serviço social de referência em conjunto com a atenção em saúde mental.

Fonte: Tabela elaborada pelo autor.

Fluxograma para encaminhamento após primeira abordagem

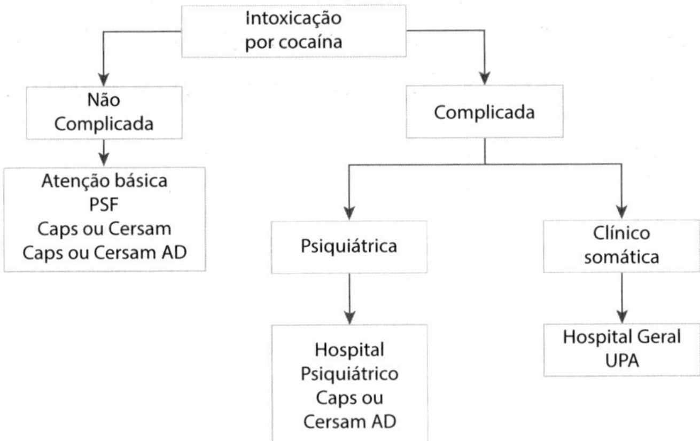

REFERÊNCIAS

AMARAL, R. A. do; MALBERGIER, A; ANDRADE, A. G. de. Manejo do paciente com transtornos relacionados ao uso de substância psicoativa na emergência psiquiátrica. *Brazilian Journal of Psychiatry*, v. 32, p. S104-S111, 2010.

AMERICAN COLLEGE OF EMERGENCY PHYSICIANS - ACEP, 2018. Disponível em < https://www.acep.org/>.

AMERICAN PSYCHIATRIC ASSOCIATION - APA et al. *Practice Guidelines for the Treatment of Psychiatric Disorders: Compendium 2000*. American Psychiatric Press, 2000.

———. *Diagnostic and statistical manual of mental disorders (DSM-5)*. American Psychiatric Pub, 2013.

ANDRADE, A. G.; DUARTE, P. C. A. V.; OLIVEIRA, L. G. (Org.). *I levantamento nacional sobre o uso de álcool, tabaco e outras drogas entre universitários das 27 capitais brasileiras.* Secretaria Nacional de Políticas Sobre Drogas. Brasília; 2010.

ASSOCIAÇÃO BRASILEIRA DE PSIQUIATRIA - ABP. *Abuso e dependência do Crack.* Projeto diretrizes Associação Médica Brasileira e Conselho Federal de Medicina. ago. 2011.

BOTEGA, N. J. Prática psiquiátrica no hospital geral: interconsulta e emergência. In: RIBEIRO, M.; LARANJEIRA, R., DUNN, J. *Álcool e drogas: emergência e psiquiatria.* 2 ed. Porto Alegre: Artmed; 2006.

CARLINI, E. A.; et al. II *Levantamento Domiciliar sobre o uso de Drogas Psicotrópicas no Brasil: estudo envolvendo as 108 maiores cidades do país* – 2005. São Paulo: CEBRID– Centro Brasileiro de Informações sobre Drogas Psicotrópicas, Departamento de Psicobiologia, UNIFESP – Universidade Federal de São Paulo, 468 p, 2007.

DIEHL, A. Tratamento farmacológico de intoxicações agudas e síndrome de abstinência de cocaína. In: DIEHL, A.; CORDEIRO, D. C., LARANJEIRA, R. Tratamentos farmacológicos para dependência química: da evidência científica à prática clínica. Porto Alegre: Artmed; 2010.

DRUG ENFORCEMENT ADMIN - DEA; US DEPT OF JUSTICE; UNITED STATES OF AMERICA. National Drug Threat Assessment 2013 Summary. 2013. Dispon[ivel em < https://www.dea.gov/sites/default/files/2018-07/hq052215_National_Heroin_Threat_Assessment_Summary.pdf>. Acesso em 11/2016.

GIOGLIOTTI, A. et al. Abuso e dependência de cocaína. *Associação Médica Brasileira*; 2016.

GROSSI, F. T; OLIVEIRA, R. M. *Manejo clínico do usuário de crack. Diretrizes clínicas, protocolos clínicos.* Fundação Hospitalar do Estado de Minas Gerais; 2013.

KOOB, G. F. The neurobiology of addiction: a neuroadaptational view relevant for diagnosis. *Addiction*, v. 101, p. 23-30, 2006.

MARTINS, H. S et al. *Emergências clínicas: abordagem prática [rev. ampl.].* Manole, 2012.

NATIONAL INSTITUTE ON DRUG ABUSE - NIDA. *Principles for Drug Addiction treatment-* A research based guide. 2. ed. Baltimore: NIDA/NIH; 2009.

QUEVEDO, J.; SCHMITT, R.; KAPCZINSKI, F. *Emergências psiquiátricas.* 2. ed. Porto Alegre: Artmed, 2008.

RIBEIRO, M.; LARANJEIRA, R. *O tratamento do usuário* de crack. São Paulo: Casa Leitura Médica; 2010.

SUBSTANCE ABUSE AND MENTAL HEALTH SERVICES ADMINISTRATION - SAMHSA. Drug Abuse Warning Network, 2011: *National Estimates of Drug-related Emergency Department Visits.* HHS Publication No. (SMA) 13-4760 DAWN Series D-39. Rockville, MD: Substance Abuse and Mental Health Services Administration, 2013.

UNITED NATIONS OFFICE ON DRUGS AND CRIME - UNODC. *United Nations Office on Drugs and Crime World Drug Report*; 2010.

21. SÍNDROME DE ABSTINÊNCIA ALCOÓLICA E *DELIRIUM TREMENS*

LARISSA GUAZZI ARENALES

A Síndrome de Abstinência Alcoólica (SAA) é uma urgência clínica caracterizada por sintomas clínico-somáticos e psiquiátricos que ocorre devido à cessação ou redução do uso pesado de álcool. Há sofrimento ou prejuízo clinicamente significativos no funcionamento social, ocupacional ou em outras áreas da vida do indivíduo (QUEVEDO; CARVALHO, 2014; ABP; SBFC, 2012; MAFRA; SILVA; MARTINS, 2013; OLIVEIRA; RIBEIRO, 2013).

Alguns dos sintomas são prevalentes e típicos, como os tremores de extremidades, as náuseas e vômitos (ABP; SBFC, 2012). Outros aparecem de forma mais insidiosa e são mais inespecíficos, demandando do profissional assistente uma anamnese atenta. Uma história clínica cuidadosa, acompanhada de exame físico e psiquiátrico satisfatórios, são essenciais para um bom diagnóstico (CAMPOS, 2013). A avaliação da gravidade do quadro deve ser feita precocemente com o objetivo de evitar as complicações ou de tratá-las quando forem inevitáveis, como convulsões e *delirium tremens*, que são complicações clínicas que devem ser tratadas em unidades clínicas, onde haja o suporte necessário para sua condução.

Um bom conhecimento da rede assistencial é essencial para a articulação e encaminhamento do caso pós alta (MAFRA; SILVA; MARTINS, 2013; OLIVEIRA; RIBEIRO, 2013).

O manejo da SAA é o momento inicial do tratamento da dependência do álcool e é por excelência um momento privilegiado para motivar o paciente a seguir o tratamento (LARANJEIRA et al., 2000).

EPIDEMIOLOGIA

O álcool é a substância lícita mais consumida em todo o mundo. Segundo dados da OMS de 2009, 40% da população consome alguma dose de álcool ao longo de um ano (KAPCZINSKI; IZQUIERDO; QUEVEDO, 2011; QUEVEDO; CARVALHO, 2014). Dentre os brasileiros, 68,7% das pessoas já experimentaram álcool ao longo da vida, sendo que na faixa de idade de 12 a 17 anos essa percentagem é de 7% (GALDURÓZ, 2007). 25% dos usuários de álcool ou outras substâncias psicoativas são portadores de um transtorno mental grave (CHANMUGAM; TRIPLETT; KELEN, 2011).

No Brasil, 12,3% da população entre 12 e 65 anos consome álcool em um padrão de dependência, sendo 7% dos adolescentes dependentes. Dentre aqueles que possuem o diagnóstico de dependência do álcool, a síndrome de abstinência alcoólica ocorrerá em 90% dos casos, podendo variar de sintomas leves a complicações graves, como *delirium tremens*, que pode acometer 3 a 10% desta população. No *delirium tremens*, a mortalidade é em média 10% (GALDURÓZ, 2007; ABP; SBFC, 2012; MAFRA; SILVA; MARTINS, 2013; OLIVEIRA; RIBEIRO, 2013).

MANIFESTAÇÕES CLÍNICAS

A cessação e/ou redução da ingesta de álcool para pacientes que realizem ingesta maciça da substância pode resultar em SAA (LARANJEIRA et al., 2000; ABP; SBFC, 2012; APA, 2013). O álcool é considerado um depressor do Sistema Nervoso Central e tem ação, sobretudo, em neurotransmissores do sistema GABA e no glutamato e, segundo estudos mais recentes, também nos neurotransmissores de monoamina e do transportador de monoaminas pré-sinápticos – como o transportador de monoamina vesicular 1 (VMAT1), incluindo principalmente dopamina e 5-hidroxitriptamina, que desempenham papéis importantes na ocorrência, no desenvolvimento e na disfunção neural da síndrome de dependência de álcool (CAMPOS, 2013; STAHL, 2013; DIEHL; CORDEIRO; LARANJEIRA, 2018).

Os sintomas da abstinência alcoólica inclui manifestações psíquicas e somáticas, entre elas: tremores, taquicardia, sudorese, insônia, náuseas, vômitos, agitação psicomotora, alucinações dentre outros. Quadro clínico descrito na tabela 2. (LARANJEIRA et al., 2000; ABP; SBFC, 2012; MAFRA; CAMPOS, 2013; SILVA; MARTINS, 2013; OLIVEIRA; RIBEIRO, 2013.

A Síndrome de abstinência alcoólica pode ser classificada de acordo com a sintomatologia em tipos I e II, sendo o tipo I a apresentação de leve à moderada e o tipo II a apresentação moderada a grave. Entorno de 90% dos casos apresentam-se no subtipo I, com manifestações sintomáticas nas primeiras 24 horas após a ingesta da última dose (QUEVEDO; CARVALHO, 2014).

A SAA tipo I abrange as formas de leve à moderada, sendo que a forma leve pontua de 0 a 8 pontos no questionário CIWA-AR, a forma moderada de 9 a 18 e a forma grave acima de 18 (vide Anexo 1 para consulta do CIWA-AR).

Tabela 1 – Síndrome de Abstinência Alcoólica

Tipo 1	Tipo 2
• agitação; • ansiedade; • tremores finos de extremidades (o mais comum; • irritabilidade; • náuseas; • sudorese; • alteração do sono; • alterações da sensopercepção; • alterações do humo; • alterações do relacionamento interpessoal; • alterações do apetite; • aumento da frequência cardíaca; • aumento da temperatura (menor que 38°C); • Ocorrem nas primeiras 24 horas, com início até 4 horas.	• sinais autonômicos mais intensos • tremores generalizados; • alucinações auditivas e visuais; • desorientação têmporo-espacial.

Fonte: ABP e SBFC, 2012; MAFRA e SILVA; MARTINS, 2013; OLIVEIRA e RIBEIRO, 2013.

O *delirium tremens* (DT) é uma complicação grave para a qual cerca de 3% dos pacientes evoluem. Nele, os sintomas de abstinência são acrescidos de confusão e febre. (BRANDÃO NETO, 2019). Trata-se de uma psicose orgânica reversível, com rebaixamento de nível de consciência, desorientação têmporo-espacial, estreitamento do campo vivencial e desatenção. Ocorre entre 48 e 96 horas da última ingesta, em média em 72 horas. Convulsões do tipo grande também são complicações e estão presentes em 10% e 15% dos casos de SAA, iniciando-se entre seis e 24 horas após a última dose, sendo que mais de 90% dos episódios ocorre em até 48 horas. A mortalidade da abstinência alcoólica gira está em torno de 1%, sendo o risco aumentado na população acima de 60 anos. A SAA é autolimitada e dura de sete a 10 dias. (LARANJEIRA et al., 2000; ABP; SBFC, 2012; MAFRA; SILVA; MARTINS, 2013; OLIVEIRA; RIBEIRO, 2013; QUEVEDO; CARVALHO, 2014).

Tabela 2 – Quadro Clínico da Síndrome de Abstinência Alcoólica

SINAIS/SINTOMAS MENORES	• início de 6 a 48 horas após a última dose; • insônia; • anorexia; • tremores; • ansiedade leve; • palpitações; • anorexia; • cefaleia, sudorese; • desconforto gastrointestinal.
CONVULSÕES	• início entre 6 e 24 horas da última dose, sendo mais de 90% em 48 horas. pode iniciar-se em até duas horas; • acometem 15 a 33% dos casos; • convulsões generalizadas e autolimitadas; 3% evoluem para grande mal; • nível de consciência preservado (exceto pós ictal); • risco de convulsões aumenta nas recorrências de SAA.
ALUCINAÇÕES	• ocorrem de 12 a 24 horas da última dose; • melhoram em 24 a 48 horas; • alucinações visuais, táteis e auditivas; • nível de consciência preservado; • sinais vitais normais.
DELIRIUM TREMENS	• SAA + confusão mental + febre; • início em 48 – 96 horas após última dose; • acomete em média 5% dos pacientes; • complicação tardia e grave; • mortalidade de 2 a 10%; • pode durar até 7 dias; • hiperventilação e alcalose respiratória; • alterações hidroletrolíticas (hipocalemia, hipomagnesemia, hipofosfatemia); • início abrupto com: desorientação, confusão, ideação paranoide, alucinações especialmente visuais, sinais de ativação adrenérgica, febre, taquicardia, hipertensão, sudorese.

Fonte: Tabela adaptada do Protocolo para Síndrome de Abstinência Alcoólica da PBH.

Tabela 3 – Os Tempos da Abstinência Alcoólica

QUADRO CLÍNICO	HORAS											
	00	06	12	18	24	30	36	42	48	...	...	96	...
SINTOMAS MENORES		X	X	X	X	X	X						
CONVULSÕES		X	X	X	X	X	X	X	X				
ALUCINOSE			X	X	X	X	X	X	X				
DELIRIUM[1] *TREMENS*									X	X	X	X	X

Fonte: Protocolo para SAA da PBH.

1 Sintomas podem durar até 7 a 10 dias.

Como já citado previamente, a classificação da abstinência alcoólica quanto a gravidade em tipo I ou II, pode ser mensurada pela CIWA-AR, que preza por critérios quantitativos. Contudo, a avaliação quanto ao nível pode também ser pautada em critérios qualitativos, conforme a tabela abaixo que inclui comorbidades clínicas e condições sociais para tomadas de decisão.

Tabela 4 – Critérios de Gravidade da SAA

NÍVEL I (LEVE A MODERADA)	A	Leve Agitação psicomotora, tremores finos de extremidades, sudorese discreta e facial, episódio de cefaleia, náuseas, sensibilidade visual, percepção auditiva e tátil preservadas.
	B	Contato com profissional de saúde preservado, orientado têmporo espacialmente, juízo crítico da realidade mantido, ansiedade leve, sem episódio de violência auto ou hetero dirigida.
	C	Mora com familiares ou amigos e a convivência é regular ou boa; a atividade produtiva ainda vem sendo desenvolvida, mesmo que atualmente desempregado/afastado; a rede social é ainda existente.
	D	Sem complicações e/ou comorbidades clínicas e/ou psiquiátricas.
NÍVEL II (GRAVE)	A	Agitação psicomotora intensa; tremores generalizados; sudorese profusa; cefaleia; náuseas com vômitos; sensibilidade visual intensa; quadros epileptiformes agudos ou relatados na história pregressa.
	B	Contato com o profissional de saúde prejudicado; desorientação têmporo-espacial; juízo crítico da realidade comprometido; ansiedade intensa; história de violência auto ou heterodirigida; pensamento descontínuo, rápido e de conteúdo desagradável e delirante; alucinações táteis ou visuais.
	C	Relacionamentos com amigos ou familiares ruim; desempregado, sem desenvolver qualquer atividade produtiva; rede social de apoio inexistente ou restrita ao ritual de uso de álcool; não existe familiar responsável pelo tratamento domiciliar.
	D	Complicações e/ou comorbidades clínicas e/ou psiquiátricas graves.

Fonte: Consenso sobre a Síndrome de Abstinência do Álcool (SAA) e o seu tratamento. LARANJEIRA et al. e equipe. Rev. Bras. Psiquiatr., 2000.

AVALIAÇÃO CLÍNICA

A avaliação clínica tem como objetivo estabelecer o diagnóstico e indicar a condução adequada para a SAA/DT, além de mensurar sua gravidade. Uma boa história clínica, exame físico, exame psiquiátrico, aplicação do CIWA-Ar e exames complementares são instrumentos necessários. Deve-se levar em conta os principais diagnósticos diferenciais e comorbidades clínicas. O estadiamento da gravidade da abstinência em tipos I ou II, conforme a pontuação da CIWA-AR e/ou a Tab. 4, permite apontar o local de tratamento, já que os casos moderados e graves necessitarão de suporte de unidades clínicas de urgência.

OBJETIVOS

Os objetivos da avaliação clínica na SAA têm como meta o controle dos sintomas, a prevenção das complicações e o direcionamento de um cuidado adequado após os primeiros cuidados. São eles (MAFRA; SILVA; MARTINS, 2013):

1. reconhecer precocemente sinais e sintomas de síndrome de abstinência alcoólica;
2. administrar tiamina parenteral;
3. definir a fase da síndrome em que se encontra o paciente;
4. administrar benzodiazepínico em dose adequada;
5. avaliar e tratar comorbidades e complicações;
6. avaliar necessidade de cuidados intensivos;
7. garantir seguimento do cuidado

HISTÓRIA CLÍNICA

Uma boa história clínica é fundamental para estabelecer-se um diagnóstico satisfatório, identificar precocemente a SAA e evitar suas complicações. Um ambiente de colaboração e confiança deve ser estabelecido e deve-se pesquisar ativamente qual o padrão de uso do álcool (quantidade de álcool, ingerida por dia, bebida alcoólica de escolha, horário da primeira ingesta no dia, fatores circunstanciais ao uso), qual foi o último horário de ingesta antes da avaliação e qual a quantidade ingerida nas últimas 24 horas, confirmando-se estas informações com familiares próximos sempre que possível. Deve-se pesquisar a rede de apoio de que o paciente dispõe, já que esse é um dos fatores que define a direção do cuidado (ambulatório ou hospital). História médica geral deve ser questionada. As motivações para o uso, seus aspectos circunstanciais, os efeitos e sentimentos pós-uso devem ser questionados, assim como a motivação para adesão ao tratamento. (LARANJEIRA et al., 2000; FALCÃO; FIDALGO; SILVEIRA, 2011; ABP; SBFC, 2012; BOTEGA, 2012; QUEVEDO; CARVALHO, 2014; HUMES; VIEIRA; FRÁGUAS, 2016).

PREDITORES DE PIOR PROGNÓSTICO

Idade avançada, comorbidades clínicas e/ou psiquiátricas, história pregressa de SAA grave, necessidade de altas doses de sedativos, sintomas de abstinência em presença de alcoolemia elevada são sinais de pior prognóstico (LARANJEIRA et al., 2000; ABP; SBFC, 2012; MAFRA; SILVA; MARTINS, 2013.

Tabela 5 – Preditores de Pior Prognóstico

Idade maior que 40 anos.	Necessidade de altas doses de sedativos.
Cardiopatia (insuficiência cardíaca, arritmia, doença arterial coronariana, angina, isquemia, infarto recente).	Altos níveis de álcool no sangue sem sinais de intoxicação.
Instabilidade hemodinâmica.	História pregressa de SAA grave.
Grave desequilíbrio ácido base.	Insuficiência renal.
Grave deficiência hidroeletrolítica (potássio, fósforo, magnésio, cálcio).	Rabdomiólise.
Insuficiência respiratória (hipóxia, hipercapnia, pneumonia, asma, DPOC).	Hipertermia persistente (maior que 39°C).
Infecção potencialmente grave (feridas, pneumonia, trauma, infecção urinária).	Sinais de evento gastrointestinal (pancreatite, hemorragia digestiva, insuficiência hepática, suspeita de peritonite).

Fonte: Tabela elaborada pela autora.

COMORBIDADES CLÍNICAS MAIS COMUNS

São as comorbidades clínicas mais comuns (ABP; SBFC, 2012; QUEVEDO; CARVALHO, 2014; BALDAÇARA et al., 2019):

- Fígado: esteatose hepática, hepatite alcoólica, cirrose hepática e risco para carcinoma hepatocelular.
- Pâncreas: pancreatite crônica, risco para adenocarcinoma pancreático.
- Vias aéreas superiores: pneumonia, tuberculose, risco para carcinoma epidermoide.
- Esôfago: esofagite de refluxo, risco para câncer de esôfago.
- Estômago: gastrite erosiva, risco para adenocarcinoma gástrico.
- Intestino: diarreia crônica.
- Cardiovascular: miocardiopatia dilatada alcoólica, arritmias cardíacas, hipertensão arterial, risco para insuficiência coronariana.
- Dermatológico: pelagra, risco para infecções fúngicas.
- Sistema nervoso central e periférico: síndrome de Wernike-Korsakoff, polineuropatia periférica motora e sensitiva, disfunção autonômica, síndrome cerebelar.

- Endocrinológico: infertilidade masculina e feminina, diminuição de hormônios masculinos e femininos, acarretando impotência sexual e alterações no ciclo menstrual.
- Síndrome alcoólica fetal.
- Infectologia: o álcool é imunodepressor e fator de risco para infecções bacterianas (pneumonia, tuberculose) e virais (hepatites B e C, HIV).
- Outros: câncer de boca, laringe, esôfago, estômago e mama.

EXAME PSIQUIÁTRICO

Irritabilidade, disforia e ansiedade podem estar presentes na SAA (ABP; SBFC, 2012; APA, 2013; OLIVEIRA; RIBEIRO, 2013).

No exame psíquico do *delirium tremens*, observa-se uma desorientação alopsíquica, sendo comum que o paciente se conserve bem orientado quanto à própria pessoa, mas mostre-se desorientado no tempo e espaço, com postura alucinatória intensa. O estado confusional é agudo, com rebaixamento do nível da consciência, estreitamento do campo vivencial e desatenção (EY; BERDARD; BRISSET, 1981; PAIM, 1993; DIEHL; CORDEIRO; LARANJEIRA, 2018). É comum a associação de transtornos psiquiátricos comórbidos, como transtornos de humor uni ou bipolar, ansiedade, sintomas psicóticos, transtornos de conduta, déficit de atenção e hiperatividade e, em menor escala, a esquizofrenia. Transtornos alimentares e da personalidade também possuem relação estreita com o uso abusivo de álcool.[19,20]

Lembrando que, para o diagnóstico de comorbidades psiquiátricas, deve-se aguardar o período de superação da SAA para esclarecimento diagnóstico (ABP; SBFC, 2012).

EXAME FÍSICO

Exame físico geral, com aferição de dados vitais, exame neurológico e revisão de sistemas, deve ser realizado em todos paciente. O exame físico do paciente em SAA tem como objetivo:

1. Avaliar a gravidade da SAA.
2. Excluir diagnósticos diferenciais.
3. Avaliar complicações e comorbidades clínicas decorrentes do uso do álcool.

Deve-se proceder com as seguintes avaliações semiológicas na sequência, a tabela 6 indica alguns parâmetros clínicos a serem avaliados ao exame físico. (BRANDÃO NETO, 2019):

Tabela 6 – Exame físico na SAA

Exame físico Geral	Estado geral, Glasgow, FC, PA, FR, temperatura.
Aparelho Cardiovascular	Avaliar arritmias, miocardiopatias, insuficiência coronariana.
Pulmonar	Risco aumentado de pneumonia.
Gastrointestinal	Avaliar sinais de cirrose.
Exame neurológico	Avaliar sinais de TCE. Avaliar nistagmo (em caso positivo, suspeitar de encefalopatia de Wernicke).

Fonte: Tabela elaborada pela autora.

EXAMES COMPLEMENTARES

A avaliação complementar deve ser orientada conforme a clínica do paciente. Alguns parâmetros laboratoriais complementares são sugeridos de rotina. Outros exames complementares são acrescidos conforme situações específicas descritas a seguir: (KAPCZINSKI; IZQUIERDO; QUEVEDO, 2011; MAFRA; SILVA; MARTINS, 2013; QUEVEDO; CARVALHO, 2014; BALDAÇARA et al., 2019):

- Hemograma completo – aumento de VCM sugere deficiência de folato;
- glicemia (hipoglicemia pode causar até 2% das convulsões em SAA);
- função renal (níveis aumentados de ureia e creatinina podem indicar IRA pré-renal por desidratação);
- função hepática (transaminases, GGT, albumina, RNI, bilirrubinas);
- amilase e lipase para investigação de pancreatite;
- coagulograma;
- eletrólitos;
- sorologias;
- detecção de outras drogas;
- RX tórax para detectar sinais de pneumonia, aspiração ou tuberculose;
- Se houver sinais neurológicos focais, recomenda-se a realização de exame de imagem do sistema nervoso central (tomografia computadorizada ou ressonância magnética nuclear). (bases biológicas transtorno, *emergency psychiatry*);
- é recomendada a realização de ECG para miocardiopatia alcoólica ou beribéri úmido;
- teste de gravidez para mulheres na pré menopausa.

CIWA-AR

O uso do CIWA-AR deve ser aplicado aqui para direcionar o manejo do caso (Anexo 1). A escala consta de 10 itens, com um tempo estimado de dois a cinco minutos para aplicação, fornecendo importante subsídio clínico para planejamento da estratégia terapêutica. Escores de 0 a 8 indicam SAA leve; de 9 a 15, moderada; maiores que 16, grave. A pontuação máxima é de 67. Ele envolve diferentes dimensões, tanto da história clínica como do exame físico, e sua aplicação vai auxiliar a definir o local de tratamento e a conduta medicamentosa (QUEVEDO; CARVALHO, 2014; DIEHL; CORDEIRO; LARANJEIRA, 2018; BALDAÇARA et al., 2019).

DIRETRIZES DIAGNÓSTICAS

A SAA é um conjunto de sinais e sintomas que ocorre num período de algumas horas até vários dias após a interrupção ou redução brusca do consumo de álcool na vigência de um uso prolongado e/ou em altas doses. Os sintomas refletem hiperatividade autonômica, ansiedade e alterações gastrointestinais. Eles não devem ser atribuídos ou mais bem explicados por outra condição médica ou psiquiátrica. Causam sofrimento clínico significativo ou prejuízo funcional, social ou em outras áreas importantes da vida do indivíduo e são aliviados por meio da administração de benzodiazepínicos.

Tabela 7 – Critérios Diagnósticos Para SAA segundo CID-10

F10.3 Transtornos mentais e comportamentais devido ao uso de álcool – síndrome (estado) de abstinência.	
A.	Deve haver evidência clara de interrupção ou redução do uso de álcool, após uso repetido, usualmente prolongado e/ou em altas doses.
B.	Três dos sinais devem estar presentes: 1. Tremores da língua, pálpebras ou das mãos quando estendidas. 2. Sudorese. 3. Náusea, ânsia de vômito ou vômitos. 4. Taquicardia ou hipertensão. 5. Agitação psicomotora. 6. Cefaleia. 7. Insônia. 8. Mal-estar ou fraqueza. 9. Alucinações visuais, táteis ou auditivas transitórias. 10. Convulsões tipo grande mal.
*Se o *delirium* está presente, o diagnóstico deve ser estado de abstinência alcoólica com *delirium* (*delirium tremens*). F10.4. Sem ou com convulsões (F10.40 F10.41, respectivamente).	

Fonte: OMS, 1998.

Tabela 8 – Critérios Diagnósticos para Transtornos Pelo Uso do Álcool – SAA – DSM V

A.	Cessação (ou redução) do uso pesado e prolongado de álcool.
B.	Dois (ou mais) dos seguintes sintomas, desenvolvidos no período de algumas horas a alguns dias após a cessação (ou redução) do uso de álcool descrita no Critério A: 1. Hiperatividade autonômica (p. ex., sudorese ou frequência cardíaca maior que 100 bpm). 2. Tremor aumentado nas mãos. 3. Insônia. 4. Náusea ou vômitos. 5. Alucinações ou ilusões visuais, táteis ou auditivas transitórias. 6. Agitação psicomotora. 7. Ansiedade. 8. Convulsões tônico-clônicas generalizadas. Obs.: 2 a 3 critérios - SAA leve; 4 a 5 – SAA moderada; 6 ou mais – SAA grave
C.	Os sinais ou sintomas do Critério B causam sofrimento clinicamente significativo ou prejuízo no funcionamento social, profissional ou em outras áreas importantes da vida do indivíduo.
D.	Os sinais ou sintomas não são atribuíveis a outra condição médica nem são mais bem explicados por outro transtorno mental, incluindo intoxicação por ou abstinência de outra substância.

Fonte: APA, 1993.

O Delírio Tremens (DT) é uma complicação da SAA, caracterizado especialmente pela presença de alteração do sensório e sintomas de hiperatividade autonômica, especialmente tremores grosseiros em extremidades. Seu desenvolvimento é mais frequente em idosos (BALDAÇARA et al., 2019).

Perturbações perceptivas, como interpretações errôneas, ilusões ou alucinações, são comuns. O DT pode evoluir para estado comatoso, apresentando elevada mortalidade. Mesmo os pacientes não comatosos com nível excitatório reduzido e pouco reativos a estímulos verbais, tal alteração deve ser considerada como uma desatenção grave. A alteração do ciclo sono vigília é também característica central. Nas alterações comportamentais, observa-se ansiedade, medo, irritabilidade, raiva, euforia e apatia. O quadro pode acompanhar-se de mudanças rápidas e imprevisíveis de um estado emocional a outro. (OMS, 1998; APA, 2013).

Tabela 9 – Critérios Diagnósticos para *Delirium tremens* de acordo com CID - 10

Transtornos mentais e comportamentais devido ao uso do álcool - estado de Abstinência Alcoólica com *Delirium* – CID – 10: F10.4
A. Os critérios para estado de abstinência devem estar satisfeitos.
B. Os critérios para *delirium* devem estar satisfeitos. *critérios para *delirium* de acordo com a CID – 10 F05 A. Há obnubilação de consciência, isto é, redução da claridade de percepção do ambiente, com capacidade reduzida de manter ou focar a atenção. B. A perturbação de cognição é manifestada por ambos: (1) comprometimento das memórias imediata e recente, com memória remota relativamente intacta; (2) desorientação têmporo-espacial ou pessoal. C. Pelo menos uma das perturbações psicomotoras está presente: (1) mudanças rápidas e imprevisíveis de hipo a hiperatividade; (2) tempo de reação aumentado; (3) aumento ou redução no fluxo da fala; (4) intensificação da reação de susto. D. Há perturbação do ciclo sono-vigília, manifestada por pelo menos um dos seguintes: (1) insônia, a qual pode, em casos graves, envolver perda total do sono, sem sonolência diurna, ou reversão do ciclo sono vigília; (2) piora noturna dos sintomas; (3) sonhos perturbadores e pesadelos, os quais podem continuar como alucinações ou ilusões após o despertar. E. Os sintomas têm início rápido e mostram flutuação ao longo do dia. F. Há evidência objetiva a partir da história, exame físico e neurológico e testes laboratoriais de uma doença cerebral ou sistêmica que pode ser presumida como responsável pelas manifestações clínicas nos critérios de A a D (observação: este último critério não se aplica para o estabelecimento diagnóstico de *delirium tremens*).
Deve-se especificar se com ou sem convulsões, sendo: F10.40 – sem convulsões; F10.41 com convulsões.

Fonte: OMS, 1998.

Tabela 10 – Critérios Diagnósticos para *Delirium*, de acordo com o DSM V

Critérios Diagnósticos – *Delirium* – DSM – V
A. Perturbação da atenção (p. ex., capacidade reduzida para direcionar, focalizar, manter e mudar a atenção) e da consciência (menor orientação para o ambiente).
B. A perturbação se desenvolve em um período breve de tempo (normalmente de horas a poucos dias), representa uma mudança da atenção e da consciência basais e tende a oscilar quanto à gravidade ao longo de um dia.
C. Perturbação adicional na cognição (p. ex., déficit de memória, desorientação, linguagem, capacidade visuoespacial ou percepção).
D. As perturbações dos Critérios A e C não são mais bem explicadas por outro transtorno neurocognitivo preexistente, estabelecido ou em desenvolvimento e não ocorrem no contexto de um nível gravemente diminuído de estimulação, como no coma.
E. Há evidências a partir da história, do exame físico ou de achados laboratoriais de que a perturbação é uma consequência fisiológica direta de outra condição médica, intoxicação ou abstinência de substância (p. ex., devido a uma droga de abuso ou a um medicamento), de exposição a uma toxina ou de que ela se deva a múltiplas etiologias.
* *Delirium* por abstinência de substância: este diagnóstico deve ser feito em vez de abstinência de substância quando os sintomas dos Critérios A e C predominarem no quadro clínico e quando forem suficientemente graves para justificar atenção clínica. Código *delirium* por abstinência de [álcool]: 291.0 (F10.231) álcool.

Fonte: APA, 2013.

DIAGNÓSTICOS DIFERENCIAIS

Algumas situações clínicas deverão ser levantadas quando se pensa no diagnóstico diferencial para SAA, a saber: hipoglicemia, intoxicações exógenas, infecções do SNC, transtornos psiquiátricos primários, síndrome neuroléptica maligna e síndromes hipertérmicas (MAFRA; SILVA; MARTINS, 2013). Abaixo, segue tabela com os principais achados em diagnósticos diferenciais para *delirium*, alucinose e convulsões em contexto de SAA.

Tabela 11 – Diagnósticos diferenciais

DELIRIUM	• Abstinência: benzodiazepínicos, opioides, barbitúricos; • intoxicação aguda: cocaína, anfetamina, ecstasy, LSD; • infecções: meningite, encefalite • metabólicas: hipoglicemia, hiperglicemia, encefalopatia hepática, hipóxia, uremia, tireotoxicose; • SNC: trauma, hemorragia.
ALUCINAÇÕES	• Abstinência de: benzodiazepínicos, opioides, barbitúricos; • intoxicação aguda: cocaína, LSD, Fenciclidina, anticolinérgicos; • psiquiátricas: esquizofrenia, transtorno bipolar.
CONVULSÕES	• Abstinência: benzodiazepínicos, opioides, barbitúricos; • intoxicação aguda: cocaína, Fenciclidina, anticolinérgicos, antidepressivos tricíclicos, fenotiazinas, teofilina, isoniazida; • infecções: meningite, encefalite; • metabólicas: hipoglicemia, hiperglicemia, encefalopatia hepática, hipóxia, uremia, tireotoxicose, hipocalcemia; • SNC: trauma, hemorragia, tumor, abscesso; epilepsia idiopática.

Fonte: protocolo de SAA da PBH.

MANEJO DA SITUAÇÃO CLÍNICA

Em primeiro lugar deve-se situar a gravidade da SAA para definição de condutas que inclui o tipo de dispositivo assistencial indicado para a condução do caso. A SAA é uma urgência clínica necessitando de suporte clínico intensivo (hospital geral, UPAs ou Pronto Atendimentos) para o manejo dos casos moderados a graves. Hospitais psiquiátricos, serviços substitutivos da RAPS (como CAPS ou CERSAMs) não contam, em sua maioria, com suporte clínico necessário para o manejo dos casos, cabendo a esses dispositivos a condução dos casos leve a moderados. Os quadros com pontuação maior ou igual a 15 na escala CIWA-AR, (vide ANEXO 1), 6 ou mais critérios do item B da classificação diagnóstica do DSM V (vide Tab. 8), são classificados como SAA Nível II, portanto moderado a grave, necessitando de dispositivo assistencial com suporte intensivo para sua condução. Uso de outras substâncias psicotrópicas, auto ou heteroagressividade e falha do tratamento ambulatorial sinais neurológicos e/ou evidências de TCE também são indicativos para condução em ambiente hospitalar (VOLPICELLI; TEITELBAUM, 2013; DIEHL; CORDEIRO; LARANJEIRA, 2018).

Casos leves de SAA, que constituem 90% do total, podem ser tratados ambulatorialmente. São também indicativos para o tratamento ambulatorial ou em Caps e hospital psiquiátrico sem suporte clínico intensivo: a ausência de complicações neurológicas ou físicas, quadro psiquiátrico estável, ausência de convulsões ou *delirium tremens* em ocasião de abstinência alcoólica, 2 a 5 pontos nos critérios B do DSM e pontuações abaixo de 15 na escala CIWA-AR (KAPCZINSKI; IZQUIERDO; QUEVEDO, 2011; ABP; SBFC, 2012).

Tabela 12 – Definidores para tratamento ambulatorial X unidade hospitalar clínica

TRATAMENTO AMBULATORIAL	UNIDADE HOSPITALAR CLÍNICA
SAA tipo I	SAA tipo II
Até 5 pontos nos critérios B do DSM-V	6 ou mais pontos nos critérios B do DSM-V
CIWA-Ar menor do que 15	CIWA-Ar igual ou maior que 15
Presença de Suporte familiar	Uso de outras substâncias psicotrópicas
Ausência de complicações neurológicas ou físicas	Auto ou Heteroagressividade ou quadro psiquiátrico instável
Ausência de complicações neurológicas ou físicas	Complicações neurológicas ou físicas
Ausência de histórico de convulsões ou DT	Histórico de convulsões ou DT prévios
Quadro psiquiátrico estável	Suporte familiar e/ou social ausentes ou extremamente frágeis

Fonte: Tabela elaborada pela autora.

INTERVENÇÕES E MEDIDAS GERAIS

1. Para os pacientes em tratamento ambulatorial (LARANJEIRA et al., 2000; ABP; SBFC, 2012):

- Esclarecimento adequado sobre SAA para paciente e familiares;
- retornos frequentes ou visitas domiciliares durantes as primeiras 3 a 4 semanas;
- supervisão de familiar;
- encaminhamento para a emergência se observar alteração do nível de consciência e/ou desorientação têmporo-espacial;
- dieta leve ou restrita;
- hidratação adequada;

- repouso relativo em ambiente calmo e desprovido de estimulação áudio visual;
- contraindicar a condução de veículos durante o uso de benzodiazepínicos;

2. Para os pacientes em unidade hospitalar (LARANJEIRA et al., 2000; ABP; SBFC, 2012:

- monitoramento frequente com aplicação da escala CIWA-AR;
- ambiente calmo, com pouca luminosidade, não estimulante, com fornecimento frequente de informações sobre tempo e espaço ao paciente;
- atenção à nutrição e oferta de fluidos via oral;
- dieta leve ou jejum;
- encorajamento ao paciente;
- reasseguramento dos cuidados;
- monitorar: glicemia, eletrólitos e hidratação;
- não administrar glicose sem uso concomitante de tiamina, pois pode precipitar Encefalopatia de Wernicke.

A motivação do paciente para o tratamento deve ser avaliada, assim como as possíveis consequências do uso (como convulsões, déficits nutricionais, DT, EW) devem ser explicadas sempre que possível (HUMES; VIEIRA; FRÁGUAS, 2016).

MEDIDAS FARMACOLÓGICAS

As medidas farmacológicas serão orientadas através dos seguintes objetivos do tratamento (MAFRA; SILVA; MARTINS, 2013):

1. Administrar tiamina EV ou IM para profilaxia de Wernicke Korsakoff;
2. usar Diazepam para controle adequado da sintomatologia;
3. tratar comorbidades;
4. corrigir DHE;
5. fornecer suporte clínico;
6. prevenir sintomas graves e complicações agudas;
7. evitar sequelas crônicas – Síndrome. Wernike-Korsakoff.

A contenção mecânica deve ser evitada pelo risco aumentado de febre, rabdomiólise e lesões traumáticas. Contudo, a mesma poderá ser utilizada para proteção do paciente e dos profissionais até que se consiga o controle medicamentoso em casos de *delirium tremens* ou agitação significativa (KAPCZINSKI; IZQUIERDO; QUEVEDO, 2011; MAFRA; SILVA; MARTINS, 2013).

TIAMINA: o uso da tiamina é recomendável para todos os casos de SAA. A dose preconizada é de 300 mg dia, por três a cinco dias consecutivos. O uso de 300 a 600 mg por dia via oral durante quatro semanas após é descrito em alguns consensos de SAA, mas não apresenta nível de evidência clínica que os sustente. Deve-se considerar se o paciente tem algum fator que possa alterar a absorção gástrica, como cirurgias no trato gastrointestinal, afecções do trato gastrointestinal, afecções hepáticas ou fatores que alterem a motilidade gástrica (LARANJEIRA et al., 2000; MAFRA; SILVA; MARTINS, 2013; OLIVEIRA; RIBEIRO, 2013; HUMES; VIEIRA; FRÁGUAS, 2016).

Aspectos relacionados à encefalopatia de Wernicke e demência de Korsakoff serão desenvolvidos em capítulo específico deste livro, conforme índice.

BENZODIAZEPÍNICOS: o uso de benzodiazepínicos tem como objetivo evitar a progressão da SAA ou suas complicações, bem como tratar os quadros de agitação psicomotora, episódios convulsivos e DT. O Diazepam é a droga de escolha, tendo em vista seu efeito em receptores GABAérgicos, assim como sua ação sedativa e meia vida longa. Para pacientes com lesão hepática, o Lorazepam deverá ser indicado. O uso de benzodiazepínicos é indicado em todos os casos de SAA, seja como forma de prevenção às complicações ou de tratamento de formas leves ou complicadas. A via de uso deverá ser escolhida conforme a sintomatologia e evolução da SAA. Casos leves ou com pontuação CIWA-Ar menor que 8 podem ser tratados com Diazepam via oral na dose de 10 mg de 6 em 6 horas. Para pacientes com sintomatologia leve, a reavaliação é recomendada a cada 4 a 6 horas. Pontuações maiores ou iguais a 8 no CIWA-Ar ou convulsões ou DT devem ser tratadas com Diazepam EV. A dose indicada é de 5 a 10 mg a cada 5 a 10 minutos, até o controle satisfatório do quadro. A medicação deve ser administrada sem diluir e lentamente, durante 4 minutos. Pacientes com SAA moderada ou grave devem ser reavaliados a cada 10-15 minutos, podendo receber doses de até 50 mg de diazepam em 1 hora ou 200 mg a cada 3-4 horas ou 2 g em 48 horas. O Diazepam EV na dosagem de 10 mg também é indicado para reverter convulsões decorrentes da SAA ou em casos de alucinose alcoólica (LARANJEIRA et al., 2000; KAPCZINSKI; IZQUIERDO; QUEVEDO, 2011; ABP; SBFC, 2012; CAMPOS, 2013; MAFRA; SILVA; MARTINS, 2013 QUEVEDO; OLIVEIRA; RIBEIRO, 2013; CARVALHO, 2014; BALDAÇARA et al., 2019).

O Lorazepam é recomendado para idosos ou hepatopatas. Pode ser feito EV na dosagem de 2 a 4 mg a cada 15-20 minutos ou VO na dose de até 12 mg por dia (ABP; SBFC, 2012; MAFRA; SILVA; MARTINS, 2013; HUMES; VIEIRA; FRÁGUAS, 2016).

HALOPERIDOL: o uso do haloperidol na SAA não é um consenso. Alguns autores recomendam o uso de Haloperidol na dosagem de 2,5 a 5mg IM de forma relativamente segura para o manejo da agitação psicomotora, com uma incidência menos significativa na redução do limiar convulsivo, sedação excessiva, hipotensão ou arritmias cardíacas. Porém, tal uso, apesar de presente em alguns consensos, não é unanimidade, sendo o benzodiazepínico a primeira escolha para o manejo da agitação da SAA. Da mesma forma, o haloperidol não é recomendado como primeira escolha para os quadros de alucinose e demais sintomas psicóticos na SAA, exceto em pacientes que já o utilizavam previamente (MANTOVANI, 2010; MAFRA; SILVA; MARTINS, 2013; DIEHL; CORDEIRO; LARANJEIRA, 2018).

FENOBARBITAL: Pode ser administrado em casos refratários na dosagem de 130 a 260mg EV para quadros de DT não responsivos a dosagens altas de benzodiazepínicos. É necessário ter suporte ventilatório (MAFRA; SILVA; MARTINS, 2013; QUEVEDO; CARVALHO, 2014).

Tabela 13 – Farmacoterapia na SAA

Uso de benzodiazepínicos e outros fármacos no tratamento da SAA	
Prevenção	Diazepam 10 mg VO 6/6 – 8/8 horas
Abstinência Leve a Moderada	• Sem vômitos, • Benzodiazepínico por poucos dias: Diazepam 5 a 10 mg, VO a cada 6 a 8 horas, ajustes após as primeiras doses, doses rapidamente diminuídas (5 mg/dia) nos próximos dias até a descontinuação. • Tiamina 100-300 mg IM ao dia por 3 a 5 dias. • Tiamina 300 a 600 mg VO por 4 semanas. • Se VO indisponível: o Diazepam IV, 10mg, sem diluir, em 4 minutos, com retaguarda para o manejo de parada respiratória.
Abstinência grave	• Paciente muito agitado, confuso, vômitos intensos, complicação médica ou cirúrgica (ex. pneumonia): • Diazepam Via parenteral (não usar Diazepam IM): 5 a 10mg IV lentamente, Repetir a cada 5 a 10 min, até paciente tranquilo, mas alerta. • Tiamina 100-300 mg IM ou EV ao dia por 4 a 5 dias • Tiamina 300 a 600 mg VO por 4 semanas.
Convulsões	• Na crise: • Diazepam: 10 mg IV sem diluir. • Após: • Diazepan 10 a 30 mg VO. • Tiamina 100-300 mg IM ou EV ao dia por 4 a 5 dias. • Tiamina 300 a 600 mg VO por 4 semanas. • Não usar Fenitoína ou outro anticonvulsivante, exceto se uso prévio.
Alucinose	• Diazepam: 5 a 10 mg IV lentamente. • Repetir várias vezes, cada 5 a 10 min, até paciente tranquilo, mas alerta. • Tiamina 100-300 mg IM ou EV ao dia por 4 a 5 dias. • Tiamina 300 a 600 mg VO por 4 semanas. • Haloperidol 5 mg / dia apenas se uso prévio.

Delirium tremens	• Diazepam: 5 a 10 mg IV lentamente. • Repetir várias vezes, cada 5 a 10 min, até paciente tranquilo, mas alerta. • Tiamina 100-300 mg IM ou EV ao dia por 4 a 5 dias • Tiamina 300 a 600 mg VO por 4 semanas. • Lorazepam 12 mg/dia para idosos e hepatopatas.
*Administrar Diazepam 5 – 10 mg IV para pontuação ≥ 8 NO CIWA-Ar.	
*Terapia conforme sintomas: dar benzodiazepínico conforme sintomas do paciente e não como dose fixa diminui a quantidade de sedativo necessária e o tempo de internação.	
*É um indicador positivo de tratamento da SAA a porcentagem de pacientes que são sedados adequadamente com Diazepam IV.	

Fonte: Tabela adaptada do Protocolo para SAA da PBH.

Para uma boa condução clínica, frisa-se também medidas que não devem ser tomadas, a saber (LARANJEIRA et al., 2000; MAFRA; SILVA; MARTINS, 2013; QUEVEDO; CARVALHO, 2014):

Tabela 14 – O que não fazer na SAA

1.	Hidratar indiscriminadamente.
2.	Administrar glicose sem reposição de tiamina.
3.	Administrar Clorpromazina ou fenil-hidantoína.
4.	Administrar Diazepam endovenoso sem o recurso para reverter uma possível parada respiratória.

Fonte: Consenso sobre a SAA e seu tratamento. Laranjeira et. al., 2000.

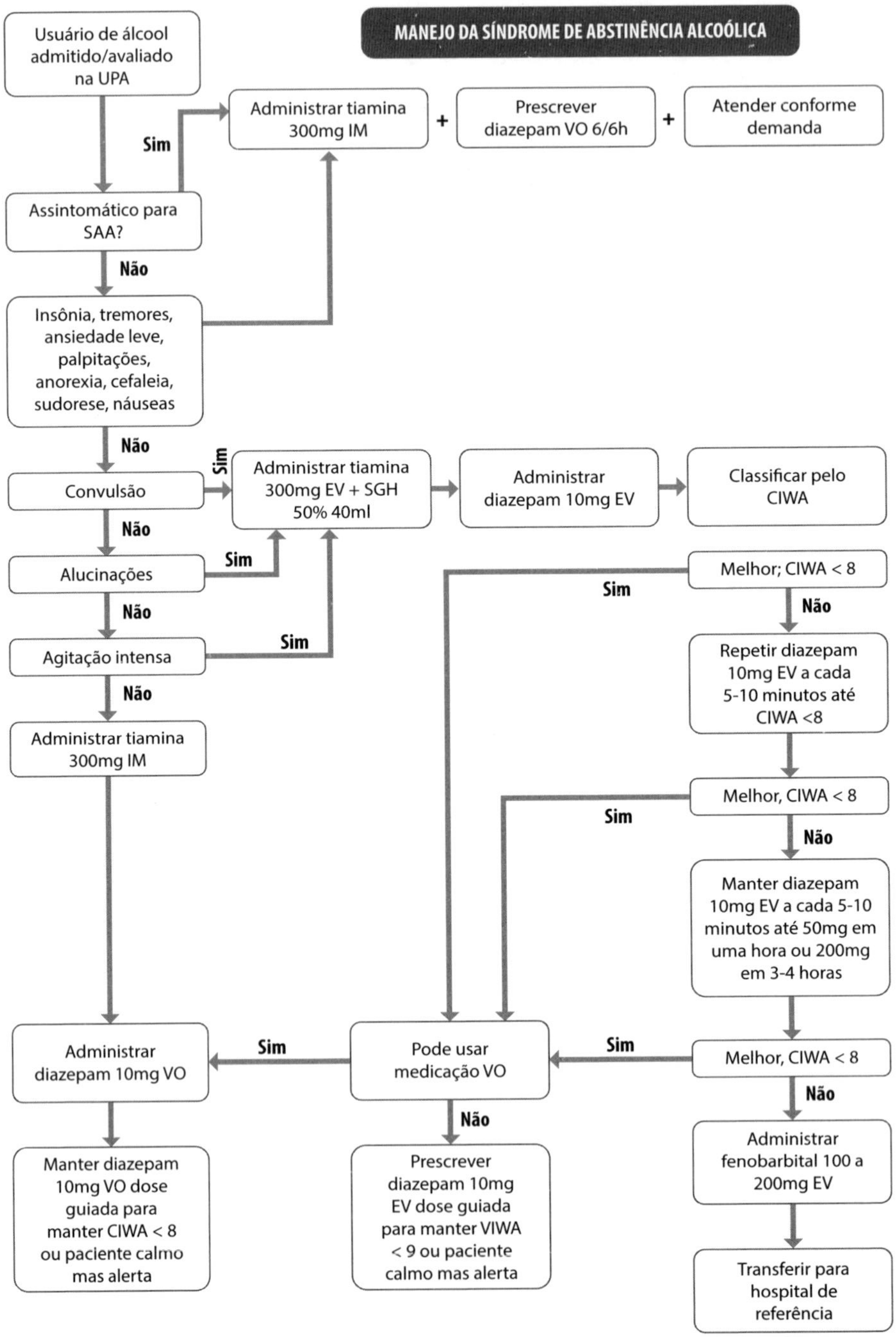

Fonte: Imagem adaptada do Protocolo de SAA da PBH.

MEDIDAS PÓS ALTA E ARTICULAÇÃO COM A REDE DE SAÚDE MENTAL

Transtornos por uso de álcool são tipicamente condições crônicas e recidivantes, o que leva à necessidade de pensar em um atendimento de longa duração e integralizado. A tendência da rede atualmente é de integrar os cuidados de que o paciente precisa, contrapondo-se a um movimento histórico de abordagem de uma saúde mental cindida em seu aspecto psiquiátrico geral X álcool e outras drogas (CAMPOS, 2013).

Dentre os dispositivos da Rede de Atenção Psicossocial (RAPS), o usuário dispõe dos centros de saúde, do consultório de rua, dos Centros de Atenção Psicossociais para usuários de Álcool e outras Drogas ou (CAPS AD ou CERSAM AD), dos Centros de Referência em Saúde Mental (CERSAM), dos hospitais gerais, dos hospitais psiquiátricos e das Unidades de Pronto Atendimento (UPA).

A atenção básica receberá os casos leves e sem complicações psiquiátricas para acompanhamento junto às equipes de saúde da família e de saúde mental.

Para os casos moderados ou graves, o encaminhamento pós-alta clínica deve se dar para serviços especializados, como o CERSAM AD, assim como outros serviços especializados disponíveis conforme a região abrangida.

Se houve comorbidade psiquiátrica grave, como, por exemplo, esquizofrenia ou transtorno bipolar, o paciente poderá ser acompanhado no CERSAM em unidades não específicas para o tratamento de álcool e outras drogas.

Para aqueles em estado de vulnerabilidade social e com os laços prejudicados, deve ser feito um trabalho conjunto com a assistência social de maneira a proporcionar acolhimento.

Cada setor da rede tem sua particularidade e sua expertise em um determinado prisma da comorbidade. Por isso, o apoio matricial deve estar presente sempre que necessário e a rede deve estar coesa e trabalhar de forma integrada. O cuidado é multiprofissional, multidisciplinar e envolve usuário, família e cuidadores em todas as suas etapas (HUMES; VIEIRA; FRÁGUAS, 2016).

REFERÊNCIAS

AMERICAN PSYCHIATRIC ASSOCIATION - APA. *Diagnostic and statistical manual of mental disorders (DSM-5)*. American Psychiatric Pub, 2013.

ASSOCIAÇÃO BRASILEIRA DE PSIQUIATRIA – ABP; SOCIEDADE BRASILEIRA DE FAMÍLIA E COMUNIDADE - SBFC. Abuso e dependência de álcool. *Projeto diretrizes Associação Médica Brasileira e Conselho Federal de Medicina*. 2012.

BALDAÇARA, L. et al. Emergências Psiquiátricas. In: CORDEIRO, D. C.; AOKI, P. S.; JORGE, R. *Emergências Relacionadas com o Uso de Substâncias Psicoativas*. 2. ed. Rio de Janeiro: Elsevier; 2019.

BOTEGA, N. J. Prática Psiquiátrica no Hospital Geral: Interconsulta e Emergência. In: REZENDE, E. P.; RIBEIRO, M.; LARANJEIRA, R. *Substâncias psicoativas: emergências psiquiátricas*. 3. ed. Porto Alegre: Artmed; 2012.

BRANDÃO NETO, R. A. Síndrome de Abstinência Alcoólica. In: VELASCO, I. T. *Medicina de Emergência – Abordagem Prática*. São Paulo: Manole, 2019.

CAMPOS, P. Crises: abordagem e manejo em rede. Abordagem das crises relativas ao álcool e outras drogas no contexto da RAPS (Rede de Atenção Psicossocial) e da RUE (Rede de Urgência e Emergência); 2013

CHANMUGAM, A.; TRIPLETT, P.; KELEN, G. Emergency psychiatry. In: CHANMUGAM, A.; MILZMAN, D.; BONE, C.; SOE-LIN, H. *Managing substance abuse in the acute setting*. 1. ed. Cambridge; 2011.

DIEHL, A.; CORDEIRO, D.; LARANJEIRA, R. *Dependência química: prevenção, tratamento e políticas públicas*. Artmed Editora, 2018.

EY, H.; BERDARD, P.; BRISSET, C. Manual de Psiquiatria. In: EY, H. et.al. *Psicoses Alcoólicas* 5. ed. Rio de Janeiro: Masson do Brasil; 1981.

FALCÃO., L. F. R.; FIDALGO, T. M.; SILVEIRA, D. X. Manual do Residente da Universidade Federal de São Paulo. Manual de Psiquiatria. In: FIDALGO, T. M.; PAN, P. M. N., SILVEIRA, D. X. *Dependência Química*. Roca; 2011.

GALDURÓZ, J. C. F. II Levantamento domiciliar sobre o uso de drogas psicotrópicas no Brasil: estudo envolvendo as 108 maiores cidade do país: 2005. In: *II Levantamento domiciliar sobre o uso de drogas psicotrópicas no Brasil: estudo envolvendo as 108 maiores cidade do país: 2005*. 2007.

HUMES, E. C.; VIEIRA, M. E. B.; FRÁGUAS, R. Jr. Psiquiatria Interdisciplinar. In: MALBERGIER, A.; AMARAL, R. A. *Transtornos mentais decorrente do álcool e outras substâncias*. Barueri: Manole; 2016.

KAPCZINSKI, F.; IZQUIERDO, I; QUEVEDO, J. Bases biológicas dos transtornos psiquiátricos: uma abordagem translacional. In: MALBERGIER, A., OLIVEIRA, H. Jr. *Transtornos relacionados ao uso de substâncias*. 3. ed. Porto Alegre: Artmed; 2011.

LARANJEIRA, R. et al. Consenso sobre a Síndrome de Abstinência do Álcool (SAA) e o seu tratamento. *Rev Bras Psiquiatr.*, v. 22, n. 2, p. 62-71, 2000.

MAFRA, A. A.; SILVA, M. E.; MARTINS, P. *Protocolos de Atenção à Saúde. Síndrome de Abstinência Alcoólica*. Secretaria Municipal de Saúde de Belo Horizonte. 2013.

MANTOVANI, C. et al. Manejo de paciente agitado ou agressivo. *Rev Bras Psiquiatr.*, v. 32, p. S96-S103, 2010.

MCINTOSH, C.; CHICK, J. Alcohol and the nervous system. *Journal of Neurology, Neurosurgery & Psychiatry*, v. 75, n. suppl 3, p. iii16-iii21, 2004.

OLIVEIRA, H. N.; RIBEIRO, V. F. Síndrome de Abstinência Alcoólica. Diretrizes clínicas. Protocolos clínicos. Fundação Hospitalar do Estado de Minas Gerais FHEMIG; 2013.

ORGANIZAÇÃO MUNDIAL DE SAÚDE - OMS. *Classificação dos transtornos mentais e do comportamento da CID-10: critérios diagnósticos para pesquisa*. Porto Alegre: Artes Médicas, 1998.

PAIM, I. *Curso de psicopatologia*. Rio de Janeiro: Grupo Editorial Nacional; 1993.

QUEVEDO, J.; CARVALHO, A. F. Emergências psiquiátricas. In: MALBERGIER, A.; AMARAL, A. A. do. *Emergências associadas ao uso do álcool e a drogas de abuso*. 3. ed. Porto Alegre: Artmed, 2014.

STAHL, S. M. Psicofarmacologia: Bases neurocientíficas e aplicações práticas. In: STAHL, S. M., *Transtorno de Recompensa, Abuso de drogas e Seus Tratamentos*. 3. ed. Rio de Janeiro: Guanabara Koogan; 2013.

VOLPICELLI, J. R.; TEITELBAUM, S. A. Abstinência alcoólica em condução ambulatorial. UpTodate. 2013.

ZALESKI, M et al. Diretrizes da Associação Brasileira de Estudos do Álcool e outras Drogas (ABEAD) para o diagnóstico e tratamento de comorbidades psiquiátricas e dependência de álcool e outras substâncias. *Rev Bras Psiquiatr.*, v. 28, n. 2, p. 142-148, 2006.

ANEXOS

ANEXO 1 – CIWA-AR

CIWA – Ar	
Nome: ____________ Data: ________	
Peso ou FC: ____________ PA: ________ Hora: ________	
1. Você senta mal-estar no estômago? Você tem vomitado? Total: [ ]	0 – Não 1 – Náusea leve e sem vômito 4 – Náusea recorrente e com ânsia de vômito 7 – Náusea constante, ânsia de vômito e vômito
2. Tremor com os braços estendidos e os dedos separados: Total: [ ]	0 – Não visível 1 – Não visível mas sente 4 – Moderado com os braços estendidos 7 – Grave, mesmo com os braços estendidos
3. Sudorese: Total: [ ]	0 - Não 4 - Facial 7 – Profusa
3. Você se sente nervoso? (Observação) Total: [ ]	0 - Não 1- Muito leve 4 - Leve 7–Ansiedade grave, um estado de pânico, semelhante a um episódio psicótico agudo
4. Tem sentido coceiras, sensação de insetos andando no corpo, formigamentos, pinicações? *Código da questão 8 Total: [ ]	
1. Você tem ouvido sons à sua volta? Algo perturbador, sem detectar nada por perto? *Código da questão 8 Total: [ ]	

CIWA – Ar	
2. As luzes tem parecido muito brilhantes? De cores diferentes? Incomodam os olhos? Você tem visto algo que lhe tem perturbado? Você tem visto coisas que não estão presentes? Total: [ ]	0 - Não 1 – Muito leve 2 - Leve 3 - Moderado 4 – Alucinações moderadas 5 – Alucinações graves 6 – Extremamente graves 7- Contínuas
4. Você sente algo na cabeça? Tontura, dor, apagamento? Total: [ ]	0 - Não 1 – Muito leve 2 - Leve 3 - Moderado 4 – Moderado/grave 5 - Grave 6 – Muito grave 7 – Extremamente grave
5. Agitação: (Observação) Total: [ ]	0 - Normal 1 – Um pouco mais do que a atividade normal 4 - Moderada 7 – Constante
6. Que dia é hoje? Onde você está? Quem sou eu? Total: [ ]	0 – Orientado 1 – Incerto sobre a data, não responde com segurança 2 – Desorientado em relação à data, mas não mais do que dois dias 3 – Desorientado em relação à data, com mais de dois dias 4 – Desorientado em relação a lugar e pessoa

ESCORE TOTAL: [ ]

**Instrumento de avaliação da gravidade da síndrome de abstinência alcoólica (Laranjeira et al. Consenso sobre a síndrome de abstinência do álcool (SAA) e o seu tratamento. Rev Bras Psiquiatr. 2000;22(2):62-71)*

22. O MANEJO DA INTOXICAÇÃO ALCOÓLICA AGUDA E SUAS COMPLICAÇÕES

ROBERTA NASCIMENTO
RAFAEL MIRANDA DE OLIVEIRA

Os efeitos tóxicos do etanol no organismo podem resultar de uma ação aguda da substância, designada intoxicação alcoólica aguda, e/ou de uma ação tóxica crônica, conhecida como alcoolismo crônico (PIRES, 2013).

A intoxicação aguda por álcool é uma condição geralmente autolimitada e que demanda, na maioria dos casos, apenas suporte clínico. Os efeitos agudos do álcool se manifestam como um conjunto de sinais e sintomas relacionados à ação depressora do etanol diretamente no sistema nervoso central (SNC), contudo, repercussões nos demais sistemas também estão presentes, em diferentes níveis de gravidade, a depender da quantidade de álcool ingerida e do padrão de uso do indivíduo (AMARAL; MALBERGIER; ANDRADE, 2010).

Cabe ao emergencista reconhecer, com agilidade e precisão, aqueles pacientes que evoluem com complicações e demandam maior nível de complexidade assistencial (como Unidades de Pronto atendimento -UPA- ou hospital geral).

EPIDEMIOLOGIA

Registros de atendimentos de urgência revelam que o álcool está associado a quase 70% dos casos de homicídio, 40% dos casos de suicídio, 50% dos acidentes automobilísticos, 60% das queimaduras fatais, 60% dos casos de afogamento e 40% das quedas fatais (AMARAL; MALBERGIER; ANDRADE, 2010). Ainda no contexto de emergências clínicas, 69% das internações devidas aos transtornos por uso de substâncias estão diretamente relacionadas ao uso de álcool (CASTRO, D. S. et al., 2012).

A intoxicação por álcool contribui para custos elevadíssimos associados à acidentes automobilísticos, abstenções na escola, no trabalho, além de conflitos interpessoais, como a violência doméstica (APA, 2014).

MANIFESTAÇÕES CLÍNICAS GERAIS DA INTOXICAÇÃO ALCOÓLICA AGUDA

O diagnóstico de intoxicação alcoólica aguda é clínico, sendo efetivado através da anamnese, do exame físico e do estado mental. Hiperemia ocular, hálito etílico, alterações comportamentais e da coordenação motora comumente estão presentes (NUTT, et al., 2010). O grau de intoxicação e suas manifestações clínicas estão diretamente relacionados com a alcoolemia (ver Tab. 1), e podem ser agravados na presença de outras substâncias com efeitos sedativos (COWAN; SU, 2015).

Uma vez na corrente sanguínea, o álcool atravessa a barreira hematoencefálica rapidamente e exerce função primariamente depressora no SNC e nos demais sistemas orgânicos. A intoxicação alcoólica se apresenta como uma síndrome caracterizada por alterações neurológicas, psicopatológicas e clínico-somáticas, conforme apresentado nas tabelas 1, 2 e 3.

MANIFESTAÇÕES CLÍNICO-SOMÁTICAS

As manifestações clínicas variam em função da genética do paciente, do tipo de bebida, da quantidade e velocidade com que a bebida é ingerida, e do nível de tolerância previamente desenvolvido pelo paciente (ALLAN; ALBERT, 2009). Para além do quadro de intoxicação leve e autolimitado, alguns pacientes poderão evoluir com complicações clínicas (ALLAN; ALBERT, 2009; COWAN; SU, 2015), conforme a Tab. 2.

Tabela 1- Correspondência entre alcoolemia, sinais clínicos e desempenho neuropsicomotor em usuários não-dependentes de álcool.

Nível sérico (alcoolemia)	Sinais clínicos e desempenho neuropsicomotor
10-50 mg/dL (4.4-11 mmol/L)	redução da coordenação motora fina, leve sensação de euforia, relaxamento e prazer, aumento da frequência cardíaca e respiratória.
50-100 mg/dL (11-22 mmol/L)	comprometimento da capacidade de tomada de decisão e de julgamento, comprometimento da coordenação motora, sensação crescente de ansiedade.
100-150 mg/dL (22-33 mmol/L)	alteração da marcha e do equilíbrio, reflexos consideravelmente mais lentos.
150-250 mg/dL (33-55 mmol/L)	letargia, dificuldade de sentar-se de forma ereta sem apoio, tendência a quedas.
300 mg/dL (66 mmol/L)	letargia profunda a inconsciência, coma (em consumidores não-tolerantes)
400 mg/dL (88 mmol/L)	depressão/ parada respiratória, morte

Fonte: Adaptado de MARX, 2002; WHO, 2007.

Tabela 2 – Principais complicações clínico-somáticas secundárias à intoxicação aguda por álcool.

Sistema Orgânico	Sinais de sintomas
sistema neurológico	nistagmo, pupila não-miótica, ataxia, rebaixamento sensório, estupor, coma.
sistema cardiovascular	hipotensão arterial, taquicardia, vasodilatação periférica, hipovolemia, desidratação
sistema endócrino-metabólico e hidroeletrolítico	hipoglicemia, hipocalemia, hipomagnesemia, hipocalcemia, hipofosfatemia, hiperlactatemia.
sistema respiratório	bradipneia, hipercapnia, aspiração, rebaixamento do nível de consciência, insuficiência respiratória.

Fonte: Tabela elaborada pelos autores.

MANIFESTAÇÕES PSIQUIÁTRICAS

A intoxicação alcoólica pode evoluir com complicações psiquiátricas agudas na vigência de alterações psicopatológicas tais como comprometimento da atenção, comportamento inapropriado ou agressivo, labilidade do humor, comprometimento da capacidade de julgamento (ver Tab. 3) (OMS, 1997; OLIVEIRA, 2013; APA, 2014).

O uso de álcool poderá também induzir a desestabilização de uma condição psiquiátrica comórbida pré-existente, ou agravar sintomas psicopatológicos.

Tabela 3 – Sintomas psicopatológicos induzidos pelo álcool.

Função mental	Alteração semiológica /psicopatológica
Humor	Euforia, excitação e alegria; choro fácil, sensação crescente de ansiedade, depressão e ideação suicida, impaciência e irritabilidade.
Linguagem	fala arrastada, fala mal articulada.
Volição	impulsividade, desinibição.
Comportamento	desinibição comportamental, inadequação do comportamento sexual.
Atenção, inteligência, concentração	hipotenacidade, prejuízo da concentração, prejuízo da memória e do raciocínio.
Memória	déficit de recuperação, prejuízo de registro.
Pensamento	lentificação; ideias deliroides ou paranoides.
Atividade psicomotora	agitação; redução de força muscular.
Sensopercepção	ilusões, alucinações visuais ou auditivas.
Juízo de morbidade	redução da capacidade de tomada de decisão, de julgamento.

Fonte: Tabela elaborada pelos autores.

AVALIAÇÃO CLÍNICA

Nos serviços de urgência, a abordagem do paciente em intoxicação alcoólica deve constar de uma avaliação global, com o intuito de precisar o diagnóstico e identificar as principais complicações e comorbidades clínicas associadas ao uso do álcool (ver Tab. 2).

São objetivos da avaliação clínica:

1. definir o diagnóstico (Tab. 7,8,9);
2. reconhecer sinais de gravidade (Tab. 8 e 11);
3. identificar principais complicações e comorbidades clínicas (Tab. 2 e 6);
4. avaliar riscos envolvidos: biológicos, psíquicos e sociais (Tab. 4);
6. identificar possíveis transtornos psiquiátricos comórbidos;
7. reconhecer o suporte social e identificar fatores de vulnerabilidade (Tab. 4);
8. identificar o estágio motivacional (Tab. 5);
9. definir encaminhamentos adequados envolvidos na transferência de cuidados.

A avaliação clínica deverá constar dos seguintes requisitos:

1. história médica geral;
2. histórico do uso do álcool (Tab. 4 e 9);
3. dados vitais;
4. exame físico geral;
5. exame psiquiátrico;
6. avaliação complementar e laboratorial quando necessárias.

Tabela 4 – Histórico do uso do álcool

Histórico do uso de álcool.	Análise longitudinal do uso do álcool e características associadas.	Início do uso da substância, períodos de abstinência, de intensificação do uso, fatores desencadeadores, desenvolvimento da tolerância.
Padrão de consumo.	avalia determinantes quantitativos do uso, a fim de orientar a gravidade e o nível de dependência.	quantidade diária e frequência do uso de álcool, ocasiões em que bebe, tipo de bebida (outras fontes de álcool como álcool etílico puro, álcool gel, perfumes, desodorantes, combustíveis).
Substância de uso comórbido.	uso atual de outras substâncias lícitas ou ilícitas.	tabaco, cannabis, solventes, outros fármacos com ação depressora etc.
Problemas ligados ao uso.	avaliação das complicações biopsicossociais relacionadas ao uso do álcool e de fatores associados a perpetuação do vício.	fatores protetores (contribuem para abstinência ou redução do consumo) e fatores estressores (pioram o padrão de consumo) exposição à situações de risco, envolvimento com questões legais, disfunções laborativas, endividamento, conflitos familiares, rompimento dos laços sociais.

Complicações clínicas.	complicações clínico-somáticas e psiquiátricas secundárias ao uso do álcool.	Transtornos psiquiátricos induzidos por álcool, história de síndrome de abstinência alcoólica, transtornos cognitivos, psicóticos, do humor etc. complicações somáticas secundárias ao uso crônico do álcool (Tab. 2)
Comorbidades psiquiátricas.	presença de transtornos comórbidos comumente associados.	transtorno afetivo bipolar tipo 1, transtorno de personalidade borderline, antissocial, transtornos ansiosos, transtornos depressivos.
Histórico de tratamentos atuais ou prévios.	dispositivos assistenciais e medicamentos utilizados.	histórico em UBS, Consultórios de rua, Caps AD, Cersams AD, Internações hospitalares ou em comunidades terapêuticas, grupos de apoio (AA, Al-anon). Fármacos em uso atual e de uso prévio.
Crítica para com a nocividade do uso.	avaliação da crítica de morbidade.	delimitar se há crítica parcial, integral ou ausência de crítica.
Estágio motivacional.	avaliação motivacional.	Avaliação das expectativas do paciente para com o tratamento.
Fatores de risco.	avaliação de vulnerabilidades que propiciam o uso e dificultam a adesão ao tratamento.	suporte social frágil, estreitamento do repertório, associação a deficiência ou insuficiência cognitiva, prejuízo em habilidades sociais

Fonte: Tabela elaborada pelos autores.

AA: alcóolicos anônimos; al-Anon: grupo familiar alcóolicos anônimos; Cersam: Centro de Referência em saúde mental; Cersam AD: Centro de Referência em saúde mental para álcool e outras drogas; CAPS: Centro de Atenção psicossocial para álcool e outras drogas

Tabela 5 – Estágio Motivacional

Estágio	Característica
Pré-contemplação	O usuário não cogita mudança. Essa fase é marcada pela resistência.
Contemplação	O usuário reconhece o problema relacionado ao uso, até cogita a necessidade de mudar, mas também valoriza os efeitos positivos da substância. Essa fase é caracterizada pela ambivalência.
Preparação	O usuário reconhece o problema, sente-se incapaz de resolvê-lo sozinho e pede ajuda. Essa fase pode ser passageira, por isso, é indispensável reconhecê-la, fazer a abordagem e encaminhamento adequados.
Ação	O usuário interrompe o consumo e começa o tratamento. Ambivalência ainda se faz presente, o que determina o acompanhamento frequente.
Manutenção	A manutenção da abstinência será colocada em xeque pela ambivalência e pelos fatores de risco. É um período dedicado à prevenção de recaídas.
Recaída	Fala-se em "lapso" quando o retorno do uso acontece dentro de uma situação pontual. O termo 'recaída' é reservado para o retorno ao consumo, após um período considerável de abstinência. Trata-se de uma fase em que é possível aprender com os erros.

Fonte: REZENDE, RIBEIRO e LARANJEIRAS, 2010.

Tabela 6 – Principais comorbidades clínicas associadas ao uso crônico do álcool

Sistemas orgânicos	Comorbidades potencialmente associadas ao uso crônico de álcool
Cardiovasculares	hipertensão arterial; arritmias (como fibrilação atrial), cardiomiopatia alcoólica.
Respiratórias	tuberculose, pneumonia aspirativa, câncer de pulmão.
Hematológicas	anemia megaloblástica, anemia sideroblástica, trombocitopenia.
Ginecológico e Reprodutor	infertilidade, impotência sexual, perda de libido, irregularidade menstrual, câncer de mama, câncer de útero, osteoporose .
Gastrointestinais e hepáticas	síndrome de Mallory-Weiss, varizes esofagianas, pancreatite aguda e crônica, gastrite, úlcera péptica, hepatite alcoólica, esteatose hepática, câncer de boca, esofagite, câncer de esôfago e cirrose, câncer de cólon.
Dermatológicas	aranhas vasculares, má higiene, infestações parasitárias.
Odontológicas	doença dental e periodontal.
Neurológicas	comprometimento cognitivo, comprometimento da memória de curto e longo prazo, síndrome de degeneração cerebelar neuropatia periférica, encefalopatia de Wernick, demência de Korsakoff.
Psiquiátricas	Transtornos do humor, transtornos ansiosos, transtornos psicóticos, transtornos comportamentais, comportamento suicida, insônia.
Comportamentais e psicossociais	prejuízos financeiros, desemprego, violência, envolvimento com crimes, problemas legais, abuso infantil, uso concomitante de tabaco e outras drogas.

Fonte: Tabela elaborada pelos autores.

CLASSIFICAÇÃO DIAGNÓSTICA

A tabela abaixo sintetiza os critérios diagnósticos para intoxicação alcoólica, estabelecidos pelo DSM-5 (APA, 2014).

Tabela 7 – Critérios diagnósticos do DSM-5 para Intoxicação alcoólica

A	Ingestão recente de álcool
B	Alterações comportamentais ou psicológicas clinicamente significativas e problemáticas (p.ex., comportamento sexual ou agressivo inadequado, humor instável, julgamento prejudicado) desenvolvidas durante, ou logo após, a ingestão de álcool.
C	Um ou mais dos seguintes sinais ou sintomas, desenvolvidos durante ou logo após o uso de álcool: 1 fala arrastada; 2 incoordenação; 3 instabilidade na marcha; 4 nistagmo; 5 comprometimento da atenção ou da memória; 6 estupor ou coma.
D.	Os sinais ou sintomas não são atribuíveis a outra condição médica nem são mais bem explicados por outro transtorno mental, incluindo intoxicação por outra substância.

Fonte: APA (2014).

A Classificação Internacional das Doenças (CID-10) (OMS, 1997) categoriza as intoxicações alcoólicas como leve, moderada, grave e gravíssima, como segue a tabela seguinte:

Tabela 8 – Classificação da intoxicação alcoólica

Grau de intoxicação alcoólica	Características clínicas
Leve	odor de álcool no hálito, ligeiros distúrbios do comportamento no que tange às funções e aos reflexos; pequenos problemas de coordenação.
Moderada	odor de álcool no hálito, distúrbios moderados do comportamento no que tange às funções e aos reflexos; problemas moderados de coordenação.
Grave	distúrbios graves das funções e dos reflexos, problemas graves de coordenação ou comprometimento da capacidade de cooperar.
Gravíssima	distúrbios extremamente graves das funções e dos reflexos, problemas muito graves de coordenação ou perda da capacidade de cooperar.

Fonte: OMS (1997).

Tabela 09 – Critérios diagnósticos do DSM-5 para Transtorno por uso de álcool

Critérios diagnósticos

A. Um padrão problemático de uso de álcool, levando a comprometimento ou sofrimento clinicamente significativos, manifestado por pelo menos dois dos seguintes critérios, ocorrendo durante um período de 12 meses:

1 Álcool é frequentemente consumido em maiores quantidades ou por um período mais longo do que o pretendido.
2 Existe um desejo persistente ou esforços malsucedidos no sentido de reduzir ou controlar o uso de álcool.
3 Muito tempo gasto é gasto em atividades necessárias para a obtenção do álcool, na utilização de álcool, ou na recuperação de seus efeitos
4 Fissura ou um forte desejo recorrente de usar álcool.
5 Uso recorrente do álcool, resultando no fracasso em desempenhar papéis importantes no trabalho, na escola ou em casa.
6 Uso continuado de álcool, apesar de problemas sociais ou interpessoais persistentes ou recorrentes causados ou exacerbados por seus efeitos.
7 Importantes atividades sociais, profissionais ou recreacionais são abandonadas ou reduzidas em virtude do uso de álcool.
8 Uso recorrente de álcool em situações nas quais isso representa perigo para a integridade física.
9 O uso de álcool é mantido apesar da consciência de ter um problema físico ou psicológico persistente ou recorrente que tende a ser causado ou exacerbado pelo álcool.
10 Tolerância, definida por qualquer um dos seguintes aspectos:
   a) necessidade de quantidades progressivamente maiores de álcool para alcançar a intoxicação ou o efeito desejado;
   b) efeito acentuadamente menor com o uso continuado da mesma quantidade de álcool.
11 Abstinência, manifestada por qualquer um dos seguintes aspectos:
   a) síndrome de abstinência característica de álcool;
   b) álcool (ou substância estreitamente relacionada) é consumida para aliviar ou evitar os sintomas de abstinência.

Especificar se em remissão inicial, ou em remissão sustentada.
Especificar se em ambiente protegido.
Especificar a gravidade atual: leve (presença de 2 ou 3 sintomas), moderada (presença de 4 ou 5 sintomas) ou grave (presença de 6 ou mais sintomas).

Fonte: APA (2014).

DIAGNÓSTICO DIFERENCIAL

A intoxicação alcoólica é apenas uma de inúmeras condições clínicas que cursam com alterações do estado mental. Episódios de intoxicação por fármacos ou drogas com características sedativas ou hipnóticas se assemelham clinicamente à intoxicação alcoólica. Outras condições clínicas devem ser sempre consideradas na avaliação do diagnóstico diferencial, como por exemplo: trauma (TCE ou não-TCE), hipóxia, hipoglicemia, hipotermia, encefalopatia hepática e outros transtornos metabólicos, ataxia cerebelar, acidose diabética (ALLAN; ALBERT, 2009; APA, 2014) (Tab. 10).

Tabela 10 – Diagnóstico diferencial da intoxicação alcoólica

Diagnóstico diferencial da intoxicação alcoólica	Trauma (TCE ou não-TCE); hipóxia; hipoglicemia; hipotermia; encefalopatia hepática; acidose diabética; ataxia cerebelar, esclerose múltipla; intoxicação por sedativos, hipnóticos ou ansiolíticos (drogas anticolinérgicas, anti-histamínicas).

Fonte: Tabela elaborada pelos autores.

AVALIAÇÃO COMPLEMENTAR

Em geral, a avaliação laboratorial é dispensável em casos de intoxicação alcoólica leve (COWAN; SU, 2015). Glicemia capilar a beira do leito pode ser realizada em todos os pacientes. Para quadros moderados a graves, orienta-se a dosagem de eletrólitos e o monitoramento glicêmico. A concentração sérica do álcool poderá ser solicitada para o diagnóstico diferencial, porém, não configura conduta de rotina (Tab. 1) (COWAN; SU, 2015).

O MANEJO DA INTOXICAÇÃO ALCOÓLICA AGUDA: INTERVENÇÕES E MEDIDAS GERAIS

O manejo clínico da intoxicação alcoólica é primariamente suportivo. A taxa de eliminação do álcool do organismo é em média, de 30 mg por hora; então, o objetivo do tratamento da intoxicação alcoólica aguda é preservar as funções orgânicas (principalmente função respiratória e cardiovascular), até o ponto no qual a alcoolemia reduza para níveis seguros (MARX, 2002; QUEVEDO; CARVALHO, 2014; COWAN; SU, 2015).

Deve-se assegurar a interrupção do consumo de álcool pelo indivíduo, proporcionar-lhe um ambiente seguro e livre de estímulos; diálogos objetivos, esclarecedores e realistas geralmente situam e acalmam o indivíduo.

O álcool não é absorvido pelo carvão ativado, portanto, não se justifica sua indicação no tratamento da intoxicação aguda (AMARAL; MALBERGIER; ANDRADE, 2010).

Soroterapia: O soro fisiológico está indicado, restritamente, à ocorrência de desidratação e/ou sinais de hipovolemia com repercussões hemodinâmicas (AMARAL; MALBERGIER; ANDRADE, 2010; COWAN; SU, 2015).

Reposição glicêmica: Uso de glicose hipertônica está justificado apenas se o paciente estiver hipoglicêmico (AMARAL; MALBERGIER; ANDRADE, 2010).

Pacientes gravemente intoxicados e comatosos devem ser conduzidos clinicamente como todo paciente em coma, com atenção à monitorização de dados vitais, proteção das vias aéreas, prevenção de hipoglicemia e de deficiência de tiamina (AMARAL; MALBERGIER; ANDRADE, 2010; COWAN; SU, 2015).

Tiamina (vitamina B1): Indivíduos hígidos com histórico nutricional adequado, que tenham feito uso abusivo e pontual de álcool, não necessitam de tiamina profilática. Já indivíduos (etilistas ou não) com sinais de desnutrição ou hábitos alimentares precários, ou em condições clínicas que comprometam a absorção ou os estoques de Tiamina (p.ex.,: histórico de cirurgia bariátrica, anemia perniciosa, hepatopatas, gestantes com hiperêmese, bulímicos etc.) ou com doenças crônicas, de alta demanda metabólica (doentes renais crônicos, dialíticos, diabéticos etc.), devem receber doses profiláticas de Tiamina (via parenteral - IM ou EV- na dose de 300 mg/dia, por 3 dias) (REZENDE; RIBEIRO; LARANJEIRA, 2012; COWAN; SU, 2015).

Tiamina parenteral em dose terapêutica (1500 mg/dia por 3 a 5 dias) deve ser administrada em todos os pacientes com suspeita de Wernicke.

MEDIDAS GERAIS:

a. promover redução da exposição a estímulos sensoriais externos (luz, ambiente com ruídos;
b. restabelecer a reorientação do paciente, estabelecendo relação de confiança, oferecendo-lhe um ambiente seguro e monitorado;
c. exame físico e exame do estado mental seriados, a fim de avaliar o restabelecimento da melhora clínica e das funções mentais;
d. observar o restabelecimento/recuperação vigilância e monitoramento constante de dados vitais, glicemia capilar e nível de consciência.

Tabela 11 – Manejo clínico da intoxicação alcoólica aguda

Grau de intoxicação alcoólica	Apresentação clínica	Conduta	Observação
Leve	dados vitais estáveis, padrão respiratório preservado, sem alteração do nível de consciência, ligeiros distúrbios do comportamento no que tange às funções e aos reflexos, pequenos problemas de coordenação	manter em observação, exame físico e das funções psíquicas seriados, monitoramento da glicemia capilar e dados vitais, iniciar tiamina profilática se fator de risco para encefalopatia de Wernicke (EW) está presente. É possível conduzir o caso em pronto-atendimento de menor nível de complexidade, e/ou em dispositivos de saúde mental, tais como os Centros de Atenção Psicossocial (Caps) / CAPS AD. Aconselhamento em saúde mental para pacientes e familiares. Intervenção breve.	geralmente não é necessária propedêutica laboratorial extensa.
Moderada	odor de álcool no hálito, sinais de hipotensão, hipovolemia, distúrbios moderados do comportamento no que tange às funções e aos reflexos, problemas moderados de coordenação.	exame físico e das funções psíquicas seriados, monitoramento da glicemia capilar e dados vitais; iniciar tiamina profilática se fator de risco para EW está presente; suporte clínico medidas de ressuscitação volêmica (hidratação endovenosa com solução cristaloide isotônica e correção de eventuais desequilíbrios hidroeletrolíticos; encaminhamento a serviço de atenção clínica terciária (UPA, hospital geral, CTI).	seguir com propedêutica adequada (ionograma, função hepática, renal e outros). Seguimento propedêutico com exames de imagem podem ser necessários (ultrassonografia abdominal, tomografia ou ressonância de crânio etc.)
Grave e gravíssima	alteração do nível de consciência; risco de depressão respiratória, perda dos mecanismos de proteção da via aérea. distúrbios graves das funções neurológicas e dos reflexos; problemas graves de coordenação ou comprometimento da capacidade de cooperar.	exame físico seriado; monitoramento da glicemia capilar e dados vitais; tiamina em doses terapêuticas se comatoso; iniciar tiamina profilática se fator de risco para EW está presente; suporte invasivo com medidas de ressuscitação volêmica, com correção de desequilíbrios hidroeletrolíticos, manutenção da permeabilidade da via aérea (avaliar aspiração, necessidade de suporte ventilatório como intubação, ventilação não-invasiva e outros); encaminhamento a serviço de atenção clínica terciária (UPA, hospital geral, CTI).	propedêutica e condutas intensivas

Fonte: Tabela elaborada pelos autores.

O MANEJO DAS FORMAS COMPLICADAS: COMPLICAÇÕES PSIQUIÁTRICAS AGUDAS

A intoxicação alcoólica pode induzir manifestações psicopatológicas ou exacerbar quadros psiquiátricos comórbidos prévios, podendo gerar quadros de instabilidade psíquica, tanto durante o período de uso abusivo quanto no de abstinência da substância (KRANZLER; SOYKA, 2018).

As principais comorbidades psiquiátricas associadas ao uso do álcool são: uso de outras substâncias psicoativas, transtornos de humor (principalmente a depressão maior e transtorno bipolar do tipo I), transtornos ansiosos, fobias específicas, transtornos de personalidade *borderline* e antissocial.

Por meio de uma perspectiva sindrômica, pode-se agrupar as manifestações psicopatológicas em:

A) SINTOMAS COMPORTAMENTAIS

Alterações comportamentais são rotineiras no contexto da intoxicação alcoólica aguda e é frequente que alguns pacientes se apresentem com euforia, excitação, irritabilidade, impulsividade, desinibição comportamental ou inadequação do comportamento sexual; há casos de intensa agitação psicomotora, com risco de auto e heteroagressividade (na rua ou no domicílio), episódios de frangofilia, envolvimento em lutas corporais. Esses últimos, de maior gravidade, frequentemente chegam aos serviços de urgência por meio de escoltas em viaturas policiais, pelo corpo de bombeiros ou outros agentes de segurança pública (OLIVEIRA, 2013).

A intoxicação alcoólica patológica é uma entidade peculiar, ainda no contexto sindrômico das alterações comportamentais. Trata-se de uma síndrome rara, desencadeada por consumo de pequenas doses de álcool e caracterizada por comportamento impulsivo, desorganizado e destrutivo, sem foco ou objetivo específico (CHINCHILLA et al., 2011; OLIVEIRA, 2013). Tal condição é geralmente seguida de exaustão e de amnésia lacunar. Algumas condições clínicas devem ser consideradas no diagnóstico diferencial: síndromes mentais orgânicas, epilepsia de lobo temporal, *delirium tremens*, quadros dissociativos, transtornos de personalidade histriônica.

B) SINTOMAS PSICÓTICOS

Os sintomas psicóticos (delírios e alucinações) podem estar presentes no contexto da intoxicação alcoólica aguda e geralmente são limitados à duração do efeito do etanol no SNC. Alterações sensoperceptivas de caráter ilusório podem ocorrer secundariamente a obnubilação ébria da consciência. Delírios constituídos de fenômenos ideativos e fabulatórios, com temas de ciúme, autodenúncia ou feitos grandiosos também podem ser produzidos no contexto de intoxicação. Pode também haver exacerbação de construções ideativas autorreferentes a partir de pacientes com personalidade paranoide comórbida (OLIVEIRA, 2013).

Alguns pacientes certamente demandarão uma intervenção farmacológica sintomática, devido às repercussões catatímicas e sofrimento psíquico produzidos por tais experiências psicóticas.

O MANEJO DAS MANIFESTAÇÕES PSIQUIÁTRICAS NA INTOXICAÇÃO ALCOÓLICA AGUDA

MEDIDAS NÃO-FARMACOLÓGICAS

Quadros de agitação psicomotora leves podem ser manejados com abordagem interpessoal da equipe envolvida nos cuidados.

São atitudes tranquilizadoras: adotar uma postura empática e acolhedora, orientar o paciente acerca do seu estado de saúde, alocar o paciente em ambiente tranquilo, com poucos estímulos visuais e sonoros.

A contenção física deve ser procedida quando bem indicada; quando são insuficientes as abordagens comportamentais e físicas, tornam-se necessárias medidas farmacológicas para tranquilizar o paciente (MANTOVANI et al., 2010).

MEDIDAS FARMACOLÓGICAS

Deve-se considerar a sedação excessiva como um efeito colateral indesejável, uma vez que compromete a avaliação clínica seriada, impede o estabelecimento de uma aliança terapêutica e prejudica a formulação do diagnóstico de possíveis complicações advindas da intoxicação alcoólica.

Portanto, o objetivo das medicações é tranquilizar rapidamente o paciente que desenvolve um quadro de agitação psicomotora e também minimizar o sofrimento psíquico advindo dos sintomas psicóticos (AMARAL; MALBERGIER; ANDRADE, 2010; MANTOVANI et al., 2010).

Não é recomendado o uso de benzodiazepínicos nos casos de intoxicação alcoólica aguda, pois pode haver piora dos efeitos depressores do álcool em todos os sistemas orgânicos, principalmente no sistema respiratório e neurológico.

Os antipsicóticos são as drogas de escolha para o manejo das alterações comportamentais e dos sintomas psicóticos. Os antipsicóticos de baixa potência (p. ex., Clorpromazina) devem ser evitados, pois podem provocar sedação excessiva, hipotensão arterial, arritmias cardíacas e diminuição do limiar convulsivo.

O Haloperidol (2,5 a 5 mg, via IM) está indicado de forma relativamente segura, com menor incidência de sedação, hipotensão, arritmias cardíacas e menor efeito na redução do limiar convulsivo (MANTOVANI et al., 2010).

Antipsicóticos atípicos de nova geração podem ser usados.

MEDIDAS PÓS-ALTA E ARTICULAÇÃO COM A REDE DE SAÚDE MENTAL

O sistema único de saúde se organiza para prestar atenção ao usuário de álcool, por meio da Rede de Atenção Psicossocial (RAPS), composta por diversos dispositivos, entre eles os centros de saúde, o consultório de rua e os Centros de Referência em Saúde Mental para Álcool e outras Drogas (CERSAMs AD) os hospitais gerais e psiquiátricos e unidades de pronto atendimento (UPAs). O fluxograma 1 ilustra as condutas gerais a serem tomadas nos casos de intoxicação alcoólica, e a articulação com a rede.

Casos leves e sem complicações psiquiátricas poderão ser encaminhados para a atenção básica para acompanhamento junto a equipe de saúde da família e saúde mental.

Casos moderados a graves que configuram padrão de uso disfuncional, com caráter de dependência, poderão ser encaminhados para continuidade de tratamento em serviço especializado, tais como Cersam AD, ambulatórios para dependência química e unidades de internação para usuários de álcool e outras drogas.

Indivíduos de vulnerabilidade social e/ou familiar e que demandam acompanhamento terapêutico e protetivo de caráter transitório podem ser acompanhados de forma conjunta com a assistência social em unidades de acolhimento transitório.

Paciente com comorbidades psiquiátricas graves, tais como esquizofrenia e transtorno bipolar, poderão ser melhor assistidos em unidades não específicas para o tratamento de usuários de álcool e outras drogas, tais como Cersams e unidades de internação em hospital geral ou psiquiátrico.

Medidas de Intervenções breves (IB) podem ser aplicadas ao indivíduo que ainda se encontra sob os cuidados do médico na unidade de urgência. Essas são estratégias baseadas na abordagem motivacional, com o objetivo de ajudar o usuário para mudanças de comportamento perante o consumo de bebida alcoólica. Através da verificação da quantidade e frequência do consumo (Tab. 5) e do estágio motivacional no qual se encontra (Tab. 6), são apresentados ao paciente, de maneira educativa, os riscos pessoais e os problemas relacionados ao consumo de álcool; analisa-se de forma compartilhada com o usuário a responsabilidade pessoal da sua decisão de manter, reduzir, ou cessar o uso de álcool (JORGE et al., 2017).

As medidas de intervenção breve propõem o desenvolvimento de 6 elementos motivacionais: (1) devolução (por meio da proposição de oportunidades de reflexão a partir da avaliação do seu estado atual); (2) responsabilidade (enfatizando a responsabilidade do paciente no seu processo de mudança, com o princípio de que ninguém poderá mudar seu hábito se ele não quiser); (3) recomendações (baseada em conselhos claros, advertências); (4) inventário (oferecendo ao paciente variedade de estratégias alternativas para modificar seu comportamento-problema) (5) empatia (por meio da confrontação do paciente de forma empática, o que pode ser um determinante da motivação e da mudança);(6) autoeficácia (através do reforço da autoestima, da esperança e do otimismo do paciente, persuadindo o paciente para a ideia de que ele é capaz de realizar uma mudança bem sucedida)[1]

Fluxograma 1 – Intoxicação alcóolica: Condutas gerais e articulação com a rede de saúde mental

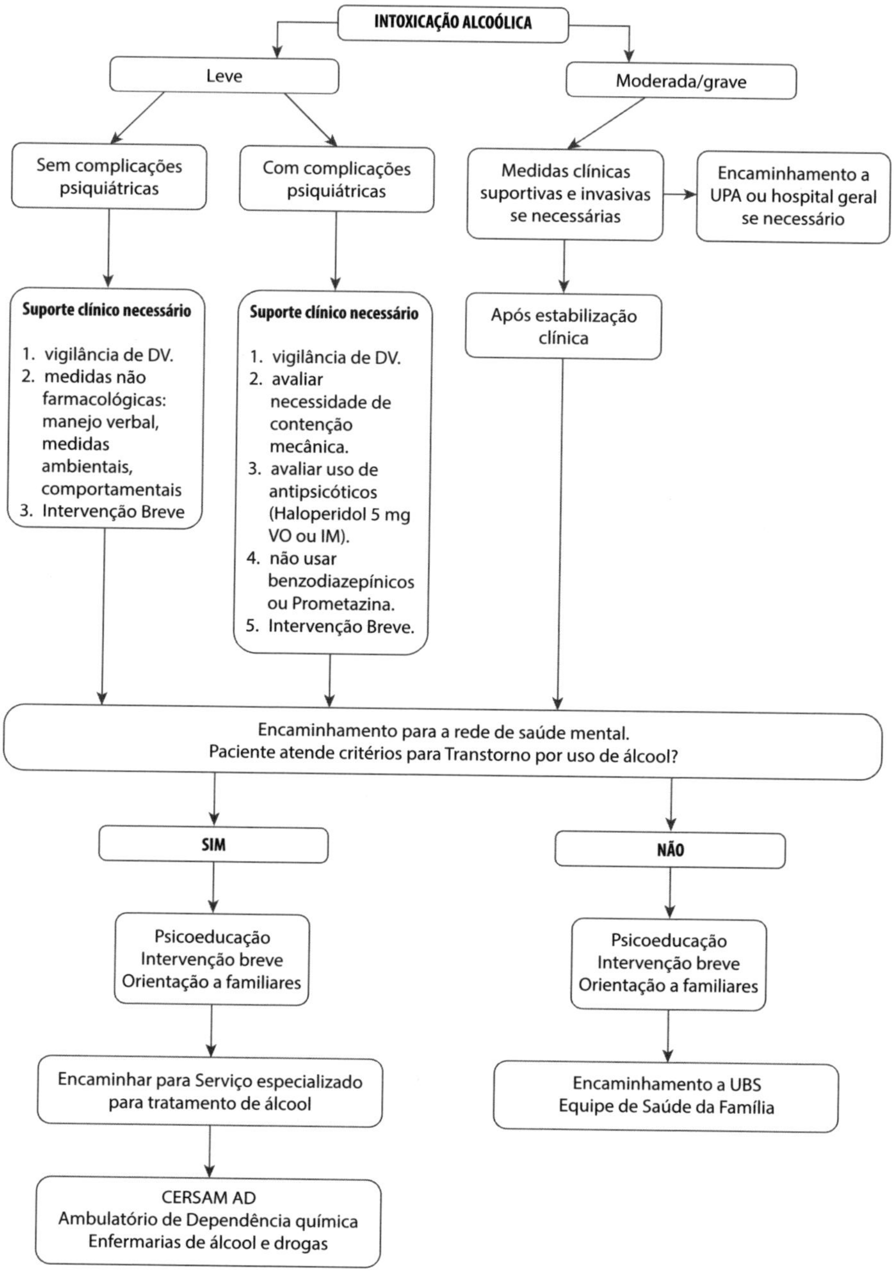

REFERÊNCIAS

ALLAN, G.; ALBERT, G. M. Jr. Primary care medicine: office evaluation and managment of the adult patient. In: BIERER, M. F. Approach to the patient with an alcool problem; 2009.

AMARAL, R. A. do; MALBERGIER, A; ANDRADE, A. G. de. Manejo do paciente com transtornos relacionados ao uso de substância psicoativa na emergência psiquiátrica. *Brazilian Journal of Psychiatry*, v. 32, p. S104-S111, 2010.

AMERICAN PSYCHIATRIC ASSOCIATION - APA. *DSM-5: Manual diagnóstico e estatístico de transtornos mentais - DSM.* 5.ed. Porto Alegre: Artmed; 2014.

CASTRO, D. S. et al. Sociodemographic characteristics associated with binge drinking among Brazilians. *Drug and Alcohol Dependence*, v. 126, n. 1-2, p. 272-276, 2012.

CHINCHILLA, A. et al. *Breviario de urgencias psiquiátricas*. Elsevier Health Sciences, 2011.

COWAN, E.; SU, M. Ethanol intoxication in adults. UpTodate. 2015. Disponível em <https://www.uptodate.com/contents/ethanol-intoxication-in-adults>. Acesso: 05/2019.

JORGE, F. M. et al. Intervenções breves na redução do consumo de álcool em utentes de uma unidade de saúde familiar. *Revista de Enfermagem Referência*, v. 4, n. 14, p. 79-87, 2017.

KRANZLER, H. R.; SOYKA, M. Diagnosis and pharmacotherapy of alcohol use disorder: a review. *Jama*, v. 320, n. 8, p. 815-824, 2018.

MANTOVANI, C. et al. Manejo de paciente agitado ou agressivo. *Brazilian Journal of Psychiatry*, v. 32, p. S96-S103, 2010.

MARX, J. A. *Rosen's emergency medicine: concepts and clinical practice*. 5 ed. St. Louis:Elsevier; 2002.

NUTT, D. J. et al. Drug harms in the UK: a multicriteria decision analysis. *The Lancet*, v. 376, n. 9752, p. 1558-1565, 2010.

OLIVEIRA, R. M. de. *Aspectos psicopatológicos e semiológicos do alcoolismo*. In: OLIVEIRA, R. M. de. Seminários em Psicopatologia: da psiquiatria clássica à contemporaneidade. 1. ed. Belo Horizonte: Coopmed, 2013.

Organização Mundial da Saúde – OMS. CID-10: *Classificação Estatística Internacional de Doenças e Problemas Relacionados à Saúde.* 10 rev. São Paulo: Universidade de São Paulo; 1997.

PIRES, I. S. A. *Intoxicação alcoólica aguda: casuística no serviço de Urgência Geral do Centro Hospitalar Cova da Beira, EPE.* 2013. Tese de Doutorado.

QUEVEDO, J.; CARVALHO, A. F. Emergências psiquiátricas. In: MALBERGIER, A.; AMARAL, A. A. do. *Emergências associadas ao uso do álcool e a drogas de abuso*. 3. ed. Porto Alegre: Artmed, 2014.

REZENDE, E. P.; RIBEIRO, M.; LARANJEIRA, R. Substâncias Psicoativas: emergências psiquiátricas. In: BOTEGA, N. J. *Prática psiquiátrica no hospital geral - interconsulta e emergência.* 3. ed. Porto Alegre: Artmed; 2012.

SEGATTO, M. L. et al. Triagem e intervenção breve em pacientes alcoolizados atendidos na emergência: perspectivas e desafios. *Cadernos de Saúde Pública*, v. 23, n. 8, p. 1753-1762, 2007.

WORLD HEALTH ORGANIZATION -WHO et al. Beber e dirigir: manual de segurança no trânsito para profissionais de trânsito e saúde. *Genebra: WHO*, 2007.

———. *Global status report on alcohol and health 2018*. World Health Organization, 2019.

23. SÍNDROME DE WERNICKE-KORSAKOFF

PAULO HENRIQUE TEIXEIRA DO PRADO

A encefalopatia de Wernicke (EW) e a Síndrome de Korsakoff (SK) são diferentes estágios do mesmo transtorno neuropsiquiátrico, induzido pela deficiência de tiamina: a Síndrome de Wernicke Korsakoff (SWK). A EW corresponde à fase aguda do transtorno e foi descrita, em 1881, pelo psiquiatra alemão Carl Wernicke como "poliencefalite superior hemorrágica" (THOMSON; GUERRINI; MARSHALL, 2012). É caracterizada classicamente pela tríade: confusão mental, ataxia e alterações motoras oculares. Embora seja mais comum em indivíduos com Transtorno por uso de álcool (TUA) pode ocorrer em diversas situações clínicas que afetem a disponibilidade, a absorção, interfiram no metabolismo, ou aumentem a perda ou demanda da tiamina. Frequentemente não é diagnosticada, podendo evoluir com desfecho fatal ou complicações neuropsiquiátricas nos sobreviventes. Em hospitais, cerca de 80% dos pacientes com EW não têm a condição reconhecida antes da morte (SECHI; SERRA, 2007). Estudos *post mortem* descrevem prevalência de lesões típicas de SWK em 10% dos indivíduos com SIDA (DONNINO, et al., 2007), 15% da população psiquiátrica internada (YELLOWLEES, 1986) e em 12% a 35% dos indivíduos com TUA (HARPER; GILES; FINLAY-JONES, 1986; THOMSON et al., 2002). Deficiência de tiamina foi encontrada em 36% dos indivíduos em situação de rua (DARNTON-HILL; TRUSWELL, 1990).

É potencialmente reversível quando altas doses desta vitamina são administradas em tempo hábil. Se inadequadamente tratada, evolui, na grande maioria dos pacientes, para um transtorno neurocognitivo residual e crônico, a SK. Foi o psiquiatra russo S. Korsakoff, em 1887, que descreveu a associação de alcoolismo e desordem da memória e polineuropatia, chamando a síndrome de "psicose polineurítica" ou "cerebropatia psíquica toxêmica". Porém, a proposta de que uma única causa é responsável pela EW e a SK foi feita inicialmente por Murawieff, em 1897 (ZUBARAN et al., 1996). Somente mais de meio século depois foi identificada como causa da SWK a deficiência da vitamina B1, a tiamina (PHILLIPS et al., 1952).

Apesar de descrita há mais de um século, da alta prevalência nas populações de risco e dos graves desfechos, ainda é pouco reconhecida e tratada. As medidas mais efetivas de prevenção da SWK são a profilaxia em pacientes de risco, o alto índice de suspeição da EW e o baixo limiar terapêutico em casos suspeitos, independentemente de qualquer exame complementar.

EPIDEMIOLOGIA

A prevalência de lesões típicas de EW em estudos *post mortem* é de cerca de 1% a 2% na população geral e cerca 12,5% em pacientes dependentes de álcool (DONNINO et al., 2007; THOMSON; GUERRINI; MARSHALL, 2012). Entretanto, apesar da alta incidência da condição, apenas 20% dos casos são diagnosticados em vida. É um transtorno grave, com mortalidade de 17 a 20% e, dentre os pacientes que sobrevivem, 80 a 90% desenvolvem a SK (SECHI; SERRA, 2007).

FISIOPATOLOGIA

A tiamina é uma vitamina hidrossolúvel e está presente na carne, leite, cereais e leguminosas. Adultos saudáveis necessitam de um aporte de cerca de 1 a 5 mg/dia ou 0,5 mg para cada 1000 kcal ingeridas. Os estoques corporais suprem a demanda por duas a três semanas em indivíduos saudáveis e é encontrada em maiores concentrações nos músculos esquelético, cardíaco, no fígado, rim e sistema nervoso central (SNC). Órgãos com maior demanda energética como o coração e o SNC são particularmente sensíveis à deficiência de tiamina. Assim, seu aporte insuficiente pode causar beri-béri, a SWK, polineuropatia periférica e, possivelmente, está implicado na demência alcóolica e na degeneração cerebelar (KOPELMAN et al., 2009).

A tiamina é necessária para a adequada função de enzimas fundamentais no metabolismo de carboidratos, síntese e ação de neurotransmissores (GABA, serotonina e acetilcolina), neuroplasticidade, produção e manutenção da bainha de mielina (condução axonal), além de impedir o estresse oxidativo celular. Na respiração celular aeróbica três enzimas requerem a tiamina como cofator, que só é ativada após ligação difosfato (tiamina difosfato THDP), processo que requer presença de magnésio (MARTIN; SINGLETON; HILLER-STURMHÖFEL, 2003).

A deficiência de tiamina conduz a alterações cerebrais metabólicas e estruturais em regiões suscetíveis e causa morte neuronal e lesões irreversíveis dentro de 2 a 3 semanas. Certas áreas do SNC são mais vulneráveis que outras. Quando o indivíduo sobrevive tende a se recuperar apenas parcialmente, com síndromes residuais como SK ou degeneração cerebelar (ARTS; WALVOORT; KESSELS, 2017).

A EW ocorre em situações que envolvam a diminuição da ingestão de tiamina, aumento da demanda, perda excessiva ou diminuição da biodisponibilidade (QUADRO 1). A diminuição da ingestão e absorção ocorre em dietas pobres em tiamina, desnutrição, malabsorção (cirurgia bariátrica) e vômito (hiperemese gravídica). A demanda aumentada ocorre em estados hipermetabólicos como a síndrome de abstinência alcoólica (SAA), tireotoxicose, câncer e infecções. A diminuição da biodisponibilidade ocorre através da ação de medicamentos e a perda excessiva ocorre em situações como na hemodiálise, diabetes e uso de diuréticos (MASUR; MONTEIRO, 1983). Alguns indivíduos são geneticamente predispostos ao desenvolvimento da SWK. Cerca de metade dos casos descritos por Korsakoff ocorreu em pacientes sem TUA (ARTS; WALVOORT; KESSELS, 2017).

Quadro 1 – Fatores de risco para Encefalopatia de Wernicke

Alcoolismo causa deficiência de tiamina através de diversos mecanismos: 1. ingestão deficiente da tiamina; 2. diminuição da absorção intestinal: diminuição das proteínas transportadoras de tiamina (influência tóxica e genética); 3. baixas reservas hepáticas; 4. conversão prejudicada de tiamina em THDP; 5. susceptibilidade individual.
Dietas pobres em tiamina.
Desnutrição (caquexia, anorexia nervosa, recusa alimentar).
Cirurgia gastrointestinal (cirurgia bariátrica).
Vômitos recorrentes (hiperemese gravídica, bulimia nervosa) e diarreia crônica.
Neoplasias e quimioterapia.
Doenças sistêmicas: SIDA, DRC dialítica, insuficiência hepática.
Hipomagnesemia.
Drogas.
Dieta hipercalórica na deficiência de tiamina (fator precipitante).
Nutrição parenteral prolongada.

Abreviaturas: THDP (tiamina difosfato); SIDA (Síndrome da imunodeficiência adquirida); DRC (doença renal crônica).

Fonte: Adaptado de SECHI; SERRA, 2007.

O TUA é inquestionavelmente o maior fator de risco. Pacientes com uso complicado de álcool que desenvolvem EW têm a evolução mais grave, o tratamento mais difícil e com maior risco de sequelas do que pacientes que desenvolvem EW devido outras condições (THOMSON et al., 2002). Em indivíduos com TUA, além da dieta carente, a deficiência de tiamina é complicada por diversos mecanismos: diminuição da absorção intestinal, menores estoques corporais, maior demanda e alterações no metabolismo de tiamina, sinergismo com a neurotoxicidade do álcool, além de outras deficiências nutricionais e hidroeletrolíticas (DAY et al., 2013).

Outros transtornos psiquiátricos além do TUA podem estar envolvidos na fisiopatologia, como a anorexia nervosa, pacientes com sintomas purgativos graves, recusas alimentares em pacientes com delírios relacionados à comida ou catatônicos, ou diminuição do apetite e perda expressiva de peso na depressão grave (MCCORMICK et al., 2011).

Aproximadamente 80% dos casos de EW inadequadamente tratados desenvolverão Korsakoff. A conversão de EW para SK ou déficit mnêmico clinicamente evidente tende a ser menor (29% a 56%) em indivíduos não alcoólatras (DONNINO, et al., 2007). Uma vez que o déficit cognitivo está estabelecido e a terapia com tiamina foi administrada, estratégias farmacoterápicas efetivas com intuito de melhorar os déficits cognitivos carecem de evidências. Dos sobreviventes 25% tem recuperação "completa", 50% parcial, 25% mantêm os déficits. Cerca de 25% dos pacientes com Korsakoff necessitarão institucionalização (KOPELMAN et al., 2009).

A SK pode ser resultado de episódios subclínicos recorrentes de EW. Os sinais e sintomas podem ser mais sutis, como um *delirium* subsindrômico, com sinais neurológicos discretos, ou atribuídos *às* infecções ou confundido com abstinência ou intoxicação alcóolica. Em pacientes com TUA, a neurotoxicidade do álcool e os episódios de abstinência podem ter efeito sinérgico *à deficiência de tiamina* para o desenvolvimento de transtornos cognitivos relacionadas ao uso de álcool. Dessa, forma acredita-se que a SK seja uma condição com apresentaç*ão* mais heterogênea daquela classicamente descrita (ZAHR; KAUFMAN; HARPER, 2011).

AVALIAÇÃO CLÍNICA

HISTÓRIA CLÍNICA

A melhor estratégia é identificar pacientes sob risco e realizar a profilaxia antes do surgimento dos sinais e sintomas clínicos. Entre os atendimentos mais comuns nos prontos-socorros de hospitais gerais e psiquiátricos estão as complicações clínicas e psiquiátricas decorrentes do uso de álcool e drogas. Estima-se que cerca de 25% dos pacientes hospitalizados apresentem TUA (WAI et al. 2019). Uma forma simples, rápida e eficiente de triagem para uso problemático de álcool é através da aplicação do questionário CAGE (MASUR; MONTEIRO, 1983).

A profilaxia e a suspeita de EW não deve se limitar a indivíduos com TUA. Deve abranger indivíduos com quaisquer condições clínicas que cursem com desnutrição, restrição alimentar, com vômitos prolongados, submetidos à cirurgias gastrointestinais (gastrectomia, cirurgia bariátrica), portadores de câncer, SIDA ou outros fatores de risco. Nesses casos, apresentações atípicas tendem a ser mais comuns. Em pacientes sem TUA, a SWK é mais comum em mulheres, jovens, com pequena duração do fator precipitante, e possuem evolução mais favorável (SCALZO et al., 2015).

O sinal mais comum, presente em 82% dos pacientes, é a alteração do estado mental (SECHI; SERRA, 2007). Pode variar ao longo de um *continuum* de gravidade que vai desde dificuldade de concentração, lentificação, apatia, até franca confusão mental, rebaixamento o nível de consciência, coma e morte.

As alterações oculares ocorrem em 29% dos casos e as alterações de marcha e ataxia estão presentes em apenas 23% dos pacientes (SECHI; SERRA, 2007). Outras possíveis manifestações incluem manifestações cardiovasculares (taquicardia, hipotensão), polineuropatia periférica, hipotermia, sintomas gastrointestinais, convulsões, prejuízo progressivo da acuidade auditiva e coma. (Quadro 2)

A "tríade clássica" da EW se encontra presente em apenas 16% dos casos, e em 19% dos pacientes nenhum desses sinais e sintomas está presente (HARPER; GILES; FINLAY-JONES, 1986). Por este motivo, os critérios diagnósticos têm sido reconsiderados. A sensibilidade diagnóstica desta tríade é de apenas 23%, porém, aumenta para 85% quando o diagnóstico de EW é suposto na presença de apenas dois de quaisquer dos quatro elementos a seguir: dieta deficitária, sinais oculares, sinais cerebelares e alteração do estado mental ou prejuízo moderado de memória (CAINE et al., 1997).

Quadro 2 – Manifestações clínicas da Encefalopatia de Wernicke

Manifestações mais comuns
• *Delirium* (alterações agudas do nível de consciência e do estado mental, déficit de atenção, pensamento desorganizado, desorientação têmporo-espacial, alterações comportamentais). • Alterações motoras oculares (nistagmo, paralisia do oculomotor e abducente). • Alterações de marcha e ataxia.
Manifestações menos comuns
• Sintomas cardiovasculares Hipotensão e taquicardia. • Polineuropatia periférica. • Dor abdominal, vômitos, acidose láctica (Beribéri gastrointestinal). • Hipotermia. • Perda auditiva. • Convulsões. • Estupor e Coma.

Fonte: Adaptado de SECHI; SERRA, 2007.

A SK usualmente sucede a EW e o quadro típico aparece à medida que o estado confusional melhora e a consciência fica "clara". Muitos casos estão associados à internações prolongadas, com relato de *delirium* prolongado com diversas complicações clínicas durante a evolução. Na maioria destes pacientes a EW sequer foi suspeitada.

EXAME FÍSICO

Etapa fundamental na avaliação dos pacientes, o exame físico permite encontrarmos alterações sugestivas de EW, além de auxiliar no diagnóstico diferencial. Alterações como ataxia e alterações motoras oculares podem ser identificadas num paciente supostamente com *delirium* por outras condições.

No exame físico avaliamos os dados vitais, vias aéreas, estado de hidratação, presença de traumatismos (trauma crânio encefálico ou outros traumas físicos por quedas, acidentes ou agressões), sinais neurológicos focais, sinais cerebelares, estigmas de hepatopatia ou outras comorbidades clínicas.

Nistagmo é o sinal mais comum e pode ser simétrico ou não. Outras possíveis manifestações incluem lentificação da resposta pupilar à luz, anisocoria ou distúrbios visuais

Sinais cerebelares incluem prejuízo do equilibro, incoordenação da marcha e ataxia. Assim, a avaliação da marcha é essencial, e naqueles pacientes incapacitados de caminhar, os testes dedo-nariz ou calcanhar-canela podem auxiliar na investigação.

EXAME PSIQUIÁTRICO

Alteração do estado mental é o sintoma mais comum na apresentação clínica. Comumente a EW se apresenta como um *delirium* agudo ou subagudo. Profissionais menos experientes não percebem alterações mais sutis nas funções cognitivas e muitas vezes não atribuem as alterações psiquiátricas e comportamentais a uma causa orgânica (ver capítulo de *delirium*). Alguns pacientes podem apresentar agitação psicomotora, alterações de comportamento e alucinações, mimetizando um transtorno psicótico.

Dos pacientes que sobrevivem à EW, grande parte desenvolverá a SK ou alterações neurocognitivas mais heterogêneas. Os achados característicos de SK aparecem à medida que o paciente se recupera do *delirium*. Conforme melhora o nível de consciência, evidencia-se um déficit mnêmico desproporcional às outras características cognitivas. Como descrito por Korsakoff, em 1887, trata-se de um "transtorno de memória e aprendizagem na vigência de consciência clara, dando a impressão, durante a conversa, que o indivíduo está com integridade de suas faculdades mentais, mas com severo prejuízo da memória recente, fazendo as mesmas perguntas repetidamente, lendo a mesma página inúmeras vezes e incapaz de reconhecer pessoas às quais foi apresentado após o início da doença". Algumas vezes o transtorno é associado com pacientes inventando ficções em seu discurso, e essas falsas recordações frequentemente representam memórias reais desordenadas e evocadas fora de uma sequência temporal`` A característica principal da SK é uma amnésia retrógrada leve ou ausente associada à amnésia anterógrada pronunciada. As memórias recentes são afetadas mais que as memórias remotas. O paciente é incapaz de guardar informações ou lembrar fatos que ocorreram há poucos minutos ou horas. O prejuízo na memória declarativa, episódica (autobiográfica) é característico. Já a memória semântica e a memória implícita (procedural) costumam estar preservadas. Desorientação temporal e espacial também são comuns. A confabulação acompanha o déficit mnêmico nas fases iniciais. Acontece geralmente quando provocada e o paciente preenche lacunas mnêmicas com lembranças ou fatos contextualmente e temporalmente desconectados (ARTS; WALVOORT; KESSELS, 2017).

Déficits executivos que envolvem memória de trabalho, insight, dificuldade de planejamento e controle inibitório são comuns na SK. Apatia tende a ser comum na SK em pacientes com TUA. Alterações comportamentais, do afeto e da volição podem ocorrer (KOPELMAN et al., 2009). A avaliação e acompanhamento dos déficits cognitivos pode ser realizado com escalas como MEEM (Mini-exame do estado mental) (BERTOLUCCI et al. 1994) e complementado com outras avaliações subjetivas (perguntas sobre atualidades) e objetivas da cognição (outros testes cognitivos, avaliação neuropsicológica).

AVALIAÇÃO COMPLEMENTAR

Apesar do diagnóstico de EW ser eminentemente clínico o uso de exames laboratoriais e de imagem são importantes para exclusão de outras causas e identificação de condições médicas comórbidas, como distúrbios hidroeletrolíticos (DHE), hipoglicemia ou infecções.

A dosagem sérica de tiamina pode revelar níveis adequados mesmo na deficiência de tiamina e, além disso, não tem resultados prontamente disponíveis, atrasando o início do tratamento e complicando o desfecho clínico (DONNINO, et al., 2007).

Atualmente, a ressonância magnética é o melhor exame disponível para auxiliar no diagnóstico. O padrão típico de alterações é observado em 58% dos pacientes, e consiste em lesões bilaterais e simétricas no tálamo, corpos mamilares, e região periaquedutal. Edema citotóxico reversível é a lesão mais distintiva da EW (SECHI; SERRA, 2007). Alterações típicas dão suporte ao diagnóstico clínico de EW e SK. Na EW, apresenta sensibilidade de 53% e especificidade de 93%, com valor preditivo positivo de 89% (GALVIN et al., 2010). No entanto, devido à baixa sensibilidade na EW, um exame sem achados não exclui o diagnóstico (ANTUNEZ et al., 1998). Lesões nos corpos mamilares, no trato mamilo-talâmico e, principalmente, no tálamo anterior parecem ser mais importantes no aparecimento de déficits mnêmicos na SK (ANTUNEZ et al., 1998). Indivíduos com TUA e SK também apresentam déficits de volume na região anterior do corpo caloso e de substância branca e cinzenta, déficits também encontrados em indivíduos com TUA sem SK. Essas alterações podem refletir outras síndromes não diagnosticadas como a Síndrome de Marchiafava-Bignami e outras alterações do SNC relacionadas ao uso de álcool (ARTS; WALVOORT; KESSELS, 2017).

Tomografia não é um exame confiável para detecção de EW, porém pode ser usada na investigação de diagnósticos alternativos.

Eletroencefalograma pode ser considerado na suspeita de status epilepticus não-convulsivo e na EW pode mostrar alterações inespecíficas como lentificação difusa. O estudo do líquor (LCR) está indicado na suspeita de encefalites e meningites infecciosas (SECHI; SERRA, 2007).

DIRETRIZES DIAGNÓSTICAS

O diagnóstico definitivo de EW é histopatológico, realizado *post mortem*. A dosagem sérica de tiamina ou evidências de neuroimagem não são necessárias para o diagnóstico. Como os sinais e sintomas são pouco específicos, o diagnóstico é presuntivo, com baixo limiar para início da reposição de tiamina em altas doses.

A utilização dos critérios operacionais (Tab. 1) propostos por Caine e colaboradores (CAINE et al., 1997) aumenta para 85% a sensibilidade diagnóstica. O diagnóstico é feito quando o paciente apresenta dois dos quatro elementos da tétrade: deficiência nutricional, alterações oculomotoras, sinais cerebelares e/ou disfunção cognitiva. A especificidade diminui na presença de encefalopatia hepática.

Tabela 1 – Critérios operacionais para o diagnóstico de EW

Dois ou mais dos seguintes sinais e sintomas devem estar presentes	Cada sinal ou sintoma deve apresentar uma ou mais das seguintes características
Deficiência dietética.	Desnutrição. Dificuldades de ingestão e absorção. Nível sérico diminuído.

Dois ou mais dos seguintes sinais e sintomas devem estar presentes	Cada sinal ou sintoma deve apresentar uma ou mais das seguintes características
Alterações oculomotoras.	Oftalmoplegia. Nistagmo.
Disfunção cerebelar.	Ataxia. Disdiadococinesia. Teste dedo-nariz ou calcanhar-canela alterado.
Alteração do estado mental ou déficit cognitivo;	*Delirium*. Testes cognitivos alterados. Coma.

Fonte: Adaptada de CAINE et al., 1997.

Não há critérios validados e consensuais para a SK. Ela pode ser classificada de diferentes maneiras no DSM5 (APA, 2014) e no CID-10 (OMS, 1997) (Quadro 3).

Quadro 3 – A "confusa" classificação diagnóstica da Síndrome de Korsakoff

	DSM5	CID10
Indivíduos com SK devido TUA	Transtorno neurocognitivo induzido por álcool tipo amnéstico confabulatório, persistente	Transtorno grave por uso de álcool, com transtornos mentais e comportamentais devido ao uso de álcool, síndrome amnésica (F10.6)
Indivíduos com SK sem TUA	Transtorno neurocognitivo devido a outra condição médica	Síndrome amnésica orgânica não induzida pelo álcool ou por outras substâncias psicoativas (F04)

Abreviações: SK (Síndrome de Korsakoff), TUA (Transtorno por uso de álcool).

Fonte: DSM5 (APA, 2014) e CID-10 (OMS, 1997).

DIAGNÓSTICOS DIFERENCIAIS

A investigação de outros transtornos não deve atrasar o início do tratamento com tiamina. Envolve uma diversidade de situações clínicas que causam sintomas neuropsiquiátricos agudos e que podem ocorrer simultaneamente à EW. Assim, um paciente com *delirium* por outros motivos como encefalopatia hepática, *delirium tremens*, intoxicação por anticonvulsivante, trauma cranioencefálico pode desenvolver, concomitantemente EW. A SK deve ser diferenciada de outros TNC reversíveis (devido às condições metabólicas, infecciosas, estruturais, tóxicas ou outras deficiências vitamínicas), de TNC irreversíveis (Doença de Alzheimer, por exemplo) e de transtornos psiquiátricos, como episódio depressivo grave (Quadro 4).

Quadro 4 – Diagnósticos diferenciais da EW

- Hipoglicemia.
- Encefalopatia hepática.
- Encefalites e meningites infecciosas.
- Encefalopatias autoimunes e metabólicas (síndromes paraneoplásicas, encefalopatia hepática).
- Intoxicação e abstinência por sustâncias psicoativas ou psicofármacos.
- Acidente vascular encefálico.
- Lesão expansiva intracraniana.
- Traumatismo cranioencefálico.
- Deficiências nutricionais (vitamina B12, Niacina).
- Outras causas de *delirium*.
- Transtorno neurocognitivo devido a doença de Alzheimer.
- Transtorno neurocognitivo devido ao uso de álcool.
- Transtorno neurocognitivo devido origem vascular.
- Transtornos psiquiátricos (depressão grave).
- Demências reversíveis.

Fonte: Quadro elaborado pelo autor.

MANEJO DA SITUAÇÃO CLÍNICA

INTERVENÇÕES E MEDIDAS GERAIS

EW é uma emergência médica. Nos hospitais, comumente os serviços de interconsulta psiquiátrica e ligação são acionados para avaliar pacientes com alterações do estado mental e comportamentais. Profissionais que trabalham em serviços de urgência, cuidados intensivos, enfermarias clínicas e psiquiátricas e em serviços de dependência química devem ser "experts" na profilaxia e reconhecimento precoces dos sinais e sintomas da EW. O limiar terapêutico deve ser baixo e a suspeita clínica alta. Além disso, nos pacientes com *delirium*, mesmo quando iniciada a reposição de tiamina, deve-se realizar uma ampla investigação de outros fatores precipitantes ou contribuidores. TNC agudos geralmente têm etiologia multifatorial.

Ainda não existe um consenso definitivo sobre a melhor dose de tiamina, bem como sua forma de preparação, duração do tratamento e número de doses diárias, embora aparentemente seja necessário pelo menos 1 g de tiamina nas primeiras 24 horas de evolução. Quanto mais precoce o tratamento, melhor o prognóstico, com possibilidade de recuperação total.

O uso de escalas para avaliação da cognição permite acompanhar a evolução dos déficits cognitivos. Os déficits tendem a estabilizar ou melhorar no decorrer do tempo, sobretudo em pacientes com TUA que permaneçam em abstinência de álcool. Aqueles pacientes com outros TNC, como os que ocorrem devido à doença de Alzheimer, tendem a evoluir com declínio progressivo das funções cognitivas e da funcionalidade.

INTERVENÇÕES FARMACOLÓGICAS

Todo indivíduo com fatores de risco para EW deve receber profilaxia. A identificação desses indivíduos em atendimentos ambulatoriais, atendimentos de urgência e enfermarias é uma janela de oportunidade para a prevenção. Nos serviços ambulatoriais, pacientes com fatores de risco sem intercorrências clínicas agudas devem receber profilaxia via oral (VO) com 300 mg uma a duas vezes ao dia. Caso estes indivíduos com fatores de risco evoluam com intercorrências clínicas agudas (SAA, vômitos incoercíveis, infecção, por exemplo) recomenda-se a profilaxia com 300 mg/dia de tiamina parenteral, endovenosa (EV) ou intramuscular (IM) por três a cinco dias, seguido de manutenção VO enquanto persistir o fator de risco (THOMSON; GUERRINI; MARSHALL, 2012).

Protocolos indicam que pacientes hipoglicêmicos com fatores de risco para EW devem receber tiamina antes da reposição de glicose. Essa orientação, entretanto, carece de evidências que a justifiquem, expondo pacientes a episódios hipoglicêmicos prolongados e suas consequências deletérias (HACK; HOFFMAN, 1998). Recomenda-se que nesses pacientes não haja atraso da reposição de glicose e que tiamina parenteral sempre seja administrada concomitantemente ou logo após a restauração dos níveis glicêmicos (SCHABELMAN; KUO, 2012).

Um diagnóstico presuntivo de EW e tratamento adequado também devem ser feitos em qualquer paciente com uso crônico de álcool que apresente hipotensão inexplicada ou inabordável, hipertensão, taquicardia, hipotermia ou hipertermia inexplicados, coma ou estupor, mesmo que esteja intoxicado por álcool. Todo paciente em *delirium tremens* deve receber tratamento para EW.

A melhora clínica após a instituição do tratamento é o principal suporte ao diagnóstico. A recomendação atual é que em pacientes com TUA seja administrado no mínimo 500 mg de tiamina EV três vezes por dia, diluído em 100 ml de soro fisiológico, durante 30 minutos, por dois a três dias. É mantido ao menos 250 mg de tiamina EV por mais três a cinco dias e depois 100 mg de tiamina, três vezes ao dia VO enquanto persistir o fator de risco (THOMSON; GUERRINI; MARSHALL, 2012). Em caso de ausência de resposta é importante considerar que hipomagnesemia pode causar refratariedade ao tratamento com tiamina (MARTIN; SINGLETON; HILLER-STURMHÖFEL, 2003).

Pacientes sem TUA parecem responder a menores doses de tiamina parenteral. A dose mínima recomendada nesses pacientes é 200 mg/dia EV três vezes ao dia. Em caso de resposta, pelo menos 250 mg/dia de tiamina parenteral deve ser mantida por mais três a cinco dias (GALVIN et al., 2010). Embora previamente houvesse temores quanto à reação anafilática à tiamina parenteral, este risco não foi confirmado em extensas revisões e o tratamento é considerado seguro (THOMSON; GUERRINI; MARSHALL, 2012).

A melhora do *delirium* ocorre precocemente, em um a dois dias. Sinais oculares podem melhorar em algumas horas, podendo, entretanto, persistir um discreto nistagmo horizontal residual. Ataxia melhora dentro de alguns dias ou semanas e pode não regredir completamente em alguns casos (THOMSON; GUERRINI; MARSHALL, 2012). A melhora das funções cognitivas é mais tardia, podendo ocorrer apenas depois de duas a três semanas ou até mesmo após meses. É após este período que ficam evidentes possíveis alterações de memória persistentes (DAY et al., 2013).

MEDIDAS PÓS-ALTA

Antes da alta hospitalar, deve ser identificada a capacidade funcional do paciente para atividades de vida diária e o nível de suporte assistencial necessário. As decisões devem ser articuladas junto da família e da equipe multidisciplinar e, de acordo com cada caso, determinar o local de acompanhamento, a necessidade de supervisão nas tarefas do dia a dia, e o tratamento de comorbidades. Em indivíduos com TUA, a manutenção de abstinência de álcool é fundamental para evitar uma evolução desfavorável. Indivíduos com grave dependência funcional e com baixo suporte familiar podem ser institucionalizados.

Não há evidências de tratamento farmacológico na SK já instalada. Alguns estudos indicam que a memantina é um medicamento com maior evidências de benefício que inibidores de acetilcolinesterase, porém carecem replicação. Estratégias não farmacológicas parecem ser mais promissoras (JOHNSON; FOX, 2018). Intervenções de reabilitação e adaptação ambiental focam em duas estratégias: otimização cognitiva com o uso de técnicas de compensação de memória (uso de calendários, agendas, smartphones) e modificação ambiental (JOHNSON; FOX, 2018).

Encaminhamentos e articulações com a rede de atenção

As diversas oportunidades de intervenção, sejam nas consultas ambulatoriais, prontos atendimentos e internações hospitalares, não devem ser perdidas. A profilaxia com tiamina deve ser oferecida rotineiramente para os pacientes com fatores de risco. Pacientes com formas mais leves de SK têm maior chance de ter recaída do consumo de álcool, com desastrosas consequências. O encaminhamento para o tratamento especializado do TUA após a alta levará em consideração sua gravidade, a presença de comorbidades clínicas e psiquiátricas, a acessibilidade, as preferências do paciente e o suporte sociofamiliar.

Os indivíduos que desenvolvem SK geralmente são mais jovens que aqueles que desenvolvem demências por outros motivos e não encontram, geralmente, um local adequado que concilie todas as suas necessidades de tratamento. A abordagem multidisciplinar desses pacientes possibilita acompanhamento da evolução dos sintomas neurocognitivos, tratamento das alterações psiquiátricas e comportamentais secundárias e manutenção da abstinência de álcool. Além disso, intervenções de reabilitação cognitiva e de otimização da capacidade funcional (autonomia e independência) no domicílio e na comunidade envolvem vários profissionais da rede de atenção, juntamente da família. Alguns pacientes necessitarão ser institucionalizados.

O trabalho integrado dos diversos profissionais e entre as unidades de saúde básica, serviços de assistência social, ambulatórios (sobretudo especializados em TNC e TUA), centros de atenção psicossocial (CAPS), emergências e hospitais clínicos e psiquiátricos e instituições de longa permanência pode oferecer estratégias mais efetivas na prevenção e no tratamento da SWK.

REFERÊNCIAS

AMERICAN PSYCHIATRIC ASSOCIATION - APA. *DSM-5: Manual diagnóstico e estatístico de transtornos mentais - DSM.* 5.ed. Porto Alegre: Artmed; 2014.

ANTUNEZ, E. et al. Usefulness of CT and MR imaging in the diagnosis of acute Wernicke's encephalopathy. *AJR. American journal of roentgenology*, v. 171, n. 4, p. 1131-1137, 1998.

ARTS, N. J. M.; WALVOORT, S. J. W.; KESSELS, R. P. C. Korsakoff's syndrome: a critical review. *Neuropsychiatric disease and treatment*, 2017.

BERTOLUCCI, P. H. F. et al. O mini-exame do estado mental em uma população geral: impacto da escolaridade. *Arquivos de Neuropsiquiatria*, v. 52, n. 1, p. 01-07, 1994.

CAINE, D. et al. Operational criteria for the classification of chronic alcoholics: identification of Wernicke's encephalopathy. *Journal of Neurology, Neurosurgery & Psychiatry*, v. 62, n. 1, p. 51-60, 1997.

DARNTON-HILL, I.; TRUSWELL, A. S. Thiamin status of a sample of homeless clinic attenders in Sydney. *Medical Journal of Australia*, v. 152, n. 1, p. 5-9, 1990.

DAY, E, et al. Thiamine for prevention and treatment of Wernicke-Korsakoff Syndrome in people who abuse alcohol. *Cochrane Database of Systematic Reviews*, n. 7, 2013.

DONNINO, M. W. et al. Myths and misconceptions of Wernicke's encephalopathy: what every emergency physician should know. *Annals of emergency medicine*, v. 50, n. 6, p. 715-721, 2007.

GALVIN, R. et al. EFNS guidelines for diagnosis, therapy and prevention of Wernicke encephalopathy. *European Journal of Neurology*, v. 17, n. 12, p. 1408-1418, 2010.

HACK, J. B.; HOFFMAN, R. S. Thiamine before glucose to prevent Wernicke encephalopathy: examining the conventional wisdom. *JAMA*, v. 279, n. 8, p. 583-583, 1998.

HARPER, C. G.; GILES, M.; FINLAY-JONES, R. Clinical signs in the Wernicke-Korsakoff complex: a retrospective analysis of 131 cases diagnosed at necropsy. *Journal of Neurology, Neurosurgery & Psychiatry*, v. 49, n. 4, p. 341-345, 1986.

JOHNSON, J. M.; FOX, V. Beyond thiamine: treatment for cognitive impairment in Korsakoff's syndrome. *Psychosomatics*, v. 59, n. 4, p. 311-317, 2018.

KOPELMAN, M. D. et al. The Korsakoff syndrome: clinical aspects, psychology and treatment. *Alcohol and alcoholism*, v. 44, n. 2, p. 148-154, 2009.

MARTIN, P. R.; SINGLETON, C. K.; HILLER-STURMHÖFEL, S. The role of thiamine deficiency in alcoholic brain disease. *Alcohol research & health*, v. 27, n. 2, p. 134-142, 2003.

MASUR, J.; MONTEIRO, M. G. Validation of the" CAGE" alcoholism screening test in a Brazilian psychiatric inpatient hospital setting. *Brazilian journal of medical and biological research Revista brasileira de pesquisas médicas e biológicas*, v. 16, n. 3, p. 215-218, 1983.

MCCORMICK, L. M. et al. Beyond alcoholism: Wernicke-Korsakoff syndrome in patients with psychiatric disorders. *Cognitive and behavioral neurology: official journal of the Society for Behavioral and Cognitive Neurology*, v. 24, n. 4, p. 209, 2011.

ORGANIZAÇÃO MUNDIAL DA SAÚDE – OMS. CID-10: *Classificação Estatística Internacional de Doenças e Problemas Relacionados à Saúde*. 10 rev. São Paulo: Universidade de São Paulo; 1997.

PHILLIPS, G. B. et al. A study of the nutritional defect in Wernicke's syndrome: The effect of a purified diet, thiamine, and other vitamins on the clinical manifestations. *The Journal of clinical investigation*, v. 31, n. 10, p. 859-871, 1952.

SCALZO, S. J. et al. Wernicke-Korsakoff syndrome not related to alcohol use: a systematic review. *Journal of Neurology, Neurosurgery & Psychiatry*, v. 86, n. 12, p. 1362-1368, 2015.

SCHABELMAN, E.; KUO, D. Glucose before thiamine for Wernicke encephalopathy: a literature review. *The Journal of emergency medicine*, v. 42, n. 4, p. 488-494, 2012.

SECHI, G.; SERRA, A. Wernicke's encephalopathy: new clinical settings and recent advances in diagnosis and management. *The Lancet Neurology*, v. 6, n. 5, p. 442-455, 2007.

THOMSON, A. D.; GUERRINI, Irene; MARSHALL, E. Jane. The evolution and treatment of Korsakoff's syndrome. *Neuropsychology review*, v. 22, n. 2, p. 81-92, 2012.

THOMSON, A. D. et al. The Royal College of Physicians report on alcohol: guidelines for managing Wernicke's encephalopathy in the accident and emergency department. *Alcohol and Alcoholism*, v. 37, n. 6, p. 513-521, 2002.

WAI, J. M. et al. Using clinical decision support through the electronic medical record to increase prescribing of high-dose parenteral thiamine in hospitalized patients with alcohol use disorder. *Journal of substance abuse treatment*, v. 99, p. 117-123, 2019.

YELLOWLEES, P. M. Thiamin deficiency and prevention of Wernicke–Korsakoff syndrome: A major public health problem. *Medical journal of Australia*, v. 145, n. 5, p. 216-219, 1986.

ZAHR, N. M.; KAUFMAN, K. L.; HARPER, Clive G. Clinical and pathological features of alcohol-related brain damage. *Nature Reviews Neurology*, v. 7, n. 5, p. 284-294, 2011.

ZUBARAN, C. et al. Clinical and neurophatological aspects of Wernicke-Korsakoff syndrome. *Revista de saúde pública*, v. 30, n. 6, p. 602-608, 1996.

24. TRANSTORNO FACTÍCIO E SIMULAÇÃO NA URGÊNCIA

OSWALDO NORBIM

O DSM-5 inseriu o transtorno factício dentro do capítulo "Transtorno de sintomas somáticos e transtornos relacionados", que inclui ainda o transtorno de sintomas somáticos, transtorno de ansiedade de doença, transtorno conversivo, além de outros transtornos relacionados. Todos compartilham de um aspecto comum, a proeminência de sintomas somáticos associados a sofrimento e prejuízo significativos e apresentação inicial geralmente em contextos médicos não-psiquiátricos. No transtorno factício, há evidências de que os sintomas foram produzidos de forma intencional, sem recompensas externas óbvias, de forma que o paciente assuma o papel de doente. Já a simulação, classificada pelo DSM-5 dentro do capítulo "Outras condições que podem ser foco de atenção clínica", não se constitui como um diagnóstico psiquiátrico de base em virtude de seus sintomas serem produzidos visando-se uma recompensa externa óbvia.

EPIDEMIOLOGIA

Existem poucos estudos que versam sobre a epidemiologia do transtorno factício e simulação. Isso se deve a diversos fatores, entre eles, o fato dos pacientes evadirem dos serviços médicos assim que confrontados sobre a falsificação de seus sintomas ou mesmo quando se sentem sob suspeita (SCHRADER; BØHMER; AASLY, 2019). Poucos profissionais chegam a registrar em prontuário tais hipóteses ou a entrar em contato com outros serviços de saúde para ampliar a investigação diagnóstica.

De forma geral, as referências apontam como desconhecida a prevalência geral do transtorno factício e em torno de 1% em ambientes hospitalares (APA, 2013). O quadro se inicia por volta da terceira ou quarta década de vida (porém já foram relatados casos de crianças com o transtorno), geralmente após uma hospitalização devido à condição médica geral, sendo mais comum em indivíduos do sexo feminino, solteiros e trabalhadores da área da saúde. Quando imposto a outro, o transtorno costuma ocorrer após a hospitalização de um filho ou de outro dependente. Apesar da baixa prevalência, estimam-se custos de bilhões de dólares ao ano em virtude de exames e investigações desnecessariamente realizados, além de recursos adicionais gastos com advogados, psicólogos e assistentes sociais (PASHA; SHARMA, 2019). Outros autores consideram a prevalência do transtorno factício igual entre homens e mulheres, com preponderância da síndrome de Munchausen, o subtipo mais grave do transtorno factício, em mulheres (APA, 2013).

Já em relação à simulação, os estudos são ainda mais escassos. Há uma percepção de maior distribuição masculina e de prevalência na unidade de emergência psiquiátrica variando de 13% até um terço dos casos atendidos (APA, 2013, ROSKES, 2019).

DIAGNÓSTICO

1. TRANSTORNO FACTÍCIO

Segundo os critérios diagnósticos atuais do DSM-5, o transtorno factício (CID-10 F68.10) pode ser dividido em autoimposto ou imposto a outro (anteriormente definido como transtorno factício por procuração). No caso do transtorno factício autoimposto, há falsificação de sinais ou sintomas físicos ou psicológicos ou mesmo indução de doença ou lesão no próprio sujeito, de modo que este se apresente como doente, incapacitado ou lesionado em contextos de atendimento de saúde. Para a realização do diagnóstico, é necessário que haja a identificação da fraude e a ausência de recompensas externas óbvias.

Seu diagnóstico não exclui a presença de uma condição médica verdadeira ou transtorno mental, já que doenças comórbidas com frequência ocorrem no indivíduo com transtorno factício, como os transtornos de personalidade cluster B. Antigamente, o transtorno factício era conhecido como síndrome de Munchausen, epônimo ainda hoje utilizado em referência aos casos mais graves do transtorno, marcados pela cronicidade, mentiras habituais, peregrinação em serviços médico-hospitalares, exposição a procedimentos cirúrgicos, exames invasivos e tratamentos desnecessários. Não há codificação específica para a síndrome de Munchausen, incluída na CID-10 juntamente com outras formas menos comuns do transtorno factício (APA, 2013).

O transtorno factício imposto a outro se refere à falsificação de sinais, sintomas, lesão ou doença em outra pessoa, seja ela um adulto ou criança. O agente, não a vítima, recebe o diagnóstico. A vítima pode receber um diagnóstico de abuso (CID-10 T74, "Síndrome de maus tratos"). Cuidadores que mentem em relação a lesões provocadas por abuso em dependentes unicamente para se protegerem da responsabilidade legal não recebem o diagnóstico de transtorno factício, por ficar óbvia a recompensa externa. Todavia, o DSM-5 orienta que caso se descubra, após análise de prontuários ou entrevistas com outras pessoas, que o cuidador mente mais extensivamente do que o necessário como autoproteção imediata, o mesmo deve ser diagnosticado como transtorno factício imposto o outro.

A característica essencial do transtorno factício é a falsificação de sinais e sintomas médicos ou psicológicos em si mesmo ou em outro, geralmente com busca por tratamento depois da indução da doença ou lesão. Os métodos de falsificação da doença podem incluir exagero (se houver uma condição médica preexistente, levando outras pessoas a verem esses indivíduos como mais doentes ou comprometidos do que realmente são), simulação ou indução (por exemplo, fazer uso de insulina ou anticoagulantes para induzir alterações laboratoriais ou doença).

Doenças e sintomas mais comumente falsificados no transtorno factício:

Dor abdominal, artralgia, dor torácica, coagulopatia, diarreia, hematúria, hipercortisolismo, hipertireoidismo, hipoglicemia, infecções, convulsões, feridas de pele que não se cicatrizam, vômitos, fraqueza, depressão, psicose, comportamento e ideação suicida.

Métodos mais utilizados para produção ou falsificação dos sintomas

- Exagerar ou induzir sintomas e doenças (ingerir ou injetar medicações como anticoagulantes, insulina, laxativos, hormônios tireoidianos; aplicar ou injetar materiais contaminantes como fezes ou bactérias; atrasar a cicatrização, provocar deiscência de suturas, provocar traumas intencionais, engolir sangue).
- Agravar doenças realmente existentes, não aderindo ao tratamento e às recomendações médicas.
- Adulterar ou falsificar prontuários, receituários e relatórios médicos.
- Alterar materiais coletados para exames laboratoriais.

Fonte: Adaptado de SADOCK, SADOCK, RUIZ, 2016; VELSOR, S.; ROGERS, 2018; RUMSCHIK, APPEL, 2019; SCHRADER, BØHMER, AASLY, 2019.

A característica essencial da simulação (CID-10 Z76.5) é a produção intencional de sintomas físicos ou psicológicos falsos ou grosseiramente exagerados, motivada por incentivos externos claros, como conseguir acomodação no hospital, evitar o trabalho, serviço militar, obter compensação financeira, fugir de processo criminal ou conseguir acesso a drogas e fármacos (DSM-5). É um comportamento oportunístico. Tanto a simulação quanto o transtorno factício envolvem a produção ou simulação de sintomas; todavia, no segundo caso, o objetivo é assumir o papel de doente na ausência de outros objetivos claramente definidos.

AVALIAÇÃO

Quando suspeitar de transtorno factício?

- Inconsistências no exame físico, no exame do estado mental e em resultados de exames, não raramente com achados inexplicáveis.
- Sintomas incomuns, raros ou que não correspondem a um diagnóstico conhecido.
- Recusa do paciente em fornecer contatos familiares e de amigos ou permitir que estes conversem com a equipe quando no ambiente da emergência.
- Curso incomum do transtorno.
- Testes e procedimentos, incluindo aqueles arriscados, prontamente aceitos pelo paciente.
- Resolução rápida dos sintomas após admissão hospitalar.
- Exacerbação e piora dos sintomas diante da perspectiva de alta hospitalar.
- Pouca ou nenhuma resposta aos tratamentos padrões instituídos.
- Novos e incomuns sintomas surgem a todo momento, enquanto os atuais se resolvem.
- Inconsistências ou mudanças frequentes na história.
- Histórico de atendimentos recorrentes em serviços médicos.

Fonte: Adaptado de SADOCK, SADOCK, RUIZ, 2016; VELSOR, S.; ROGERS, 2018; RUMSCHIK, APPEL, 2019; SCHRADER, BØHMER, AASLY, 2019.

Quando suspeitar de simulação?

- Primeiro é necessário suspeitar. Em geral, os médicos que têm confiança absoluta tendem a ser manipulados por esses pacientes.
- Sintomas vagos, mal definidos, excessivamente dramatizados ou que não correspondem a condições clínicas conhecidas.
- Discrepância acentuada entre o alegado estresse ou incapacidade do indivíduo e os achados e as observações objetivas.
- Paciente não coopera, não aceita tratamento e se recusa a aceitar um prognóstico encorajador.
- Características da simulação não encontradas habitualmente no transtorno - genuíno.
- Paciente chega ao serviço em um contexto médico-legal de apresentação.
- Quando o ganho secundário se torna óbvio.
- Quando há histórico de uso de substâncias psicoativas e sedativos hipnóticos.
- Presença de transtorno de personalidade antissocial ou borderline

Fonte: Adaptado de SADOCK, SADOCK, RUIZ, 2016; VELSOR, S.; ROGERS, 2018; RUMSCHIK, APPEL, 2019; SCHRADER, BØHMER, AASLY, 2019.

DIAGNÓSTICOS DIFERENCIAIS

Transtorno factício

Transtorno de sintomas somáticos	Pode haver busca excessiva por atenção e tratamento em virtude de preocupações médicas percebidas, todavia, não há evidência de que o paciente esteja falseando informações ou adotando comportamento fraudulento.
Simulação	Há relato intencional de sintomas para ganho pessoal, ou seja, há recompensas externas óbvias.
Transtorno conversivo	Caracterizado por sintomas neurológicos imcompatíveis com a fisiopatologia neurológica. No transtorno factício com sintomas neurológicos, há evidência de falsificação fraudulenta de sintomas.
Transtorno de personalidade borderline	A indução de lesões automutilatórios no transtorno factício ocorre em associação a fraude.

Fonte: DSM-5 (APA, 2013).

Simulação

Transtorno factício	A simulação difere do transtorno factício no sentido de que a motivação para a produção de sintomas, na simulação, é um incentivo externo, ao passo que no transtorno factício esse incentivo está ausente.
Transtorno conversivo e outros transtornos de sintomas somaticos	A simulação difere do transtorno conversivo e de transtornos mentais relacionados a sintomas somáticos no que se refere à produção intencional de sintomas e aos incentivos externos óbvios associados. As evidências definitivas de fingimento (como evidências claras de que a perda de função está presente durante o exame, mas não em casa) sugerem um diagnóstico de transtorno factício, se a meta aparente da pessoa é assumir o papel de doente, ou simulação, se a intenção for conseguir um incentivo, como dinheiro

Fonte: DSM-5 (APA, 2013).

MANEJO DO TRANSTORNO FACTÍCIO E SIMULAÇÃO NA URGÊNCIA

A simulação não é um transtorno psiquiátrico e é considerada uma condição não patológica que pode ser foco de atenção clínica. Não há tratamentos indicados e nenhum papel para a internação (RUMSCHIK; APPEL, 2019). Não há resposta a tratamentos psicológicos ou agentes psicofarmacológicos. Os melhores resultados são obtidos excluindo-se morbidades físicas ou psiquiátricas tratáveis e recusando-se a contribuir com a solicitação do indivíduo. Sugere-se explicar os achados ao paciente de forma direta, evitando fornecer atestados por escrito ou prescrições sem indicação médica precisa.

Em relação ao transtorno factício, nenhuma terapia específica se mostrou eficaz e ainda há escassez de estudos. O tratamento deve estar focado no manejo comportamental e na prevenção de hospitalizações e procedimentos desnecessários. Confrontar o paciente é algo controverso. A maioria dos pacientes abandona o tratamento quando isso ocorre. Em geral, caso se opte por essa via, propõe-se uma confrontação não-punitiva, sugerindo ao paciente que os sintomas talvez sejam um modo de lidar com algum outro problema em sua vida, oferecendo auxílio para sua resolução. O principal papel do psiquiatra é mostrar aos outros especialistas que, apesar da falsificação e simulação da doença, o indivíduo está doente. É importante a abordagem multidisciplinar e, quando o paciente aceita, a psicoterapia a longo prazo para aqueles com um mínimo de motivação. Farmacoterapia somente é utilizada para tratar comorbidades psiquiátricas, quando diagnosticadas. Antipsicóticos podem ter algum papel na impulsividade e na abordagem de sintomas psicóticos transitórios.

Sugestões para o manejo do transtorno factício e simulação na urgência

- São diagnósticos difíceis de serem feitos no ambiente de urgência.
- Iniciar presumindo que as queixas são genuínas.
- Investir tempo na realização da história e revisão de prontuário.
- Exame físico completo e exame do estado mental apurado.
- Evitar interrogatório dirigido e perguntas que possam sugerir sintomas.
- Considerar causas orgânicas ou outros transtornos psiquiátricos (sempre lembrar que transtorno factício e a simulação são diagnósticos de exclusão).
- Manter um ceticismo saudável com o paciente, principalmente quando aspectos do quadro clínico são incomuns ou não convincentes.
- Manter-se atento às reações contratransferenciais estimuladas pelo paciente. Reações comuns: irritação, fascinação ou ira.
- Se houver dúvida, risco à integridade ou segurança do paciente, considerar internação, para melhor esclarecimento diagnóstico, porém com o risco de se reforçar tais comportamentos.
- Considerar contatos com outros médicos, hospitais ou serviços.
- Considerar contatos com outros informantes, presentes ou não durante o atendimento.
- Não oferecer nenhum tipo de tratamento com placebo.

Fonte: Adaptado de SADOCK, SADOCK, RUIZ, 2016; VELSOR, S.; ROGERS, 2018; RUMSCHIK, APPEL, 2019; SCHRADER, BØHMER, AASLY, 2019.

REFERÊNCIAS

AMERICAN PSYCHIATRIC ASSOCIATION - APA. *Diagnostic and statistical manual of mental disorders (DSM-5)*. American Psychiatric Pub, 2013.

BURSCH, Brenda; EMERSON, Natacha D.; SANDERS, Mary J. Evaluation and management of factitious disorder imposed on another. *Journal of clinical psychology in medical settings*, p. 1-11, 2019.

EASTWOOD, S.; BISSON, J. I. Management of factitious disorders: a systematic review. *Psychotherapy and psychosomatics*, v. 77, n. 4, p. 209-218, 2008.

FLEMING, A. M.; EISENDRATH, S. J. Factitious disorders. In: KAY J, LIEBERMAN J. A. (Ed.). *Psychiatry*, v. 2, 2. ed. Chichester: John Wiley & Sons; 2003.

FORD, C. V. Deception syndromes: factitious disorders and malingering. In: LEVENSON, J. L. *Textbook of psychosomatic medicine: psychiatric care of the medically Ill*. American Psychiatric Publishing, 2005.

GALLI, S. et al. Conversion, factitious disorder and malingering: a distinct pattern or a continuum? *Neurologic-Psychiatric Syndromes in Focus-Part II*, v. 42, p. 72-80, 2018.

PASHA, A. K.; SHARMA, M. Malingering, conversion and factitious disorders. The emotional and monetary costs to the healthcare delivery system. *Journal of community hospital internal medicine perspectives*, v. 9, n. 4, p. 369-370, 2019.

ROSKES, E. Malingering in the Psychiatric Emergency Department. *Psychiatric services (Washington, DC)*, v. 70, n. 3, p. 254, 2019.

RUMSCHIK, S. M.; APPEL, J. M. Malingering in the psychiatric emergency department: prevalence, predictors, and outcomes. *Psychiatric Services*, v. 70, n. 2, p. 115-122, 2019.

SADOCK, B. J.; SADOCK, V. A.; RUIZ, P. *Compêndio de Psiquiatria: Ciência do Comportamento e Psiquiatria Clínica*. Artmed Editora, 2016.

SCHRADER, H.; BØHMER, T.; AASLY, J. The incidence of diagnosis of Munchausen syndrome, other factitious disorders, and malingering. *Behavioural neurology*, v. 2019, 2019.

VELSOR, S.; ROGERS, R. Differentiating factitious psychological presentations from malingering: Implications for forensic practice. *Behavioral sciences & the law*, 2018.

25. EFEITOS ADVERSOS DOS PSICOFÁRMACOS E SEU MANEJO NA URGÊNCIA

RODRIGO FERRETJANS
BRENO FIUZA CRUZ
JOÃO VINÍCIUS SALGADO

A abordagem dos efeitos adversos de psicofármacos na urgência é tema bastante amplo, cuja abordagem exaustiva foge do escopo deste livro. Privilegiamos, portanto, os sintomas mais comuns, tais como os efeitos colaterais motores (por exemplo, acatisia, parkinsonismo, distonia) e hipotensão e aqueles nem tão comuns, mas mais graves, tais como a Síndrome Neuroléptica Maligna, a Síndrome Serotonérgica, a hiponatremia e as alterações de condução cardíaca.

I. EFEITOS COLATERAIS MOTORES INDUZIDOS POR PSICOTRÓPICOS

Os transtornos de movimento induzidos por fármacos (TMIFs) estão entre os principais efeitos adversos relacionados ao uso de medicamentos psicotrópicos. Apesar de frequentes, esse grupo de transtornos ainda é subdiagnosticado, especialmente no contexto do atendimento das urgências clínicas (BURKHARD, 2014).

Os TMIFs compartilham três características clínicas que facilitam sua identificação: (1) relação temporal clara entre o início do tratamento e o início dos sintomas; (2) uma relação dose-efeito; e (3) resolução completa após descontinuação do agente implicado (exceção feita aos quadros tardios). O diagnóstico é clínico, baseado em uma história medicamentosa detalhada. Em geral, os TMIFs são tratáveis e melhoram com a descontinuação do agente causal (BURKHARD, 2014).

De acordo com seu perfil temporal, os quadros podem ser classificados em: (1) agudos (iniciando horas a dias após o início do tratamento); (2) subagudo (iniciando de forma mais insidiosa em dias a semanas após a exposição); e (3) crônicos ou tardios (relacionados a exposição de longo prazo ao fármaco). Visto que o tema principal a ser abordado são os efeitos colaterais mais comumente encontrados no contexto das urgências clínicas e psiquiátrica, descreveremos aspectos clínicos e de manejo dos principais quadros agudos e subagudos, a saber: (1) distonia aguda; (2) acatisia; e (3) parkinsonismo induzido por medicamentos (BURKHARD, 2014).

1. DISTONIA AGUDA

1.1. INTRODUÇÃO

A distonia é um transtorno do movimento causada pela contração sustentada de grupos musculares e que resultam em torções, contrações, movimentos repetitivos ou posturas anormais. Pode piorar com a atividade ("distonia de ação") ou paradoxalmente melhorar com o movimento voluntário ("distonia paradoxal") ou com o toque da região afetada (FACTOR, 2005).

Os quadros agudos são principalmente associados ao uso de medicamentos bloqueadores dos receptores dopaminérgicos, especialmente neurolépticos, mas também drogas antieméticas ou agentes pró-motilidade gastrointestinal (Metoclopramida). Apesar de menos frequentes, há relatos de associação com outras classes de psicofármacos, tais como ISRSs, Amitriptilina, Bupropiona, Mirtazapina, Trazodona, Metilfenidato, Rivastigmina, Carbamazepina, Fenobarbital, Gabapentina, Albendazol, opioides, dentre outras (ZESIEWICZ; SULLIVAN, 2011). O uso de drogas de abuso, como cocaína, também pode cursar com transtornos do movimento, tais como quadros distônicos, coreia, estereotipias e tremores.

1.2. EPIDEMIOLOGIA

Estima-se que ocorra entre 2% e 60% dos pacientes tratados com neurolépticos típicos e entre 2% e 3% dos tratados com atípicos. Tipicamente, os quadros distônicos agudos acometem pacientes jovens do sexo masculino, que tenham recebido doses iniciais altas de medicamentos bloqueadores dos receptores de dopamina (BURKHARD, 2014).

1.3. MANIFESTAÇÕES CLÍNICAS:

O quadro costuma ter início entre horas e dias após a introdução do neuroléptico, com metade dos casos ocorrendo nas primeiras 24 horas e quase a totalidade, ocorrendo em até cinco dias. Ocorre mais frequentemente na musculatura da cabeça e pescoço, mas, se a medicação for continuada, pode progredir para os membros e músculos do tronco. Os sintomas motores normalmente estão associados a desconforto generalizado, ansiedade e inquietação. As manifestações mais comuns são a distonia oromandibular, que pode afetar a musculatura da boca e da língua, se associar a dificuldade de fala e deglutição e, potencialmente, evoluir para trismo ou subluxação temporomandibular. Outras formas de apresentação incluem: crises oculórgicas; blefaroespasmo; distonia cervical; "síndrome de Pisa" (flexão tônica do tronco para um dos lados); e, em casos graves, opistótono. Uma manifestação potencialmente grave é a distonia aguda de laringe, que pode levar à obstrução parcial ou total das vias aéreas e se manifesta por estridor, esforço respiratório e parada respiratória (BURKHARD, 2014).

1.4. MANEJO CLÍNICO:

A introdução de doses baixas e titulação cuidadosa e lenta dos fármacos de maior risco deve ser sempre priorizada. Fatores de risco individuais (pacientes jovens e do sexo masculino) devem ser considerados na escolha da droga a ser utilizada. De forma geral, deve-se iniciar o tratamento com doses baixas e titulação gradual (BURKHARD, 2014).

A distonia aguda costuma responder de forma rápida e completa aos anticolinérgicos intramusculares, tais como Biperideno 2,5-5 mg, Benztropina 1-2 mg ou Difenidramina 25-50 mg. Devido a sua meia-vida curta, a introdução de curso breve de um anticolinérgico oral costuma ser necessário (BURKHARD, 2014).

A medicação responsável deve ser retirada, quando possível, ou substituída por outra com menor potencial de causar esse efeito colateral. Se isso não for possível por motivos clínicos ou de disponibilidade do fármaco, a associação de anticolinérgicos de forma profilática pode ser utilizada (BURKHARD, 2014).

2. ACATISIA

2.1. INTRODUÇÃO:

A acatisia é caracterizada por uma sensação de inquietação e uma necessidade de se mover. Tipicamente, se manifesta com uma série de movimentos complexos em resposta a sensação de inquietação, tais como andar sem sair do lugar (como se estivesse marchando), balanceio do corpo, movimento das pernas enquanto sentado, esfregar partes do corpo ou puxar a roupa ou os cabelos (FACTOR, 2005).

Está mais frequentemente associada ao uso de drogas bloqueadoras dos receptores de dopamina, especialmente os neurolépticos típicos (25-35%), mas também com os atípicos (10-25%). Dentre os atípicos, os mais associados com acatisia são Aripiprazol, Ziprasidona e Risperidona, e os com menor probabilidade são Clozapina, Quetiapina e Olanzapina (BURKHARD, 2014). Também já foram descritos casos de acatisia com ISRSs, anticonvulsivantes, bloqueadores dos canais de cálcio, fármacos antieméticos e antivertigem, além de drogas de abuso, como a cocaína (POYUROVSKY, 2010; BURKHARD, 2014).

2.2. EPIDEMIOLOGIA:

É um dos mais comuns TMIFs, ocorrendo em até 25% dos pacientes tratados com antipsicóticos de primeira geração (POYUROVSKY, 2010).

2.3. MANIFESTAÇÕES CLÍNICAS:

Quadros agudos costumam se desenvolver dentro de poucos dias após a introdução da droga bloqueadora do receptor de dopamina, durante o aumento da dose ou no momento da troca por um neuroléptico de maior potência. A acatisia tem um componente subjetivo, caracterizado por tensão interna, ansiedade, irritabilidade, desejo intenso de se mover e sensação de nervosismo, e um componente objetivo, com os pacientes apresentando inquietação global, incapacidade de ficar quieto, cruzamento e descruzamento de pernas quando sentado, e movimentos estereotipados das mãos, pernas e tronco. No contexto de tratamento de condições psiquiátricas (principalmente quando o fármaco implicado não é um antipsicótico), a acatisia pode passar despercebida ou ser mal interpretada como ansiedade, agitação psicomotora, euforia, insônia, *delirium* ou abstinência (BURKHARD, 2014).

A acatisia não é uma condição benigna, sendo sentida subjetivamente pelos pacientes como altamente desagradável, interferindo negativamente com a qualidade de vida e potencialmente podendo levar a comportamentos agressivos ou suicidas nas formas graves(BURKHARD, 2014).

2.4. MANEJO CLÍNICO:

Existem duas estratégias principais de tratamento: (1) modificação do regime de tratamento com antipsicótico (AP) e/ou (2) adição de um agente adjuvante antiacatisia. Com relação à primeira opção, pode-se reduzir a dose do AP, substituir um AP de alta potência por um de baixa potência ou por um AP atípico com menor probabilidade de causar acatisia (ex., Quetiapina ou Clozapina). Se não houver resposta, pode-se optar pelo tratamento adjuvante com Propranolol (40-80mg/dia) ou Mirtazapina em doses baixas (15 mg/dia) (POYUROVSKY, 2010).

Revisão recente (PRINGSHEIM et al., 2018), encontrou nível de evidência para as seguintes recomendações clínicas:

1. Antes de se iniciar o tratamento com antipsicóticos, e ao longo de seu uso, deve-se avaliar a presença de acatisia em todos os pacientes, preferencialmente com escalas validadas.
2. Deve-se evitar a titulação rápida do antipsicótico.
3. Deve-se considerar a redução da dose e dar preferência à monoterapia antipsicótica.
4. Pode-se tentar a troca por um antipsicótico com menor potencial para acatisia, tal como Clozapina, Olanzapina ou Quetiapina.
5. Se medicações adjuvantes forem necessárias, a primeira escolha deve ser o Propranolol, com doses que podem variar entre 20-120 mg/dia (levando-se em conta as contraindicações e precauções associadas).
6. Quando o Propranolol é contraindicado, inefetivo ou não tolerado, Mirtazapina em baixas doses (15 mg/dia) pode ser tentada.
7. Clonazepam pode ser considerado como tratamento adjuvante de curto prazo.
8. Na falha terapêutica das opções anteriores, o tratamento de curto prazo com vitamina B6 pode ser tentado (atentar para o potencial desse tratamento de causar neuropatia irreversível com o uso prolongado).
9. Considerando a limitação da evidência disponível e o potencial de efeitos colaterais, anticolinérgicos não devem ser rotineiramente recomendados no manejo da acatisia (PRINGSHEIM et al., 2018).

3. PARKINSONISMO INDUZIDO POR MEDICAMENTOS

3.1. INTRODUÇÃO

O parkinsonismo induzido é uma síndrome motora rígido-acinética que costuma ocorrer após um curto período (dias/semanas a meses) de uso de algumas classes de medicação, especialmente drogas bloqueadoras dos receptores de dopamina, mas também outras classes de medicamentos (BURKHARD, 2014).

3.2. EPIDEMIOLOGIA:

É um dos mais frequentes efeitos colaterais extrapiramidais, ocorrendo em aproximadamente 15% dos pacientes que fazem uso de antipsicóticos típicos. Qualquer medicação que interfira com a neurotransmissão dopaminérgica pode causar parkinsonismo. Neurolépticos típicos, mas também atípicos, antieméticos e agentes pró-motilidade gastrointestinal, além de bloqueadores dos canais de cálcio são as classes mais associadas à síndrome. Medicações utilizadas para tratamento de vertigem, tais como Flunarizina e Cinarizina, são fracas bloqueadoras dos canais de cálcio e também podem causar a síndrome. O parkinsonismo induzido também já foi relatado com antiepilépticos (Fenitoína, Valproato e Levetiracetam), antidepressivos (ISRSs e IMAOs) e lítio. Além das medicações, a síndrome pode estar relacionada com exposição a agentes tóxicos, tais como pesticidas organofosforados, metanol e monóxido de carbono (BURKHARD, 2014).

3.3. MANIFESTAÇÃO CLÍNICA

Os pacientes com parkinsonismo induzido apresentam uma síndrome motora caracterizada por bradicinesia, rigidez e/ou tremor, que é indistinguível da doença de Parkinson. Os sintomas iniciam nas primeiras semanas ou meses após a introdução da medicação, na grande maioria dos casos, e costumam ser simétricos, apesar de sintomas assimétricos ocorrerem em até 50% dos casos (WYANT; CHOU, 2019). Mulheres e idosos tem maior probabilidade de desenvolverem a síndrome (BURKHARD, 2014).

3.4. MANEJO CLÍNICO

O tratamento é difícil, visto que não costuma responder às medicações antiparkinsonianas, incluindo a Levodopa, agonistas domaminérgicos e anticolinérgicos. A redução da dose pode ajudar, mas a suspenção do agente causador é usualmente a única alternativa. Uma alternativa costuma ser a substituição por uma classe com perfil de efeitos colaterais mais favoráveis. A substituição por neurolépticos atípicos pode ajudar, embora existam relatos de que os atípicos também podem cursar com a síndrome. Costuma resolver-se completamente dentro de alguns meses após a suspensão do agente causador, mas alguns casos podem durar até um ano (BURKHARD, 2014).

Existem duas abordagens terapêuticas: evitar ou descontinuar a droga e tratamento sintomático (WYANT; CHOU, 2019). A melhor maneira de tratar o parkinsonismo induzido é evitando usar as drogas mais implicadas, especialmente em populações de maior risco, como os idosos. Infelizmente, isso não é possível em muitos casos. Se o paciente desenvolve sintomas leves, que não incomodam o paciente, nem repercutam sobre sua funcionalidade, o quadro não necessariamente precisa ser tratado, especialmente se o paciente está estável e se beneficiando da medicação (WYANT; CHOU, 2019).

Na presença de sintomas mais intensos, o primeiro passo é suspender a medicação e seguir o paciente para avaliar a resolução dos sintomas. Quando a suspensão não é uma opção, a redução da dose ou a sua substituição por um fármaco menos potente deve ser tentada (WYANT; CHOU, 2019).

Para pacientes com doença de Parkinson que desenvolvem sintomas psicóticos, os agentes de preferência são Quetiapina, Clozapina ou Pimavanserina, um antipsicótico atípico recentemente aprovado para o tratamento de quadros psicóticos associados ao parkinsonismo idiopático(W-YANT; CHOU, 2019).

Quando o agente causador não pode ser descontinuado, reduzido, trocado ou se os sintomas demoram a se resolver, o tratamento sintomático pode ser utilizado. Devido ao fato de sua efetividade ser limitada, só devem ser utilizados quando o parkinsonismo é severo o suficiente para interferir com a função motora ou qualidade de vida. O tratamento sintomático pode ser feito com drogas agonistas dopaminérgicas, tais como Levodopa (dose inicial de Carbidopa/Levodopa 25/100 mg, 3x/dia) e Amantadina (100 mg, 2-3x/dia). Apesar das evidências de melhora dos sintomas motores serem limitadas com essas drogas, seu uso costuma ser bem tolerado em pacientes psiquiátricos, apesar de existir risco de piora dos sintomas psicóticos em alguns casos. Outra alternativa são os antocolinérgicos, tais como o Biperideno e a Benztropina. Existem relatos de melhora do parkinsonismo induzido com ECT, que pode ser uma opção quando existem outras indicações comórbidas para o procedimento, tais como depressão refratária (WYANT; CHOU, 2019).

4. SÍNDROME NEUROLÉPTICA MALIGNA (SNM)

4.1. INTRODUÇÃO

A SNM pode ser considerada um dos mais graves efeitos adversos aos psicotrópicos, com mortalidade de cerca de 10% dos acometidos (TSE et al., 2015). Pode ocorrer com o uso de uma série de psicotrópicos, mas os antipsicóticos são os principais responsáveis pelo aparecimento da síndrome. O clínico e o psiquiatra devem estar atentos aos sinais e sintomas da síndrome. Por ser potencialmente fatal, seu tratamento deverá ser realizado em hospitais gerais equipados com equipe e aparelhagem capaz de dar suporte à vida.

O principal mecanismo etiopatogênico proposto para a SNM é o antagonismo do receptor D2 de dopamina no SNC. A dopamina apresenta a função de regulação da temperatura corporal. Portanto, o antagonismo da dopamina pelos antipsicóticos em neurônios no centro de termorregulação resulta na desregulação dessa importante regulação. O bloqueio dopaminérgico nos gânglios da base também é responsável por algumas características da síndrome, podendo levar à rigidez, tremor e hipertonia, que por sua vez também podem levar a aumento da temperatura corporal.

4.2. EPIDEMIOLOGIA:

A prevalência da síndrome é rara (0,01 a 0,02%) entre pessoas tratadas com antipsicóticos (TSE et al., 2015).

4.3. MANIFESTAÇÕES CLÍNICAS:

A SNM resulta em um quarteto sintomático composto por: febre, rigidez muscular, *delirium* e desregulação do sistema nervoso autônomo (SNA) (TSE et al., 2015) (Tab. 1).

Tabela 1 – Sintomas da SNM e suas características:

Febre	Muito alta, sem grandes flutuações ou picos diários, e não acompanhada de calafrios. Resposta terapêutica aos antipiréticos convencionais é fraca.
Rigidez Muscular	Generalizada e simétrica (desde leve aumento de tonicidade até extrema rigidez generalizada do corpo, com opistótono). Podem ocorrer aumentos focais do tônus muscular, como blefarospasmo, crise oculógira ou trismo. Nistagmo, disfagia, disartria ou afonia também podem estar presentes.
Delirium	Flutuações nos níveis de consciência, desorientação e agitação psicomotora.
Desregulação do SNA	Instabilidade cardíaca, PA lábil e diaforese extrema. Sialorreia pronunciada e incontinência urinária também podem estar presentes.

Fonte: Tabela elaborada pelos autores.

DROGAS QUE CAUSAM SNM

Antipsicóticos:

- Qualquer antipsicótico (AP) pode causar SNM (típicos e atípicos)

Outras drogas:

- Estabilizadores de humor (lítio).
- Antidepressivos.
- Antieméticos (Metoclopramida, Domperidona).
- Antialérgicos (Prometazina).
- Retirada abrupta de drogas dopaminérgicas (Levodopa).

FATORES DE RISCO

A SNM pode ser considerada uma reação idiossincrática e imprevisível relacionada à administração de antagonistas da dopamina e outros compostos. Os fatores de risco são apresentados na Tabela 2.

Tabela 2 – Fatores de risco para o desenvolvimento de SNM:

Farmacológicos	Início de tratamento com AP ou aumento de dose. Doses altas de AP. Administração parenteral (depósito.) Associação de AP e antidepressivos, estabilizadores de humor (lítio) ou drogas antiparkinsonianas (Biperideno).
Ambientais	Temperaturas elevadas. Desidratação. Contenção física.
Demográficos	Idade (maiores de 60 anos) Presença de comorbidades clínicas e psiquiátricas
Genéticos	História prévia de SNM História familiar de catatonia

Fonte: Tabela elaborada pelos autores.

4.4. AVALIAÇÃO CLÍNICA

HISTÓRIA CLÍNICA

Deve-se investigar a exposição a drogas que podem causar a SNM em qualquer paciente que apresenta o quarteto sintomático da síndrome. A SNM geralmente resolve ao longo de 3 a 14 dias (se medicação de depósito, pode demorar mais).

Infecções pulmonares, devido a broncoaspiração, e insuficiência renal aguda, devido a mioglobinúria, podem ser fatais e devem ser investigadas. Coagulação intravascular disseminada e insuficiência de múltiplos órgãos também foram descritas. Como resultado do envolvimento do sistema nervoso autônomo, também pode ocorrer miocardiopatia dilatada reversível (miocardiopatia de Takotsubo).

EXAME FÍSICO

Deve-se observar a presença de febre, rigidez e desregulação do SNA, conforme especificado no Quadro 1.

EXAME PSIQUIÁTRICO

Em pacientes com quadro confusional agudo (*delirirum*), observam-se oscilações no nível de consciência, déficit atencional e desorientação têmporo-espacial. Agitação psicomotora também é comum. Deve-se investigar a SNM em pacientes expostos a psicotrópicos que se apresentam confusos e com sintomas parkinsonianos.

4.5. AVALIAÇÃO COMPLEMENTAR:

EXAMES LABORATORIAIS

A realização de exames laboratoriais tem como objetivo estabelecer a gravidade e acometimento em outros sistemas e órgãos (função renal, hepática, pH, íons), bem como estabelecer o diagnóstico, monitoramento e evolução (níveis de CPK devem diminuir com a evolução).

Os níveis de creatinofosfoquinase (CPK) geralmente encontram-se acima de 1000 UI/L, observando-se também leucocitose. Vale lembrar que o aumento de CPK, resultante de contenção física e administração de medicações por via intramuscular, dificilmente ultrapassa 600 UI/L.

Marcadores inflamatórios aumentados, como a proteína C-reativa (PCR) são achados laboratoriais inespecíficos, mas quase sempre presentes.

Exames de imagem, como tomografia computadorizada ou ressonância nuclear magnética do encéfalo e análise do líquor podem ser úteis para o diagnóstico diferencial com afecções do sistema nervoso central, quando o exame físico (sinais neurológicos focais) levantar tal suspeita.

4.6. DIRETRIZES DIAGNÓSTICAS:

As diretrizes diagnósticas segundo o Manual de Diagnóstico e Estatística da Associação Americana de Psiquiatria, quinta edição (DSM-5) (APA, 2014), estão resumidas no Quadro 1.

Quadro 1 – Diagnóstico de SNM segundo o DSM-5:

1. Hipertermia (temperatura > 38,0°C em pelo menos 2 ocasiões).
2. Rigidez.
3. CPK > 4 vezes o limite superior.
4. Mudanças no estado mental (*delirium*, consciência alterada).
5. Ativação autonômica, incluindo: taquicardia (>25% acima do valor basal), diaforese, elevação da pressão arterial (sistólica ou diastólica ≥ 25% acima do valor basal) ou flutuação (alteração diastólica ≥20mmHg ou alteração sistólica ≥25mmHg), incontinência urinária, palidez, taquipneia (> 50% acima da linha de base).

Fonte: APA, 2014.

4.7. DIAGNÓSTICOS DIFERENCIAIS:

A Tab. 3 resume os principais diagnósticos diferenciais a serem considerados.

Tabela 3 – Diagnósticos diferenciais da SNM

Diagnóstico diferencial	Características distintas
Síndrome anticolinérgica central	Sem rigidez, CPK normal, retenção urinária, ruídos intestinais diminuídos, tônus muscular e reflexos sem alterações.
Encefalopatia tóxica por lítio	Sem febre, CPK normal.
Hipertermia maligna	História de anestesia (halogenados). Rigidez e hiporreflexia.
Insolação	Sem diaforese e rigidez. História de exposição ao sol/calor.
Infecção SNC	Líquor alterado. Sinais neurológicos focais.
Catatonia letal	Semiologia similar. Sem história de uso de antipsicóticos.
Síndrome Serotoninérgica	CPK normal, sem leucocitose. Sem rigidez, clônus e hiperreflexia presentes (principalmente MMII), aumento ruídos intestinais.
Síndrome Neuroléptica Maligna	Hipoatividade neuromuscular – rigidez e bradicinesia. Aumento de CPK e leucocitose

Fonte: Tabela elaborada pelos autores.

4.8. MANEJO DA SITUAÇÃO CLÍNICA:

INTERVENÇÕES E MEDIDAS GERAIS

O manejo da SNM inclui basicamente medidas não farmacológicas e suportivas. Havendo suspeita da síndrome pela história clínica, deve-se descontinuar imediatamente o composto farmacológico. Não é necessário retardar a descontinuação para buscar evidências confirmatórias (CPK ou outros).

Deve-se avaliar estado nutricional e de hidratação do paciente. Como vimos, a alteração no nível consciência pode levar prejuízo no reflexo de deglutição, resultando em PNM aspirativa, que está associada ao aumento da mortalidade. Uma medida simples para a prevenção é elevar a maca a 45° para todo paciente que se encontra confuso.

INTERVENÇÕES FARMACOLÓGICAS

O Dantroleno (relaxante muscular) e/ou Bromocriptina (agonista dopaminérgico) podem ser utilizados. Entretanto, a utilização de medidas farmacológicas não é consensual na literatura, visto que estas medidas não melhoram o prognóstico.

4.9. MEDIDAS PÓS-ALTA:

Uma das principais questões pós alta e um desfaio clínico é a reintrodução de terapia com antipsicóticos, caso o paciente que apresentou a SNM necessite o uso desses medicamentos. Deve-se ressaltar que o risco da síndrome ainda está presente. Para minimizar esse risco, recomenda-se que a terapia com antipsicóticos deve ser adiada por pelo menos 14 dias ou mais, até que todos os sintomas residuais tenham cessado. Um agente de menor potência deve ser escolhido, pois a possibilidade de recidiva da SNM é menor. A dose inicial deve ser a mais baixa possível (ou seja, a menor recomendada), podendo ser aumentada gradualmente, até que se estabeleça o nível terapêutico mais baixo possível que controle os sintomas.

4.10. ENCAMINHAMENTOS E ARTICULAÇÕES COM A REDE DE ATENÇÃO:

Um dos principais fatores de risco para o desenvolvimento da SNM é história pregressa da síndrome. Então, o paciente e seus familiares devem obter e fornecer essa informação de forma clara, preferencialmente por escrito, a todos os profissionais e instituições de tratamento frequentadas por eles, para não expor o paciente a novo risco. Essa informação também deve estar contida de forma clara e de fácil visualização no prontuário do paciente.

5. SÍNDROME SEROTONINÉRGICA (SS)

5.1. INTRODUÇÃO

A SS é causada por drogas que aumentam a disponibilidade de serotonina no cérebro. Ela começa dentro de horas a um dia da introdução de um medicamento serotoninérgico ou após o aumento de dose. Pode ser rapidamente fatal se não for tratada.

É improvável que doses terapêuticas de um único medicamento causem a síndrome, que está relacionada à dose. Na maioria das vezes, a SS ocorre quando dois medicamentos são usados juntos, especialmente se aumentarem a serotonina de maneiras diferentes.

A maioria dos casos não requer intervenção médica ativa, podendo ser controlada suspendendo o uso do medicamento ou reduzindo a dose. Casos que resultam em hospitalização são raros, sendo geralmente relacionados à superdosagem ou associação de drogas inibidoras da monoaminoxidase (iMAO) com inibidores seletivos da recaptação de serotonina (ISRS), inibidores da recaptação de serotonina e noradrenalina (IRSN) e outro iMAO.

O principal mecanismo etipatogênico da SS é a superativação dos receptores serotonérgicos centrais e periféricos, como resultado dos altos níveis de serotonina. Drogas sem ação serotoninérgica, mas que inibem o sistema CYP450 podem resultar em SS por inibição enzimática, aumentando a concentração de drogas serotoninérgicas. A Tab. 4 resume as drogas que podem causar SS e seu mecanismo etiopatogênico. (VOLPI-ABADIE; KAYE; KAYE, 2013)

Tabela 4 – Drogas que pode causar SS e seu mecanismo etiopatogênico:

Mecanismo	Drogas associadas
Inibição da Recaptação de Serotonina	Anfetaminas/drogas perda de peso. Antieméticos: Ondasentrona. Opioides: metadona, tramadol. Drogas de abuso: cocaína, MDMA. Fitoterápicos: erva de São João. ISRS. IRSN. Antidepressivos tricíclicos. Outros antidepressivos: Trazodona.
Inibição do Metabolismo da Serotonina	IMAOs: Tranilcipromina, Moclobemida.
Aumento da Síntese de Serotonina	Triptofano.
Aumento da Liberação de Serotonina	Antidepressivos: Mirtazapina. Drogas de abuso: MDMA.
Ativação de Receptores de Serotonina	Antidepressivos: Mirtazapina, Trazodona. Drogas de abuso: LSD. Estabilizadores de humor: lítio. Agentes procinéticos: Metoclopramida.
Inibidores CYP450	**CYP2D6** Inibidores: Fluoxetina, Sertralina Substratos: Tramadol **CYP3A4** Inibidores: Ciprofloxacino, Ritonavir Substratos: Metadona, Venlafaxina **CYP2C19** Inibidores: FLuconazol Substrato: Citalopram

Fonte: Adaptado de VOLPI-ABADIE; KAYE; KAYE, 2013

5.2. EPIDEMIOLOGIA

A incidência real da SS é desconhecida. O número de casos reais é provavelmente muito maior do que os casos relatados. A SS ocorre entre 14 a 16% de todas as overdoses de ISRS (MACKAY; DUNN; MANN, 1999). Um estudo do British National Health Service estimou a incidência de SS em pacientes em monoterapia com ISRS em 0,5 a 0,9 por mil por mês de tratamento (ISBISTER et al., 2004). A SS geralmente não é diagnosticada quando os sintomas são leves ou atribuídos a um efeito colateral geral do tratamento. Entretanto, o número de casos notificados tem aumentado, provavelmente devido ao uso disseminado das drogas serotoninérgicas e à crescente conscientização da síndrome. A SS foi documentada em todas as faixas etárias.

5.3. MANIFESTAÇÕES CLÍNICAS

A Tab. 5 resume as principais manifestações clínicas da tríade sintomatológica da SS. Febre pode estar presente, sendo que temperatura maior que 40º é indicativo de gravidade. Metade dos casos ocorre nas primeiras 2 horas e 75% em até 24 horas após a ingestão das medicações. Portanto, é uma condição que se manifesta mais precocemente do que a SNM (VOLPI-ABADIE; KAYE; KAYE, 2013)

Tabela 5 – Tríade Sintomática da Síndrome Serotoninérgica:

Alterações Neuromusculares	Hiperreflexia, temores e clônus (mais pronunciados nos membros inferiores)
Alterações mentais e comportamentais	Agitação e *Delirium*
Desregulação do SNA	Midríase, diaforese, hipertensão arterial, taquicardia, aumento movimentos intestinais (diarreia)

Adaptado de VOLPI-ABADIE; KAYE; KAYE, 2013

5.4. AVALIAÇÃO CLÍNICA

HISTÓRIA CLÍNICA

Durante a anamnese, deve-se investigar o uso de medicamentos prescritos, medicamentos sem receita, uso de suplementos dietéticos e substâncias ilícitas, quaisquer mudanças recentes na dosagem ou a adição de novos medicamentos. A presença de certas comorbidades, como depressão e dor crônica servem de alerta ao clínico para o uso de drogas que podem precipitar a síndrome. Pacientes em hemodiálise e uso de ISRS apresentam uma incidência mais alta da síndrome.

Sintomas graves incluem temperatura superior a 40°C, clônus sustentado ou rigidez, *delirium* e rabdomiólise. Esses pacientes devem ser encaminhados ao hospital imediatamente, pois a piora pode ser rápida e fatal.

Casos graves apresentam complicações que incluem: convulsões, rabdomiólise, mioglobinúria, acidose metabólica, insuficiência renal, insuficiência respiratória, coagulação intravascular difusa, coma e morte (VOLPI-ABADIE; KAYE; KAYE, 2013)

EXAME FÍSICO

Deve-se observar a presença de alterações neuromusculares e desregulação do SNA, conforme especificado na Tab. 5.

EXAME PSIQUIÁTRICO

Paciente com SS podem apresentar alterações no exame do estado mental que variam de leve agitação e ansiedade a um quadro confusional agudo. Deve-se suspeitar de SS em qualquer paciente com história de exposição a drogas serotoninérgicas que se apresente confuso e com alterações neuromusculares.

5.5. AVALIAÇÃO COMPLEMENTAR:

Assim como na SNM, o diagnóstico da SS é clínico, baseado na anamnese e exame físico. Avaliações complementares são úteis para manejo das complicações oriundas da síndrome e para esclarecimento de diagnósticos diferenciais.

5.6. DIRETRIZES DIAGNÓSTICAS:

Apesar da existência de vários critérios diagnósticos para a SS, nenhum é consensual. Em 2003, Dunkley et al. desenvolveram um algoritmo diagnóstico, o Hunter Serotonin Toxicity Criteria, que é simples e de fácil utilização em contextos de avaliação clínica e psiquiátrica (Fig. 1).

Figura 1. Diretrizes diagnósticas para a Síndrome Serotoninérgica

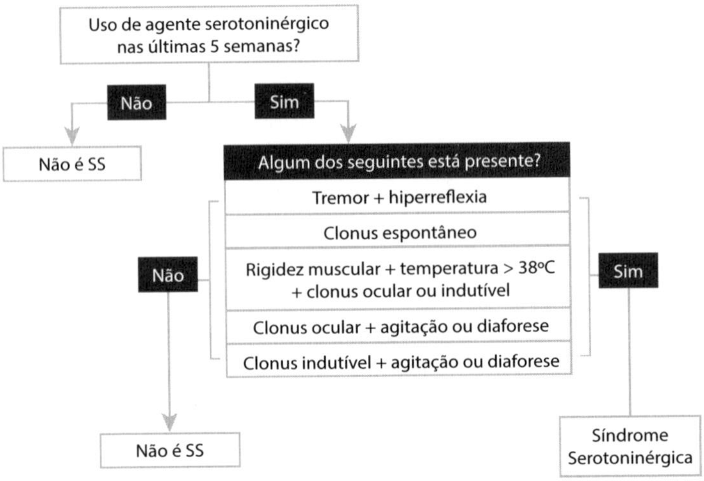

Fonte: Adaptado de DUNKLEY et al., 2003; e OLIVEIRA; SILVA; PISSARRA, 2016.

5.7. DIAGNÓSTICO DIFERENCIAL

O diagnóstico diferencial de SS abrange condições já observadas no diagnóstico diferencial da SNM, resumidas na Tab. 3. Um diagnóstico diferencial importante está entre as duas síndromes induzidas por psicotrópicos vistas até o momento. Sintomas gastrointestinais, como diarreia, náuseas e vômitos, presentes na SS, raramente são vistos em SNM. Se presentes na SS, a rigidez e a hiperpirexia são mais leves do que o previsto na SNM.

Outro diagnóstico diferencial da SS a ser observado é a síndrome de retirada de antidepressivo (ou sua troca cruzada com outro AD). Na síndrome de retirada, náusea, desequilíbrio, distúrbios sensoriais, hiperexcitação e alterações no humor, sono e apetite são comuns. Esses sintomas iniciam-se mais tardiamente do que na SS – poucos dias depois de parar ou trocar uma droga – e geralmente duram uma semana. Obviamente, a síndrome de retirada de antidepressivos é mais branda que casos de SS e sem risco de vida.

A introdução ou aumento da dose de antidepressivo também podem se assemelhar à SS, pois pode causar ansiedade, irritabilidade e inquietação. Entretanto, tanto na introdução como na retirada da droga, esses sintomas são autolimitados e, embora causem desconforto, são de intensidade menor do que a SS, e não constituem uma urgência médica.

5.8. MANEJO DA SITUAÇÃO CLÍNICA:

- Descontinuar todos os agentes serotoninérgicos;
- fornecer cuidados de suporte via estabilização dos sinais vitais;
- oxigênio para manter a saturação maior que 93%;
- administrar fluidos intravenosos;
- monitoramento cardíaco contínuo;
- sedação com benzodiazepínicos;
- administração antagonistas da serotonina (Ciproeptadina). Doses entre 12 e 32 mg durante as primeiras 24 horas são suficientes para bloquear entre 85 e 95% dos receptores. Deve ser administrada uma dose inicial de 12 mg, reavaliando-se a cada duas horas a necessidade de administração de dose adicional de 2 mg. A dose de manutenção é de 8 mg a cada 6 horas. No Brasil, a Ciproeptadina é comercializada em xaropes e comprimidos, isoladamente ou em associação com antialérgicos.

Com o tratamento, a síndrome serotoninérgica geralmente se resolve em 24 horas (VOLPI-ABADIE; KAYE; KAYE, 2013)

5.9. PREVENÇÃO/MEDIDAS PÓS-ALTA

A prevenção da síndrome serotoninérgica é fundamental. Pontos para lembrar:

- Ensine os pacientes e seus familiares/cuidadores a reconhecer a SS (sintomas, início e progressão), os orientando a procurar o hospital se apresentarem sintomas.
- Havendo suspeita clínica da SS, deve-se encaminhar imediatamente o paciente, pois a piora pode ser rápida.
- Após a recuperação, recomendar diferentes drogas ou doses mais baixas.
- Pergunte aos pacientes sobre o uso de drogas ilícitas e medicamentos "naturais" (fórmulas/fitoterápicos). Os pacientes devem reportar-se ao médico antes de iniciar qualquer medicamento.
- Recomende a menor dose eficaz e evite o uso de duas doses altas de drogas serotoninérgicas ao mesmo tempo.
- Observar períodos de *wash-out*. Drogas com meia-vida longa, como a Fluoxetina, podem precipitar a síndrome por até cinco semanas após a retirada (VOLPI-ABADIE; KAYE; KAYE, 2013)

5.10. ENCAMINHAMENTOS E ARTICULAÇÕES COM A REDE DE ATENÇÃO

Uma lição que se aprende ao se lidar com casos de SS é que qualquer paciente que inicie ou aumente a dose de antidepressivos deverá ser acompanhado pelo médico. Essa lição parece simples, mas é muitas vezes negligenciada na rede de atenção psicossocial, em que plantonistas de hospitais psiquiátricos e/ou CAPS iniciam um tratamento, mas não acompanham ou estabelecem um referenciamento e plano de cuidado adequados às Unidades Básicas de Saúde ou outros serviços.

II. EFEITOS COLATERAIS CARDIOVASCULARES INDUZIDOS POR PSICOTRÓPICOS

1. ARRITMIAS E PROLONGAMENTO DO INTERVALO QTC

1.1. INTRODUÇÃO

Os medicamentos psicoativos são reconhecidos como podendo ter ações eletrofisiológicas potencialmente significativas, tendo o potencial de causar eventos pró-arrítmicos sérios e, por vezes, fatais. Os antidepressivos tricíclicos e os antipsicóticos típicos são os mais comumente associados a alterações de repolarização e prolongamento do intervalo QTc, que pode predispor a "Torsades de Pointes", uma taquiarritmia ventricular polimórfica potencialmente fatal. Além disso, interações com canais iônicos também podem ter efeitos arritmogênicos. No entanto, o efeito sobre os canais iônicos da maior parte dos psicofármacos usualmente utilizados é relativamente pequeno e sua relação com evidências epidemiológicas de maior risco de morte é incerto (BROUILLETTE; NATTE, 2017).

1.2. EPIDEMIOLOGIA

O risco de arritmias deve ser entendido em um contexto maior. Pesquisadores compararam o risco de arritmias graves ("Torsades de Pointes") em relação ao número total de eventos adversos entre diversas classes de medicamentos e evidenciaram que o risco relativo associado aos psicotrópicos comumente mais implicados com essa condição, como o Haloperidol (0,14%) e a Tioridazina (0,18%), não era maior do que o associado com medicações mais comumente utilizadas, tal como o antibiótico eritromicina (0,18%), e até vendidas sem receita, como a Loratadina (0,20%). Esses dados são úteis para considerarmos o risco associado aos psicotrópicos em perspectiva e sugere que o risco absoluto é bastante pequeno (YAP; CAMM, 2003).

Além disso, após o alerta do FDA de 2011 quanto ao possível risco de arritmia relacionado com doses altas de Citalopram, houve uma preocupação generalizada entre os clínicos e psiquiatras, que reduziram as doses ou substituíram o medicamento, o que foi seguido por maior mortalidade geral e hospitalização/mortalidade relacionada à depressão (RECTOR et al., 2016).

Portanto, o fato de existirem drogas que podem aumentar o risco de arritmias graves deve ser ponderado com a informação de que o risco absoluto é bastante baixo. Deve-se ressaltar que o importante é que os pacientes não sejam privados de medicações que podem ser importantes para seu tratamento em função de preocupações inapropriadas quanto aos riscos envolvidos.

1.3. ASPECTOS CLÍNICOS

Os psicotrópicos e seus potenciais riscos de arritmias estão apresentados na Tab. 6. A Tab. 7 apresenta os fatores de risco envolvidos com maior probabilidade de apresentar arritmias e um sistema de pontuação que pode auxiliar na estratificação de risco.

Tabela 6 – Drogas psicotrópicas e o risco de prolongamento QT/arritmias

Baixo risco	Médio risco	Alto risco
Antipsicóticos		
Aripiprazol Lurasidona Loxapina Zuclopentixol	Quetiapina Risperidona Olanzapina Amissulprida Clozapina Flufenazina	Clorpromazina Levomepromazina Haloperidol Sulpirida Ziprasidona
Tricíclicos		
Baixo risco	**Médio risco**	**Alto risco**
	Amitriptilina Imipramina Clomipramina Nortriptilina	Todos os tricíclicos com doses equivalentes de amitriptilina ≥100 mg/dia.
Inibidores da recaptação		
Baixo risco	**Médio risco**	**Alto risco**
Agomelatina Bupropiona Desvenlafaxina Duloxetina Fluvoxamina Sertralina Vortioxetina	Fluoxetina Venlafaxina Mirtazapina Trazodona	Citalopram >40 mg/dia Escitalopram >20 mg/dia
Estabilizadores do humor		
Baixo risco	**Médio risco**	**Alto risco**
Carbamazepina Lamotrigina Valproato		Lítio[1*]
Ansiolíticos		
Baixo risco	**Médio risco**	**Alto risco**
Benzodiazepínicos Pregabalina		

Fonte: Adaptado de BROUILLETTE e NATTEL, 2017.

1 Além de prolongamento de QRS e QTc, pode estar associado com disfunção do nodo sinusal e anormalidades da onda T

Tabela 7 – Fatores de risco associados ao prolongamento QT/arritmias

Fatores relacionados aos pacientes:	Pontos
Idade >70 anos	1
Sexo feminino	1
Hipocalemia (K entre 3,5-3,8 = 1 ponto / <3,5 = 2 pontos)	1-2
Hipomagnesemia	1
Insuficiência cardíaca	1
Hipertrofia de ventrículo esquerdo	1
Doença renal/hepática (leve = 1 ponto / severa = 2 pontos)	1-2
Prolongamento de QTc (>480ms)	2
Pré-síncope ou síncope inexplicada	2
História pessoal ou familiar de síndrome do prolongamento QT	2
História familiar de síncope ou morte súbita inexplicada	1
Fatores relacionados aos tratamentos:	
Uso de diuréticos	1
Interação medicamentosa que afete a eliminação da droga	1
Uso de outra droga que aumente o intervalo QT	1

Interpretação:
<2 pontos = baixo risco
≥2 pontos = alto risco

Fonte: Adaptado de BROUILLETTE e NATTEL, 2017.

1.4. MANEJO CLÍNICO

Recentemente, pesquisadores propuseram uma abordagem prática que pode auxiliar os clínicos na tomada de decisão quanto ao uso de psicotrópicos com risco arritmogênico (BROUILLETTE; NATTE, 2017). De forma geral, a seleção da droga psicotrópica deve levar em consideração os potenciais riscos cardiovasculares, como também os potenciais benefícios psiquiátricos. O algoritmo proposto pelos autores foi adaptado na Fig. 2.

Figura 2. Algoritmo para a tomada de decisão quanto ao uso de psicotrópicos com o potencial de aumento do intervalo QT/arritmia.

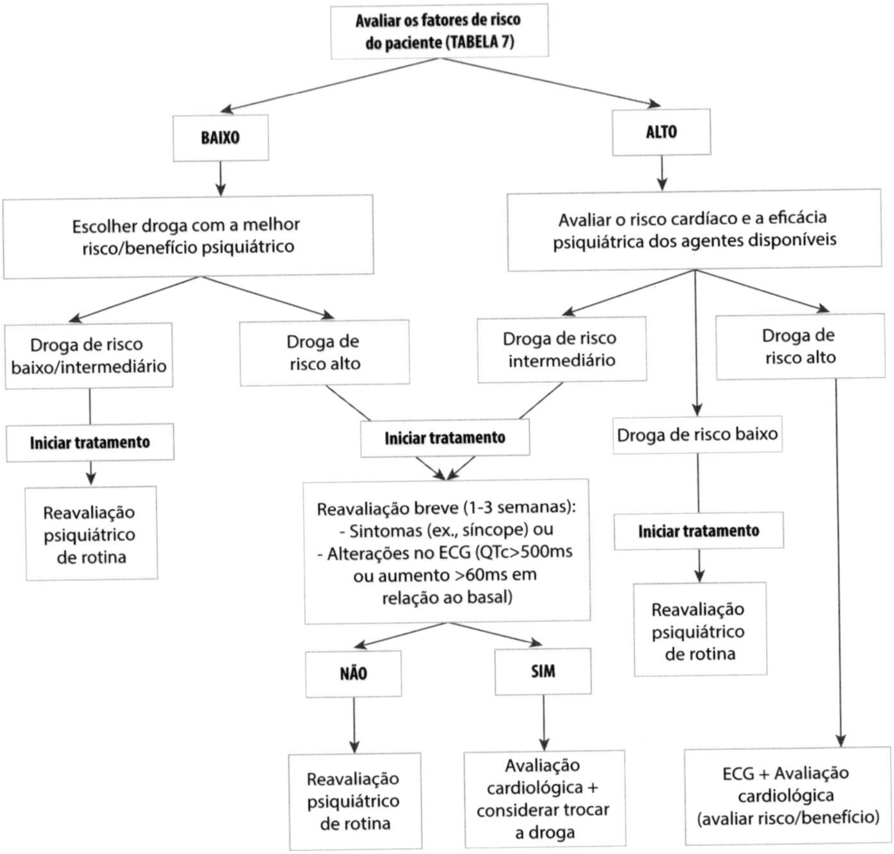

Fonte: Adaptado de BROUILLETTE e NATTEL, 2017.

2. HIPOTENSÃO

Muitas drogas psicotrópicas podem causar hipotensão ortostática, especialmente as com maior bloqueio dos receptores Alfa1-adrenérgicos. Tolerância pode se desenvolver ao longo do tempo, reduzindo a sua ocorrência. As drogas mais comumente associadas com hipotensão são: Clozapina, Quetiapina, Risperidona e antipsicóticos de primeira geração de baixa potência (BROUILLETTE; NATTE, 2017).

Visando a minimização desse efeito colateral, é importante que, especialmente no início do tratamento, pacientes, familiares e cuidadores sejam orientados quanto aos risco e às estratégias para minimizar a hipotensão postural: levantar-se devagar; evitar permanecer em pé por tempo prolongado; uso de meias de compressão; aumentar a ingestão de fluídos e sal, se possível (BROUILLETTE; NATTE, 2017).

3. HIPONATREMIA INDUZIDA POR PSICOTRÓPICOS

3.1. INTRODUÇÃO

A hiponatremia é definida como um nível plasmático de sódio menor que 135mmol/L. A maior parte dos clínicos não tem consciência do quanto a hiponatremia induzida por psicotrópicos é frequente. Isso ocorre por não haver uma consciência sobre este problema, mas também porque os sintomas são comumente inespecíficos ou podem ser interpretados como fazendo parte dos quadros psiquiátricos de base. A hiponatremia induzida por medicamentos é do tipo hipotônica e euvolêmica (SAHOO et al., 2016).

3.2. EPIDEMIOLOGIA

Os fatores de risco para a hiponatremia induzida por medicamentos são: (1) idosos; (2) sexo feminino; (3) menor peso corporal; (4) história prévia; (5) níveis basais mais baixos; (6) maior temperatura ambiental/estações quente; (7) doença psiquiátrica inicial; (8) fases iniciais do tratamento; (9) tratamentos prolongados; (10) comorbidades clínicas (diabetes, hipertensão, hipotiroidismo, DPOC, ICC, TCE, AVE, cirrose hepática e malignidades); e (11) uso concomitante de outros medicamentos: diuréticos e outros anti-hipertensivos, AINEs (SAHOO et al., 2016).

Todas as classes de psicotrópicos já foram associados à hiponatremia, sendo os antidepressivos os mais implicados. Destes, os ISRSs e IRSNs são as categorias de maior risco. Fluoxetina, Citalopram, Escitalopram e Venlafaxina são os mais associados, enquanto Sertralina, Paroxetina e Duloxetina tem menor risco. As outras classes de antidepressivos tem menos chance de induzir a hiponatremia. Apesar de existiram alguns relatos de caso, Mirtazapina e Bupropiona estão entre os antidepressivos com menor chance de causar hiponatremia. Dentre os antipsicóticos, os típicos, especialmente as fenotiazinas, têm mais chance de cursar com este efeito colateral, e dentre os estabilizadores de humor, a Carbamazepina costuma ser a mais implicada (SAHOO et al., 2016).

3.3. MANIFESTAÇÕES CLÍNICAS

Hiponatremia em pacientes psiquiátricos é frequentemente descoberta acidentalmente. A sintomatologia depende dos níveis de sódio plasmático e se o caso é agudo ou subagudo/crônico. A identificação inicial pode ser difícil, pois os sintomas podem ser facilmente confundidos com sintomas depressivos (fadiga, anorexia e confusão) ou com efeitos colaterais mais frequentes dos Psicofármacos (náuseas e vômitos) (SAHOO et al., 2016).

A hiponatremia leve (134-130 mmol/L) é assintomática inicialmente, mas os sintomas começam a aparecer na medida em que os níveis de sódio começam a baixar: cefaleia, náuseas, vômitos, fadiga, anorexia, câimbras e confusão mental. A hiponatremia moderada (129-125 mmol/L) pode cursar adicionalmente com instabilidade da marcha e reflexos tendíneos diminuídos. Já o paciente com hiponatremia grave (<120 mmol/L) pode apresentar inquietação, agitação ou letargia, *delirium*, convulsões, coma e morte (SAHOO et al., 2016).

Quadros agudos são uma emergência médica e devem receber suporte clínico imediato. Por outro lado, os casos leves, mas crônicos e não tratados foram identificados como um fator de risco importante em idosos para quedas recorrentes, perda de massa óssea, fraturas de quadril e prejuízos cognitivos (SAHOO et al., 2016).

3.4. MANEJO CLÍNICO

A hiponatremia pode ser prevenida através de medidas simples: (1) avaliar o risco/benefício de iniciar tratamento antidepressivo em idosos; (2) avaliar os possíveis fatores de risco; (3) avaliação dos níveis plasmáticos de sódio ao longo do tratamento: basal, nas primeiras 2 semanas de início do fármaco e quando houver aumento de dose; (4) monitoramento de outros medicamentos e comorbidades; (5) escolher medicamentos com menor probabilidade de causar hiponatremia; (6) aumento de dose de forma lenta e cuidadosa; (7) educar o paciente/cuidador quanto aos sinais e sintomas (SAHOO et al., 2016).

Os princípios gerais do tratamento são:

1. Revisar outras possíveis causas que podem estar contribuindo para o quadro (ex., desidratação, ICC, cirrose).
2. Revisar todas as medicações em uso.
3. Suspender a medicação implicada.
4. Nos casos leves, nos quais a suspensão não foi suficiente para a correção, a restrição do consumo de água (0,5-1 litro/dia) pode ser tentada.

5. Nos casos moderados e graves, especialmente se já estiverem presentes sinais e sintomas neurológicos, a correção cuidadosa com salina hipertônica deve ser feita no contexto do atendimento clínico de urgência.
6. A reintrodução da droga implicada deve ser evitada e uma opção de outra classe pode ser tentada.

REFERÊNCIAS

AMERICAN PSYCHIATRIC ASSOCIATION - APA. *DSM-5: Manual diagnóstico e estatístico de transtornos mentais - DSM.* 5.ed. Porto Alegre: Artmed; 2014.

BROUILLETTE, J.; NATTEL, S. A practical approach to avoiding cardiovascular adverse effects of psychoactive medications. *Canadian Journal of Cardiology*, v. 33, n. 12, p. 1577-1586, 2017.

BROUILLETTE, J.; NATTEL, S. A practical approach to avoiding cardiovascular adverse effects of psychoactive medications. *Canadian Journal of Cardiology*, v. 33, n. 12, p. 1577-1586, 2017.

BURKHARD, P. R. Acute and subacute drug-induced movement disorders. *Parkinsonism & related disorders*, v. 20, p. S108-S112, 2014.

DUNKLEY, E. J. C. et al. The Hunter Serotonin Toxicity Criteria: simple and accurate diagnostic decision rules for serotonin toxicity. *Qjm*, v. 96, n. 9, p. 635-642, 2003.

FACTOR, S. A. et al. *Drug induced movement disorders*. Blackwell Futura, 2005.

ISBISTER, G. K. et al. Relative toxicity of selective serotonin reuptake inhibitors (SSRIs) in overdose. *Journal of Toxicology: Clinical Toxicology*, v. 42, n. 3, p. 277-285, 2004.

MACKAY, F. J.; DUNN, N. R.; MANN, R. D. Antidepressants and the serotonin syndrome in general practice. *British Journal of General Practice*, v. 49, n. 448, p. 871-874, 1999.

OLIVEIRA, P.; SILVA, S.; PISSARRA, C. Síndrome serotoninérgico: um caso clínico. *Psilogos: Revista do Serviço de Psiquiatria do Hospital Fernando Fonseca*, v. 14, p. 54-61, 2016.

POYUROVSKY, M. Acute antipsychotic-induced akathisia revisited. *The British Journal of Psychiatry*, v. 196, n. 2, p. 89-91, 2010.

PRINGSHEIM, T. et al. The assessment and treatment of antipsychotic-induced akathisia. *The Canadian Journal of Psychiatry*, v. 63, n. 11, p. 719-729, 2018.

RECTOR, T. S. et al. Outcomes of citalopram dosage risk mitigation in a veteran population. *American Journal of Psychiatry*, v. 173, n. 9, p. 896-902, 2016.

SAHOO, S. et al. Hyponatremia and psychotropics. *Journal of Geriatric Mental Health*, v. 3, n. 2, p. 108, 2016.

TSE, L. et al. Neuroleptic malignant syndrome: a review from a clinically oriented perspective. *Current neuropharmacology*, v. 13, n. 3, p. 395-406, 2015.

Volpi-Abadie, J.; Kaye, A. M.; Kaye, A. D. Serotonin syndrome. *The Ochsner Journal*, v. 13, n. 4, p. 533–540, 2013.

WYANT, K. J.; CHOU, K. L. *Drug-induced parkinsonism* – UpToDate; 2019. Disponível em <https://www.uptodate.com/contents/drug-induced-parkinsonism>. Acesso em 19/05/2019.

YAP, Y. G.; CAMM, A. J. Drug induced QT prolongation and torsades de pointes. *Heart*, v. 89, n. 11, p. 1363-1372, 2003.

ZESIEWICZ, T. A.; SULLIVAN, K. L. Drug-induced hyperkinetic movement disorders by nonneuroleptic agents. *Handbook of clinical neurology*, v. 100, p. 347-363, 2011.

26. O MANEJO DA AGRESSÃO E VIOLÊNCIA NA SITUAÇÃO DE CRISE

MICHELLINE GUILHERME CORRÊA BARBOSA

Agressão e violência são atribuídas a comportamentos ou ações, expressos de forma verbal e/ou física, que podem resultar em danos, lesões a outra pessoa e, inclusive, a si mesmo. O impacto dessa situação é significativo e diverso, afetando negativamente a saúde e a segurança do paciente, de outros usuários do serviço, dos cuidadores e da equipe de assistência.

Esse quadro é relativamente comum e sério em ambientes de saúde e de assistência social, principalmente em situação de crise psiquiátrica. Em geral, a admissão de um paciente agitado ou agressivo nos serviços de urgência se dá por meio de terceiros, sejam familiares, vizinhos ou pessoas que presenciaram, primeiramente, um episódio de agitação psicomotora ou violência, ou ainda por meio de autoridades policiais ou militares do corpo de bombeiros ou profissionais do Serviço de Atendimento Móvel de Urgência (SAMU) que foram acionados para controlar a situação fora do ambiente hospitalar (MANTOVANI, 2010). Esse paciente, geralmente, apresenta baixa capacidade de insight com relação à sua morbidade e juízo crítico da realidade prejudicado.

Assim, tão importante quanto a premência em diminuir o grau de agitação/agressividade ou o risco envolvido na situação é a de coleta de informações para a formulação de hipóteses diagnósticas para o devido manejo. A avaliação e o manejo desse paciente, potencialmente agressivo ou francamente violento, são trabalhos complexos que exigem da equipe profissional habilidades que necessitam ser aplicadas em conjunto, com agilidade e de modo efetivo (MANTOVANI, 2010).

EPIDEMIOLOGIA

No Brasil, incidentes violentos ocorrem em diferentes unidades de saúde, que vão desde a atenção primária aos hospitais gerais. Particularmente em hospitais psiquiátricos e serviços substitutivos, os fatores determinantes da violência, muitas vezes, estão relacionados ao perfil do paciente: idade, gênero, presença de sintomas psicóticos e uso de álcool e outras drogas.

A categoria profissional mais exposta à violência física, psicológica, verbal ou sexual é a enfermagem, quando comparadas aos demais profissionais de saúde. Em hospitais psiquiátricos, as taxas de violência são ainda maiores, variando de 1,7% a 71,6%, indicando que as características dos pacientes ou dos profissionais de saúde podem ser fatores determinantes para a ocorrência desses eventos (VIEIRA, 2017). O índice de violência física, especificamente, chega a representar 17% dos casos . Aspectos que parecem contribuir para aumentar a chance desses eventos são o tempo de contato com os pacientes, o tempo de experiência profissional e o dimensionamento de recursos humanos (VIEIRA, 2017).

Infelizmente, no Brasil, esse fenômeno é tido como inerente ao exercício do trabalho, colaborando para a subnotificação dos episódios de violência e, consequentemente, repercutindo no baixo investimento para políticas e programas que visem a capacitação, segurança e apoio ao profissional, bem como melhorias ambientais.

AVALIAÇÃO CLÍNICA

A manifestação de agressão e de violência depende de uma combinação de fatores intrínsecos, por exemplo, características de personalidade e de sofrimento mental, e fatores extrínsecos, como atitudes e comportamentos de terceiros, o ambiente físico e quaisquer restrições que limitem a liberdade do usuário (NICE, 2015).

É importante atentar que alguns dados clínicos como início súbito, idade acima de 40 anos, ausência de história psiquiátrica anterior, alucinações visuais, olfativas e tácteis, discurso desconexo, confusão mental, desorientação, história e/ou sinais físicos de trauma podem sugerir a presença de uma condição médica geral ou neurológica. Semelhante raciocínio clínico deve ser considerado para a investigação do uso de substâncias psicoativas, quer sejam drogas lícitas, ilícitas ou medicações prescritas para tratamento de condições médicas gerais, mas que podem ter efeito sobre o sistema nervoso central, levando a alterações de comportamento. Quadros de intoxicação e de abstinência, que comumente estão associados a comportamento agitado e/ou violento, estão entre as principais causas de atendimento psiquiátrico em serviços de urgência (MANTOVANI, 2010).

Em relação aos transtornos mentais, o comportamento agressivo ou violento não se apresenta como específico em nenhum deles e, assim, implica uma ampla investigação do diagnóstico diferencial. Portadores de transtornos psiquiátricos, em particular esquizofrenia e transtorno afetivo bipolar com episódio maníaco, utilizam os serviços de urgência com maior frequência do que aquela observada na população geral. Os episódios psicóticos ou maníacos podem cursar em alteração do pensamento e do humor, que resultam numa percepção modificada da realidade e, consequentemente, em períodos de agitação psicomotora ou violência, justificando a avaliação da equipe assistente. Quadros depressivos com aumento de psicomotricidade também podem cursar com agitação e risco de violência. Ainda dentre os distúrbios psiquiátricos com possível evolução desse comportamento, há o de transtorno de personalidade, particularmente o borderline e transtorno explosivo intermitente, o de transtorno opositor desafiador, o de conduta e o de déficit intelectivo devido à baixa tolerância à frustração e ao controle de impulsos comprometido. Outro possível diagnóstico, inserido no DSM-5, é o transtorno disruptivo da regulação do humor, caracterizado pelas frequentes explosões de raiva que ocorrem em resposta à frustação num indivíduo que se apresenta com humor persistentemente irritável.

Tabela 1 – Diagnósticos diferenciais dos transtornos mentais que podem cursar com agressividade/violência

Esquizofrenia
Transtorno afetivo bipolar, episódio maníaco
Transtornos relacionados a uso de substâncias
Transtorno de personalidade borderline
Transtorno explosivo intermitente
Transtorno de oposição desafiante
Transtorno da conduta
Déficit intelectivo
Transtorno disruptivo da regulação do humor
Síndromes demenciais

Fonte: Tabela elaborada pela autora.

MANEJO DA SITUAÇÃO CLÍNICA

O fundamento que deve nortear o manejo do paciente agressivo/violento é o entendimento de que a forma de entrada da equipe assistente na cena, bem como os elementos que se agregam à crise serão componentes determinantes em sua resolução (MANTOVANI, 2010; NICE, 2015). Dessa maneira, uma leitura ampliada da crise e o reconhecimento de sua complexidade são questões importantes. No entanto, a nossa posição, orientação ética, técnica e humana serão decisivos. Do ponto de vista didático, o plano de ação pode ser divido em quatro tópicos: manejo ambiental, manejo comportamental, manejo farmacológico e manejo físico (MANTOVANI, 2010).

1. MANEJO AMBIENTAL

Para antecipar e reduzir a agressão/violência nas instituições, faz-se necessário, em primeiro lugar, a presença de uma equipe em sintonia de ação. O vínculo dentro da própria equipe promove um trabalho mais amistoso e com respeito mútuo, facilita a comunicação, favorece o dinamismo e permite uma melhor percepção da crise e, consequentemente, melhor atuação de cada membro, de modo complementar e efetivo. Além disso, é esperado dos serviços de saúde a oferta e o incentivo à capacitação dos profissionais em relação à abordagem de cuidados centrada na pessoa; a compreensão dos transtornos mentais e o risco de agressão e violência; as habilidades, métodos e técnicas para reduzir ou evitar a agressão/violência iminente e, diante dela(s), realizar intervenções restritivas com segurança; a revisão e o feedback do processo com o usuário e com a equipe.

Em relação ao espaço físico destinado ao atendimento, ele deve ser organizado de modo a garantir a segurança do paciente e da equipe, a evitar a progressão do comportamento violento e a ajudar o paciente a controlar seus impulsos violentos. Diante de indícios de hostilidade ou agressividade, o paciente deve ser imediatamente avaliado mesmo que isso implique em interrupção de outra atividade clínica ou desconsideração quanto à ordem de chegada para atendimento. Quanto mais precoce a abordagem, menor é o risco de concretizar o comportamento inadequado. Acomodar o paciente numa sala mais reservada proporciona respeito e privacidade, além de evitar a exposição da situação de risco à terceiros. Vale ressaltar o cuidado de acolher um paciente potencialmente violento por mais de um membro da equipe, visto que a presença de outros profissionais no local de atendimento ajuda a coibir comportamentos brutos.

O acesso à porta, por exemplo, deve ter a mesma distância tanto para o profissional como para o paciente, porque diante a uma situação em que sintam acuados, o fácil acesso à saída minimizaria o risco de agressão. Atentar, ainda, para a existência de móveis, objetos ou aparelhos que possam ser quebrados ou mesmo usados como armas, bem como para a possibilidade de porte desse tipo de objeto pelo paciente. Proporcionar um ambiente tranquilo, reduzindo ao máximo estímulos ambientais e a presença de pessoas desestabilizadoras que possam se configurar como fatores estressores – por exemplo, alguém que tenha uma relação conflituosa com o paciente ou que se tornou parte de seu delírio persecutório. E por fim, ponderar que um episódio de agitação e de agressividade pode refletir na desestabilização de outros pacientes, contribuindo para novos conflitos. Logo, a observação próxima e contínua, não apenas do paciente agressivo em questão, mas, também, dos demais usuários, faz-se necessária.

Tabela 2 – Manejo ambiental

Equipe sintonizada.
Acolhimento precoce, reservado e, se necessário, com a presença de um ou mais profissionais.
Espaço físico de fácil acesso a porta.
Retirada de objetos que possam servir de arma.
Ambiente tranquilo.
Redução de estímulos externos e identificação de fatores estressores.
Afastamento de pessoas e/ou objetos que possam ser desestabilizadores para o paciente.
Observação próxima e contínua do paciente e demais usuários.

Fonte: Tabela elaborada pela autora.

2. MANEJO COMPORTAMENTAL

Entender o comportamento agressivo/violento como um sintoma de sofrimento psíquico do paciente em crise dilui no profissional o sentimento de ameaça ou coação. Isso engaja um acolhimento empático o que permite o estabelecimento de um vínculo entre profissional e paciente e de um esforço mútuo de controlar a agressividade.

A abordagem da equipe deve ser em um tom de voz ameno e neutro, com mensagens objetivas e claras e de modo que o paciente possa visualizar quem esteja falando com ele. É importante que o profissional se apresente, diga seu nome e seu papel naquela situação.

Junto com o paciente, tente identificar os possíveis gatilhos, vulnerabilidades e sinais de alerta antecipado para orientá-lo a buscar a equipe assistente. A entrevista pode e deve apresentar flexibilidade em sua condução, possibilitando o estabelecimento de "combinados". No entanto, não se deve barganhar com o paciente, já que o cumprimento dos acordos se baseia no vínculo de confiança. Quando apropriado, as normas de funcionamento, limites e orientações devem ser expostos ao paciente.

Uma postura receptiva, com a atitude segura, desenvolvimento de movimentos suaves e, se possível, nivelados na mesma altura do paciente, também pode evitar que o profissional se torne uma figura ameaçadora ou de confronto para o paciente ou que nele se potencialize a sensação de poder e agressividade. Alguns comportamentos podem sugerir iminência para agressividade como irritabilidade ou ansiedade intensa, hostilidade, fala rápida ou gritos, alteração da tonalidade de voz, comentários pejorativos, falta de compreensão ou de interesse nas explicações verbais, esfregar as mãos de forma vigorosa, andar de um lado para o outro. Logo, como medidas de cautela, recomenda-se observar esses sinais, manter uma certa distância e atentar para que não se dê as costas para o paciente. Além disso, leve em consideração que o histórico de episódios de agressividade está associado a um aumento do risco de violências futuras.

Esse conjunto de maneiras comportamentais permite tranquilizar o paciente, evolução para um comportamento cooperativo e não apenas evitar atuações de agressões e violência.

Tabela 3 – Manejo comportamental

Manejo comportamental
Apresentar-se e apresentar os demais membros da equipe ao paciente.
Acolhimento empático.
Voz em tonalidade amena, mas segura, com mensagens claras.
Movimentos suaves e postura nivelada a altura do paciente.
Manter alguma distância.
Alerta para gatilhos e sinais de agressividade.
Alguma flexibilidade na entrevista, sem barganhar.
Não confrontar.
Colocar limites de modo objetivo e acolhedor quando apropriado.

Fonte: Tabela elaborada pela autora.

3. MANEJO FARMACOLÓGICO

O "timing" para a decisão sobre o uso de psicofármacos pode ser crucial para o desfecho do caso (WILSON et al., 2012). Se um paciente é medicado precocemente, a avaliação clínica/psiquiátrica pode ficar comprometida. Se medicado tardiamente, coloca o paciente, equipe e outros em risco aumentado por danos. Ademais, a agitação, agressividade e inclusive violência também podem se tornar mais pronunciados e doses maiores ou repetidas doses podem ser necessárias para abortar o quadro.

O objetivo do uso de medicações é tranquilizar o paciente (WILSON et al., 2012), sem a indução de sedação profunda ou prolongada, a fim de reduzir o risco de auto e heteroagressividade e, consequentemente, possibilitar a continuidade da abordagem terapêutica e investigação clínica. A escolha da medicação deve levar em consideração, se possível, histórico de comorbidades clínicas, gravidez, reação prévia a alguma medicação, potencial de interação com outras medicações, a dose diária total de medicamentos prescritos e administrados. Idealmente, o paciente deve estar envolvido na escolha da medicação e via de administração. Recomenda-se priorizar a administração por via oral, porém, quando esta for inviável, quer seja por necessidade de rápido início de ação ou falta de colaboração do paciente, é possível utilizar a via intramuscular. No caso de necessidade de prescrições adicionais, é preferível a manutenção da mesma droga (ou combinação de drogas), com o intuito de atenuar o risco de complicações da polifarmácia. Fica a ponderação de que a constante recorrência de medicação extra reflete a necessidade de reavaliação do projeto terapêutico individual.

As principais medicações estudadas e utilizadas com a finalidade de controle da agitação psicomotora são os antipsicóticos de primeira geração (convencionais, típicos), antipsicóticos de segunda geração (atípicos) e os benzodiazepínicos que também são indicados e bem empregados no manejo do paciente agressivo/violento. Embora os antipsicóticos e benzodiazepínicos possam controlar o nível de agitação que um paciente exibe, isso não implica que esses medicamentos estejam atuando especificamente na etiologia subjacente da agitação/agressividade, como ocorre, por exemplo, no caso de delirium.

3.1. ANTIPSICÓTICOS DE PRIMEIRA GERAÇÃO

As fenotiazidas, classe de antipsicóticos de baixa potência, por exemplo, Clorpromazina, Levomepromazina, apresentam comumente um efeito sedativo, porém, são medicações que podem provocar hipotensão, arritmias cardíacas, diminuição do limiar convulsivo e ação anticolinérgica. Assim, consideradas não tão seguras, essas medicações não são as preferíveis no manejo da crise.

Já entre os antipsicóticos de alta potência, o Haloperidol apresenta-se como uma medicação segura e eficaz, sendo inclusive a medicação mais utilizada em cenários de crise. Possui efeitos mínimos nos sinais vitais, atividade anticolinérgica insignificante e pouca interação com outros medicamentos não psiquiátricos. Há, também, uma menor incidência de sedação excessiva ou hipotensão, baixa propensão ao efeito quinidina-like-QT (ou seja, menor probabilidade de arritmias cardíacas) e menor efeito na redução do limiar convulsivo. Por outro lado, antipsicóticos de alta potência têm maior chance de provocar sintomas extrapiramidais como a distonia que podem ser minimizados com a associação da Prometazina ou Benzodiazepínicos.

3.2. ANTIPSICÓTICOS DE SEGUNDA GERAÇÃO

Os antipsicóticos atípicos (Olanzapina, Quetiapina, Risperidona, Ziprasidona, Aripiprazol) apresentam boa eficácia no controle da agitação, comportamento agressivo, sem causar sedação excessiva e com menor risco de ocorrência de sintomas extrapiramidais. No entanto, devido seu alto custo, dificilmente tais medicações estão disponíveis nos serviços de saúde pública, principalmente no manejo da crise. Alguns cuidados recomendados são: evitar o uso concomitante de Olanzapina e Benzodiazepínicos pelo risco de depressão respiratória. Atentar que a Quetiapina está associada à hipotensão e que o uso de Ziprasidona está associado com o aumento do intervalo QT. Em relação às versões injetáveis, já estão disponíveis no Brasil, a Olanzapina e Ziprasidona.

3.3. BENZODIAZEPÍNICOS

Os benzodiazepínicos, como Diazepam, Clonazepam, Lorazepam, Midazolam, têm ação sedativa e ansiolítica e levam à rápida tranquilização do paciente, sendo amplamente utilizados nos serviços de urgência. Conforme o efeito que se deseja obter, os benzodiazepínicos são escolhidos segundo sua alta ou baixa potência, tempo de ação breve ou mais longa e via de administração. Entre os benzodiazepínicos, o Midazolam e o Lorazepam são medicações que podem ser usadas por via intramuscular, diferentemente do Diazepam, que pode ter uma distribuição errática. Porém, no Brasil, o Lorazepam encontra-se disponível apenas na formulação oral. Recomenda-se o uso cauteloso pelo seu efeito depressor do sistema nervoso central e, por isso, devendo ser evitados em pacientes com função respiratória comprometida, suspeita de trauma cranioencefálico e pacientes intoxicados por substâncias depressoras como o álcool, barbitúricos e opioides. Há ainda o risco de desinibição paradoxal, ataxia e alterações cognitivas.

3.4. PECULIARIDADE DA PROMETAZINA

No Brasil, a associação do anti-histamínico Prometazina e Haloperidol, administrada pela via intramuscular, é uma prática consistente no manejo do paciente em crise. Seu amplo e frequente uso, é possivelmente explicado pelo custo mais acessível (HUF; COUTINHO; ADAMS, 2009), além da indisponibilidade do Lorazepam, IM. Outras características são o efeito mais pronunciado quando comparado com a Olanzapina, IM e o menor risco de depressão respiratória em relação ao Midazolam, IM.

Como representante da classe fenotiazina, a Prometazina também apresenta um efeito sedativo, anticolinérgico e antiemético, mas sem ação antipsicótica. Além de minimizar os efeitos adversos como a distonia, a associação potencializa o efeito de tranquilização quando comparado ao uso do Haloperidol isoladamente.

Tabela 4 – Manejo farmacológico

Precisão com o timing para o uso de psicofármacos.
Foco na tranquilização do paciente.
Não provocar sedação profunda e/ou prolongada.
Envolver o paciente, se possível, na escolha da medicação.
Preferir administração oral.
Levar em consideração história pregressa do paciente (comorbidades clínicas, gravidez, reação previa a alguma medicação, potencial de interação com outras medicações, a dose diária total de medicamentos prescritos e administrados).
Rever projeto terapêutico individual no caso de necessidade recorrente de medicação extra.

Fonte: Tabela elaborada pela autora.

4. MANEJO FÍSICO

A intervenção mecânica e restritiva é um recurso a ser utilizado quando a abordagem verbal e outras medidas preventivas, incluindo a medicação, falharam e existe potencial de danos para o usuário ou outras pessoas se nenhuma ação for executada. Embora seja uma prática comum em alguns serviços de urgência, essa estratégia ainda é extremamente controversa no cuidado da saúde mental, tendo em vista, principalmente, o histórico do uso dessa técnica em caráter coercitivo/punitivo. Trata-se de um recurso que requer alguns cuidados e técnicas, com o intuito de amenizar o impacto desse procedimento, de evitar complicações e de buscar algum efeito terapêutico.

Durante o processo de contenção, é importante a ação de uma equipe capacitada, que esteja organizada tanto na presença de uma liderança para guiar a intervenção, quanto em um número de profissionais suficiente para a realização do procedimento. O paciente deve ser continuamente monitorado em relação aos dados vitais, avaliado quanto à presença de sinais de garroteamento, hiperextensão de membros, compressão do tórax e do plexo braquial e observado quanto à evolução do estado mental. É necessário preservar e respeitar a habilidade de se comunicar, não obstruindo olhos, orelhas e boca.

Se possível, o paciente deve ser orientado sobre o procedimento e os motivos que levaram a ele. A contenção deve ser mantida pelo menor tempo possível e para isso o paciente deve ser reavaliado com frequência e a decisão de liberação deve ser tomada em equipe. Recomenda-se que todo o procedimento de contenção seja registrado detalhadamente em prontuário.

Tabela 5 – Manejo físico

Uso de contenção mecânica quando abordagem verbal e outras medidas preventivas falharam.
Foco deve ser a proteção do paciente.
Atuação de uma equipe capacitada, com a presença de um líder e componentes suficientes.
Observação e monitorização contínua do paciente.
Contenção deve ser feita pelo menor tempo possível.
Decisão de liberação da contenção tomada em equipe e após a reavaliação do paciente.
Realização de revisão e feedback com o paciente e com a equipe.
Informações relativas ao procedimento devem ser registrada em prontuário.

Fonte: Tabela elaborada pela autora.

MEDIDAS PÓS-ALTA

Debelada a crise, é produtivo que se crie a oportunidade de revisão com a equipe sobre o incidente (NICE, 2015). Esse momento permite rever e avaliar de maneira crítica os pontos positivos e pontos que podem ser modificados numa próxima intervenção e, principalmente, repensar estratégias para evitar um novo incidente. Cabe ainda à instituição, orientar sobre o registro da Comunicação de Acidente de Trabalho (CAT). A partir daí, há o engajamento para a construção de um ambiente que garanta segurança, suporte físico e emocional, tanto para o paciente quanto para os profissionais.

ENCAMINHAMENTOS E ARTICULAÇÕES COM A REDE DE ATENÇÃO

Após a atenuação dos sintomas ou mesmo a estabilidade clínica do paciente, busca-se redefinir o projeto terapêutico a partir do desejo do sujeito, da sua condição biopsicossocial e dos pontos de apoio de sua comunidade (UBS, CAPS ou outra referência do território) (ZEFERINO, 2015). O trabalho em rede permite a continuidade do cuidado e reabilitação do usuário, devendo o diálogo e parceria serem articulados na chegada do usuário e reforçados no momento de sua alta.

REFERÊNCIAS

HUF, G.; COUTINHO, E. S. F.; ADAMS, C. E. Haloperidol mais prometazina para pacientes agitados – uma revisão sistemática. *Rev. Bras. Psiquiatr*, v. 31, n. 3, p. 265-270, 2009.

MANTOVANI, Célia et al. Manejo de paciente agitado ou agressivo. *Brazilian Journal of Psychiatry*, v. 32, n.2, 2010.

National Institute for Health and Clinical Excellence - NICE. *Violence and aggression: short--term management in mental health, health and Community settings* – Clinical Guideline; Reino Unido: NICE, 2015. Disponível em https://www.nice.org.uk/guidance/ng10

VIEIRA, Gisele Lacerda Chave. Agressão física contra técnicos de enfermagem em hospitais psiquiátricos. *Revista Brasileira de Saúde Ocupacional*, v. 42, 2017.

WILSON, M. P. et al. The psychopharmacology of agitation: consensus statement of the American Association for Emergency Psychiatry Project BETA Psychopharmacology Workgroup. *Western Journal of Emergency Medicine*, v. 13, n. 1, p. 26-34, 2012.

ZEFERINO, M. T. Organização da atenção psicossocial à crise em rede de cuidado. In: ——— et al (Org) *Crise e urgência em saúde mental*. 4. ed., Florianópolis: Universidade Federal de Santa Catarina, 2015.

27. PRINCÍPIOS E DIRETRIZES PARA A CONTENÇÃO FÍSICA

JARBAS VIEIRA DE OLIVEIRA

Para qualquer análise acerca do título sugerido, faz-se necessária atenção à duas situações, a saber: a primeira é o entendimento da inevitabilidade da contenção física em si, considerando todos os seus *riscos e benefícios1*, a segunda é o de concatenar constantemente a ação com as *novas práticas2* em saúde mental, seja pela legislação vigente, seja pelos trabalhos acadêmicos existentes que a pautam, problematizando-a, tentando deixar para a história as práticas tradicionais em saúde mental.

A contenção física é, grosso modo, uma forma de privação de liberdade. No contexto atual de atenção à saúde mental, mesmo quando a situação emergencial é imperativa, ela requer, antes de tudo, que a dimensão da crise dê lugar à escuta do sujeito. Isso, pois, há uma possibilidade da surpresa que a avaliação técnica pode não alcançar: a não contenção enquanto alternativa. Tal situação insere no contexto da crise uma troca simbólica com o usuário, na qual, mais que um interlocutor, ele possa ser visto como um ator do processo. Nesse sentido, evidenciar o sujeito enquanto tal e democratizar com ele esse momento de crise, que pode ser desencadeador de uma contenção física, coloca-o em um lugar de rever sua vivência de sofrimento a fim de encontrar outras saídas para esse momento difícil para todos, seja a equipe que também vivencia certo tensionamento, seja o usuário portador da crise. (KINOSHITA, 2016; AKERMAN, 1994). Tal perspectiva vai ao encontro do que

1 A atividade de contenção física exige da equipe o chamado cálculo clínico acerca do processo efetivado. Há, sim, riscos e benefícios nessa ação e não se deve pressupor ausência de benefícios baseados em argumentos apenas morais, em não avaliar a gravidade de uma agitação psicomotora com a necessidade da privação de liberdade, mesmo que em curto prazo. Há sobretudo os riscos como garroteamento dos membros contidos, como uso excessivo da força, traumas mecânicos sobre o paciente, acidentes de trabalho, dentre outros, e eles serão tratados ao longo do capítulo.

2 Novas práticas em saúde mental ou práticas inovadoras para o cuidado são termos usados para sempre lembrar que a saída para o cuidado em saúde mental, seja em qual instituição for, necessita ser inventada, desejada de outra forma, ouvida de outros lugares e a equipe entender que se não deve abrir mão do novo, de práticas democráticas, nas quais o sujeito sempre esteja em evidência e não o contrário, a equipe.

se chama de práticas inovadoras no cuidado em saúde, ou seja, baseadas no diálogo e na criatividade, onde cuidar é mais que um ato: é uma atitude. Atitude que considera o usuário na dimensão de projeto de vida por inseri-lo como eixo central da ação terapêutica (BARROS; OLIVEIRA; SILVA, 2007)

Em diversos momentos da clínica, a contenção física deve ser previamente permeada por outras formas de intervenção e essas opções devem sempre estar descritas no prontuário do paciente. Isso revela o cuidado da equipe ao mostrar que a contenção física é a última alternativa da clínica ao dar um basta nesse momento impiedoso para o usuário.

A deflagração de uma agitação psicomotora grave, ou seja, uma emergência psiquiátrica definida como um fato imprevisto que necessita de uma intervenção imediata, conclama a equipe a tomar a decisão última pela contenção física, que precisa ser entendida como um momento inusitado e, por isso, singular (SARACENO; TOGNONI, 1994). Sendo assim, e considerando a qualidade técnica das equipes que trabalham na perspectiva da escuta qualificada, esse momento deve tornar-se um acontecimento cada vez menos comum nos serviços de saúde mental, sejam eles territoriais, seja em unidades hospitalares. Partindo da premissa de que não deve ser um advento comum, as equipes devem lançar mão de questionamentos acerca do momento:

- O que poderíamos ter feito antes desse momento como forma de prevenção à contenção?
- A contenção é a única forma de conseguirmos dar um lugar para esse sujeito nesse momento? Não temos nenhuma outra saída institucional em ato que possa ser utilizada no apaziguamento dessa crise?
- O usuário já passou pelo mesmo processo de contenção física? Como ela foi feita? Como ele entende esse momento?
- A contenção foi democratizada com ele? Ele sabe que vai ser necessário ser contido por um tempo mínimo possível até que esse momento passe? E ainda, que isso foi decidido pensando na melhor maneira de dar uma forma menos violenta à crise pela qual ele está passando?

Entender que se trata de um momento singular na experiência do paciente, bem como da equipe, faz com que medidas demasiadamente invasivas ou totais sejam tomadas no automatismo. Muitas vezes o paciente está apossado por um estado de alarme e de inquietude, ora por medo causado em sua vivência com as alucinações e seus delírios, ora por seu humor completamente eufórico, ambos impedindo-o de se controlar. A equipe deve ter calma, escutá-lo e tentar sempre agir pela palavra, pois a clínica da saúde mental, mesmo em seus momentos de urgência e emergência, quando amparada pela linguagem, melhora a compreensão de todo o momento vivido pelo paciente. Não se trata de concordar com ele, mas de compreendê-lo ou pelo menos aceitá-lo na sua experiência particular. (SARACENO; TOGNONI, 1993). Para Lobosque (2001), lançar mão da linguagem enquanto um contrato social com o sujeito é um apelo à capacidade de produção, presente em todos e peculiar de cada um por onde passa, necessariamente, a saída para a crise.

Antes da contenção física lança-se mão de conhecimentos prévios para o entendimento do processo de urgência em saúde mental. Tal realidade nos coloca no espiral das novas práticas para que elas sejam expostas e, assim, as velhas ações em psiquiatria, não sejam imperativas em nome da aparente periculosidade do doente mental.

A sistematização de novas propostas nas instituições onde temos o atravessamento intenso da urgência e emergência tem sido apresentada pelos profissionais imersos no cotidiano desses serviços. Elas trazem referenciais para que ações como a contenção física possam ser cada vez menos utilizadas e, ainda assim, sigam passos cuidadosos para que o usuário tenha a sua integridade resguardada. Nesse sentido, essa ação passa a ter um efeito clínico perante o insuportável desse usuário para que, mesmo diante desse evento adverso, ele possa se sentir respeitado como um sujeito que necessita de cuidado, abrigo, escuta.

A SEMÂNTICA DA CRISE

Entender o lugar da crise torna-se tarefa primeira de discussão cotidiana dos trabalhadores das instituições de saúde mental que possuem como desafio clínico o desmonte da cultura asilar. Tal necessidade faz com que o cuidado seja revelado no momento de maior evidência, ultrapasse os limites da assistência como tal e seja permeado pelos aspectos culturais, sociais, políticos e jurídicos. (BEZERRA, 2007)

Políbio de Campos (2008) nos traz exemplos de que se torna célere entendermos a polissemia dos momentos de crise vivenciados pelos usuários, a fim de atuar corretamente e intervir da forma mais apaziguadora possível, evitando assim, mais transtornos para a equipe, para o usuário, além dos que o contexto já prescreve:

> "A palavra crise é polissêmica, sendo apropriada por matrizes teóricas diversas e utilizada para definir um espectro amplo de fenômenos. Daí ser necessário ressaltar que, estamos falando de sofrimento grave, quase sempre persistente, muitas vezes complicado por comorbidades diversas, clínicas e de álcool e outras drogas, evoluindo com crises frequentes e de intensidades suficientes para requisitar cuidados que, tradicionalmente a Medicina nomeia de urgência e emergência". (CAMPOS, 2008, p.111).

Esse espaço de tempo é de uma ruptura quase que integral dos laços sociais e afetivos, pela qual momentaneamente está passando o usuário que já está na unidade de serviço ou que chega no acolhimento, seja ele diurno ou noturno. Para Políbio (2014) de fato, a crise pode ser entendida como um componente negativo, que implica em sofrimento, conflito, desorganização ou ruptura dos modos de produção social. Assim, saber realizar o cálculo clínico da melhor intervenção nesse momento é o que diferencia a equipe das práticas tradicionais, colocando em evidência o que se tem chamado de *novas práticas* em saúde mental.

E em se tratar de cálculo clínico, interessa à equipe nomear a crise. Nomeá-la enquanto ato. Segundo VIGANÒ (2008), o ato é um instante, ele não tem duração. Ele é o tempo característico do sujeito em sua dimensão da escolha. E nesse sentido, o ato se transforma em uma manifestação contingente de uma insuportabilidade e nesse ato existe a possibilidade de que o sujeito possa recuperar sua estrutura e assim possa ter mais controle de suas emoções, de seu ato explosivo. (VIGANÒ, 2008)

Saber avaliar o momento da irrupção de uma crise e entendê-la em seu contexto mais global revela uma equipe mais preparada tanto em sua disposição quanto em sua capacidade técnica. Nesse sentido, Boccalari et al (2014) traz elementos para chamar a atenção das equipes que trabalham com a clínica da saúde mental e sua interface com a urgência e emergência. Entender a possibilidade de antever os riscos de, por exemplo, uma passagem ao ato, nos coloca além no cuidado clínico.

> "Una urgencia pone en crisis toda la relación del sujeto a diversos caminos: hay quien puede quedar sumido en la inhibición absoluta, en el aislamiento, en el mutismo, tal vez en desencadenamiento de una psicosis deja al sujeto en perplejidad, encerrado y sin poder dirigirse a los otros. También encontramos los casos que tienen que ver con la impulsividad, con la agresividad, con actos peligrosos, actos desesperados que ponen en riesgos su vida y la de los otros." (BOCCALARI et al, 2014, p. 213)[3].

Antes mesmo de se iniciar o processo de contenção física há algumas questões a serem pensadas intra equipe e respondidas por ela:

- o que esse caso revela enquanto agressividade-impulsividade?
- a equipe já presenciou outras formas de passagem ao ato e, naquele momento, conseguiu ter o aprendizado de como lidar com o risco?

---

3 "Uma urgência põe em crise toda uma relação do sujeito a diversos caminhos: há quem pode ficar (sumido) na inibição absoluta, na separação, no (mutismo) talvez o desencadeamento de uma psicose deixa o sujeito na perplexidade, fechado e sem poder dirigir-se aos outros. Também encontramos os casos que tem a ver com a impulsividade, com a agressividade com atos perigosos, atos desesperados que colocam em risco a sua vida e a dos outros". (BOCCALARI et al, 2014, p. 213)

- após estabelecida a ordem, a equipe se reúne para avaliar o processo?

Por meio da análise de Saraceno e Tognoni (1994) outros detalhes surgem para a avaliação da possibilidade da deflagração da emergência no atendimento em saúde mental. A partir do quadro – apresentado abaixo – a equipe terá mais elementos para o entendimento da possível emergência do quadro e, dessa forma, saberá realizar o cálculo clínico necessário para que ações como a contenção física sejam tomadas.

Quadro 1 – Emergência

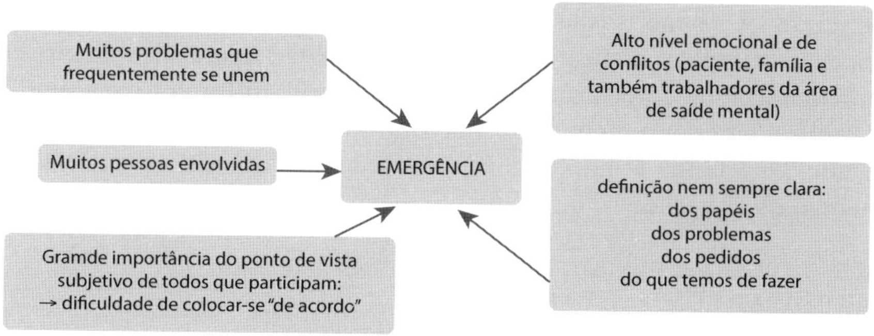

Fonte: Manual de psiquiatria (SARACENO; TOGNONI (1994).

O POLÍTICO E O CLÍNICO NA ATUALIDADE

O cotidiano dos serviços tem sido costumeiramente atravessado por escassos investimentos financeiros, formativos, clínicos e políticos. Nesse sentido, as equipes se percebem sem um horizonte que as faça ter mais energia e desejo pelo fazer criativo, que considera o sujeito em sua totalidade, independente do seu momento. Contudo, há equipes que preservam a atenção ao cuidado e, mesmo com a conjuntura em decadência, não abrem mão da escuta, até em momentos mais tensos como em uma crise de agitação psicomotora. Tal atitude as diferencia daquelas equipes que insistem em intervir com práticas tradicionais, fazendo com que sejam elevadas à categoria de executoras de *novas práticas,* ao inserir a metodologia que evidencia o sujeito e não a doença.

O diferencial está na resposta ao que se chama de crise, como a equipe entende e, principalmente, como ela responde diante desse contexto de intensa vivência psíquica dos portadores de sofrimento mental grave. Equipes que apresentam saídas diferentes perante a mesma cena, e evidenciam o sujeito e suas adversidades com respostas pautadas em intervenções de curta duração e na possibilidade de trabalhar com leveza, tornam o cotidiano dos serviços mais interessante, interativo, com processos de trabalho que favorecem a horizontalidade intra equipe e evidenciam o cuidado ao sujeito.

DO PROCESSO EM SI

O manejo com a emergência, sempre centrado na escuta do sujeito, é imperativo nos serviços especializados em saúde mental na modalidade de crise. Em face à deflagração de um processo da agitação psicomotora grave, a capacidade técnica de intervenção deve estar presente entre os membros da equipe[4]. A gestão dos serviços de saúde precisa ter claro que, com a equipe capacitada, sua eficácia clínica está em saber operar de maneira contundente em uma dada situação, mesmo quando a última forma que lhes resta para lidar com o insuportável do outro é a contenção física no leito da unidade. Para tanto, a equipe deve estar atenta às questões primárias para o manejo da situação.

EXISTE DISPOSIÇÃO ENTRE OS MEMBROS DA EQUIPE PARA A CONTENÇÃO FÍSICA?

Para a devida tomada de decisão essa questão deve estar respondida, pois, caso algum membro da equipe não esteja disposto para o ato, a chance de ocorrer algum erro crasso, e que resulte em uma intercorrência, pode ser inevitável, além de apontar para o despreparo da equipe como um todo. Por vezes, algum membro da equipe presente não tem disposição necessária para a contenção física e essa análise deve ser feita antes do ato em si, para não haver erros. Erros ocorridos nessa fase do tratamento podem provocar uma perda considerável daquilo que se nomeia de transferência ou vínculo de tratamento.

TODOS OS MEMBROS DA EQUIPE ESTÃO TECNICAMENTE CAPACITADOS?

Trabalhar com educação permanente e continuada intra equipe faz com que a capacitação ocorra de forma horizontal. Essa tarefa é da gestão da clínica, seja geral ou sejam os supervisores de enfermagem, maior categoria das unidades de saúde em números e também a única a estar 24 horas

---

4 Não se trata aqui de desconsiderar as compreensões políticas, filosóficas e sociológicas acerca desse momento de exacerbação de uma vivência de crise por parte dos usuários. Mas é por essas características trabalhadas no seio da equipe que a habilidade técnica perante uma involuntariedade surte mais efeito benéfico para o paciente em questão. Isso, pois, em equipes que estão direcionadas às novas práticas em saúde mental, os períodos de involuntariedade tendem a ser menores, então torna-se incoerente ser adepto das novas práticas e permanecer por tempo maior que o necessário na involuntariedade.

por dia em contato com os usuários e, portanto, a mais capaz de analisar os momentos de urgência e emergência[5]. No ato da contenção física, caso algum dos componentes técnicos da equipe não esteja capacitado, podem haver sérios danos à saúde do paciente e dos trabalhadores. Exemplo: uso excessivo da força, fratura de um dos membros, garroteamento de um dos membros, trauma mecânico desnecessário por parte do paciente ou mesmo um acidente de trabalho devido à falta de capacidade técnica dos membros intra equipe.[6]

TEMOS EQUIPE SUFICIENTE PARA REALIZAR O PROCESSO?

Quantos membros capacitados e disponíveis temos no momento? É necessário irmos ao encontro de mais pessoas? O número mínimo para uma contenção física se considerarmos uma ação involuntária, é de quatro pessoas, ou seja, uma pessoa para cada membro superior e inferior. Em uma agitação psicomotora grave, seja maníaca ou delirante/alucinatória, faz-se necessário ainda mais que quatro pessoas, pois a possibilidade de ocorrerem traumas por parte da equipe e do paciente, lesionando ambos os partícipes, é muito grande. Dessa forma, cinco pessoas agem na contenção, com o quinto ator da equipe encarregado da proteção da cabeça, outro membro se responsabiliza por coordenar a ação e os demais, caso haja algum, podem deixar o ambiente livre de outros usuários, familiares, ou seja, de terceiros que possam presenciar essa ação e causar alguma intercorrência na situação.[7]

---

5 Essa análise não retira a corresponsabilidade de outros atores e é nesse ponto que as novas práticas são amparadas. Terapeutas ocupacionais, psicólogos, farmacêuticos, assistentes sociais, médicos clínicos, médicos psiquiatras são também atores desse momento. Leva-se em questão aqui o cuidado com o usuário em crise e não a capacidade dos demais atores. As formações em contenção física, nunca devem ser direcionadas apenas para o público da enfermagem, pois a análise da necessidade vinda apenas de uma categoria pode enviesar o momento e deixá-lo empobrecido de elementos capazes de evitar tal processo, impedindo de realizá-lo da maneira mais equalizada e apaziguadora possível.

6 Inúmeros trabalhos científicos mostram que o despreparo das equipes de saúde mental no processo de contenção leva à problemas graves com relação aos traumas, tanto com os pacientes quanto com os próprios trabalhadores. Nesse sentido, urge salientar aos gestores que tal despreparo deve ser corrigido com educação permanente, considerando a necessidade de realizar essa ação da melhor forma possível.

7 Uma equipe que está amparada por uma clínica que coloca o sujeito em evidência necessita estar atenta para o momento da contenção física afim de resguardar a integridade física e moral do paciente. Deixar o ambiente da contenção com outros integrantes (familiares e outros pacientes) que não fazem parte do processo torna a cena mais pesada do ponto de vista moral. Deixa transparecer que a equipe não se importa com a integridade moral e psíquica do paciente. Esse momento de involuntariedade é de sentinela para que a equipe possa estar sempre preparada para resguardar a dignidade do sujeito em crise intensa.

TEMOS OS INSTRUMENTOS NECESSÁRIOS PARA A CONTENÇÃO?

Toda contenção física necessita das chamadas faixas de contenção. Essas faixas são produzidas em tecidos 100% algodão, com medidas de cerca de 1,8 metros de comprimento cada uma e com 15 centímetros de largura. No meio de cada faixa, temos um reforço que impede o garroteamento dos membros, sejam inferiores ou superiores. A estética da faixa depende de cada instituição. Há que se evitar as contenções com ataduras de crepom, pois essas, na maioria das vezes, promovem garroteamento, não se fixam de forma adequada nos leitos e causam laceração na pele dos usuários devido à intensa fricção, que é esperada nesses momentos.

Os leitos devem ter quatro pontos para a amarração das faixas próximos às extremidades de cada membro inferior e superior. O ideal seria que cada leito de urgência psiquiátrica trouxesse consigo grades móveis para evitar que os usuários caíssem dos leitos. Deve haver condições para elevação da cabeceira e dos membros inferiores, a fim de que se possa movimentar o paciente, caso necessário. Os leitos ainda devem ser equipados com colchões impermeáveis e com lençóis de algodão, que transmitem mais conforto aos usuários, mesmo sob contenção física.

QUAIS PARTES DO CORPO SÃO IMOBILIZÁVEIS E PASSÍVEIS DE CONTENÇÃO?

Para uma agitação psicomotora, grave a equipe deve estar atenta para as partes principais de imobilização do corpo do usuário, a fim de evitar traumas mecânicos, com possível perda de membros. *Nunca* [8]se contém o abdome, tampouco o tórax, pois são locais auxiliares para a respiração dos pacientes e, caso estejam imobilizados, ficam também sem condições de efetuarem os movimentos respiratórios. *Nunca9* devemos utilizar mordaças nos usuários. Tal ação pode incorrer no impedimento respiratório, além de aspiração de saliva, podendo levar à óbito.

Outros pontos de contenção utilizados somente em situações de extrema agitação são os joelhos, coxas e axilas. Esses pontos de imobilização se

---

8 A utilização da palavra em itálico se faz necessária para salientar o quanto é importante a equipe estar atenta para esse ponto. Esse tipo de contenção muitas vezes traz problemas para respiração do paciente, levando-o à morte. Lembrando que a maioria dos usuários faz uso medicações sedativas e pode ter depressão respiratórias com ações que possam contribuir para tal.

9 Novamente a utilização da palavra em destaque para salientar que as novas práticas em saúde mental levam em consideração a construção da clínica a partir do sujeito e que AMORDAÇAR uma pessoa em franca crise de agitação psicomotora tem mais correlação com as velhas práticas, que negam a existência do sujeito, do que com o tratamento ético proposto pela contemporaneidade

fazem necessários em último caso e somente quando a agitação persiste mesmo após os quatro membros já estarem contidos. Lembrando que esses pontos auxiliares, para além dos quatro membros comuns de contenção, são utilizados em casos de extrema agitação do usuário e como forma de protegê-lo de si mesmo.

DO ATO EM SI:

Primeiramente, cabe iniciar esse momento orientando a todos os leitores que a descrição por si só não consegue dar conta de todo o processo. Para tanto, o autor reservou no final do capítulo, algumas imagens que direcionam as orientações e os cuidados para o momento da contenção. Cabe lembrar que nem todas as imagens serão suficientes e que cabe a cada unidade de atendimento à saúde mental realizar a formação continuada, a fim de que esse momento seja realizado da melhor forma possível e que seja, por isso, menos traumático, tanto do ponto de vista dos atores, quanto do usuário que será imobilizado/contido.

A questão da maneira que se deve ter para o ato em si apresenta maior correlação com os atores e suas posturas do que com a formalização textual acerca da contenção física em si. às vezes a contenção é mais tranquila e os atores não necessitam despender energia física intensa, pois o uso da linguagem foi suficiente para que a contenção fosse realizada de forma menos traumática, embora não o bastante para evitar a mobilização. Outras vezes, ela exige uma ação intensa, com o uso da força física preponderante para que o paciente seja imobilizado. Aqui, nota-se que o uso da palavra não fez nenhum furo no consciente do paciente e ele, ou pela sua intensa vivência delirante/alucinatória, ou pela sua vivência maníaca, não consegue permitir que o estranho o aborde. Nesse momento, caso o paciente apresente risco para si e para terceiros, deve-se abrir mão da liberdade e imobilizá-lo fisicamente, realizando a contenção no leito de observação do posto de enfermagem da unidade de saúde.

Para que uma contenção evite ao máximo traumas mecânicos (luxações, contusões, fraturas, dentre outros) a equipe que irá atuar deve estar corpo a corpo com o paciente. A mão preponderante do ator deve pegar no braço do paciente e a outra mão deve pegar no antebraço. Os atores que pegarem nos braços devem se manter o mais próximo possível do eixo central do paciente a fim de evitar que ele tenha maior mobilidade e, dessa forma, diminua possíveis traumas. Quanto aos membros inferiores, os atores devem imobilizá-los com as mãos, entretanto, com a mão preponderante no joelho e a outra mão irá pegar na canela do paciente. O quinto ator deverá se orientar pela cabeça do paciente para evitar que ela sofra algum trauma.[10]

Uma observação mais que importante, devendo ser entendida e compreendida como condição indispensável para o trabalho nessa clínica, é a de que *não se deve dar gravata em nenhum paciente.* A gravata deve ser permanentemente proibida nos serviços de atenção em saúde mental, pois ela resguarda em si mais locução com o poder de quem participa da contenção do que uma consonância com o entendimento de que esse momento guarda em si uma discussão acerca do sofrimento de quem é contido. A gravata, que consiste em imobilizar o paciente com o fechamento dos braços do ator sobre o pescoço do paciente, pode trazer um prejuízo sem retorno, pode colocar a vida do paciente em risco ao asfixiá-lo pela pressão no pescoço. Nesse sentido a gravata deve estar sempre proibida nas de contenção física.[11]

O LOCAL DE ACOMODAÇÃO DO USUÁRIO CONTIDO PROMOVE AMBIÊNCIA?12

A promoção da ambiência é uma tarefa de todas as instituições de atendimento à saúde mental, principalmente quando o assunto é o manejo da

---

10 Aqui chama-se atenção para o que se diz sobre as alavancas. Fazer imobilização em dois pontos do braço evita com que o paciente consiga realizar a alavanca com os braços e pernas e, assim, ele perde mais a sua mobilidade. Essa ação de impedir que as alavancas sejam realizadas faz com que os pacientes percam a força e, no momento de contenção, venham a se prejudicar ou prejudicar os atores. O que se chama de MÃO PREPONDERANTE é a mão mais forte de cada ator presente na contenção. Ela irá segurar o braço, que é o local de maior força muscular, e o joelho, que é o local de maior força de alavanca.

11 O problema da gravata, além de político, já supracitado, traz consigo a relação com a periculosidade de que o paciente possa vir a ter uma perda de oxigenação cerebral, perder algum nível de consciência e vir a ter uma parada respiratória com possível falecimento. Pode parecer uma exageração do autor, mas tal ênfase é amparada em estudos que trazem causas mortis relacionadas ao garroteamento do pescoço – por meio da – gravata levando a uma hipóxia grave, evoluindo com a morte. Além de mostrar uma atitude que mais se assemelha a uma luta corporal que a um processo de imobilização realizada na saúde mental. Esse tipo de ação coloca a equipe em consonância com as velhas práticas em saúde mental.

12 A palavra ambiência foi utilizada no sentido de entender o conjunto de preocupações que as instituições devem ter em suas instalações para que os pacientes 8possam encontrar minimamente conforto e se sentirem bem nos locais de tratamento. Espelhos, camas com criado mudo, armário pessoal para seus pertences, colchões limpos, chuveiro com água quente, roupa de cama limpa são exemplos que trazem certa ambiência ao espaço de tratamento e que podem favorecer o usuário nesse momento de internação. Dessa forma, as preocupações das instituições em assegurar essas instalações são parte do entendimento de que para além do sofrimento mental, os pacientes possuem necessidades de conforto como qualquer um outro paciente.

crise. Ter um espaço reservado para que o usuário contido possa permanecer durante esse momento faz com que as instituições pensem no melhor cuidado e estejam preparadas para que as cenas de isolamento dos pacientes em crise e sob contenção física, não sejam mais realizadas.

Ey, Bernard e Brisset (1981) trazem elementos para que o espaço de acomodação dos usuários mantidos sob contenção física, nos momentos de extrema necessidade, seja pensado pelas instituições e equipes:

> "[...] O doente [...] deverá ser instalado em condições de tranquilidades sob a vigilância de um pessoal atento e competente. Essas condições de tranquilidade só poderão ser obtidas colocando-se o doente em um quarto que o isole de todos os ruídos exteriores. Porém, esse isolamento só será prescrito durante o período de excitação e nas condições as mais normais possíveis (proibição do quarto-forte e da camisa de força). Desde que o doente tenha, sob influência do tratamento, reencontrado uma calma relativa, poderemos deixá-lo fazer passeios e entrar em contato com outros doentes, porém enquanto a excitação persistir será necessário evitar o contato com outros pacientes, aos quais ele transmitira inevitavelmente sua excitação ou pelos quais será incomodado." (EY; BERNARD; BRISSET, 1981, p. 245).

Mesmo em momentos de intensa agitação com a necessidade da contenção física, deve-se atentar para o local ideal em que o paciente foi acomodado, pois uma boa acomodação faz inclusive com que o seu tempo de privação da liberdade motora seja menor se comparado com locais onde a ambiência causa desconforto para além da imobilização em si. Sendo assim, faz-se necessário aos gestores locais subsidiar instalações onde o paciente sob contenção física tenha o mínimo de conforto para que esse momento possa ser mais breve.

O TRÂNSITO DA CONTENÇÃO FÍSICA, SEUS CUIDADOS E ATENÇÕES

Após realizado todo o processo de contenção física, os profissionais responsáveis pela ação deixam o espaço sob responsabilidade dos profissionais que estão ali escalados. Esses devem manter o usuário que está contido a todo o momento sob vigia, avaliando o estado do paciente, medicando caso necessário, e com prescrição médica, e realizando a mensura dos dados vitais como pressão arterial (PA), frequência cardíaca (FC), frequência respiratória (FR), saturação de oxigênio (SAT O2) e temperatura axilar (TAX). Os técnicos de enfermagem que estiverem na observação da contenção devem estar atentos para possíveis garroteamentos dos membros, sinais respiratórios, sinais de sedação pela medicação, quando for o caso. Toda anormalidade percebida pelo profissional que está responsável pelo cuidado do paciente sob contenção física deve ser comunicada aos plantonistas enfermeiros e médicos para que possam tomar as devidas decisões.

Em nenhuma hipótese o usuário contido fisicamente deve ficar desamparado por um profissional, ou seja, estar isolado sem a vigia constante de um membro da equipe assistente. Caso haja necessidade de se ausentar, o profissional deve acionar outro membro da equipe para permanecer no cuidado. No momento em que um usuário está contido, inúmeras situações podem acontecer com ele (vômitos, aceleração dos batimentos, hiperventilação, dentre outros) e, nesse sentido, a presença de um profissional em todo o período de contenção se faz necessária.

Durante o tempo de contenção física, as unidades de atendimento à saúde devem possuir em seus instrumentos de trabalho um formulário de registro de contenção física. Ele deve ser preenchido em todos os casos de contenção. Isso torna o processo mais avaliativo para toda a equipe. Dessa forma, o formulário é instrumento indispensável para as instituições, pois exemplifica a preocupação com o bem-estar dos pacientes que são cuidados. O formulário[13] preenchido auxilia no entendimento de que no máximo em duas horas[14] a equipe médica e de enfermeiros deve reavaliar o processo de forma global, medicando novamente caso não se tenha a tranquilização esperada para cada caso.

Cabe salientar que é cuidadoso em cada instituição a existência de seu próprio formulário de contenção física. Isso revela a preocupação da instituição com a assistência ao portador de sofrimento mental em crise psiquiátrica. O Anexo II deste capítulo exemplifica uma das mais variadas formas de instrumentalização da contenção física. Entretanto, ele não se basta em si, pois cada equipamento deve pensar em sua práxis cotidiana e construir o seu próprio modelo de "check-list" para facilitar tal assistência.

---

13 Chamo de formulário de registro de contenção física para o instrumento baseado no protocolo "Contenção Física" que cada instituição deve ter. Tal protocolo leva em consideração as questões clínicas e políticas acerca da contenção física e não deve se resumir em apenas um formulário de registro. Este deve existir para que a equipe de enfermagem possa preenchê-lo e anexá-lo no prontuário físico de cada paciente que for submetido à contenção física. Salienta-se ainda que o protocolo não deve ser produzido apenas por uma pessoa e sim uma comissão do corpo clínico assistencial de cada instituição, pois, dessa forma, consegue-se chegar num denominador mais próximo da necessidade do usuário e não apenas pela interpretação de uma ou outra categoria profissional.

14 O tempo de duas horas corresponde a cerca de, no mínimo, cinco aferições de todos os dados vitais. Isso, caso eles estejam todos dentro das normalidades esperadas. Além de que é um tempo mais que necessário para que a tranquilização dos pacientes seja alcançada, considerando que as medicações, quando administradas, possuem nesse intervalo seu tempo de ação esperado ou, em último caso, renova-se o instrumento de contenção, preenchendo sempre com a assinatura e o carimbo da equipe.

Caso persista a inquietação e a agitação psicomotora no paciente em questão, e ele já tenha sido medicado com os tranquilizantes de escolha do médico assistente, é necessário que a equipe preencha novo formulário para que se inicie o segundo momento de avaliação.

CONSIDERAÇÕES FINAIS

O texto acima não tem a intenção de acabar-se em si, mas de auxiliar profissionais de saúde que estão cotidianamente em locais de trabalho onde a sistematização desse tipo de conhecimento, quando ela existe, apresenta-se de forma inacessível para o entendimento de todo o processo, principalmente para os profissionais de nível médio que estão mais próximos dos pacientes e são os primeiros a exercer a ação. Se os leitores forem aos sites de buscas em revistas científicas sobre o tema, encontrarão inúmeros artigos que podem ser alimento para as dúvidas. O autor reitera que antes de trazer elementos facilitadores sobre as técnicas de contenção ou imobilização dos pacientes em serviços de urgências psiquiátricas, é preciso entender que tais procedimentos devem ser o último recurso a ser utilizado em suas instituições, sejam elas hospitalares, sejam elas serviços substitutivos aos hospitais psiquiátricos, os chamados CAPS (Centro de Atenção Psicossocial), ou até mesmo os centros de saúde.

A contenção física resguarda em si momentos de privação de liberdade e devem ser evitados ou utilizados em último caso, quando a linguagem já não tem permeabilidade clínica no usuário em questão. Evitar essas ações de totalidade são uma forma de colocar a clínica a serviço do sujeito, deixando de lado o diagnóstico puro e simples e evidenciando o sujeito e suas vicissitudes. Tal ação é a que mais está presente nos serviços de saúde e caminha ao encontro daquilo que se ousa chamar de novas práticas em saúde mental.

REFERÊNCIAS

AKERMAN, J. A crise na abordagem da Urgência. In: *Seminário: Urgência sem manicômio*. SMS-PBH. Belo Horizonte, 1994.

BARROS, S.; OLIVEIRA M. A. F.; SILVA, A. L. A. Práticas inovadoras para o cuidado em saúde. *Rev Esc Enferm USP*, 2007.

BEZERRA JUNIOR, B. C. Um apelo à clínica: nem o respaldo da norma, nem o extravio da dor. In: LOBOSQUE, A. M. *Caderno de Saúde Mental*. Volume 1. Belo Horizonte: ESP-MG, 2007.

BOCCALARI, P. L. et al. De urgencias y urgencia. In: CANTARELLI, M.; OLIVEIRA, M. C. (Ed.). *Cómo intervir en las urgências? Nuevas subjetividades, nuevos dispositivos:* segundas jornadas de salud mental y adicciones. Buenos Aires: Ediciones Licenciada Laura Bonaparte, 2014.

CAMPOS, P. Crise, rede e hospitalidade: uma abordagem para a reforma psiquiátrica. In: NILO, K et al. *Política de Saúde Mental de Belo Horizonte: o cotidiano de uma utopia*. Belo Horizonte: Secretaria Municipal de Saúde de Belo Horizonte, 2008.

CAMPOS, P. Crise, rede e hospitalidade: uma abordagem para a reforma psiquiátrica. In: JORGE, M. A. S.; CARVALHO, M. C. A.; SILVA, P. R. F. Políticas e Cuidado em Saúde Mental: contribuições para a prática profissional. Rio de Janeiro: Editora Fiocruz, 2014.

EY, H.; BERNARD, P.; BRISSET, C. *Manual de psiquiatria*. Rio de Janeiro: Masson, 1981.

KINOSHITA, R. T. Contratualidade e Reabilitação Psicossocial. In: PITTA, A. (Org.). *Reabilitação Psicossocial no Brasil*. São Paulo: Editora HUCITEC, 2016.

LOBOSQUE, A. M. Experiências da loucura. In: ———. *Atender a crise: descentrando espaços*. Rio de Janeiro: Garamond, 2001, p. 86-93.

SARACENO, B. F. A.; TOGNONI, G. *Manual de saúde mental*. São Paulo: Editora HUCITEC, 1994.

VIGANÒ, C. Urgência e crise. In: ALKMIM, W. (Org.). *Carlos Viganò: Novas Conferências*. Belo Horizonte: Scriptum Livros, 2012.

ANEXOS

ANEXO I

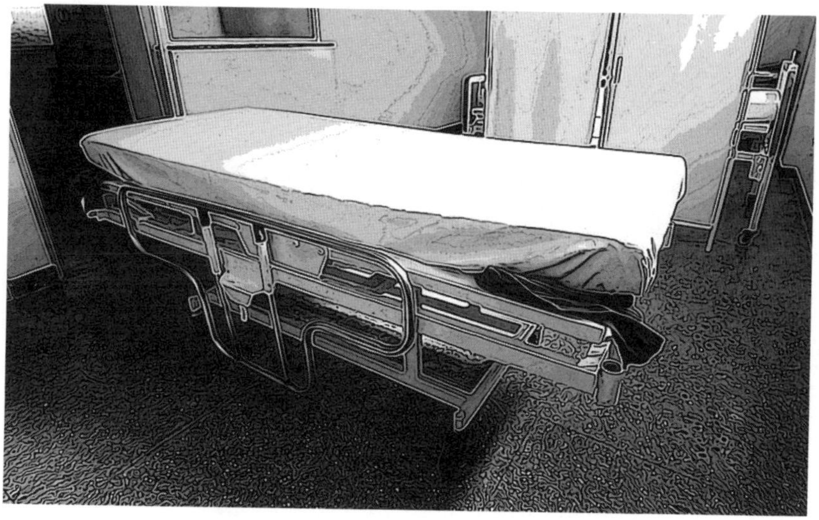

Figura 1) *o leito deve estar sempre preparado para uma emergência. Lençol esticado, isolado dos demais leitos, espaço reservado para o trânsito entre o leito, faixas de contenção embaixo do colchão em cada ponta da cama a fim de agilizar o processo de contenção.*

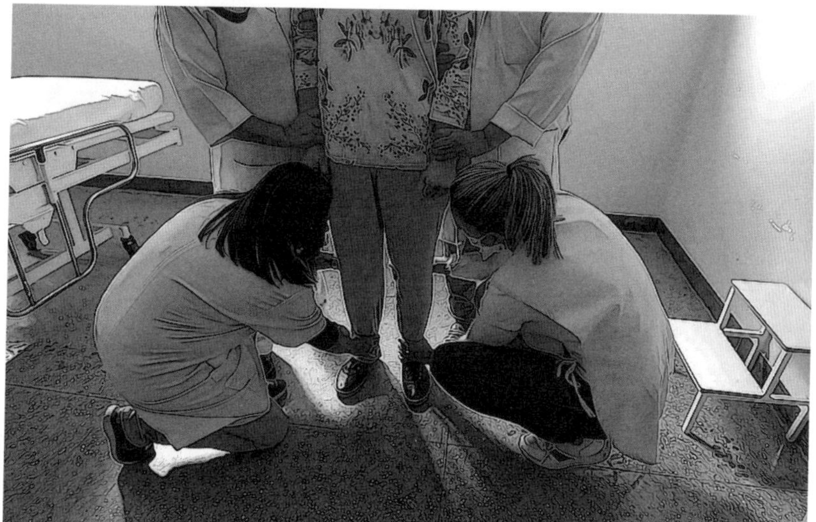

Figura 2) *Perceba que temos quatro atores segurando o usuário no eixo vertical, dificultando a sua mobilidade. Perceba as mãos dos atores de pé. Elas fazem uma alavanca no braço e antebraço. E os agachados impedem a mobilidade pelas pernas do usuário a ser contido.*

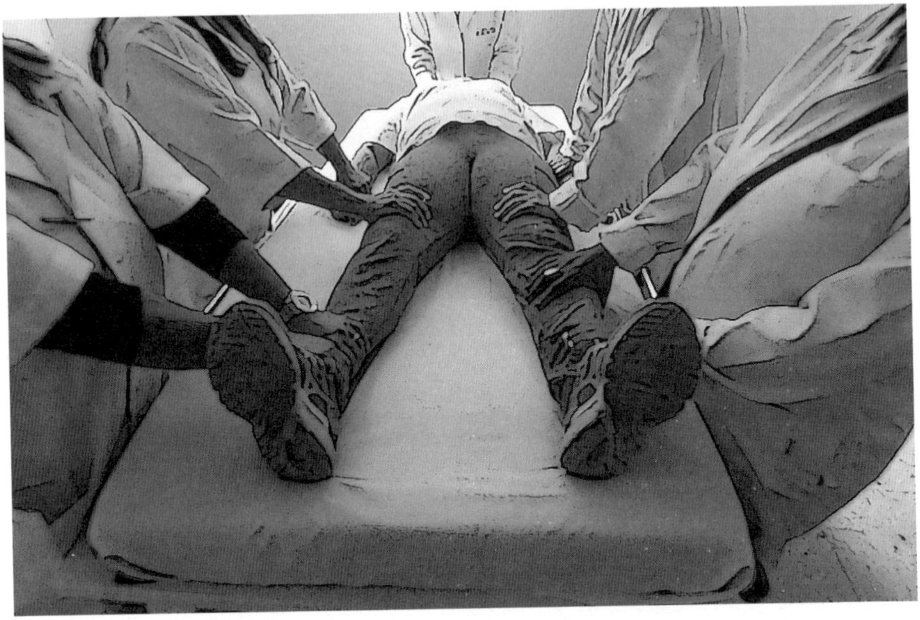

Figura 3) *Aqui vemos a entrada do quinto ator, protegendo a cabeça do usuário. Vê-se aí uma imobilização com menor possibilidade de agitação, já que se consegue travar braços, joelhos e cabeça.*

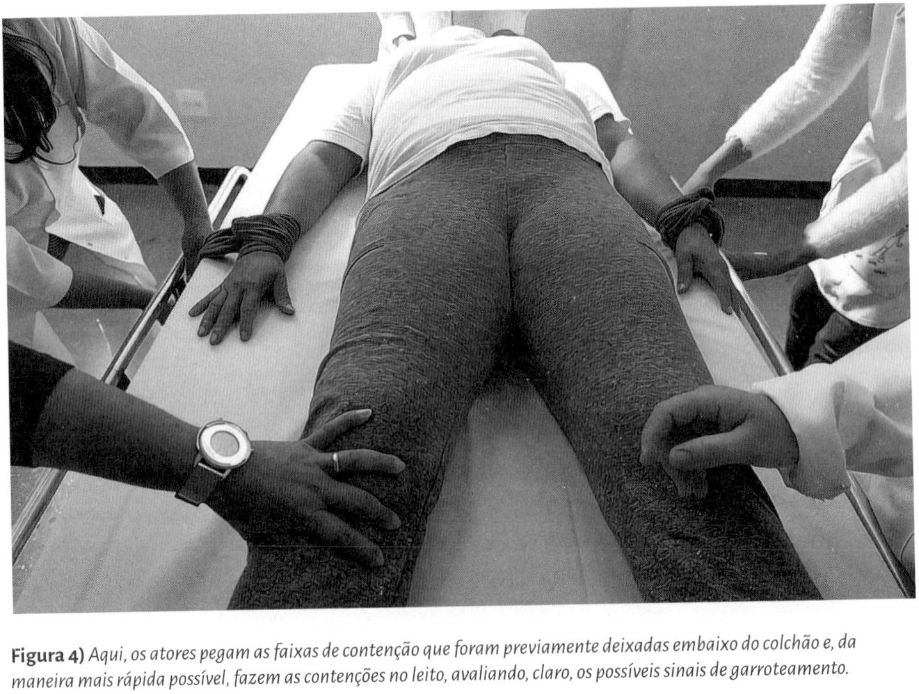

Figura 4) *Aqui, os atores pegam as faixas de contenção que foram previamente deixadas embaixo do colchão e, da maneira mais rápida possível, fazem as contenções no leito, avaliando, claro, os possíveis sinais de garroteamento.*

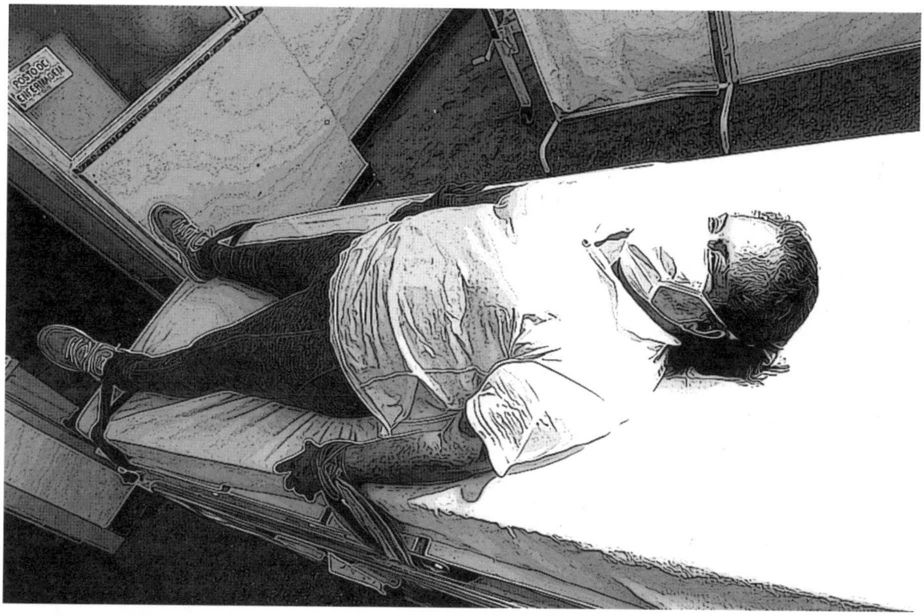

Figura 5) *Aqui vemos a usuária já contida em 4 pontos, utilizando máscara. Essa máscara só se faz necessária caso haja emissão de cuspes. Atentem para o posto de enfermagem de portas abertas para observação constante do paciente contido.*

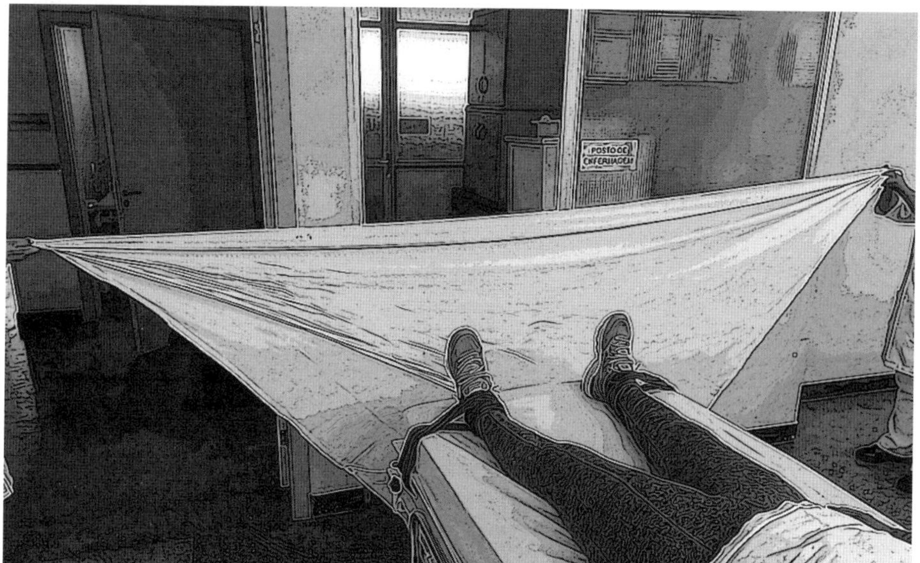

Figura 6) *caso haja uma agitação psicomotora grave, os atores farão o quinto ponto. Essa imagem mostra como fazer uma corda para que o quinto ponto seja realizado. Caso não se tenha uma amarração específica.*

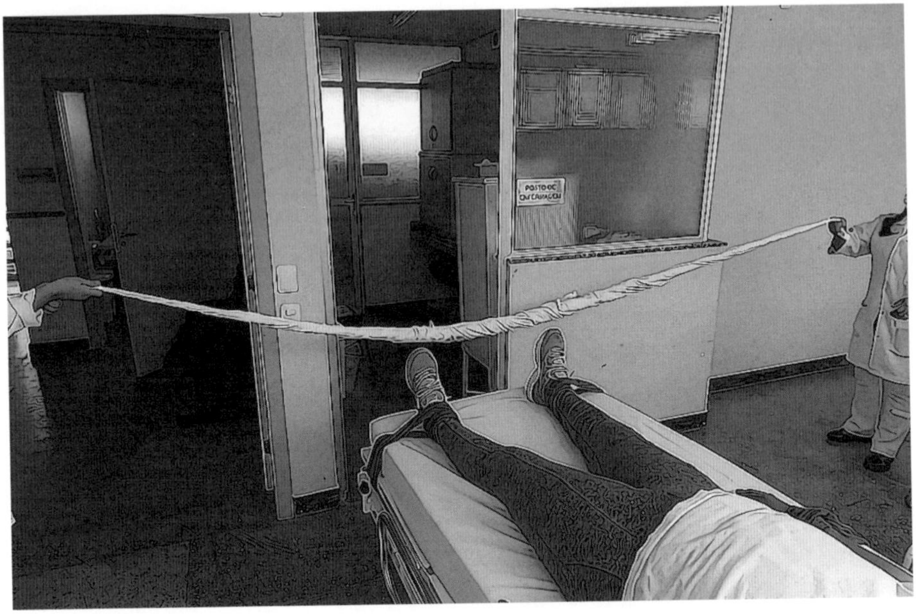

Figura 7) *aqui os atores transformam o lençol em uma corda para realizar o quinto ponto. Necessário em caso de muita agitação. O lençol vai passar nas costas abaixo da axila, dar uma volta pelo ombro, finalmente se fixando na cabeceira da cama.*

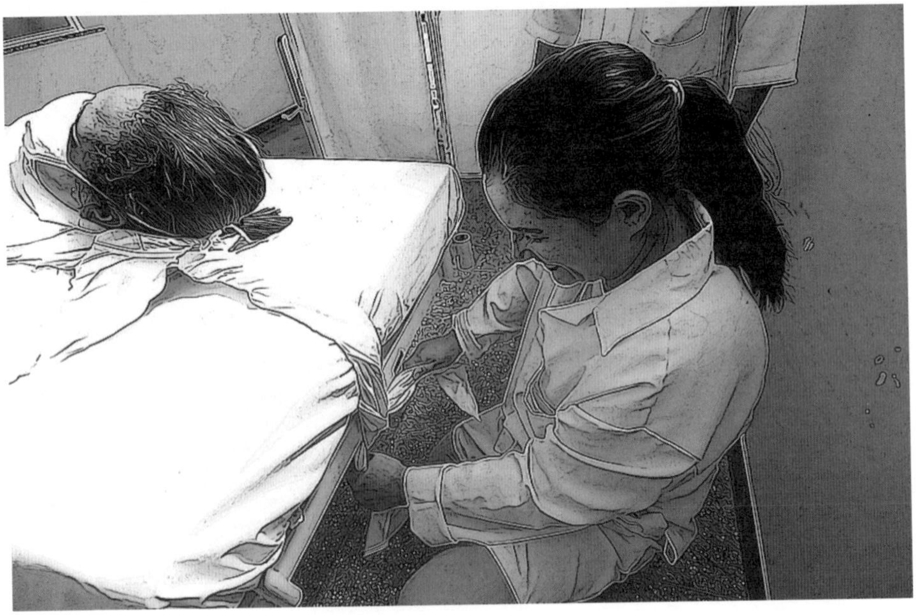

Figura 8) *finaliza-se o quinto ponto amarrando as duas pontas do lençol na cabeceira da cama. Tal ponto se faz presente pelo menor tempo possível, pelo grande potencial de desconforto e de garroteamento dos ombros.*

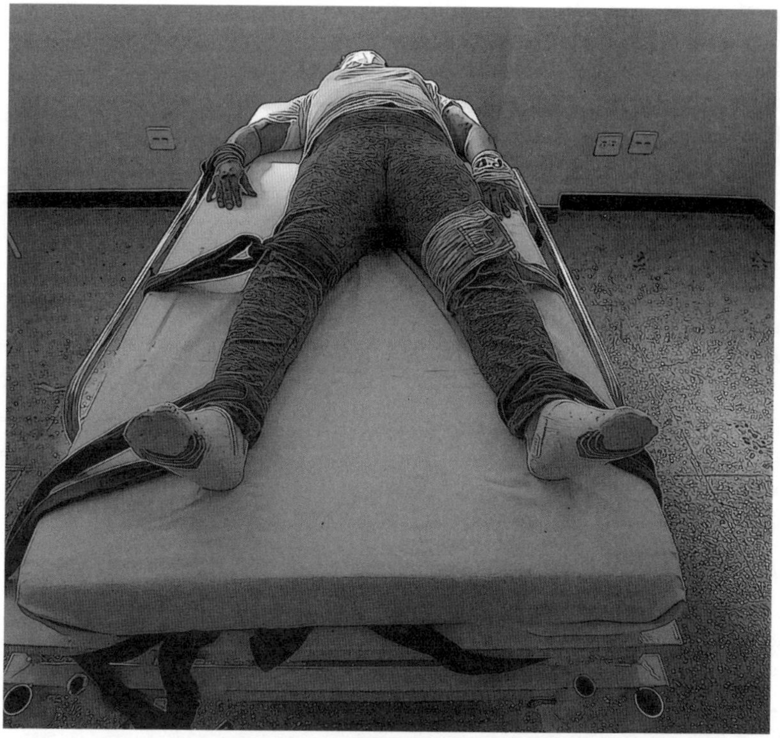

Figura 9) *Em uma agitação psicomotora ainda mais severa, opta-se por cercear os movimentos, contendo também os dois joelhos. Ainda assim, faz-se necessária em extrema necessidade e deve ser avaliada pela equipe de forma sistemática para a retirada dos pontos críticos, ombros e joelhos, assim que possível.*

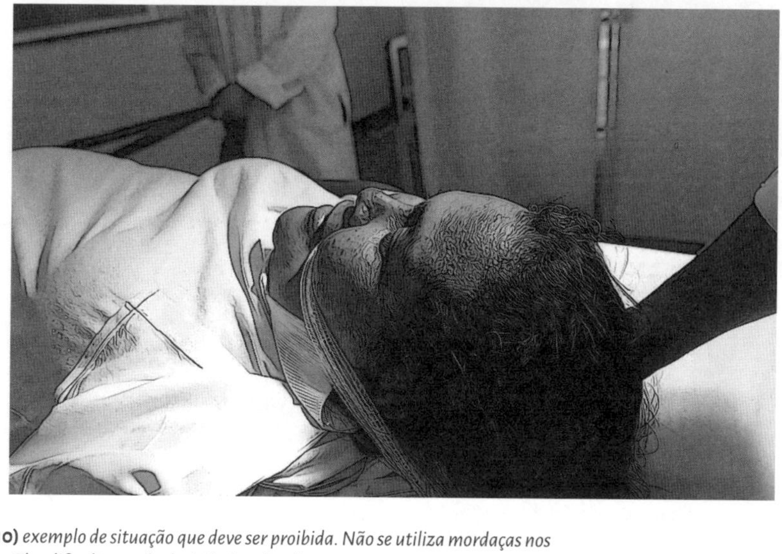

Figura 10) *exemplo de situação que deve ser proibida. Não se utiliza mordaças nos pacientes. Elas dificultam a deglutição da saliva bem como a respiração. Esse tipo de atitude é inadequada e mostra despreparo da equipe diante de uma contenção física.*

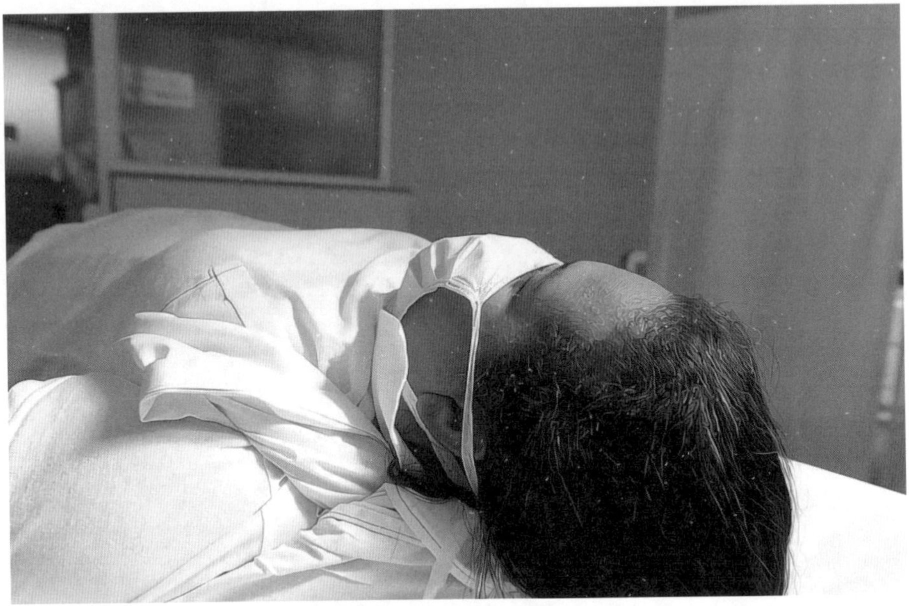

Figura 11) *Aqui se exemplifica o que se faz pensando no cuidado ao usuário em crise e agitação psicomotora. São usadas máscaras a fim de evitar possíveis emissão de cuspes, mas nunca mordaças, como foi exemplificado na figura 10.*

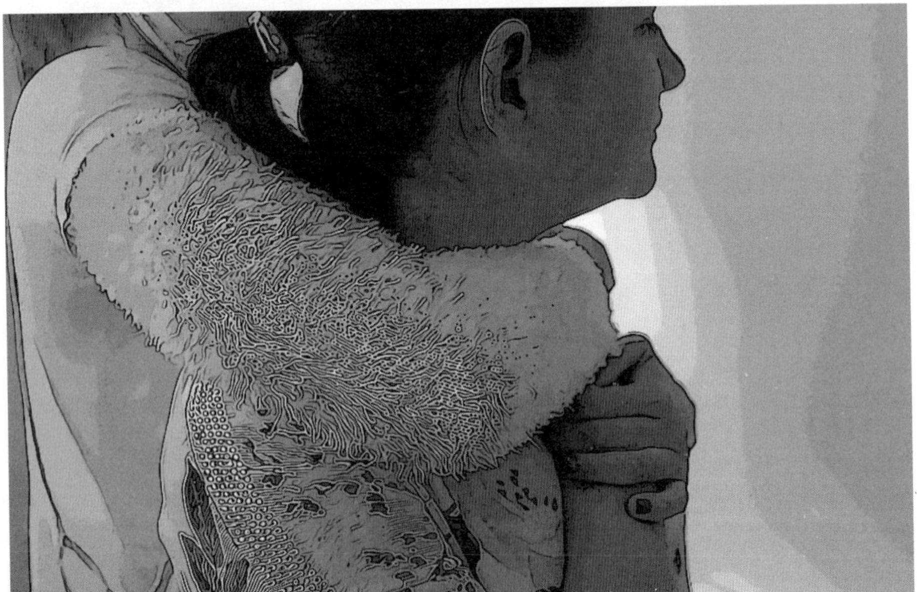

Figura 12) *Nessa figura está exemplificada uma gravata, que comumente é utilizada nas contenções como forma de imobilizar o usuário. Tal ação mostra despreparo por parte da equipe, excesso de uso da força física e pode levar à falta de oxigenação do paciente, seguida de morte.*

ANEXO II

IMPRESSO PARA MONITORAMENTO DE CONTENÇÃO FÍSICA

A SER PREENCHIDO PELO PLANTONISTA

MODALIDADE DE CUIDADO:	PROCESSO DE CONTENÇÃO E MONITORAMENTO	
SERVIÇO:	DATA:	HORA:
EQUIPE OU PROFISSIONAIS QUE PARTICIPARAM DA CONTENÇÃO		

NOME DO USUÁRIO:

INDICAÇÃO (Descrever os recursos utilizados para prevenir a contenção):

RECOMENDAÇÃO/CONDUTA - ATENÇÃO: FAZER A PREVENÇÃO DE GARROTEAMENTO DE MEMBROS (Descrever como foi a contenção/medicação)

Assinatura e Carimbo

A SER PREENCHIDO PELO TÉCNICO DE ENFERMAGEM

MONITORAMENTO CONTENÇÃO: **(Observação próxima. Registrar dados vitais. Comunicar qualquer anormalidade ou intercorrência ao plantão)**

EXAME CLÍNICO:

DADOS VITAIS: **(Verificar de 30 em 30 minutos)**

HORAS	PA:	NÍVEL DE CONSCIÊNCIA:	FC:	FR:	SAO2	TAX	Outros, glicemia, etc:	PONTO

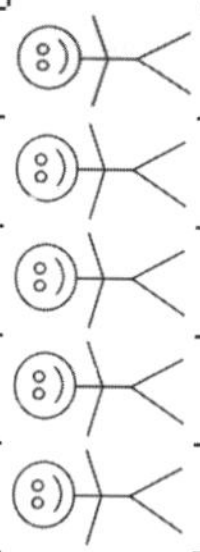

DESCONTENÇÃO (HORA): ______________________________

REVISÃO DO PROCESSO - entre a equipe e com o usuário COMUNICAÇÃO AOS FAMILIARES E CUIDADORES: ATUALIZAR A INDICAÇÃO DE CONTENÇÃO A CADA 1 HORA OU AO INICIAR OUTRO PLANTÃO.

Assinatura e Carimbo

28. ASPECTOS ÉTICOS E LEGAIS ENVOLVIDOS NOS ATENDIMENTOS DE URGÊNCIA

LUCAS MACHADO MANTOVANI

Dentre as especialidades médicas, a Psiquiatria é uma das que mais se aproximam do Direito. "Ações e omissões", tão presentes em textos jurídicos, podem ser decorrentes do livre-arbítrio, mas quando sofrem influências psicopatológicas, precisam ter sua extensão devidamente avaliada por um especialista. Não por acaso, a Psiquiatria possui como relevante área de atuação a Psiquiatria Forense, dedicada a realizar uma interface entre comportamento e repercussões jurídicas. Por estes motivos, ao psiquiatra, clínico ou forense, é fundamental uma plena compreensão do impacto jurídico de suas impressões diagnósticas, de suas condutas terapêuticas, de suas decisões administrativas e do peso dos documentos por ele elaborados.

Num contexto de urgência, inúmeros são os atos médicos possíveis. Um diagnóstico nosológico e a prescrição de algum psicotrópico são tecnicamente relevantes para o plantonista em psiquiatria. No entanto, outros atos excedem a *expertise* assistencial e demandam do profissional o conhecimento das consequências jurídicas de cada escolha. O exercício responsável da psiquiatria, especialmente quando as decisões têm de ser tomadas imediatamente, precisa se servir dos dispositivos legais como um balizador entre a boa prática assistencial e os limites inerentes à profissão. Entender em que ponto da lei se encontra a autorização para uma internação involuntária, por exemplo, e quais são as responsabilidades éticas e assistenciais de uma contenção mecânica no leito, são competências equivalentes à escolha da dose do antipsicótico num momento de sedação.

Os principais documentos legais que todo psiquiatra deveria conhecer para um exercício responsável da profissão incluem:

1. Lei Federal 10.216/2001 (BRASIL, 2001): dispõe sobre a proteção e os direitos das pessoas portadoras de transtornos mentais e redireciona o modelo assistencial em saúde mental.
2. Código de Ética Médica (CEM) do Conselho Federal de Medicina (CFM) (resolução 2.217/2018): contém as normas que devem ser seguidas pelos médicos no exercício de sua profissão, inclusive no exer-

cício de atividades relativas ao ensino, à pesquisa e à administração de serviços de saúde, bem como no exercício de quaisquer outras atividades em que se utilize o conhecimento advindo do estudo da Medicina.

3. Resolução CFM 2.057/2013: consolida as diversas resoluções da área da Psiquiatria e reitera os princípios universais de proteção ao ser humano, à defesa do ato médico privativo de psiquiatras e aos critérios mínimos de segurança para os estabelecimentos hospitalares ou de assistência psiquiátrica de quaisquer naturezas, definindo também o modelo de anamnese e o roteiro pericial em psiquiatria.

Por mais de uma vez, ao longo dos próximos capítulos, faremos menção a trechos de cada um destes textos, além de outros complementares, de modo a embasar tecnicamente as ideias apresentadas.

CONTENÇÃO MECÂNICA NO LEITO

A contenção mecânica no leito é um ato médico, atualmente regulamentado pela Resolução CFM 2.057/2013. Trata-se de um procedimento-limite, adotado em situações de urgência nas quais a segurança do paciente ou das pessoas ao seu redor está ameaçada por um comportamento fisicamente agressivo.

Segundo o texto do artigo 16, "é admissível a contenção física de paciente, à semelhança da contenção efetuada em leitos de UTI, nos serviços que prestem assistência psiquiátrica, desde que prescrita por médico, registrada em prontuário e quando for o meio mais adequado para prevenir dano imediato ou iminente ao próprio paciente ou a terceiro". A resolução também preceitua que o paciente permaneça supervisionado em tempo integral durante o procedimento, não devendo a contenção se prolongar além do período necessário a seu propósito. Não há necessidade de solicitação de consentimento por parte de familiares ou responsáveis para a indicação da contenção mecânica no leito, mas a equipe deve se ocupar dessa comunicação o mais rápido possível, como um indicador de gravidade do caso.

Por se tratar de um procedimento que, no passado, esteve associado a abusos e denúncias de maus-tratos, é fundamental que todos os serviços de tratamento em Psiquiatria possuam um protocolo que discipline a integralidade das ações, atribuições, equipamentos e documentos relacionados à contenção mecânica no leito. A equipe assistencial, incluindo médicos e enfermeiros, deve ser periodicamente treinada quanto aos aspectos teóricos e práticos. Detalhes a respeito do tempo máximo de contenção por ato médico, responsabilidades quanto à segurança do paciente durante todo o tempo de contenção e critérios objetivos para abertura e fechamento de protocolos devem ser minuciosamente discutidos pelo corpo clínico da instituição, de modo a dar maior segurança a todos os envolvidos, pacientes e profissionais. O fornecimento, por parte das instituições hospitalares, de equipamentos adequados ao procedimento é parte obrigatória do processo, o que infelizmente não é uma realidade comum em nosso meio. Leitos baixos, com pontos predeterminados de fixação e colchão fino precisam estar disponíveis em todos os setores onde uma contenção mecânica no leito pode ser necessária. Faixas de contenção industrializadas, e com mecanismos de fechamento que dispensem nós manuais, diminuem muito a chance de lesões por garroteamento de membros ou de perda de eficácia do procedimento antes da devida intervenção farmacológica. Entretanto, o mais comum atualmente é a utilização de equipamentos adaptados e artesanais na maior parte dos serviços psiquiátricos do país.

ÓBITO

O óbito é um evento raro em contextos de urgência psiquiátrica. Mesmo em comportamentos autolesivos com intenção suicida, como intoxicação exógena e automutilações, os pacientes geralmente são abordados inicialmente em pronto atendimentos não psiquiátricos, sendo recebidos pelo psiquiatra num segundo momento, no qual o risco de morte já é menor.

Cabe ao psiquiatra, ainda assim, ter pleno conhecimento de suas responsabilidades em situações de óbito, particularmente nas urgências. Segundo o artigo 84 do CEM (CFM, 2018), "é vedado ao médico deixar de atestar óbito de paciente ao qual vinha prestando assistência, exceto quando houver indícios de morte violenta", sendo que essa exceção inclui situações nas quais há suspeita de óbito como decorrência de comportamento suicida. Nesses casos, as autoridades policiais devem ser comunicadas e o corpo encaminhado ao Instituto Médico Legal (IML) acompanhado de um relatório circunstanciado.

Há situações, entretanto, que geram insegurança sobre qual conduta tomar, especialmente quando um paciente internado em hospital psiquiátrico evolui a óbito e não é possível a determinação da causa. Não raramente psiquiatras de plantão são chamados a atender pacientes que são encontrados inconscientes logo de manhã pela equipe de enfermagem, já sem sinais vitais ou possibilidade de reanimação. Nesses casos, muito se questiona sobre a possibilidade de um suicídio ou mesmo de um homicídio, o que obviamente impediria a emissão da declaração de óbito (DO).

Em 2016, o Conselho Regional de Medicina de Minas Gerais (CRMMG) emitiu um parecer (Processo-Consulta 5846/2016) (RENA, 2016) bastante esclarecedor a esse respeito. Diz o documento que em caso de morte natural (não violenta e não suspeita) em ambiente hospitalar, é obrigação do médico do hospital, assistente ou plantonista, a emissão da DO, mesmo que a exata causa da morte seja desconhecida (incapacidade de se determinar a cadeia de enfermidades que conduziram a pessoa ao óbito). Para tanto, a clareza de que se trata, de fato, de uma morte natural, e não suspeita e violenta, dependerá de o médico se dedicar ao exame das circunstâncias do óbito, por exemplo por meio de um detalhado exame externo do corpo (sinais externos de violência) e de uma entrevista com a equipe de enfermagem e outras pessoas que possam prover informações pertinentes (possibilidade de intoxicação exógena). Tais procedimentos, devidamente registrados, são suficientes para caracterizar, ou não, a causa de morte violenta ou suspeita, balizando a necessidade de encaminhamento ao IML (RENA, 2016). Por fim, e muito importante, o parecer afirma que, se o médico responsável pela emissão da DO tiver examinado o corpo e anotado não haver identificado sinais externos de violência e informações quanto à possibilidade de intoxicação exógena, não haverá qualquer consequência legal para este profissional se posteriormente à inumação surgirem, por denúncia, suspeitas de que se tratava de envenenamento. Por outro lado, situações nas quais um corpo for encaminhado indevidamente ao IML, isto é, sem os cuidados descritos no parecer (RENA, 2016), há sim possibilidade de apuração de possível ilícito ético por parte do CRM.

SIGILO PROFISSIONAL

A solicitação de emissão de documentos médicos, como cópias de prontuário, relatórios e atestados, é muito comum na Psiquiatria. Desde que elaborado com rigor clínico, compromisso com a verdade e seguindo as normas contidas no CEM (CFM, 2018) (Capítulo X), não há motivos para quaisquer preocupações por parte do profissional, ainda que no contexto de urgência, com as consequências desses documentos. A delimitação das circunstâncias nas quais o documento está sendo elaborado, e com qual finalidade, é uma das chaves do processo. É fundamental explicitar no texto o grau de conhecimento que o médico tem do paciente (atendimento de urgência, por exemplo), a fonte de algumas informações da anamnese (histórico psiquiátrico), que o paciente solicitou a emissão do documento (relatório médico, por exemplo), que o recebeu em mãos e que se responsabiliza por sua utilização. A decisão de incluir ou não o diagnóstico (por extenso ou por meio da Classificação Internacional de Doenças – CID) em atestado médico de afastamento é um direito do paciente e deve ser respeitado. Ao final, uma cópia do documento deve ser entregue em mãos ao paciente e outra deve ser anexada ao prontuário com o devido registro desse ato médico e a assinatura de autorização do mesmo paciente.

Uma situação incômoda ao psiquiatra, e que vem se tornando uma verdadeira batalha judicial entre o CFM e a Justiça, está relacionada ao sigilo profissional após a morte de um paciente. Segundo o CEM (2018), em seu artigo 73, "é vedado ao médico revelar fato de que tenha conhecimento em virtude do exercício de sua profissão, salvo por [...] consentimento, por escrito, do paciente". No parágrafo único do mesmo artigo, o texto continua: "permanece essa proibição mesmo que o [...] paciente tenha falecido [...]". Dessa forma, de acordo com o código do CFM (2018), o psiquiatra somente poderia entregar cópias de prontuário, documentos ou informações a respeito de um paciente falecido a familiares se, em vida, ele tivesse fornecido consentimento por escrito. Acontece que, em 2014, o CFM se viu obrigado pela Justiça[1] a emitir um documento (Recomendação CFM 03/2014), orientando que médicos forneçam, quando solicitados pelos familiares, os prontuários médicos do paciente falecido, desde que documentalmente comprovado o vínculo familiar, e que informem os pacientes acerca da necessidade de manifestação expressa da objeção à divulgação do seu prontuário médico após a sua morte. Com isso, há uma inversão da lógica pregressa, sendo facultado ao paciente em vida proibir, e não autorizar, acesso às suas informações médicas. No mesmo documento (CFM, 2014), o CFM reitera sua posição expressa nas últimas edições do CEM (CFM, 2009; 2018) a respeito do sigilo médico, e informa que está buscando a reforma da decisão. Até o presente momento, não há notícia de novas decisões a esse respeito, estando em vigor, portanto, a recomendação CFM 03/2014.

Outro ponto de recente embate entre o CFM e a Justiça diz respeito ao acesso do Judiciário a informações médicas. Não raramente psiquiatras são provocados pelo judiciário a prestarem informações a respeito da impressão diagnóstica, prognóstica e terapêutica de pacientes, incluindo em situações de urgência. O artigo 89 do CEM de 2009 (CFM 1.931/2009) trazia em seu texto que é vedado ao médico "liberar cópias do prontuário sob sua guarda, salvo [...] para atender ordem judicial [...]". Entretanto, no parágrafo 1º deste artigo havia a seguinte ressalva: "quando requisitado judicialmente o prontuário será disponibilizado ao perito médico nomeado pelo juiz". Em 2018, o CFM informou por meio de uma circular (CFM 16/2018-COJUR) que a Justiça declarou ilegal o parágrafo 1º do artigo 89 do CEM (CFM, 2009), e passou a recomendar que profissionais médicos encaminhassem à autoridade responsável os prontuários e documentos quando assim determinados pelo juiz competente, nos termos da decisão judicial, de modo a não limitar a atuação do juiz no âmbito do processo judicial. O que observamos a partir da atual versão do CEM (2018) é que o parágrafo 1º do artigo 89 foi

1 Ação Civil Pública 26798-86.2012.4.01.3500, movida pelo MPF, em trâmite na 3ª Vara Federal da Seção Judiciária do Estado de Goiás

alterado, em consonância com a circular mencionada, tendo como nova redação: "quando requisitado judicialmente, o prontuário será encaminhado *ao juízo requisitante*". Desta forma, o médico fica desobrigado de solicitar a nomeação de perito e pode simplesmente responder à demanda judicial com as informações assistenciais pertinentes ao caso.

INTERNAÇÃO INVOLUNTÁRIA

As doenças psiquiátricas, particularmente aquelas que cursam com psicose ou redução do discernimento, podem cursar com um prejuízo do juízo de morbidade (prejuízo do *insight* ou anosognosia). A Lei Federal 10.216 (BRASIL, 2001) regulamenta de modo bastante claro as modalidades de internação possíveis no campo da Psiquiatria e, ainda que não de forma exclusiva, invariavelmente caberá ao psiquiatra da urgência a tomada de decisão sobre a pertinência ou não de uma internação involuntária. Trata-se de ato médico que requer precisão clínica e conhecimento daquilo que o dispositivo legal exige para que não se incorra, ainda que de boa-fé, no crime de cárcere privado (privar alguém de sua liberdade, artigo 148 do Código Penal) (BRASIL, 1940). Esse é um ponto tão sensível do espírito do legislador que o Projeto de Lei (3.657/1989) (BRASIL, 1989) que, após longos anos de tramitação e profundas modificações do texto, deu origem à Lei Federal 10.216 (BRASIL, 2001) trazia como uma de suas justificativas, nas palavras do parlamentar proponente: "a inexistência de limites legais para o poder de sequestro do dispositivo psiquiátrico é essencial à sobrevivência do manicômio enquanto estrutura de coerção".

Segundo o artigo 6º da Lei 10.216 (BRASIL, 2001), "a internação psiquiátrica somente será realizada mediante laudo médico circunstanciado que caracterize os seus motivos". Os motivos elencados pela Resolução CFM 2.057/2013 são: incapacidade grave de autocuidados, risco de vida ou de prejuízos graves à saúde, risco de autoagressão ou de heteroagressão, risco de prejuízo moral ou patrimonial, risco de agressão à ordem pública. No parágrafo único do artigo 6º da Lei 10.216 (BRASIL, 2001), há a especificação no inciso II que a internação involuntária é aquela em que há dissenso entre a opinião clínica favorável do profissional e o desejo contrário do paciente, desde que haja um "pedido de terceiro". Analogamente à figura do curador, no caso de pessoas interditadas civilmente, esse terceiro é uma pessoa que deve escutar as razões técnicas que subsidiam a indicação de internação e, em nome do paciente, assumir a responsabilidade pelo consentimento com a internação. De acordo com o artigo 1.775 do Código Civil (Lei 10.406/2002) (BRASIL, 2002), o responsável por internações involuntárias seguirá a seguinte ordem de precedência: cônjuge, pais e descendentes (os mais próximos precedem os mais remotos).

Não raramente, pacientes são levados à urgência de um hospital psiquiátrico por equipes de salvamento no decurso de comportamentos suicidas, como o Corpo de Bombeiros e o Serviço Médico de Atendimento de Urgência (SAMU), desacompanhadas de familiares ou responsáveis. Nesses casos, a decisão de dar seguimento à internação involuntária, até que se obtenha contato com um responsável, é exclusiva do médico responsável pelo plantão, com base no artigo 22 do CEM (CFM, 2018): é vedado ao médico "deixar de obter consentimento do paciente ou de seu representante legal após esclarecê-lo sobre o procedimento a ser realizado, *salvo em caso de risco iminente de morte*". O artigo 14 da Resolução CFM 2.057/2013 corrobora esta posição.

A formalização da internação involuntária é regida pelo artigo 8º da Lei 10.216 (BRASIL, 2001), no qual se lê que ela somente será autorizada por médico devidamente registrado no CRM do Estado onde se localize o hospital, e que obriga o seu responsável técnico a comunicar o fato ao Ministério Público Estadual, por meio de documento específico, no prazo máximo de setenta e duas horas. O mesmo artigo, em seu parágrafo 2º, diz que "o término da internação involuntária dar-se-á por solicitação escrita do familiar ou responsável legal ou quando estabelecido pelo especialista responsável pelo tratamento". Quando um psiquiatra de plantão é comunicado, pela equipe de enfermagem ou administrativa, da presença de um familiar ou responsável no hospital com a intenção de solicitar a alta do paciente é muito importante que essa pessoa seja conduzida a um consultório para que se escutem suas motivações. Uma etapa importante deste processo é a verificação da legitimidade desta pessoa para fazer tal solicitação, isto é, se ela de fato é a mesma pessoa que assinou o consentimento pela internação involuntária. Posteriormente, é fundamental que o plantonista esclareça ao responsável, com base nas anotações em prontuário do médico assistente e em sua própria avaliação daquele momento, os motivos pelos quais a alta médica é contraindicada. Cumpridos estes dois requisitos, e mantido o intento do término da internação, cabe ao psiquiatra da urgência providenciar a elaboração (se o hospital já não tiver um modelo) de um termo de responsabilidade livre e esclarecido para a devida assinatura do requerente, terminando, dessa forma, a internação involuntária.

Um último ponto a respeito da internação involuntária que merece atenção aqui são algumas garantias fundamentais que devemos aos pacientes, previstas no parágrafo único do Artigo 2º da Lei 10.216 (BRASIL, 2001): "são direitos da pessoa portadora de transtorno mental [...] ter direito à presença médica, em qualquer tempo, para esclarecer a necessidade ou não de sua hospitalização involuntária (inciso V), ter livre acesso aos meios de comunicação disponíveis (inciso VI) e receber o maior número de informações a respeito de sua doença e de seu tratamento (inciso VII)". Desta forma, devemos prover aos pacientes meios de se "defender" da internação involuntária, como livre acesso a seus familiares, advogados e mesmo às autoridades policiais, se assim desejarem. Faz parte de um princípio básico o paciente saber com clareza o motivo pelo qual a ele está sendo negado o direito constitucional de ir e vir, e cabe ao psiquiatra tomar para si este ônus, ainda que muitas vezes exaustivo e limitado, em efeito, pela própria morbidade da doença mental.

INTERNAÇÃO VOLUNTÁRIA

Chama-se internação voluntária aquela que se dá com o consentimento direto do paciente, quando houver uma indicação médica para tal. Ainda que definitivamente menos turbulenta que sua correlata involuntária, a sua devida formalização é imperativa em razão da imprevisibilidade motivacional de certos quadros clínicos, como no caso das dependências químicas e dos transtornos de personalidade. Desta forma, diz o artigo 7º da Lei 10.216 (BRASIL, 2001) que "a pessoa que solicita voluntariamente sua internação, ou que a consente, deve assinar, no momento da admissão, uma declaração de que optou por esse regime de tratamento". Se porventura o paciente voluntário demandar alta por escrito, caberá ao médico, assistente ou de plantão, avaliar o risco envolvido na saída antecipada do hospital e decidir se, naquele exato momento, há ou não quadro psicopatológico que interfira na capacidade de discernimento ou que curse com alteração do juízo de realidade. Se houver, de acordo com o parágrafo único do artigo 30 da Resolução CFM 2.057/2013, cabe ao profissional convocar um responsável para apresentar suas razões técnicas para manter a indicação de internação e propor a transformação do regime jurídico para involuntário. Se nenhum risco ou limitação de capacidade de entendimento for identificado nesse momento, o paciente deve tão somente assinar um termo livre e esclarecido de responsabilidade e ser imediatamente liberado.

INTERNAÇÃO JUDICIAL

Se por um lado dispositivos legais balizam o exercício profissional dos psiquiatras dentro de preceitos legais e éticos desejáveis, priorizando a intervenção assistencial proporcional às necessidades do paciente, por outro, outorgam ao poder judiciário duas modalidades de intervenção na psiquiatria que, na prática, podem se dar por vias que não contemplam a lógica clínica: a internação compulsória e a medida de segurança.

A Lei 10.216 (BRASIL, 2001), em seu inciso III do artigo 6º, diz que internação compulsória é aquela determinada pela Justiça, e que deve ser determinada, de acordo com o artigo 9º, de acordo com a legislação vigente, pelo juiz competente, que levará em conta as condições de segurança do estabelecimento, quanto à salvaguarda do paciente, dos demais internados e funcionários. Não se percebe nesse texto qualquer critério clínico a ser seguido, por exemplo, se o magistrado necessita escutar a opinião de um psiquiatra antes de tomar essa decisão, ou se existe alguma autonomia da equipe assistencial responsável por tal internação para estabelecer critérios de alta. Na prática, as internações compulsórias ocorrem seguindo os seguintes padrões:

1. A Justiça obriga o hospital a disponibilizar, por meio do município de origem, um leito para internação do paciente, alegando haver uma indicação clínica de internação comprovada por meio de relatórios e uma omissão do poder público na oferta de tal tratamento; tal modalidade está muito associada à escassez de leitos hospitalares no serviço público e o argumento é que essa situação violaria o artigo 196 da Constituição Federal de 1988 (BRASIL, 1988), que diz que "a saúde é direito de todos e dever do Estado".
2. A Justiça obriga uma pessoa a se internar, alegando haver uma indicação clínica de internação comprovada por meio de relatórios médicos (ou por notório conhecimento público), a existência de riscos para a integridade física de si e de terceiros, e uma ausência da capacidade do paciente para entender a sua situação de saúde e buscar assistência por conta própria; tal modalidade está muito vinculada às situações de comportamento violento decorrente de psicose ou dependência química graves, em ambientes intra e extradomiciliar e num contexto de ausência de responsáveis legais ou de sua vulnerabilidade social (pais idosos ou filhos menores, por exemplo).
3. A Justiça toma conhecimento, por meio de relatórios ou problemas comportamentais, de que uma pessoa presa pode estar numa fase de crise de doença mental (psicose, pensamentos suicidas, síndrome de abstinência), e determina a sua transferência para um hospital psiquiátrico para tratamento por meio de uma internação compulsória; tal situação pode acontecer no decurso de prisões provisórias, mas também em casos de presos sentenciados que não foram considerados inimputáveis no período do devido processo legal.

A medida de segurança é uma figura jurídica prevista pelo artigo 96 do Código Penal (Lei 2848/1940) (BRASIL, 1940), podendo ocorrer em modalidade hospitalar (inciso I) ou ambulatorial (inciso II). Trata-se do encaminhamento sentencial dado por magistrados quando se chega à conclusão, ao final de um processo, de que a pessoa com doença mental não era inteiramente capaz de entender o caráter ilícito do fato ao tempo da ação prevista como crime, ou que não conseguia se determinar de acordo com este entendimento (artigo 26). Ao contrário da internação compulsória, alguns parâmetros estão presentes no texto, ainda que inteiramente alheios à lógica clínica. Há um prazo mínimo de 1 a 3 anos (Parágrafo 1° do artigo 97), e a pessoa em cumprimento da medida de segurança deverá ser submetida à perícia médica ao final do prazo determinado, ou anualmente, com o objetivo de se verificar a cessação da periculosidade (Parágrafo 2° do artigo 97). Pacientes em cumprimento de medida de segurança ambulatorial podem, a qualquer tempo, ter o seu regime convertido em internação (Parágrafo 4° do artigo 97). A Lei de Execuções Penais (7210/1984) (BRASIL, 1984) traz entre seus artigos 171 e 179 detalhes sobre os trâmites de internação e desinternação de pessoas cumprindo medidas de segurança, o que pode ajudar a orientar psiquiatras que se ocupem deste tipo de assistência.

O entendimento do contexto legal de uma internação, quando ordenada por um juiz, é fundamental para psiquiatras que atendem em serviços de urgência, uma vez que serão eles os responsáveis pelo efetivo cumprimento da ordem judicial. Por todo o exposto, não é função desse profissional confirmar ou não a indicação clínica de uma internação compulsória ou por medida de segurança, mas somente proceder com a admissão do paciente no hospital. Eventuais desproporções entre o estado psíquico do paciente e a conduta de internação devem ser explicitadas com naturalidade e precisão em prontuário, sempre que possível, deixando evidente que o ato médico está sendo instruído por razões judiciais e não clínicas.

À equipe assistencial do caso, é fundamental a verificação dos critérios de alta impostos pelo magistrado. Em algumas ordens judiciais de internação compulsória, o juiz diz de forma explícita que ele deve ser informado periodicamente, por meio de um relatório médico circunstanciado, das condições psiquiátricas do paciente e, a partir disso, fornecerá ou não autorização para alta. Em outros casos, deixa-se explícito justamente o contrário, isto é, que o momento da alta será definido pela equipe assistencial, sem necessidade de autorização judicial (nessa situação, ainda assim, é uma boa prática assistencial uma simples comunicação ao juiz, por meio de relatório médico circunstanciado, da decisão de alta médica, fornecendo os detalhes sobre o estado clínico do paciente e os trâmites de encaminhamento no pós-alta). Uma terceira situação pode ocorrer: a ausência de qualquer parâmetro para a alta. Em situações como essa, é fundamental a solicitação de tais informações o mais rapidamente possível à Comarca de origem, de modo a balizar a equipe assistencial quando do entendimento de o paciente estar em condições de receber alta médica.

Para as medidas de segurança, a identificação dos prazos contidos na sentença do paciente é o que direcionará a equipe assistencial a respeito do momento da alta. Em hipótese alguma o magistrado autorizará a alta do paciente (extinção da medida ou modulação para regime ambulatorial) sem antes ler o parecer dos peritos em laudo psiquiátrico e ouvir o Ministério Público e o Defensor (Artigo 175 da Lei de Execuções Penais) (BRASIL, 1984). À equipe assistencial cabe municiar o judiciário periodicamente com o máximo de informações possíveis a respeito do quadro clínico do paciente, explicitando os cuidados que vêm sendo adotados do ponto de vista farmacológico, psicoterápico e psicossocial que contribuirão, no futuro, com a diminuição do risco de violência e de recorrência de ilícitos.

EVENTOS ADVERSOS

Um psiquiatra que faz a opção por trabalhar em regime de urgência deve ter a consciência de que vai se deparar, inevitavelmente, com algumas situações atípicas e graves. Ainda que preocupantes, não devem ser encaradas como um impeditivo para o pleno exercício da clínica, mas apenas como mais uma face da natureza e da morbidade das doenças mentais. Ter clareza e discernimento daquilo que faz parte da responsabilidade clínica e que, portanto, deve ser conduzido pelo psiquiatra, e aquilo que é da ordem administrativa é muito importante neste ponto.

O artigo 10 da Lei 10.216 (BRASIL, 2001) diz em seu texto que "evasão, transferência, acidente, intercorrência clínica grave e falecimento serão comunicados pela direção do estabelecimento de saúde mental aos familiares ou ao representante legal do paciente, bem como à autoridade sanitária responsável, no prazo máximo de vinte e quatro horas da data da ocorrência". Esse é um excelente balizador daquilo que deve ser cuidado pelo médico e daquilo que deve ser conduzido pelo gestor. Tomemos como exemplo a evasão; clinicamente, cabe ao psiquiatra intervir quando um paciente está com risco de evasão – numa sequência de ações da menos para a mais invasiva (e de forma bem simplificada), manejo ambiental, não-farmacológico, farmacológico e contenção mecânica no leito. Porém, se ainda assim a estrutura hospitalar (recursos humanos, física, operacional) não for capaz de impedir a saída do paciente de seus limites, cabe ao psiquiatra apenas registrar o fato em prontuário e comunicar formalmente esse evento adverso, por meio de um formulário padrão, à direção. O mesmo se aplica à eventualidade do óbito, com todas as ponderações já realizadas nesse texto previamente a esse respeito.

Psiquiatras também são chamados no plantão para situações como: pacientes flagrados em atividade sexual, pacientes em grave briga corporal, pacientes fazendo uso de álcool e drogas dentro do hospital, e mais uma infinidade de eventos com as características mais inusitadas possíveis. Em cada uma dessas situações, cabe ao médico se ater às medidas clínicas disponíveis para tentar evitar o fato em si (naqueles previsíveis), e às medidas clínicas pertinentes para diminuir os danos causados pelo fato consumado. O protocolo de exposição sexual e de risco biológico deve ser implementado pelo psiquiatra em todas as situações nas quais há notícia de intercurso sexual; entretanto, a apuração do grau de consentimento de cada uma das partes, a responsabilidade objetiva das demais pessoas envolvidas na situação e todas as providências legais pertinentes (comunicação à polícia militar, à família) deverão ser conduzidas de maneira administrativa, restando ao psiquiatra (da mesma forma como já mencionado anteriormente) a obrigação de registrar em prontuário e fazer a comunicação do evento adverso, por meio de formulário próprio, à direção.

REFERÊNCIAS

BRASIL. Constituição (1988). *Constituição da República* Federativa do Brasil. Brasília, DF: Senado Federal; 1988.

——— Decreto-lei nº 2.848, de 07 de setembro de 1940. Código Penal. *Diário Oficial da União*. Brasília, 31 de dezembro de 1940, Seção I, p. 23.911

——— Lei 10.406, de 10 de janeiro de 2002. Código Civil. *Diário Oficial da União*. Brasília, 11 de janeiro de 2002, Seção I, p. 1.

——— Lei nº 7.210, de 11 de julho de 1984. Lei de Execuções Penais. *Diário Oficial da União*. Brasília, 13 de julho de 1984, Seção I, p. 10.227

——— Lei nº. 10.216, de 06 de abril de 2001. Lei da Reforma Psiquiátrica. *Diário Oficial da União*. Brasília, 09 de abril de 2001, Seção I - Eletrônico, p. 2

——— Projeto de Lei nº 3.657, de 29 de setembro 1989. Projeto de Lei do Deputado Federal Paulo Delgado. *Diário do Congresso Nacional*. Brasília, 29 de setembro de 1989, Seção I, p. 10.696-10.697.

CONSELHO FEDERAL DE MEDICINA. CFM. Circular nº 16, Brasília, 31 de janeiro de 2018. [acesso em 19 de maio de 2019]. Disponível em http://www.crmmt.org.br/images/pdf/INF_JURIDICO/circular%20%20cfm%2016.2018.pdf

——— Recomendação nº 3, Brasília, 28 de março de 2014. [acesso em 19 de maio de 2019]. Disponível em https://portal.cfm.org.br/images/Recomendacoes/3_2014.pdf

——— Resolução nº 1.931, de 17 de setembro de 2009. Código de Ética Médica. *Diário Oficial da União*. Brasília, 24 de setembro de 2009, Seção I, p. 173.

——— Resolução nº 2.057, de 20 de setembro de 2013. Consolida as diversas resoluções da área da Psiquiatria. *Diário Oficial da União*. Brasília, 12 de novembro de 2013, Seção I, p. 165-171.

——— Resolução nº 2.217, de 27 de setembro de 2018. Código de Ética Médica. *Diário Oficial da União*. Brasília, 01 de novembro de 2018, Seção I, p. 179.

RENA, C. L. Processo-consulta nº 5846/2016. *Jornal do Conselho Regional de Medicina* (CRMMG), v. 59, p. 17-18.

SOBRE OS AUTORES

ALEXANDRE DE AGUIAR FERREIRA Médico Psiquiatra; Mestre e Doutor em Neurociências pela UFMG; Professor do Núcleo de Saúde Mental da Faculdade Ciências Médicas-MG; Preceptor do Programa de Residência em Psiquiatria - IRS/FHEMIG.

AMANDA ZANON RESENDE Psiquiatra. Residência Médica em psiquiatria pelo Hospital Metropolitano Odilon Behrens. Residência médica em Psiquiatra da Infância e Adolescência pelo CEPAI – FHEMIG. Mestre em Promoção da Saúde e Prevenção da Violência pela Faculdade de Medicina da UFMG. Preceptora da Residência de Psiquiatria do Hospital Metropolitano Odilon Behrens.

ANA LETÍCIA SANTOS NUNES Graduada em direito e medicina pela Universidade Estadual de Montes Claros. Residência em psiquiatria e psiquiatria forense pelo IPUB-UFRJ. Mestre em psiquiatria pelo IPUB-UFRJ. Professora dos cursos de medicina das faculdades Faminas e Ciências Médicas de Minas Gerais. Preceptora do programa de residência médica em psiquiatria do Instituto Raul Soares-FHEMIG.

ANA PAULA ALVES SANTOS Graduação em Medicina pela Universidade Federal de Ouro Preto. Residência Médica em Psiquiatria pelo Hospital Público Regional de Betim.

ANDRÉ MAIA SOARES Médico pela Universidade Estadual de Montes Claros – UNIMONTES. Residência em Psiquiatria pelo Instituto Raul Soares – FHEMIG. Psiquiatra assistente no Instituto Raul Soares-FHEMIG. Professor do Internato de Saúde Mental do curso de Medicina da Faculdade FAMINAS-BH.

BRENO FIUZA CRUZ Médico psiquiatra, professor do Departamento de Saúde Mental da Faculdade de Medicina da UFMG, preceptor do Programa da Residência Médica em Psiquiatria do Hospital das Clínicas da UFMG, doutor em Neurociências pela UFMG.

CAMILA MENDES GUIMARÃES Graduada em Medicina pela Universidade Federal de Minas Gerais (UFMG). Psiquiatra pelo Centro Hospitalar Psiquiátrico de Barbacena da Fundação Hospitalar do Estado de Minas Gerais (CHPB/FHEMIG).

CARLOS EDUARDO LEAL VIDAL Médico Psiquiatra. Professor da Faculdade de Medicina de Barbacena. Doutor em Saúde Pública FM-UFMG.

DIEGO PEIXOTO DE SOUZA Médico Residente em Psiquiatria pelo Instituto Raul Soares/ FHEMIG. Graduado em Medicina pela UFMG.

ELISA ALVARENGA Médica Psiquiatra, Analista Membro da Escola Brasileira de Psicanálise. Doutora em Psicanálise pela Universidade de Paris 8. Mestre em Filosofia pela Universidade Federal de Minas Gerais (UFMG). Preceptora da Residência de Psiquiatria do Instituto Raul Soares de 1993 a 2012.

ELISA FERREIRA VIDAL Médica Residente em Psiquiatria.

EMMANUELY MACEDO SANTANA DE-NARDIN Médica Psiquiatra pelo Hospital das Clínicas da Universidade Federal de Minas Gerais (UFMG). Mestre em Neurociências pelo Instituto de Ciências Biológicas da UFMG. Doutoranda em Saúde da Criança e do Adolescente pela Faculdade de Medicina da UFMG. Professora da Graduação em Medicina e da Pós Graduação da Pontifícia Universidade Católica de Minas Gerais (PUC Minas).

FÁBIO RABELO TEIXEIRA Residência em Clínica Médica pelo Hospital Pronto Socorro João XXIII - FHEMIG. Residência em Psiquiatria pelo Instituto Raul Soares – FHEMIG.

FLÁVIA CARVALHO BOTELHO CESCHIATTI AGRELLO Médica pela Universidade Federal de Minas Gerais. Psiquiatra pelo IPSEMG e Preceptora do ambulatório de psicose e de psiquiatria geral do IPSEMG. Psicogeriatra pelo HC UFMG.

JARBAS VIEIRA DE OLIVEIRA Enfermeiro formado pela UFMG, 2010. Especialista em Saúde mental pela residência da ESP-MG (Escola de Saúde Pública de Minas Gerais). Trabalhador da Rede de saúde mental de Belo Horizonte desde 2013, passando pelo Consultório de Rua, CERSAM AD BARREIRO e SUP (Serviço de Urgência Psiquiátrica). Atualmente trabalha no CERSAM AD PAMPULHA/NOROESTE.

JOÃO VINÍCIUS SALGADO Médico psiquiatra, Professor Associado do Depto. de Morfologia da UFMG, Mestre em Ciências Biológicas (Farmacologia) pela UFMG, Doutor em Neurociências pela ULP-Estrasburgo e em Psicobiologia pela USP-RP.

LARISSA GUAZZI ARENALES Médica graduada pela Universidade Estadual Paulista – UNESP. Residência médica em Psiquiatria pela Universidade Estadual Paulista – UNESP. Professora do curso de medicina da Faculdade Faminas/BH. Preceptora do programa de residência em psiquiatria do Instituto Raul Soares / FHEMIG. Psicanalista em formação.

LAURA FILGUEIRAS DE CAMPOS Psicóloga formada pela Pontifícia Universidade Católica – MG.

LEONARDO BARBOSA DE OLIVEIRA Médico Psiquiatra pelo Instituto Raul Soares/FHEMIG. Trabalhador da Rede de Atenção em Saúde Mental da Prefeitura de Belo Horizonte.

LUCAS MACHADO MANTOVANI Psiquiatra Clínico e Forense. Mestre e Doutor em Neurociências (UFMG). Preceptor da Residência Médica em Psiquiatria do Instituto Raul Soares (IRS). Professor Adjunto de Psiquiatria da Faculdade de Ciências Médicas de MG.

MANOEL VICENTE DE BARROS Médico Psiquiatra pelo Centro Hospitalar Psiquiátrico de Barbacena/ Fundação Hospitalar do Estado de Minas Gerais (CHPB/FHEMIG). Observership em Estimulação Magnética Transcraniana na University of Toronto - Canadá. Diretor Clínico do Instituto de Psiquiatria e Estimulação Cerebral - Cuiabá/MT.

MARIA CAROLINA LOBATO MACHADO Psiquiatra e Psiquiatra da Infância e Adolescência pelo Hospital das Clínicas da Universidade Federal de Minas Gerais (UFMG). Mestre em Medicina Molecular pela UFMG.

MICHELLINE GUILHERME CORRÊA BARBOSA Médica formada pela Universidade Federal de Ouro Preto. Psiquiatra pela Residência Médica do Hospital Metropolitano Odilon Behrens. Psiquiatra da Infância e Adolescência pela Residência Médica do Hospital das Clínicas da UFMG.

OSWALDO NORBIM Médico formado pela Universidade Federal de São João del Rei. Psiquiatra formado pelo Instituto Raul Soares – FHEMIG.

PAULO HENRIQUE TEIXEIRA DO PRADO Médico pela FM-UFMG. Psiquiatra pelo IPSEMG. Preceptor do PRM de Psiquiatria e Psicogeriatria do HC-UFMG. Membro do Programa de Extensão em Psiquiatria e Psicologia de Idosos UFMG.

PRISCILA DE ALMEIDA COSTA Graduação em Medicina pela Universidade Federal de Minas Gerais. Residência Médica em Psiquiatria pelo Hospital Público Regional de Betim.

RAFAEL MIRANDA DE OLIVEIRA Especialista em Psiquiatria e Psicoterapia pelo Instituto Raul Soares (IRS/FHEMIG). Mestre pela faculdade de Medicina UFMG. Doutorando em Teoria psicanalítica pela Faculdade de Filosofia e Ciências Humanas UFMG. Preceptor da Residência em Psiquiatria do Instituto Raul Soares (IRS/FHEMIG), Professor Adjunto do Curso de Medicina da Faculdade FAMINAS. Integrante do NDE / EP e Psiquiatra Assistente da Santa Casa de Belo Horizonte. Atuou como Coordenador do serviço de Urgências Psiquiátricas do IRS/FHEMIG.

RAUL MARCOS DOS SANTOS AMARAL Médico psiquiatra. Graduado em medicina pela Universidade Federal de São João del Rei. Residência médica em psiquiatria pelo Hospital Municipal Odilon Behrens. Preceptor do Programa de Residência Médica em Psiquiatria do Instituto Raul Soares. Preceptor da Residência Integrada em Saúde Mental do Hospital Municipal Odilon Behrens.

ROBERTA NASCIMENTO Médica Psiquiatra e Fisioterapeuta. Residência em Psiquiatria pelo Hospital das Clínicas da Universidade Federal de Minas Gerais (UFMG). Graduação em Medicina pelo Centro Universitário de Belo Horizonte. Fisioterapeuta Especialista em Reabilitação Cardiopulmonar pela Pontifícia Universidade Católica de Minas Gerais (PUC-MG).

ROBERTA PÁDUA MORAES Terapeuta Ocupacional, Diretora do Cersam AD Centro-Sul/Centro Mineiro de Toxicomania, Especialista em Gestão Pública (UFMG), Especialista em Assistência aos usuários de Álcool e outras Drogas (UEMG). Coordenação do setor de urgências do Instituto Raul Soares (2019-2020).

ROGÉRIO GOMES BEATO Neurologista e Preceptor da Residência de Psiquiatria do Instituto Raul Soares – FHEMIG. Professor do Departamento de Clínica Médica da Faculdade de Medicina da UFMG.

RODOLFO BRAGA LADEIRA Psiquiatra pelo Instituto Raul Soares – FHEMIG e Psicogeriatria pela ABP. Especialista em Dependência Química pela UNIFESP e Mestrado em Psiquiatria pela USP. Membro do Programa de Extensão em Psiquiatria e Psicologia de Idosos - PROEPSI – UFMG.

RODRIGO BARRETO HUGUET Mestre em neurociências pela UFMG. Preceptor da residência em psiquiatria do Ipsemg, onde coordena os ambulatórios de transtornos alimentares, transtorno bipolar e terapia cognitiva comportamental. Psiquiatra de ligação da rede Mater Dei e do hospital Socor. Membro da diretoria da AMP. Membro da comissão de transtornos alimentares da ABP.

RODRIGO FERRETJANS Médico Psiquiatra Geral e da Infância e Adolescência. Formação em Terapia Cognitivo-Comportamental e Terapia do Esquema. Mestre e Doutor em Neurociências pela UFMG. Professor da Faculdade Ciências Médicas de Minas Gerais.

SÉRGIO DE CAMPOS Psiquiatra e Psicanalista, membro da Escola Brasileira de Psicanálise e da Associação Mundial de Psicanálise. Mestre e Doutor pela FM – UFMG. Atuou como coordenador e preceptor do Programa de Residência em Psiquiatria do Instituto Raul Soares – FHEMIG.

TÚLIO EUGÊNIO DE SOUZA Médico pela Faculdade da Saúde e Ecologia Humana (FASEH). Residência em Psiquiatria pelo Hospital Metropolitano Odilon Behrens. Mestre em Promoção da Saúde e Prevenção da Violência pela Faculdade de Medicina da UFMG. Trabalhador da Rede de Atenção em Saúde Mental de Belo Horizonte.

VINICIUS DA CUNHA TAVARES Psiquiatra Clínico. Preceptor das residências de psiquiatria do Hospital Municipal Odilon Behrens, Hospital Público Regional de Betim e de Medicina de Saúde da Família e Comunidade da Universidade Federal de Minas Gerais.

VINICIUS SOUSA PIETRA PEDROSO Médico psiquiatra. Doutor em Neurociências pela Universidade Federal de Minas Gerais. Preceptor do programa de Residência Médica de Psiquiatria do Instituto Raul Soares - Fundação Hospitalar do Estado de Minas Gerais. Professor do Departamento de Medicina da Pontifícia Universidade Católica de Minas Gerais (Betim).

ANOTAÇÔES

ANOTAÇÕES

ANOTAÇÕES

Construindo ideias
e conectando mentes

Este livro foi composto com tipografia Bembo e impresso
em Pólen Soft 70g. na Promove Artes Gráficas em maio de 2022.